Wiener Studien zur Wissenschaftstheorie

Herausgegeben von

D. Flamm, G. Guttmann, G. Langer, P. Markl, E. Oeser, H.-C. Reichel, R. Riedl, F. M. Wuketits

Band 4

Springer-Verlag Wien New York

Das Bewußtsein

Multidimensionale Entwürfe

G. Guttmann, G. Langer (Hrsg.)

Mit Beiträgen von
E. M. Bonet, G. Guttmann, A. Heschl,
G. Langer, R. Maderthaner, E. Oeser,
A. Payrleitner, H. Pietschmann, R. Riedl,
L. Rosenmayr, W. M. Schleidt,
F. Seitelberger, E.-M. Winkler

Springer-Verlag Wien New York

Bandherausgeber:
Prof Dr. Giselher Guttmann
Prof. Dr. Gerhard Langer

Reihenherausgeber:
Prof. Dr. Dieter Flamm
Prof. Dr. Giselher Guttmann
Prof. Dr. Gerhard Langer
Doz. Dr. Peter Markl
Prof. Dr. Erhard Oeser
Prof. Dr. Hans-Christian Reichel
Prof. Dr. Rupert Riedl
Doz. Dr. Franz Manfred Wuketits

Gedruckt auf säurefreiem Papier

Mit 28 Abbildungen

ISBN-13:978-3-211-82361-3 e-ISBN-13:978-3-7091-9219-1
DOI: 10.1007/978-3-7091-9219-1

VORWORT

Der vorliegende Band ist der vierte in der Reihe „Wiener Studien zur Wissenschaftstheorie“. Dieser Band umfaßt in wesentlich überarbeiteter Form die Vorträge, welche die Autoren im Studienjahr 1988/89 im Rahmen des interdisziplinären Seminars „Theorie der Naturwissenschaft“ an der Universität Wien gehalten haben. Die Vortragsreihe stand unter dem Titel „Das Bewußtsein und seine (Um-)Welt: Werkstatt einer evolutionären Synthese“. Wegen ihres interdisziplinären Zugangs zum Thema Bewußtsein fanden die Veranstaltungen ein breites öffentliches Interesse, zumal der Bogen der Interdisziplinarität in diesem Seminar besonders weit aufgefächert war: Von der Philosophie zur Physik, von der Paläoanthropologie über die Biologie und Ethologie zur Psychologie und Medizin; schließlich über die Soziologie und die modernen Kommunikationsmedien zurück zur Philosophie, in deren Einleitungsvortrag es bezeichnend hieß: „Das Bewußtsein als Teil und Grenze der Welt“.

Das Bewußtseins-Thema ist nun auch für die Naturwissenschaften enttabuisiert. Nach einer hundertjährigen Ausgrenzung dieses Themas kehrt „das Bewußtsein“ in den naturwissenschaftlichen Diskurs zurück, nachdem zu Ende dieses Jahrhunderts die Mauern des Positivismus durchlässiger für den „Geist“ geworden sind, – dank eines „neuen Bewußtseins“ auch hier. So verlangt die Zeit von uns als Organisatoren dieses Seminars und als Herausgeber dieses Bandes nur wenig Mut, das Bewußtseins-Thema auf einem geschichtsträchtigen positivistischen Boden wie dem unseren - man denke an den „Wiener Kreis“ zu Anfang unseres Jahrhunderts zu erörtern. Und doch, trotz der geistigen „Glasnost“ ist dieses Thema noch immer für manchen ein Stein des Anstoßes, erhitzt des einen Naturwissenschaftlers Gemüt und läßt den anderen – was viel häufiger geschieht – befremdend kalt.

Mit der geistigen Liberalisierung kann auch die Unterschiedlichkeit der Positionen über „das Bewußtsein“ wieder manifestiert werden. Diese Pluralität der Anschauungen kann der interessierte Leser im vorliegenden Band nun eindrücklich erfahren. Zwar verband alle Autoren die Akzeptanz des Themas und die Bereitschaft zur interdisziplinären Auseinandersetzung, trotzdem waren wir auch zum Ende der zwei Semester nicht im Stande, einen gemeinsamen Begriff von Bewußtsein zu beschreiben. Es bleibt dabei: Jeder Autor versteht unter Bewußtsein etwas anderes. Immerhin kennen wir jetzt die Unterschiede besser und können mit der Pluralität der Ideen über „das Bewußtsein“ auch besser umgehen als zuvor. So stehen wir als Herausgeber vor dem Faktum, daß wir dem interessierten Leser mit dem vorliegenden Band weder ein geschlossenes Ganzes über „das Bewußtsein“, noch ein Esperanto zur Übersetzung von einer Bewußtseins-Konzeption in die andere anbieten können. Dieser Band ist vielmehr eine Sammlung von multidisziplinären Entwürfen über „das Bewußtsein“, ist ein ideengeschichtliches Dokument des (natur-) wissenschaftlichen Pluralismus unserer Zeit zu einem zentralen Thema der Menschheit.

Unser Dank geht schließlich an die Förderer dieses Seminars, an unsere Zuhörer für ihr Interesse und an die Referenten für ihre Toleranz der jeweils „fremden“ Ideen.

Nicht zuletzt danken wir Mag. Herbert Poltnig und Brigitte Flatschacher für die redaktionelle Bearbeitung der Beiträge und dem Verlag für eine reibungslose Kooperation.

Die Herausgeber

Inhaltsverzeichnis

ERHARD OESER (geb. 1938), Professor für Philosophie und Wissenschaftstheorie an der Universität Wien. Studierte Philosophie, Wissenschaftstheorie und Psychologie in München und Wien und war an der Universität in Freiburg i.Br. als Lehrbeauftragter für Erkenntnistheorie tätig. In diesem Übersichtsartikel beschäftigt er sich mit der Gegenüberstellung von empirischen und philosophischen Bewußtseinstheorien aus einer erkenntnistheoretischen Position. Die Rechtfertigung des „philosophischen Ichs" als erkenntnistheoretisches Subjekt war schon der Gegenstand seiner Habilitationsschrift: „Begriff und Systematik der Abstraktion" aus dem Jahre 1969 (Oldenbourg, Wien und München).

Das Bewußtsein als Teil und Grenze der Welt

ERHARD OESER

Im Tractatus logico-philosophicus macht WITTGENSTEIN folgende Bemerkung:

„Das philosophische Ich ist nicht der Mensch, nicht der menschliche Körper oder die menschliche Seele, von der die Psychologie handelt, sondern das metaphysische Subjekt, die Grenze - nicht ein Teil der Welt".

Was er damit gemeint hat ist zunächst ein terminologisches Problem. Wir können nicht in derselben Weise vom „Bewußtsein" im Rahmen verschiedener Disziplinen und Wissenschaften reden. Die Philosophie ist keine Naturwissenschaft. Alles was sich über die Welt sagen läßt, sind nach WITTGENSTEIN die Sätze der Naturwissenschaft. Dort aber kommt das philosophische Ich nicht vor. Und selbst dann, wenn man diesen Begriff des „philosophischen Ich" als engeren Begriff des Selbstbewußtsein zum Bewußtseinsbegriff schlechthin erweitert, hat man dazu kein empirisch direkt erfaßbares Äquivalent. So stellt ungefähr 20 Jahre später SHERRINGTON, der bekannte Begründer der Synapsentheorie, resigniert fest:

„Nach allem was sich wahrnehmungsmäßig über das Bewußtsein sagen läßt, geht es demnach gespenstischer als ein Gespenst einher. Unsichtbar, ungreifbar ist es ein Ding ohne jeglichen Umriß, es ist überhaupt kein ‚Ding'. Es bleibt unbestätigt durch die Sinne und bleibt es so für immer" (SHERRINGTON, 1964).

Es ist, um wieder mit WITTGENSTEIN zu sprechen, kein feststellbarer Teil dieser Welt. Man kann daher darüber nicht sprechen. Und worüber man nicht sprechen kann, soll man eben schweigen (Tractatus 7). Das hat man auch tatsächlich getan. Sowohl in der Psychologie, zumindest im sogenannten Behaviorismus, der nur Aussagen über beobachtbares Verhalten von Mensch und Tier zuließ, als auch in der

Philosophie, wo GILBERT RYLE mit seinem berühmten Pamphlet: The Concept of Mind (1949) das Gespenst des Bewußtseins aus der Maschine scheinbar für immer auszutreiben versucht hat. Danach waren jedenfalls alle sogenannten mentalistischen Ausdrücke suspekt geworden und zwar in dem Sinne, daß nur derjenige solche Theorien über das Bewußtsein aufstellen kann, der noch nicht bemerkt hat, daß sie auf dem unkritischen Gebrauch eines fiktiven Begriffsapparates beruhen (BIERI, 1981).

In der Neurobiologie war die Abstinenz gegenüber dem Bewußtseinsbegriff zeitweise noch wesentlich stärker. Es gab geradezu eine Tabuisierung des Bewußtseinsbegriffes, die 1985 von ROGER SPERRY folgendermaßen beschrieben worden ist:

„Die dogmatische Ablehnung des Bewußtseins oder geistiger Kräfte als Erklärungsmodelle war in der Naturwissenschaft während der fünfziger und bis in die frühen sechziger Jahre hinein so stark gewesen, daß sich schon der Lächerlichkeit preisgab, wer bei einer ernst zu nehmenden wissenschaftlichen Zusammenkunft Wörter wie ‚bewußt' oder ‚geistig' auch nur in den Mund nahm" (SPERRY, 1985).

Die Situation hat sich geändert. Nicht nur in der Philosophie, wo sogar eine eigene „analytische Philosophie des Geistes" trotz RYLES Gespensteraustreibung entstanden ist, sondern auch in der Naturwissenschaft ist es wieder erlaubt, vom Bewußtsein, ja sogar vom „Ich" zu reden. Es kehrt sogar der klassische Dualismus zweier Substanzen im neurobiologischen Gewand der Gehirn-Geist Theorie des Nobelpreisträgers JOHN ECCLES wieder. Und nicht nur das, man schreibt sogar menschlichen Artefakten, Maschinen, die bestimmte Arten von Informationen besser und schneller als Menschen verarbeiten können, Bewußtsein zu. Und zwar mit dem Argument: Es wäre geradezu „Chauvinismus" (PUTNAM), wenn man behauptet, daß nur solche Apparate wie unser Hirn, das aus Kohlenstoff, Wasserstoff, Proteinen usw. besteht, ausgerechnet allein nur Bewußtsein haben soll und eine Maschine, die aus elektronischem Material besteht, diese Fähigkeit nicht haben soll, obwohl sie unter Umständen sogar mehr leistet.

Das Bewußtsein als Teil der Welt: Die empirischen Bewußtseinstheorien

Die Rückkehr der Bewußtseinsproblematik in den empirischen Wissenschaften hat ihre methodologischen Gründe:

1) Ist es weder dem psychologisch-empirischen, noch dem logischen Behaviorismus jemals wirklich gelungen, den Bewußtseinsbegriff oder überhaupt die mentalistische Terminologie gänzlich zu eliminieren. Am meisten resistent gegen solche Eliminierungsversuche war die praktische Medizin und die angewandte klinische Psychologie, wo es einfach notwendig ist, von verschiedenen Bewußtseinszuständen zu sprechen: von der tiefsten Bewußtlosigkeit, dem Koma, bis hin zur hellen Aufmerksamkeit, die man auch experimentell testen und feststellen kann.

2) Läßt sich auch positiv eine wissenschaftstheoretisch begründbare Methode angeben, die auch jeder noch so radikale Behaviorismus akzeptieren muß. Man kann in völlig korrekter Weise aus den tatsächlich vorhandenen und direkt beobachtbaren Leistungen und Leistungsprodukten Rückschlüsse auf die Existenz der dahinterstehenden Instanz ziehen, die der Träger solcher Leistungen ist. Und man kann dieser Instanz, welcher Art sie auch immer sei, bestimmte strukturelle Eigenschaften zuschreiben, die zur Erlangung solcher Leistungen notwendig sind.

Dieser Rückschluß kann durchaus ein doppelter sein. Das heißt, er kann von den vorfindbaren Leistungen auch dann ausgehen, wenn die Tätigkeit, die zu solchen Leistungen geführt hat, prinzipiell nicht mehr beobachtbar ist. Das ist z.B. äußerst wichtig in der Paläoanthropologie, wo nur mehr die Produkte, z.B. Faustkeile, aber nicht mehr deren Erzeuger vorhanden sind.

Es handelt sich hier also um eine funktionalistische Betrachtungsweise, jedoch nicht um jenen radikalen oder sog. „starken“ Funktionalismus, der versucht, sich durch funktionale Analysen völlig von dem Träger dieser Funktionen zu befreien. Ein solch starker Funktionalismus setzt mentale Zustände mit funktionalen Zuständen völlig gleich.

Eine Konsequenz aus diesem starken Funktionalismus, der tatsächlich in der extremsten Form der künstlichen Intelligenzforschung vertreten wird, ist, daß am Bewußtsein oder Geist „nichts wesentlich Biologisches ist“ (SEARLE, 1986, S.27). Mit einem solchen reinen Funktionalismus macht man sich völlig unabhängig von den zugrundeliegenden materiellen Strukturen und deren Entwicklung. Gerade diese Auffassung aber hat sich als Sackgasse erwiesen. Zumindest was die Bewußtseinsproblematik anbelangt, schneidet man auf diese Weise alle Erklärungsmodelle biologischer, evolutionstheoretischer und entwicklungstheoretischer Art, zu der auch psychologische Theorien der Ontogenese gehören, völlig ab und verbaut sich den Weg zu einer möglichen Synthese der unterschiedlichen Bewußtseinstheorien.

Bevor aber eine solche Synthese überhaupt zustandekommen kann, ist es notwendig, die unterschiedlichen Ziele der in verschiedenen Bereichen neu aufgetretenen Bewußtseinstheorien klar zu stellen.

Wenn man ein so komplexes Phänomen, wie es das „Bewußtsein“ ist, behandeln will, antwortet man auf die Frage „Was ist Bewußtsein?“ nicht mit einer vorweggenommenen Definition, sondern mit einer Begriffsanalyse im Rahmen einer bestimmten Theorie, die eine bestimmte Zielsetzung hat.

In diesem Sinne lassen sich vorläufig folgende Theorien unterscheiden:

1.Theorien, die sich mit der Genese oder der Entwicklung des Bewußtseins beschäftigen. Damit ist sowohl die Phylogenese, als auch die Ontogenese des Bewußtseins gemeint: Solche Theorien werden im Rahmen der Evolutionsbiologie insbesondere in der vergleichenden Verhaltensforschung (Ethologie) entworfen: etwa im Sinne der Fragestellung: Bewußtsein bei Tieren (vgl. den Beitrag von SCHLEIDT in diesem Band), insbesondere bei den sogenannten höheren Tieren, bei den Primaten (vgl. den Beitrag von Ditami in diesem Band). Ein wichtiges systematisches Bindeglied für die Synthese von Bewußtseinstheorien ist die im Rahmen der Hominidenevolutionsforschung darzustellende Theorie der Bewußtseinsentwicklung in der Paläoanthropologie (vgl. den Beitrag von WINKLER in diesem Band). Dazu gehört auch die im Rahmen der Humanpsychologie entwickelten Ontogenese des Bewußtseins.

2. Theorien, die sich mit dem Funktionieren und Nichtfunktionieren des Bewußtseins beschäftigen: Wobei vor allem aus den Leistungsstörungen Rückschlüsse auf die Funktionsweise des „normalen" Bewußtseins gezogen werden können. Das war seit jeher die Methode der medizinischen, neurobiologischen oder neuropsychologischen Theorien des Bewußtseins.

3. Theorien, die vom tatsächlich beobachtbaren Verhalten des Menschen Rückschlüsse auf interne mentale Repräsentationen ziehen: Damit sind einerseits jene psychologischen Theorien gemeint, die im Gegensatz zum reduktionistischen Behaviorismus auf der Irreduzibilität mentalistischer Begrifflichkeit bestehen, indem interne Zustände als Zwischenglieder zwischen Reiz-Reaktions-Verknüpfungen angenommen werden. Andererseits sind auch jene aus verschiedenen Gebieten stammenden Theorien gemeint, die heute mit dem Begriff „Kognitionswissenschaften" bezeichnet werden, wozu nicht nur die Psychologie sondern auch die Informatik, insbesondere die sogenannte künstliche Intelligenz-Forschung, die allgemeine Sprachwissenschaft und Semiotik gehört.

Von diesen empirischen Bewußtseinstheorien ist jedoch strikte die „rein apriorische" philosophische Bewußtseinstheorie zu unterscheiden. Bevor eine Verbindung der nichtempirischen philosophischen Bewußtseinstheorie zu den oben aufgelisteten empirischen Bewußtseinstheorien hergestellt werden kann, muß zunächst die Frage WITTGENSTEINS beantwortet werden, in welchem nicht-empirischen Sinn in der Philosophie vom Bewußtsein oder „Ich" die Rede sein kann.

Dafür gibt es in der mehr als zweitausendjährigen Geschichte der Philosophie unterschiedliche Antworten.

Das Bewußtsein als Grenze der Welt: Die philosophischen Bewußtseinstheorien

Die erste Antwort auf die philosophische Frage nach dem Bewußtsein oder „Geist“ hat die klassische Metaphysik gegeben, die von PLATON und ARISTOTELES über die aristotelische Scholastik des Mittelalters bis zum Zwei-Substanzendualismus reicht, wie ihn vor allem DESCARTES vertreten hat. Sie lautet:

Das Bewußtsein oder der Geist ist eine immaterielle, unzerstörbare mit sich selbst identische Substanz.

Diese Antwort ist einerseits als eine Definition zu verstehen, nach dem Muster der klassischen Definitionslehre: Definitio fit per differentiam specificam et genus proximum – andererseits aber auch als apodiktische Existenzbehauptung im Rahmen des Systems der klassischen Metaphysik, in der die „rationale Psychologie“ nur einen Teil der metaphysica specialis ausmacht. Die klassische Substanzmetaphysik des Bewußtseins befindet sich also argumentativ auf einer ganz anderen Ebene als die empirischen Bewußtseinstheorien. Während die empirischen Theorien das Bewußtsein immer nur als eine von beobachtbarem Verhalten und/oder seinen Leistungen her erschlossene Hypothese darstellen, war in der klassischen Philosophie die Annahme der realen Existenz des Bewußtseins nie eine Hypothese, sondern immer eine absolute Notwendigkeit. Das gilt sowohl für die Antike und das Mittelalter als auch für Descartes und den neuzeitlichen Substanzen-Dualismus.

Da jedoch die reale Existenz des Bewußtseins aus der Definition allein nicht herzuleiten ist, ergab sich von allem Anfang an ein fundamentales Begründungsproblem, das bis zu DESCARTES hin durch die Berufung auf das untrügliche Evidenzerlebnis des Selbstbewußtseins beantwortet worden ist.

Es war jedoch KANT, der in seiner Kritik der reinen Vernunft an den sogenannten Paralogismen der rationalen Seelenlehre demonstriert hat, daß alle aus dem Urteil „ich denke“ gezogenen Schlüsse nichts anderes sind als eine „unvermeidbare Illusion“. Diese Kritik ist radikaler als das Sinnkriterium der analytischen Philosophie, die im Anschluß an WITTGENSTEIN und RYLE im Sinne eines logischen Behaviorismus den Nachweis zu erbringen versucht hat, daß es sich bei jedem Reden über das Bewußtsein um sinnlose Sätze handelt. Denn abgesehen davon, daß sich heutzutage eine analytische Philosophie des Geistes (BIERI, 1981) etabliert hat, die sich wieder der mentalistischen Ausdrucksweise bedient, geht es KANT um etwas anderes.

Bei dem Versuch, über das Bewußtsein zu reden, handelt es sich nicht um gewöhnlich sinnlose Sätze ohne empirischen Gehalt, sondern um Aussagen, die wahr und falsch zugleich sein können und außerdem unvermeidbar sind. Sie entstehen dadurch, daß das absolute Evidenzerlebnis der Existenz des eigenen Bewußtseins im Akt des Denkens mit den Eigenschaften des menschlichen Geistes als einer unmateriellen, mit sich selbst identischen und unzerstörbaren Substanz im Sinne der klassischen Wesensdefinition verbunden wird. Diese Verbindung läßt sich aber nicht in Form eines logisch korrekten Beweises darstellen. Denn der bloße Gedanken des „Ich" denkt nur ein „transzendentales Subjekt der Gedanken", das für KANT ein bloßes „X" ist, „welches nur durch die Gedanken, die seine Prädikate sind, erkannt wird und wovon wir, abgesondert, niemals den mindesten Begriff haben können". In jedem Akt meines Denkens muß ich mich zwar als formal identisches Subjekt – unterschieden von anderen Dingen außer mir und meinem Körper – denken, aber dadurch erkenne ich mich keineswegs schon, wie die klassische rationale Psychologie, d.h. metaphysische Seelenlehre behauptete, als eine einfache numerische identische, vom Körper abtrennbare unzerstörbare Substanz. Das „Ich denke" ist vielmehr selbst nur das „Vehikel als Begriffe überhaupt" und sonst zu nichts anderem zu gebrauchen.

Damit hat zuvor der Bewußtseinsbegriff seinen Charakter der apriorischen Notwendigkeit als Subjekt jeder möglichen Prädikation nicht verloren, aber zugleich zeigt sich, daß aus logischen Gründen auf jede Zuschreibung von konkreten Eigenschaften verzichtet werden muß. Was bleibt daher nach dieser radikalen Kritik KANTS am metaphysischen Bewußtseinsbegriff übrig?

Bewußtsein ist nicht Geist im metaphysischen Sinn einer immateriellen mit sich identischen unzerstörbaren Substanz, sondern:

„Bewußtsein ist Intentionalität".

Das heißt, was wir vom Bewußtsein allein in gerechtfertigter und nicht paradoxer Weise behaupten können ist, daß es auf etwas gerichtet ist, was es selbst nicht ist.

Diese Eigenschaft war schon den alten Scholastikern bekannt. BRENTANO, der als Urheber dieser „Definition" des Bewußtseins gilt, hat sie explizit aus dieser Tradition übernommen wenn er sagt:

„In der Vorstellung ist etwas vorgestellt, in dem Urteile ist etwas anerkannt oder verworfen, in der Liebe geliebt, in dem Hasse gehaßt, in dem Begehren begehrt usw." (BRENTANO, 1874).

Was bei dieser „Definition" des Bewußtseins sofort auffällt, ist, daß es sich hier um drei Klassen von Intentionalität handelt. Diese drei Brentano'schen Klassen von „psychischen Akten" kann man aber, nachdem man die klassisch-metaphysische Idee von der statischen Einheit und zeitlosen Ewigkeit der Seelensubstanz aufgegeben hat, als Stufen des sich selbst in seinen Erkenntnisakten entwickelnden Bewußtseins verstehen. Damit ist man nicht nur wie bereits Brentano selbst beabsichtigte, einer „Psychologie vom empirischen Standpunkt" näher gekommen, sondern es hat sich auch ein Zugang zu den „darunter" liegenden Theorien des Bewußtseins eröffnet. Nur mit diesen naturwissenschaftlichen Theorien des Bewußtseins läßt sich der in der internen philosophischen Argumentation als notwendig „leer" erwiesene transzendentale Bewußtseinsbegriff mit konkretem Inhalt erfüllen. Das aber bedeutet im Sinne der Formulierung WITTGENSTEINS, daß das Bewußtsein nicht nur als Grenze, sondern auch als Teil der Welt aufgefaßt werden muß. Eine solche „Naturalisierung" des „philosophischen Ich" bedarf aber auch einer totalen Umformulierung von Wittgensteins Tractatus logico-philosophicus in einen Tractatus neuro-epistemologicus.

Literatur

BIERI, P. (Hrsg.) (1981). Analytische Philosophie des Geistes. Königstein/Ts; Hain.
BRENTANO, F. (1874). Psychologie vom empirischen Standpunkt, Band I. Wien.
KANT, I. (1959). Kritik der reinen Vernunft. Hamburg; Meiner.
POPPER, K.R. & ECCLES, J.C. (1982). Das Ich und sein Gehirn. München, Zürich; Piper
RYLE, G. (1943). The Concept of Mind. London; dt. 1969: Der Begriff des Geistes. Stuttgart.
SEARLE, J.R. (1986). Geist, Hirn und Wissenschaft. Frankfurt/Main; Suhrkamp.
SHERRINGTON, Ch. (1964). Körper und Geist. Der Mensch über seine Natur. Bremen.
SPERRY, R. (1985). Naturwissenschaft und Wertentscheidung. München, Zürich; Piper.
WITTGENSTEIN, L. (1963). Tractatus logico-philosophicus. Logisch philosophische Abhandlung. Frankfurt/Main; Suhrkamp.

Die Idee einer Umformulierung von WITTGENSTEINs Tractatus logico-philosophicus in einen Tractatus neuroepistemologicus hat ERHARD OESER bereits am Wittgenstein Symposium 1988 vorgetragen. Die Bezeichnung „Neuroepistemologie" als eine naturalistische Interpretation der KANTischen Erkenntnistheorie wurde von ihm schon wesentlich früher – im Jahre 1985 – eingeführt und in einem Buch über „Gehirn, Bewußtsein und Erkenntnis" (Wiss. Buchges. Darmstadt, 1988), das er mit dem Neurologen FRANZ SEITELBERGER verfaßte, systematisch dargestellt.

Tractatus Neuro-Epistemologicus

ERHARD OESER

Wenn hier für die philosophische Behandlung des Gehirn-Bewußtsein-Problems die Darstellungsweise von WITTGENSTEINS Tractatus übernommen wird, soll damit nicht eine inhaltliche Übereinstimmung mit WITTGENSTEINS Meinung behauptet werden. Denn WITTGENSTEIN war zwar ein Formalist - er nennt seine Philosophie ein „Studium der Zeichensprache" - aber kein Naturalist, was für ihn soviel heißt wie ein Psychologist oder Darwinist. Bekanntlich hat er sogar ganz ausdrücklich in seinem Tractatus jede Art des Naturalismus strikt abgelehnt:

4.111 Die Philosophie ist keine Naturwissenschaft.

4.1121 Die Psychologie ist der Philosophie nicht verwandter als irgendeine Naturwissenschaft.

4.1122 Die Darwinsche Theorie hat mit der Philosophie nicht mehr zu schaffen, als irgendeine andere Hypothese der Naturwissenschaft.

Die Begründung dafür liefert WITTGENSTEIN in:

5.641 Das philosophische Ich ist nicht der Mensch, nicht der menschliche Körper oder die menschliche Seele, von der die Psychologie handelt, sondern das metaphysische Subjekt, die Grenze – nicht ein Teil der Welt.

Die folgenden Ausführungen behaupten genau das Gegenteil:

1 Das philosophische Ich ist nicht nur die Grenze, sondern auch ein Teil dieser Welt (Naturalisierungsprinzip)

1.1 Und das „metaphysische Subjekt" ist keine Substanz, sondern nur das Produkt der Selbstkonstruktion des realen Bewußtseins.

1.11 Nicht dem Ich gehört das Gehirn, wie die Dualisten sagen, sondern es ist vielmehr genau umgekehrt: Das Ich gehört seinem Gehirn als bloß funktionale Realität an. Während man noch in alten Zeiten glauben konnte, daß der menschliche Geist als eigene Substanz unzerstörbar und unverändert aus jeder körperlichen Krankheit wieder auftaucht und auch den Tod des Leibes übersteht, weiß man heute aus der Neuropathologie, daß unser Selbstbewußtsein in die Materialität dieser Welt durch ihre untrennbare Verbindung mit dem Gehirn eingeflochten ist und daher von dessen Zustand, Krankheit oder Tod völlig abhängig ist.

1.12 Philosophie als Ontologie oder Metaphysik ist auch nach alter Definition „Weltweisheit" und kein Religionsersatz. Es gibt allerdings Unaussprechliches. Dies zeigt sich, es ist das Mystische. „Wovon man nicht sprechen kann", sagt WITTGENSTEIN, „darüber muß man schweigen". Was bleibt ist daher lediglich die Hoffnung, daß das individuelle Selbstbewußtsein als substantielle Funktion einmal entstanden, auch für immer „bleibend" ist, in irgendeinem, mit den Mitteln wissenschaftlicher Erkenntnis nicht mehr argumentativ feststellbaren Sinn.

1.2 Erkenntnistheorie ist weder Ontologie noch spezielle Metaphysik als rationale Psychologie, sondern die Theorie von den Bedingungen der Möglichkeit der Erfahrung, (KANT) d.h. des logischen Aufbaus der kognitiven Welt.

1.21 Wie die Logik von ARISTOTELES bis KANT, nach dessen eigenen Worten keinen Schritt vorwärts und keinen Schritt rückwärts getan hat, so hat auch die Erkenntnistheorie seit KANT keinen Schritt mehr vorwärts getan. Und ebenso wie die Logik durch ihre Mathematisierung ihre Stagnation überwunden hat, so hat auch die „Naturalisierung der Erkenntnistheorie" (QUINE) dieser Disziplin, die fast zugrunde gegangen ist, neuen Auftrieb gegeben.

1.22 „Neuroepistemologie" als Teil der Hirnforschung ist die konsequenteste Form der Naturalisierung der Erkenntnistheorie. Sie ist dem Namen nach, aber nicht der Sache nach etwas Neues. Denn die gesamte Geschichte der Hirnforschung ist der Versuch des menschlichen Geistes, sich durch die Erforschung des Gehirns selbst zu erkennen.

1.221 Historisch entspricht dieser Versuch dem, was der berühmte LOCKE eine „Physiologie des menschlichen Verstandes“ genannt hat. Im Unterschied zu LOCKE stützt die Neuroepistemologie sich jedoch nicht primär auf Sinnesphysiologie, sondern auf Hirnphysiologie.

1.23 Als Erkenntnistheorie ist sie nicht Sensualismus, sondern Zerebralismus.

1.231 Statt: Nihil est in intellectu quod non prius fuerit in sensu muß es heißen: Nihil est in sensu quod non prius fuerit in cerebro. Der erkenntnistheoretische Zerebralismus ist nicht zirkulär, sondern selbstreferentiell.

1.24 Neuroepistemologie ist daher eine transzendentale Hirntheorie im Sinne von KANT.

1.3 Die neurobiologische Leiter, auf der man zu den die empirische Hirnforschung übersteigenden Problemen hinaufgeklettert ist, kann nicht weggeworfen werden.

Daraus resultieren die drei Regulae philosophandi der Neuroepistemologie:

1.31 Jede im Rahmen der Neuroepistemologie getroffene erkenntnistheoretische Aussage muß eine neurobiologische Referenz besitzen.

1.32 Oder sie muß zumindest so formuliert sein, daß es prinzipiell möglich ist, Beziehungen zu neurobiologischen Aussagen herzustellen.

1.33 Erkenntnistheoretische Aussagen, die auf diese Weise methodisch mit neurobiologischen Aussagen verknüpft sind, können nur miteinander akzeptiert und nur miteinander verworfen werden.

1.331 Die logischen Verhältnisse lassen sich durch Eulersche Kreise darstellen.

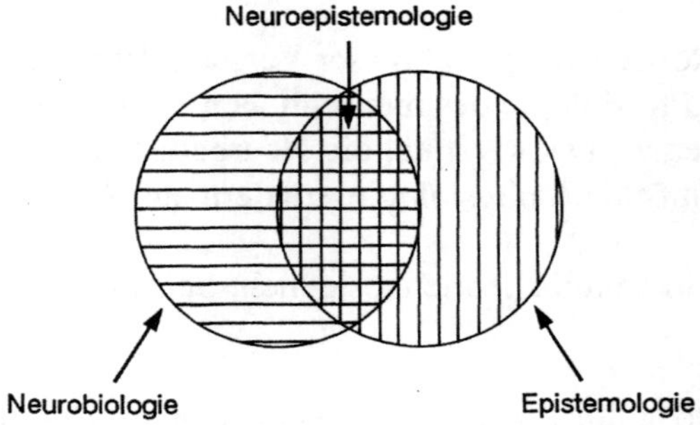

1.3311 Außerhalb des Überschneidungsbereiches gibt es eine Neurobiologie, die nichts mit dem Erkenntnis- und Bewußtseinsproblem zu tun hat und eine Erkenntnistheorie, die nichts mit Neurobiologie zu tun hat. Dieser Bereich ist die Ebene der vom Hirn unabhängig gewordenen Leistungsprodukte. Es gibt eine reine nichtnaturalisierbare Erkenntnistheorie, die nach den apriorischen Bedingungen der Möglichkeit dieser Leistungen fragt.

1.3312 Nach WITTGENSTEIN sind diese Bedingungen formaler Art. Wahrheit ist Beweisbarkeit.

1.3313 Durch GÖDEL wissen wir, daß Wahrheit umfassender ist als Beweisbarkeit und daher der Formalismus zur Sicherung der Wahrheit nicht ausreicht. Damit verliert die Mathematik ihre Sonderstellung im Bereich der Wissenschaft. Sie wird quasi-empirisch, d.h. der Naturwissenschaft z.B. der Physik ähnlich.

1.3314 Was für die Mathematik gilt, trifft auch für die Philosophie zu. Man kann nicht mehr wie WITTGENSTEIN reiner Formalist sein.

1.4 Alles Nichtempirische oder Metaempirische ist aus dem Empirischen durch kategoriale Transformation entstanden. Das gilt für das Bewußtsein ebenso wie seine abstrakten Leistungen. (Beiläufig gesagt: auch die natürlichen Zahlen sind nicht von Gott gemacht. Auch sie sind Menschenwerk. Aber einmal entstanden entwickeln sie ein Eigenleben.)

1.41 Das Prinzip der kategorialen Transformation ist nicht das Bohrsche „Komplementaritätsprinzip“, das für die Beschreibung von Systemen subatomarer Gegenstände in der Sprache zweier einander ausschließender Begriffssysteme (Welle-Teilchen) gelten mag, aber für das Gehirn-Bewußtsein-Problem logisch nicht paßt. Zutreffend ist lediglich die Vorstellung, daß es in beiden Gebieten nicht möglich ist, eine vollständige deterministische Beschreibung des wirklichen Zustandes des zu beschreibenden Systems zu erhalten. Für das Gehirn-Bewußtsein-Problem heißt das: Auch durch eine noch so genaue Kenntnis des Gehirnzustandes ist noch nicht der mentale Zustand festgelegt. Aber es wäre völlig verkehrt und geradezu ein Forschungshemmnis für eine inter- oder transdisziplinäre Hirnforschung, zu behaupten, daß – je mehr man vom Gehirnzustand Kenntnis erhält – man umso weniger vom Bewußtseinszustand weiß. An dieser Stelle jedenfalls bricht die vielleicht sonst nützliche Analogie zur quantenmechanischen Situation zusammen.

1.42 Das Prinzip der kategorialen Transformation ist auch nicht das Heisenbergsche Unbestimmtheitsprinzip. Denn, um die Frage nach der Freiheit des menschlichen Bewußtseins positiv beantworten zu können, reicht es nicht aus, ein probabilistisches „Loch“ in der Kausalkette physischen Geschehens nachzuweisen. Ganz abgesehen davon, daß die Bewußtseinsaktivitäten, wie Denken und Entscheiden, nichts weniger als unbestimmt sind: „Ihre Freiheit geht zusammen mit hochgradiger Ordnung“ (JONAS). Kein Prinzip der Zufälligkeit kann daher einer Theorie der Freiheit des menschlichen Bewußtseins nützen. Außerdem bleibt die Frage offen, wie die subatomare Unbestimmtheit in die Makrosphäre der klassischen physikalischen Gegenstände reichen soll, in der sich eben menschliches Handeln abspielt.

1.43 Auch das „Auslöseprinzip“, das dem Prinzip der kategorialen Transformation noch am nächsten kommt, indem es mit Hilfe einer subtilen Anordnung (SCHRÖDINGERS Katze) die gesamte mechanische Unbestimmtheit von der Mikroordnung in die Makroordnung hinübergleiten läßt, ist nicht ausreichend. Denn der damit prinzipiell auf der Makroebene gewonnene Spielraum des materiell physikalischen Geschehens bietet nur dann eine Erklärungsbasis für die Wirkung des Bewußtseins in der realen Welt, wenn man angeben kann, auf welche Art und Weise sich das Bewußtsein mittels des Gehirns sich dieses Spielraums bedient. Eine bloß statistische Beschreibung dieses Spielraums ist zu wenig.

1.44 Das Prinzip der kategorialen Transformation von Hirnereignissen zu Bewußtseinsereignissen ist nicht das der „Serienkupplung", sondern das der selbstorganisierenden Parallelschaltung. Aus der chaotisch fluktuierenden neuralen Information findet ein diskontinuierlicher Phasenübergang oder Kategoriensprung zur mentalen Information durch wiederholte massive „Nebenläufigkeit" statt. Die individuelle Struktur des Nervennetzwerkes entsteht also ganz im Sinne der sog. „Hebbschen Synapse" erst während und durch die Benutzung.

2.1 Das Bewußtsein hat als Teil der Welt seinen Ort im Menschenhirn. Es gibt nur die „große Lokalisation" des Bewußtseins im Gehirn, nicht die „kleine Lokalisation" in den Teilen des Gehirns.

2.11 Die Großhirnrinde ist ebensowenig wie die Gehirnventrikel der alleinige Ort des Bewußtseins.

2.12 Es gibt nur eine dynamische nicht eine statische Lokalisation des Bewußtseins im Gehirn.

2.13 Das Bewußtsein ist als komplexe Systemeigenschaft im gesamten Gehirn verteilt.

2.2 Das Bewußtsein ist als Teil der Welt in der Welt zeitlich in einem mehrstufigen Evolutionsprozeß entstanden.

2.21 Die erste Stufe dieses Evolutionsprozesses des Bewußtseins ist gekennzeichnet durch die Entstehung der sensomotorischen Intelligenz oder der Handlungsintentionalität, die das planvolle Handeln in Raum und Zeit ermöglicht. Die Horizonte von Raum und Zeit, die das Bewußtsein im Sinn einer artspezifischen Umwelt aufspannt, liefern den „Behälter" für die Begriffe der Dinge und Ereignisse.

2.22 Die zweite Stufe des Evolutionsprozesses des Bewußtseins ist gekennzeichnet durch die Entstehung der begrifflichen Repräsentation oder der Gegenstandsintentionalität. Nicht die Dinge oder die Ereignisse werden abgebildet, sondern der Umgang mit und in ihnen. Begriffe sind daher (Re-)Aktionsschemata (MACH) und nicht Abbilder der Welt.

2.23 Die dritte Stufe des Evolutionsprozesses des Bewußtseins ist gekennzeichnet durch die Symbolfunktion, die erst die bewußte Kommunikation ermöglicht. Sie ist selbstreferentielle Intentionalität in dem Sinne, daß sie, in ihrem Gerichtetsein auf anderes, Selbstreflexion voraussetzt.

2.24 Das reflexive Selbstbewußtsein ist dem Menschen (homo sapiens) in der Hominidenevolution passiert.

2.25 Das heißt: Es ist ohne Plan und ohne Vorbestimmung aus der Komplexität neuraler Ereignisse „aufgetaucht" (Emergenzenprinzip) und hat sich weiterentwickelt.

2.26 Beiläufig gesagt: Wir sind keine verbesserten Affen, weder verbesserte Schimpansen noch Gorillas.

2.27 Wir haben aber mit den recenten Affen gemeinsame Vorfahren.

2.28 DARWIN hat recht wenn er sagt: Je weiter wir in der Evolution zurückkehren in eine umso tiefere Dunkelheit geraten wir.

2.29 Tiere haben Bewußtsein, jedoch von anderer Art.

2.3 Diese Arten oder Formen von Bewußtsein sind nichts anderes als die Evolutionsstufen des Bewußtseins.

2.31 Sie sind, soweit ihre Träger nicht ausgestorben sind, in den recenten Lebewesen noch vorhanden.

2.32 Beim Menschen sind diese Bewußtseinsformen ineinandergeschachtelt und bilden eine Einheit (ARISTOTELES).

2.33 Die größte Schachtel ist das reflexive oder selbstreferentielle Bewußtsein.

2.34 Die Stufenpyramide des Bewußtseins steht auf ihrer Spitze. Sie kippt daher leicht. Genie und Wahnsinn liegen eng beieinander.

2.35 Ein schwaches Nervensystem (PAWLOW) ist ein leicht erregbares. Ein starkes Nervensystem ist ein stumpfes.

2.36 Der Handlungsintentionalität entspricht die senso-motorische Phase in der ontongenetischen Entwicklung des Menschen.

2.37 Der Gegenstandsintentionalität entspricht die operationale Phase.

2.38 Der selbstreferentiellen Intentionalität entspricht die formalabstrakte Phase.

2.39 Die selbstreferentielle Intentionalität ist die Grenze der kognitiven Welt. Das ist nur eine Umformulierung des Satzes 5.641 des Tractates von WITTGENSTEIN: „Das Ich tritt in die Philosophie dadurch ein, daß die ‚Welt, meine Welt' ist".

3 Das Bewußtsein konstruiert sich selbst im Erkenntnisprozeß und erzeugt dadurch die kognitive Welt (Prinzip des internen Realismus).

3.1 Nicht nur erscheinen mir im Erkenntnisprozeß die Gegenstände, sondern in jedem Erkenntnisprozeß erscheine ich auch mir selbst als Handlungszusammenhang des Bewußtseins.

3.11 Die kognitive Welt der Erscheinungen setzt die interne Konstruktion eines Raum-Zeit-Schemas als Leistung des Gehirns voraus.

3.111 Raum und Zeit sind nicht Abstraktionen von den Dingen selbst, sondern interne Konstruktionen.

3.12 Raum und Zeit haben ihren Ursprung in den Beziehungen zwischen neuralen Ereignissen.

3.13 Der Bewußtseinsstrom ist ein Prozeß von Ereignissen, bei denen jeweils ein Ereignis die Vorbedingung für das Eintreten des nächsten ist.

3.14 Es gibt von vornherein keinen bestimmt dimensionierten Raum und keine globale Zeit, sondern nur lokale Dimensionen und lokale Zeiten.

3.15 Der globale dreidimensionale Raum als Gleichräumlichkeit der Dinge ist eine intermodale Gehirnleistung.

3.16 Die globale Zeit als globale Gleichzeitigkeit der Ereignisse ist eine konstruktive intermodale Gehirnleistung.

3.17 Zur Umwelt des Gehirns gehört auch der eigene Körper.

3.171 Es läßt sich also eine Körperwelt und eine Dingwelt unterscheiden.

3.172 Der abgetrennte Arm gehört zur Dingwelt, ja schon die Zertrennung der Nerven macht den Arm zur Umwelt.

3.2 Die Dingwelt ist eine Nahwelt und Fernwelt: Die optische Welt ist begrenzt, die Fernwelt ist nur theoretisch erfaßbar.

3.21 Was man an Erweiterung der Welt gewinnt, verliert man an Realität.

3.22 Der Realismus hat viele Gesichter (PUTNAM).

3.221 Diesen Gesichtern des Realismus entsprechen die Stufen des Realitätsbewußtseins.

3.222 Theoretische Erweiterungen der empirischen Nahwelt (z.B. durch physikalische Theorien) führen zur Schwächung des empirischen Realismus im Sinne eines hypothetischen und internen Realismus.

3.223 Die verschiedenen Realitätskonzeptionen sind ineinander verschachtelt.

3.224 In der vorwissenschaftlichen Alltagswelt sind wir alle starke Realisten.

3.3 In der realen Welt gibt es das reale Gehirn.

3.31 Das reale Gehirn erzeugt seine kognitive Welt und zugleich sein Bewußtsein.

3.32 Dasselbe Bewußtsein entsteht jeden Tag neu.

3.33 Es besteht ein Unterschied: Wir schlafen gerne, wir sind aber nicht gerne tot.

3.34 Denn „die Welt und das Leben" sind eins.

3.35 Meine kognitive Welt ändert sich während meines kognitiven Lebens.

3.36 Beim Tod ändert sich die Welt nicht, sondern sie hört auf.

Literatur

Jonas, H. (1987). Macht und Ohnmacht der Subjektivität? Das Leib-Seele-Problem im Vorfeld des Prinzips Verantwortung. Frankfurt/Main; Suhrkamp.

Oeser, E. (1987). Psychozoikum. Evolution und Mechanismus der menschlichen Erkenntnisfähigkeit. Hamburg; Paul Parey.

Oeser, E. & Seitelberger, F. (1988). Gehirn, Bewußtsein und Erkenntnis. Darmstadt; Wissenschaftl. Buchg.

Wittgenstein, L. (1963). Tractatus logico-philosophicus. Logisch-philosophische Abhandlungen. Frankfurt/Main; Suhrkamp.

In diesem Kapitel versucht ERHARD OESER *eine Integration von empirischen und philosophischen Bewußtseinstheorien aufgrund des von ihm in den beiden Büchern: „Psychozoikum. Evolution und Mechanismus der menschlichen Erkenntnisfähigkeit" (Paul Parey, Berlin und Hamburg, 1987) und „Das Abenteuer der kollektiven Vernunft. Evolution und Involution der Wissenschaft" (Paul Parey, Berlin und Hamburg, 1988) dargestellten Zwei-Stufenmodells der evolutionären Erkenntnistheorie. Das Resultat ist weder ein Dualismus noch ein Monismus im Sinne der Identitätstheorie, sondern die Auffassung vom „Ich"-Bewußtsein als Funktion zweiter Ordnung, d.h. als Vereinheitlichungsfunktion von mehreren getrennt entwickelten Einzelfunktionen.*

Evolution und Selbstkonstruktion des Bewußtseins

ERHARD OESER

Empirische und philosophische Bewußtseinstheorien stehen einander nicht als Alternative gegenüber sondern ergänzen einander. Nicht nur deswegen weil das Bewußtsein als solches nicht direkt empirisch erfaßbar ist, sondern weil auch umgekehrt die interne Entwicklung der philosophischen Bewußtseinstheorien gezeigt hat, daß die Einsicht in die apriorische Notwendigkeit des Bewußtseins – nämlich als notwendige Bedingung der Möglichkeit der Erfahrungserkenntnis – nur um den Preis einer völligen inhaltlichen Entleerung des Bewußtseinsbegriffes gewonnen worden ist. Denn das „Ich, das alle meine Vorstellungen begleiten muß", weil es sonst nicht meine Vorstellungen sind, darf selbst keine eigenen konkreten Bestimmungen haben. Es ist nur der leere „Behälter" nicht selbst ein Gegenstand, mit bestimmten angebbaren Eigenschaften. So sicher seine reale Existenz in jedem Akt der Erkenntnis vorausgesetzt werden muß, sowenig läßt sich von ihm selbst sagen. Es ist das absolute nicht hypothetische Bewußtsein, das Selbstbewußtsein, das keines empirischen Nachweises bedarf.

Erfaßbar ist jedoch das Selbstbewußtsein, wie schon DESCARTES erkannt hat, nur im Vollzug seiner Tätigkeit: Cogito ergo sum – oder besser ausgedrückt sum cogitans. Insofern ist das „Bewußtsein" ein schlechter Ausdruck, weil er eine Vergegenständlichung von etwas bedeutet, das nur funktionale Realität besitzt. Denn das ist das eigentliche Ergebnis einer Jahrhunderte dauernden internen philosophischen Analyse des Bewußtseinsbegriffes, daß das Bewußtsein keine substantielle, sondern eine funktionale Realität besitzt, die jedoch gerade als solche zugleich die notwendige Bedingung aller Erkenntnis darstellt.

Wie die Wiedereinführung des klassischen Begriffs der „Intentionalität" zeigt (vgl. den ersten Beitrag von OESER in diesem Band: Das Bewußtsein als Teil und Grenze der Welt), braucht man aber bei dieser absoluten reinen Bestimmungslosigkeit des philosophischen Bewußtseinsbegriffes im Kantischen Sinn der „ursprünglichen Synthesis der transzendentalen Apperzeption“ nicht stehen zu bleiben. Der Begriff des reinen oder „leeren“ nichtempirischen „Ichs“ oder Selbstbewußtseins als bloße Vereinheitlichungsfunktion kann ergänzt und „erfüllt“ werden durch Angabe jener Funktionen, die das Erkenntnissubjekt in jedem konkreten Erkenntnisakt tatsächlich ausübt.

So gesehen steht diese Vereinheitlichungsfunktion des Selbstbewußtseins als Gegenstand der philosophischen Bewußtseinstheorie, nicht am Anfang, sondern am Ende der empirischen Untersuchungen des Bewußtseins (s. Beitrag SEITELBERGER in diesem Band) obwohl sie fraglos auch bei diesen Untersuchungen vorausgesetzt werden muß.

Konvergenzen zwischen empirischen und philosophischen Bewußtseinstheorien

Die Konvergenz und wechselseitige Ergänzung von philosophischer und empirischer Bewußtseinstheorie läßt sich daher zunächst allgemein auf folgende Weise formulieren: Bewußtsein ist ein vielschichtiges, mehrdimensionales und in seiner Tätigkeitsweise multimodales Phänomen mit bloß funktionaler Realität, das zugleich auch seine eigene Vereinheitlichungsfunktion enthält. Mit einer solchen Formulierung soll ausgedrückt werden, daß der philosophische Bewußtseinsbegriff als Vereinheitlichungsfunktion der empirischen aus den Verhaltensweisen des Individuums erschließbaren Funktionen zwar auf einer anderen Argumentationsstufe als der empirische Bewußtseinsbegriff liegt, aber trotzdem mit diesem notwendig zusammenhängt. Er ist sozusagen eine Funktion zweiter Ordnung. Denn ohne die einzelnen tatsächlich durchgeführten Funktionen gibt es auch keine Vereinheitlichungsfunktion; während es durchaus der Fall sein kann, daß diese Vereinheitlichungsfunktion bei nur wenigen oder wenig differenzierten Funktionen wie sie für niedrig organisierte Lebewesen charakteristisch sind, entweder völlig fehlt oder nur auf einer sehr primitiven Ebene auftritt, die noch weit von der komplexitätsreduzierenden integrierenden und kontrollierenden Vereinheitlichungsfunktion des menschlichen Bewußtseins entfernt ist.

Auf diese Weise läßt sich in einem ersten Integrationsschritt das evolutionstheoretische Schichtenkonzept (vgl. den Beitrag von RIEDL in diesem Band), das ja im Unterschied zu einer statischen Schichtenontologie im Sinne von NICOLAI HARTMANN ein dynamisches Modell ist, und daher besser mit einem seit LLOYD MORGAN üblichen Ausdruck als „Emergenzenstufen"-Modell bezeichnet werden kann, mit dem neuroepistemologischen Funktionskonzept des Bewußtseins verbinden. Denn der Funktionsbegriff ist ex definitione dynamischer Art. Er besagt in seiner allgemeinsten Form, daß es sich dabei immer um Phänomene handelt, die nur im Ablauf ihrer Tätigkeit erfaßbar sind. Der Vermittlungsbegriff zwischen dem evolutionären Schichtenkonzept als Emergenzstufen und dem Funktionskonzept ist der Begriff der Funktionsstufe. Auf den dem Bewußtsein spezifischen Funktionsbegriff der „Intentionalität" angewendet, bedeutet dieser Begriff der Funktionsstufe, daß das Bewußtsein auf seinen verschiedenen Funktionsstufen auf verschiedene Ziele gerichtet sein kann, womit auch verschiedene Stufen der Aufmerksamkeit oder der Wachheitsgrade verknüpft sind, die aus den Reaktionen und Verhaltensweisen des jeweiligen Subjekts empirisch feststellbar sind. Auf diese Weise läßt sich die Vorstellung der Multidimensionalität, d.h. des in viele Richtungen und Zustandsarten aufgesplitterten Bewußtseins (vgl. den Beitrag von GUTTMANN in diesem Band) mit dem vielschichtigen oder besser „mehrstufigen" intentionalen Bewußtseinsbegriff verbinden.

Voraussetzung dieser Vielschichtigkeit und Multidimensionalität des Bewußtseins ist jedoch die ebenfalls empirisch feststellbare Funktionserweiterung des Bewußtseins von der bloßen Wahrnehmung zu den „höheren" Formen des Erkennens. Wobei jede dieser Funktionsstufen als Intentionalitäts- oder Bewußtseinsstufen dadurch erreicht wird, daß die vorhergehende Stufe zur notwendigen, aber nicht hinreichenden Bedingung der nächstfolgenden gemacht wird. Diese Gesetzmäßigkeit bestimmt sowohl die Phylogenese wie Ontogenese des Bewußtseins.

In diesem Sinne ist die auf der höheren Stufe der Gegenstandsintentionalität erreichte Mehrdimensionalität des Bewußtseins, die in der Verschiedenartigkeit gleichzeitig vorhandener Richtungen der Intentionalität besteht, die notwendige, aber nicht hinreichende Bedingung zur Entstehung der höchsten Stufe des Bewußtseins, der selbstreferentiellen Intentionalität oder des „Selbstbewußtseins". Denn um in der Vielfalt der möglichen, durch eine komplexe Gegenstandsintentionalität angebotenen Handlungsziele handlungsfähig zu sein, ist die Integrierung und Auswahl dieser Ziele nötig, die nur durch eine auf sich selbst bezogene Vereinheitlichungsfunktion vollzogen werden kann.

Damit gibt sich also am Schluß aller empirischen Betrachtungsweisen des Bewußtseins als ein letzter Integrationsschritt eine rational begründbare Konvergenz zum philosophischen Begriff des Selbstbewußtseins oder des „Ich", wie es DESCARTES mit seinem Cogito ergo sum oder KANT mit seiner ursprünglich synthetischen Einheit der transzendentalen Apperzeption ausdrücken wollte. Aber als empirische funktionale Realität ist diese apriorisch vorausgesetzte Einheit keine selbstverständliche, sondern vielmehr ein praktisches Problem für jedes Individuum, das diese Einheit ständig aktiv in jedem Akt der Erkenntnis und auf der ihm entsprechenden Funktionsstufe herstellen muß. Daher die These: „Das Bewußtsein konstruiert sich selbst im Akt der Erkenntnis" (Vgl. OESER, SEITELBERGER, 1988; 185ff).

Der Ursprung jeder Art von Erkenntnis bis hin zu den höchsten Formen menschlicher Erkenntnis, wie sie in den Wissenschaften auftritt, ist jene Eigenschaft der „Intentionalität", d.h. die Eigenschaft auf etwas gerichtet zu sein, was man nicht selbst ist. Und diese Eigenschaft kommt nur den lebendigen Systemen zu.

Intentionalität als Eigenschaft lebendiger Systeme

Lebendigkeit ist eine notwendige Bedingung oder Voraussetzung für Bewußtsein. Ein anorganisches physikalisches System, mag es noch so komplex sein, kann aus sich allein kein Bewußtsein erzeugen. Das gilt auch für die physikalische Realisierung von noch so komplexen Computerprogrammarchitekturen, die als „künstliche Intelligenz" nur eine von der natürlichen organismischen Intelligenz „geborgte" Intentionalität besitzen. Echte Intentionalität ist eine Eigenschaft von Systemen, die nicht nur selbst Teile der Welt sind, sondern auch andere

Teile dieser Welt als artspezifische „Umwelt“ haben. Eine solche Differenzierung ist nur dadurch möglich, daß sich ein Subsystem der realen Welt von allen anderen Teilen des Universums dadurch isoliert, daß es ein internes Modell seiner Umgebung in sich produziert. Dazu aber sind nur lebende Organismen fähig: Wie einfach eine solche interne Repräsentation auch ausfallen mag und auf welche Art und Weise, mit oder ohne Nervensystem sie stattfinden mag, so ist doch bereits grundsätzlich damit eine Stufe von Intentionalität erreicht, bei der man schon von einer in verschiedene Gegenstände ausdifferenzierten Umwelt sprechen kann.

Vor dieser Stufe der „Gegenstandsintentionalität“ gibt es aber noch eine erste unterste Stufe von Intentionalität auf der Ebene der reinen Sensomotorik, die mit ihrem Regelkreis überhaupt den Ursprung des empirischen Bewußtseins darstellt. Sie besteht lediglich in dem Gerichtetsein auf etwas, was der Organismus entweder benutzen oder vermeiden muß, was sich empirisch feststellbar durch die Hinwendungsbewegung des Organismus zu einer Nahrungs- oder Energiequelle oder andererseits durch eine Ausweich- oder Fluchtbewegung ausdrückt. Diese bloß „mechanisch“ funktionierende sensomotorische „Handlungsintentionalität“ kann in ihrer primitivsten Form ohne jene interne Repräsentation erfolgen, was gerade jene Organismen wie z.B. Amöben zeigen, die keinen Repräsentationsapparat im Sinne eines Nervensystems besitzen.

Von einer „Repräsentations“- oder „Gegenstandsintentionalität“ kann man im Grunde genommen erst dann sprechen, wenn der Organismus über einen Repräsentationsapparat in Form eines Nervensystems verfügt. Dann entsteht zum ersten Mal in der Geschichte der Lebewesen eine Umwelt. Auch wenn diese Umwelt an Gegenständen noch so arm sein mag wie z.B. die von UEXKÜLL so schön beschriebene Umwelt der Zecke, die aus lediglich drei Merkmalen besteht. Aber gerade diese Ärmlichkeit bedingt die Sicherheit des fast mechanisch ablaufenden Verhaltens eines solchen Lebewesens. Und Sicherheit ist wichtiger als Reichtum. Dieses Prinzip gilt für alle Lebewesen von der Zecke bis zu den Hunden und Affen.

Nur beim Menschen, bzw. schon bei seinen Vorfahren, den Hominiden, wird dieses Prinzip umgedreht: Ein geradezu unendlicher, ständig wachsender Reichtum an differenzierten Begriffen wird sukzessiv eingetauscht für die urspüngliche Sicherheit, die dann auf andere Weise wieder zurückgewonnen werden muß. Diese neue Sicherheit ist die Sicherheit der Reflexion, die das bewußte Erfassen dieser Reaktionsschemata und ihrer Verknüpfung zu einem funktional kohärenten Mechanismus bedeutet. Das „wilde Denken" steht noch ganz am Anfang dieses Prozesses. Dort ist die Sicherheit noch am größten. Denn die engen Horizonte von Raum und Zeit lassen eine ausschweifende Begriffsbildung nicht zu. Trotzdem ist der Wortschatz der sogenannten Primitiven oder Wilden keineswegs gering. Er umfaßt vielmehr eine ungeheure Vielfalt an Differenzierungen. Wie LÉVI-STRAUSS bereits richtig bemerkt hat (1973), entspricht „das Wuchern der Begriffe, ganz wie in der Berufssprache, einer intensiven Aufmerksamkeit für die Eigenheiten des Wirklichen, einem wachen Interesse für die Unterscheidungen, die man einführen kann". Der Reichtum an Begriffen ist daher nur scheinbar, weil sich diese Begriffe nur auf einen eng begrenzten Gegenstandsbereich beziehen. Im Rahmen dieses Bereiches werden verschiedene Situationen aufgesplittert, auf die verschieden reagiert werden muß. Der Weg vom Begriff zur Wirklichkeit ist daher kurz, obwohl und gerade weil dieser Begriff eine sehr scharf isolierende Abstraktion eines bestimmten überlebensrelevanten Aspekts darstellt.

Trotzdem zeigt sich schon hier, daß die Erweiterung der Wahrnehmung (vgl. die Beiträge von HESCHL und SCHLEIDT in diesem Band) nicht bloß die Vermehrung oder Verbesserung der Sinneskanäle bedeutet, sondern vielmehr eine verbesserte Verarbeitung und Auswertung der Sinnesdaten, was sich neurobiologisch als eine progressive Enzephalisation der Wahrnehmung darstellt. Tatsächlich wäre das ungeheuer schnelle Wachstum des Gehirns in der Hominidenevolution auf der rein biologischen Ebene der Darwinistischen Evolutionstheorie nicht zu erklären, wenn man nicht auch die funktionale Erklärung der kognitiven Bewußtseinsleistungen hinzunähme. Denn dann wäre die Entstehung eines solchen, für den Menschen artspezifisch charakteristische „Überschußorgan", das weit die bloße Überlebensfunktion überschreitet, als ein „Wunder" anzusehen. Die Evolution des Gehirns ist daher im Sinne einer engen Verschränkung von Struktur- und Funktionsbeziehung nicht unabhängig von der Evolution des Bewußtseins zu sehen, worauf eigentlich schon DARWIN selbst hingewiesen hat, wenn er eine Wechselwirkung von Gehirnentwicklung und Sprachentwicklung angenommen hat.

Die Evolution des Bewußtseins zum Selbstbewußtsein

Das Auftreten mentaler Phänomene in der Evolution der Lebewesen scheint zunächst einmal ein Zufall zu sein und außerdem ein unnötiger. Sie entstanden ursprünglich im vormenschlichen Bereich als Epiphänomene hoher zentralnervöser Systemkomplexität und waren, wie HANS MOHR (1983) vermutet, „sehr reale, aber evolutionistisch zunächst irrelevante Systemeigenschaften", die zunächst keinen Selektionswert besaßen, ja, wie man hinzufügen kann, unter Umständen sogar eine Belastung darstellten. Erst bei höheren Tieren, bei den Primaten und insbesondere bei den Hominiden wurden sie evolutionistisch, d.h. als Selektionsvorteil relevant. Bis schließlich das Bewußtsein beim homo sapiens zum artspezifischen Merkmal geworden ist, wie ja die klassische Aristotelische Definition animal rationale besagt.

Diese Auffassung von der ursprünglichen Entstehung mentaler Phänomene als Epiphänomene hochkomplexer zentralnervöser Organisation bedeutet jedoch nicht, daß das menschliche Bewußtsein selbst ein Epiphänomen ist. In dem Augenblick, in dem mentale Phänomene evolutionistisch wirksam werden, erreichen sie den Status eines „Basisphänomens". Das menschliche Bewußtsein als Grundlage rationalen Verhaltens im Unterschied zu den sporadisch, d.h. nicht-kontinuierlich auftretenden mentalen Phänomenen im vormenschlichen Bereich, stellt in diesem Sinne eine emergente Eigenschaft, eine artspezifische Hirnleistungspotenz des Menschen dar. Mentale Phänomene, die im tierischen Bereich sofort verlöschen, wenn z.B. Gefahren auftreten, wie etwa am Neugierdeverhalten der Ratten festzustellen ist, schließen sich beim Menschen zu einem sich selbst kontrollierenden kontinuierlichen Kreislauf zusammen und bilden so ein eigenes mentales Informationssystem mit der Fähigkeit der Selbstorganisation durch positive Rückkoppelung mit der Umwelt.

Das heißt, daß das Selbstbewußtsein seine Stabilität und Persistenz durch operationale Schließung seiner kognitiven Funktionen zu einem in sich zurückkehrenden Kreislauf gewinnt. Dieser Kreislauf ist vom bloß mechanisch, d.h. ohne Selbstbewußtsein ablaufenden sensomotorischen Kreislauf dadurch zu unterscheiden, daß diese operationale Schließung im Unterschied zur Sensomotorik erst aktiv hergestellt werden muß, während sie bei der einfachen Sensomotorik genetisch gekoppelt ist.

Als ein Beispiel für diesen Unterschied und somit als Modell für diese Entwicklungsstufe des Selbstbewußtseins kann die Erkenntnisleistung des Australopithecus gelten. Denn im Unterschied zu den anderen Karnivoren (Fleischfressern), die ihre Beute über den Geruchssinn jagen, und im Unterschied zu den Affen, die statische Objekte als Teilstücke des Hintergrundes erfaßten, hatte der Australophithecus bereits die Fähigkeit, über den Gesichtssinn Objekte während der Bewegung zu identifizieren und zwar ohne Bindung an deren Beziehungen zum Hintergrund als fester Teil der Umwelt.

Was für dieses Beispiel gilt, gilt ebenfalls für den gesamten Bereich der Bewußtseinsphänomene und Bewußtseinsarten im vormenschlichen Bereich: Je komplizierter die Ansprüche sind, die von der Umwelt an ein Lebewesen gestellt werden, umso mehr besteht die Notwendigkeit für bewußtes Handeln. Von diesen umweltbedingten Bewußtseinsformen, die alle noch als Formen der „Gegenstand-intentionalität" zu betrachten sind, ist das eigentliche „Ich" – oder „Selbstbewußtsein" zu unterscheiden, das auch in seinen frühesten vormenschlichen Formen als ein sozialbedingtes auf Kommunikation mit Artgenossen bezogenes Bewußtsein darstellt. Erst in der Entwicklung von kooperativem und sozialem Verhalten entsteht die Notwendigkeit, andere Individuen oder das fremde Bewußtsein zu erkennen und wahrzunehmen, was auch auf das vorher erwähnte Beispiel des Australopithecus, der ein sozialer Jäger war, zutrifft. Und selbstverständlich gilt diese These von der Sozialbedingtheit des Selbstbewußtseins für den Menschen (vgl. den Beitrag von ROSENMAYR in diesem Band).

Die Selbstkonstruktion des „Ich“-Bewußtseins als Vereinheitlichungsfunktion

Nach dem Ockhamschen Rasiermesserprinzip, das die überflüssige Vermehrung von Entitäten verbietet, ist die Rede vom „Ich“- oder „Selbst“-Bewußtsein erst dann zulässig, wenn es unbedingt notwendig ist. Diese Notwendigkeit tritt dann auf, wenn bei komplexen Erkenntnisleistungen, mehrere getrennt entwickelte Einzelfunktionen zusammenwirken. Für dieses Zusammenwirken muß eine Vereinheitlichungsfunktion dieser Funktionen angenommen werden.

Diese Vereinheitlichungsfunktion ist nicht bloß eine gewöhnliche Funktion von Organen, sondern eine Funktion von Funktionen, d.h. eine Funktion zweiter Ordnung. Als solche Funktion zweiter Ordnung liegt das Selbstbewußtsein auf einer kategorial, von allen biologischen Funktionen unterschiedenen Ebene. Das gilt auch für die Hirnfunktion, die im Unterschied zu anderen, an bestimmte Körperorgane gebundenen biologischen Funktionen, wie z.B. Stoffwechsel, nicht der Ernährung des Organismus dienen, sondern der Verhaltenssteuerung durch Instruktionen. Die Vereinheitlichungsfunktion des Selbstbewußtseins ist dagegen nicht nur auf einzelne Akte des Körpers gerichtet, sondern tritt vielmehr als Entscheidungsinstanz bei komplexen Rückkoppelungsphänomenen auf.

An dieser Stelle ergibt sich erstmals die funktionale Notwendigkeit, das Bewußtsein als integrierende und steuernde Aktintentionalität für adäquates Verhalten des Organismus anzunehmen. Der konstruktive Ursprung des Bewußtseins liegt in einer Spaltung der Intentionalität in zwei Bereiche, die sich aus der Struktur und Funktion des Organismus ergibt. Denn es ist der Organismus selbst, der in seinem Inneren die Differenzierung von Nervensystem und Körper entstehen läßt. Durch Zentralisierung und Enzephalisation bildet sich ein eigenes Organ mit der spezifischen Funktion der Informationsgewinnung und -verarbeitung, wobei die Informationen dann aus zwei unterschiedlichen Bereichen stammen: Aus dem eigenen Körper und aus der „äußeren“ Welt der Dinge, die nicht zum Körper gehören.

„Ding-“ und „Körperwelt“, wie man diese beiden Bereiche der kognitiven Welt nach ROTH (1987) bezeichnen kann, sind hinsichtlich ihrer Repräsentation im Gehirn deutlich voneinander unterschieden: Alles, was sensomotorisch rückgekoppelt ist, gehört zum Körper; was aber ohne direkte Rückkoppelung nur zur sensorischen Erregung führt, ist „äußere“ Dingwelt. Denn wir fühlen immer, was unser Körper tut, wenn er motorisch aktiv ist – außer bei krankhaften Störungen oder Verletzungen der Leitungsbahnen. In solchen Fällen erscheinen uns auch Teile unseres eigenen Körpers eigentümlich fremd und der Dingwelt zugehörig zu sein.

Wenn also Gehirn und Sinnesorgane, zentrales Nervensystem und Peripherie den „Erkenntnisapparat“ des Menschen darstellen, dann ergibt sich daraus die Frage: Wie repräsentiert sich dann in diesem Apparat die Realität und welche Rolle spielt dabei das Bewußtsein? Diese Frage scheint auf eine naive „Naturalisierung“ der Bewußtseinstheorie hinauszulaufen, welche die grundlegenden metaempirischen philosophischen Fragen auf der Ebene empirischer naturwissenschaftlicher Methoden zu lösen versucht. Tatsächlich ist aber damit etwas anderes beabsichtigt: Nämlich die Ausnutzung des naturwissenschaftlichen Erklärungspotentials insbesondere der Neurobiologie, für die Erkenntnistheorie. Und die grundlegende aus der empirischen Hirnforschung resultierende Einsicht lautet, daß das, was wir mit naturwissenschaftlichen Methoden über die reale Welt und damit auch über das reale Gehirn aussagen können, selbst nur Aussagen über die kognitive Welt der Erscheinungen sind, die in diesem Gehirn produziert worden sind. Dieser erkenntniskritische Selbstbezug, den die Hirnforschung in dieser Weise als einzige von den empirischen Naturwissenschaften besitzt, macht ihre seit der Antike nachweisbare Nähe zur nichtempirischen Erkenntnistheorie aus. Damit ist es auch systematisch gerechtfertigt, von einer eigenen Disziplin der „Neuroepistemologie“ (vgl. den zweiten Beitrag von OESER in diesem Band: Tractatus neuro-epistemologicus) zu sprechen, in der die metaempirischen erkenntnistheoretischen Konsequenzen der empirischen Hirnforschung berücksichtigt werden können. Die moderne Hirnforschung, insbesondere die funktionale Neuroanatomie, hat gegenüber der alten Sinnesphysiologie die dominierende Rolle des zentralen Verarbeitungssystems hervorgehoben: Die Rezeptoren sind nach heutiger

Auffassung nur schmale Schlitze, die lediglich bestimmte energetische Zustände der Umgebung sammeln können. Alles weitere ist die konstruktive Leistung der höheren Hirnfunktionen. Erkenntnistheoretisch bedeutet das das Ende der sensualistischen Abbildtheorie.

Am deutlichsten ist diese erkenntnistheoretische Konsequenz der funktionalen Neuroanatomie von MOUNTCASTLE ausgesprochen worden: „Jeder von uns lebt innerhalb des Universums - des Gefängnisses – seines Gehirns" (MOUNTCASTLE, 1975). Diese Worte müssen jedoch nicht im Sinne eines hoffnungslosen subjektiven Idealismus ausgelegt werden. Denn derselbe Mechanismus, der jedem mit einem zentralen Nervensystem ausgestatteten Lebewesen eine Umwelt konstruiert, erhält auch die Mittel zu seiner Selbstüberwindung. Gerade diese Fähigkeit ist die artspezifische Hirnleistungspotenz des Menschen, der das Gefängnis seines Gehirns immer schon dadurch durchbricht, daß er in Kontakt mit anderen Menschen steht.

Menschliches Bewußtsein steht immer im Rahmen einer sozialen Interaktion und Kooperation, die sich letzten Endes durch sprachliche Kommunikation am vollendedsten ausdrücken. Ja man kann sogar annehmen, daß das isolierte Menschenhirn, trotz seiner Komplexität und Verarbeitungskapazität nicht für sich allein zu einem „Selbst"- oder „Ich"-Bewußtsein kommt. Es benötigt den Kontakt mit einem anderen Menschenhirn; und zwar schon für den Aufbau seiner eigenen Alltagswelt, die wie BERGER und LUCKMANN gezeigt haben, immer eine soziale Konstruktion ist. Der Aufbau der Alltagswelt als zentrale Wirklichkeit des menschlichen Individuums wird ständig neu besorgt und ständig erhalten durch Kommunikation. Jede beiläufige Unterhaltung bildet so das Vehikel der Wirklichkeitserhaltung: „Das Alltagsleben des Menschen ist, wie das Rattern einer Konversationsmaschine, die ihm unentwegt seine subjektive Wirklichkeit garantiert, modifiziert und rekonstruiert". Denn jedes Gespräch unter Menschen, sei es auch noch so belanglos, setzt eine ganze Welt voraus, die gerade durch die Häufung und Dichte beiläufiger Aussagen an Sicherheit gewinnt. Der Verlust an Beiläufigkeit bedeutet zugleich den Bruch mit der Sicherheit dieser Wirklichkeit. Die wirklichkeitsstiftende Macht des Gesprächs ist mit der Objektivationsfähigkeit der Sprache, die ja durch den Selektionsdruck der Verständigung zustandegekommen ist, immer bereits vorgegeben. Denn es ist die Sprache, die die subjektiv erscheinende Welt dadurch verobjektiviert, daß sie den Fluß der Erfahrung in eine kohärente, stabile, wiederaufgreifbare Ordnung transformiert (vgl. OESER, 1987; S. 125).

Die Sprache ist es auch, die ein weiteres spezifisch menschliches Bewußtseinsphänomen konstituiert: Die kollektive Vernunft, die sich in der menschlichen Kultur und insbesondere in der Wissenschaft ausdrückt.

Die Evolution der „kollektiven" Vernunft

Unter „Vernunft", meist synonym mit „Geist" verwendet, versteht man in der Philosophie seit ARISTOTELES bis hin zu KANT und dem Deutschen Idealismus (HEGEL, SCHELLING), das „höchste" Erkenntnisvermögen, das sogar vom diskursiven Verstand (ratio) unterschieden wird, weil es sich auf die Erkenntnis des Ganzen der menschlichen Erfahrungen bezieht. In diesem Sinne bleibt der Vernunftbegriff dem Menschen vorbehalten und zwar nicht primär dem menschlichen Individuum, sondern der menschlichen Art als überindividuelles Phänomen oder als „objektiven Geist". Nur im übertragenen Sinn kann man von der „Vernünftigkeit" des Wirklichen, des Lebens, der Natur oder der Geschichte reden.

Die Vernunft als überindividuelles kollektives Phänomen, das durch einzelne Individuen nur repräsentiert oder vertreten werden kann, ohne mit ihm identisch zu sein, wird mit Recht als Argument für die Sonderstellung des Menschen beansprucht. Tiere haben keine Vernunft und keine Wissenschaft. Bestenfalls haben sie eventuell so etwas wie eine „Kultur" (vgl. BONNER, 1981). Auch gibt es zwischen dem Kollektivismus von Tiersozietäten (z.B. Insekten) und dem Kollektivismus des Menschen einen wesentlichen Unterschied: Denn die kollektive Vernunft beruht auf der selbstreferentiellen Intentionalität des Individuums, während der Kollektivismus von Insektenstaaten oder Fisch- und Vogelschwärmen genetisch determiniert ist. Die Koordination der Bewegung bei Fischschwärmern, aber auch scheinbar rational geplantes arbeitsteiliges Verhalten von Ameisen und Bienen, ihr scheinbarer Altruismus in ihrem Brutpflegeverhalten beruht darauf, daß weitgehend identische Individuen nach einem genetisch festgelegten Programm agieren. Die soziokulturelle Evolution des Menschen, die jedoch entsprechend dem universalen Entwicklungsgesetz SPENCERs eine immer stärkere Integration der immer differenzierter werdenden Individuen bedeutet, stellt die soziobiologische Evolution, wie E. JANTSCH richtig bemerkt hat, „gewissermaßen auf den Kopf". Denn die genetisch-organische Evolution ist von einem rigorosen Kollektivismus niederer, d.h. einfacher organisierter Lebewesen in Richtung auf einen zunehmenden Individualismus komplexer organisierter Lebewesen fortgeschritten. Beim Menschen, der besonders wegen seiner komplexen neuralen Ausstattung als Höhepunkt der Individualisierung zu betrachten ist, kehrt sich diese Entwicklung wieder um, in dem das am meisten individualisierte Lebewesen zugleich auch zum am meisten sozial gebundenen Lebewesen wird. Ein solches System das auf den Aktionen und Interaktionen von miteinander sprachlich kommunizierenden Individuen beruht, die selbst jeweils frei entscheiden können, nennt man im Unterschied zu organismischen Systemen oder im Unterschied zu deterministisch genetisch funktionierenden System sozialen Verhaltens, wie sie Tiersozietäten in ihrem kollektiven Verhalten darstellen, ein „Handlungssystem". Deshalb ist auch die so häufig auf die menschlichen Gemeinschaften angewendete Organismusanalogie irreführend. Denn die Individuen menschlicher Sozietäten lassen sich nicht wie die unselbständigen Einheiten eines Organismus, d.h. Zellen betrachten, die zusammen den Organismus bilden. Vielmehr besteht der soziale Zusammenhang zwischen den menschlichen Individuen, soweit gerade die sozialen Bezüge über die elementaren Bedürfnisse hinausgehen, auf abstrakten allgemeinen Zielsetzungen, die als solche keinen direkten Überlebenswert besitzen. Deshalb ist auch die bedeutendste Kulturerfindung des Menschen die zielorientierte Gruppe.

In dieser Gruppe als einem Verband miteinander kooperierender Individuen funktioniert das, was man als kollektive Vernunft bezeichnen kann, wie ein soziales Netzwerk, das in einer strukturellen Verkoppelung dreifacher Art besteht:

– eine strukturelle Verkoppelung von individuellem Erkenntnissubjekt und objektiver Wirklichkeit oder, biologisch ausgedrückt, von Gehirn und Umwelt, die sich im Lauf der Evolution als strukturelle Information in den makro- und mikroanatomischen neuralen Strukturen darstellt,

– eine strukturelle Verkoppelung zwischen Erkenntnissubjekten, die auf der artspezifischen Gleichheit des Erkenntnisapparates, ZNS und Peripherie, beruht und die Grundlage für jede sprachliche Kommunikation darstellt.

– eine strukturelle Verkoppelung zwischen den Erkenntnissubjekten und ihren Erkenntnisprodukten derart, daß im Prinzip jedes Erkenntnissubjekt das Produkt des anderen verstehen kann.

Diese dreifache Verkoppelung des individuellen Selbstbewußtseins mit seiner natürlichen Umwelt und sozialen Mitwelt bildet die Grundlage aller jener sekundären transsubjektiven Bewußtseinsphänomene, die in der Geschichte der Menschheit immer wieder zu objektiven Entitäten hypostasiert worden sind.

Tatsächlich ist jedoch die erstaunliche Persistenz solcher transsubjektiven Bewußtseinsphänomene, die jeweils die reale Existenz der einzelnen Individuen überdauern nur dadurch zu erklären, daß im Sinne eines psychogenetischen Rekapitulationsgesetzes (PIAGET) das zeitlich begrenzte Individuum, die geistige Entwicklung der Menschheit im ganzen wiederholen muß. Das wird am deutlichsten in der Evolution der Wissenschaft. Denn jedes menschliche Individuum wiederholt im Erlernen eines Wissensgebietes den geistigen Weg (die Methode), den die Wissenschaftsgeschichte bereits gegangen ist. Genauso wie sich in der embryonalen somatischen Entwicklung das Wiederholungstempo verlangsamt, je näher es der geologisch-naturhistorischen Gegenwart kommt, so verlangsamt sich auch das Wiederholungstempo der geistigen Entwicklung bis zu jenem Punkt, an dem die „reife“ Forscherpersönlichkeit den Anschluß an die menschheitsgeschichtliche Gegenwart findet und selbst das Tempo des wissenschaftlichen Fortschritts nicht nur miterlebt, sondern auch aktiv mitbestimmt. Für diesen Entwicklungsabschnitt, in dem ein Wissenschaftler den Gang seines Wissensgebietes aktiv mitbestimmt, hatten bereits die alten Griechen einen eigenen Ausdruck. Sie sprachen von der „Akme“ oder „Blütezeit“ eines Autors. Diese Zeit war ihnen wichtiger als die Lebenszeit. Das Ende der Akme fällt daher nicht mit dem Todesjahr des Individuums zusammen. Denn je nach dem Entwicklungstempo eines Wissensgebietes wird das individuelle Entwicklungstempo eines Wissenschaftlers im Alter gegenüber dem seines eigenen Wissensgebietes zurückbleiben, bis er oft längst vor seinem Tode und häufig, ohne es selbst zu bemerken, aus dem wirklichen Gang dieses Wissensgebietes ausgeschieden ist, dessen Geschwindigkeit jedoch bereits von anderen Individuen bestimmt wird. Auf diese Weise gewinnt die kollektive Vernunft eine Art von Unsterblichkeit, die unabhängig vom Leben und Sterben des einzelnen Menschen ist.

Literatur

BONNER, J.T. (1983). Kultur-Evolution bei Tieren. Hamburg und Berlin; Paul Parey.

JANTSCH, E. (1979). Die Selbstorganisation des Universums. München; Hanser.

LÉVI-STRAUSS, C. (1973). Das wilde Denken. Frankfurt/Main; Suhrkamp.

MOHR, H. (1983). Biologische Wurzeln der Ethik? Karlsruhe; C.F. Müller.

MOUNTCASTLE, V.B. (1975). The view from within: Pathways to the study of perception. John Hopkins Medical 136, p 109ff.

OESER, E. (1987). Psychozoikum. Evolution und Mechanismus der menschlichen Erkenntnisfähigkeit. Berlin und Hamburg; Paul Parey.

OESER, E. (1988). Das Abenteuer der kollektiven Vernunft. Evolution und Involution der Wissenschaft. Wien und Hamburg; Paul Parey.

OESER, E. & SEITELBERGER, F. (1988). Gehirn, Bewußtsein und Erkenntnis. Darmstadt; Wissenschaftliche Buchgesellschaft.

ROTH, G. (1987). Erkenntnis und Relativität: Das reale Gehirn und seine Wirklichkeit. In: S.J. SCHMIDT (Hrsg.): Der Diskurs des radikalen Konstruktivismus. Frankfurt/Main; Suhrkamp.

Herbert Pietschmann, geb. 1936 in Wien. Studium der Mathematik und Physik an der Universität Wien. 1960–1961: Fellow am Europäischen Kernforschungszentrum (CERN, Genf). 1961: Promotion (sub auspiciis praesidentis) zum Dr. phil. Univ. Wien. 1961–1964: Assistent am Institut für theoretische Physik, Universität Wien. 1964–1965: Research Associate, University of Virginia, USA. 1966: Verleihung des Titels „Docent“ der Chalmers Technischen Hochschule Göteborg und Gastdozent; Habilitation für theoretische Physik, Universität Wien. 1967–1968: Gastprofessor, Universität Bonn. 1968–1971: Außerordentlicher Professor für theoretische Physik an der Universität Wien und seit 1971 ordentlicher Professor ebendort.

Exakte Wissenschaft und Bewußtsein

HERBERT PIETSCHMANN

Einleitende Bemerkung

Die spezifische Aufgabe, die mir im Rahmen dieses Seminars gestellt wurde, hat mich zu der Einsicht gebracht, daß es sich um einen sehr schwierigen Vortrag handeln wird. Einen leichten Vortrag nenne ich einen Vortrag vor Freunden oder auch Fremden, denen ich im wesentlichen das erläutern und erklären kann, was sie hören möchten. Bei einem schwierigen Vortrag fühle ich mich verpflichtet, etwas zu sagen, was die Leute eigentlich nicht hören wollen, was sie stört und ärgert und unter Umständen sogar gegen mich aufbringt. Ich glaube aber, daß ich das heute machen muß.

Damit meine Aufgabe etwas leichter wird, habe ich mich daran erinnert, daß Sie mir eine spezifische Aufgabe gestellt haben: Sie wollen wissen, was die Physik und die Physiker zu dem Problem des Bewußtseins zu sagen haben oder historisch gesagt haben. Daher werde ich meinen Vortrag in zwei Teilen halten. Im ersten Teil werde ich Ihnen erzählen, was die Physik zum Begriff des Bewußtseins beigetragen hat; und im zweiten Teil sage ich Ihnen dann, was ich persönlich davon halte. Nicht mehr aufgrund meiner Kenntnis der Physik allein, sondern auch aufgrund meiner bescheidenen Kenntnis der Philosophie, aber nicht nur der abendländischen Philosophie, sondern auch der Philosophie anderer Kulturen.

Aussagen der Physik über das Bewußtsein

Was hat die Physik mit Bewußtsein zu tun? Wenn Sie irgend jemanden fragen, wird er wahrscheinlich sagen „nichts“; das ist aber bereits eine spezifische Antwort, die eine Zeit lang auch innerhalb der Physik gegeben wurde, die aber doch in unserem Jahrhundert relativiert werden mußte.

Ich möchte mit zwei trivialen Aussagen beginnen.
Erste triviale Aussage: Jede Aussage stammt von einem Bewußtsein! Während wir hier in diesem Seminar über das Bewußtsein sprechen, ist es jedesmal ein ganz bestimmtes individuelles Bewußtsein, das über das Bewußtsein spricht.

Es gibt keine Aussage über das Bewußtsein, die nicht von einem Bewußtsein konzipiert wurde. Dann ist es aber schon fraglich, inwieweit die Logik überhaupt anwendbar ist, da in der Logik Selbstaussagen ausgeschlossen werden müssen.

Wenn wir den Satz aufschreiben: „Dieser Satz hat Sofa sechs Wörter", so ist der Satz richtig, aber er ist unsinnig, denn „Sofa" hat in dem Satz nichts zu tun. Wenn wir die Selbstanwendung zulassen, haben wir sofort die Möglichkeit eines Satzes, der entweder sinnlos und richtig oder sinnvoll und falsch ist.

Also erhebt sich die Frage, inwieweit es möglich ist, Logik auf Aussagen über das Bewußtsein anzuwenden, wenn wir nicht vergessen, daß jede Aussage des Bewußtseins über das Bewußtsein von einem Bewußtsein konzipiert wurde. Ich werde Ihnen später eine Stelle aus einer modernen japanischen philosophischen Arbeit vorlesen, wo genau dieser Punkt als Kritik an unserem Unterfangen angeführt wird.

Zweite triviale Aussage: Jede Aussage betrifft ein Objekt. Subjekt und Objekt sind dabei getrennt. Wenn ich eine Aussage über ein Subjekt mache, wird das Subjekt zum Objekt. Jede Aussage über das Bewußtsein ist eine Aussage über das Bewußtsein als Objekt! Das, was das Bewußtsein als Subjekt ist, darüber können wir keine Aussage machen; aber auch nicht über das, was KARL JASPERS das „Umgreifende" nennt, was vor der Subjekt-Objekt-Spaltung liegt (JASPERS, 1953).

Nach diesen zwei trivialen Aussagen sehen wir uns an, wie die Physik mit diesem Problem umgegangen ist und wodurch die Physik ihre großen Erfolge errungen hat. Die Physik ist zunächst einmal davon ausgegangen, daß sie die Subjekt Objekt-Spaltung sozusagen in ihr Programm aufgenommen hat, indem sie vorausgesetzt hat, der Einfluß des Subjekts spielt keine Rolle. Physikalische Aussagen sind immer nur solche Aussagen, die unabhängig vom Subjekt gelten (PIETSCHMANN, 1980).

Die Einflüsse der Beobachtung, die auch dann noch gegeben sind, wenn wir bereits von bloß subjektiven Aspekten absehen und uns auf das Intersubjektive, das was für alle Subjekte gleich ist, beschränken, können wir wegkorrigieren. Das war zunächst die Voraussetzung der Physik und die hat bekanntlich zum Determinismus geführt. Ich darf Sie daran erinnern: Am Ende des 18. Jahrhunderts war der Höhepunkt des Determinismus in der Physik, dargestellt am Beispiel des LAPLACEschen Dämons.

LAPLACE war einer der bedeutendsten Physiker, und er hat bekanntlich postuliert, wenn es einen Geist (eben den LAPLACEschen Dämon) gäbe, der zu einem einzigen Zeitpunkt alle Orte und Geschwindigkeiten sämtlicher Teilchen des Universums kenne, dann könnte er aus einer einzigen Formel alles, was jemals geschehen ist und was noch geschehen wird, berechnen. Napoleon hat ihn gefragt: „Wo bleibt in Ihrer Theorie Gott?“ Und LAPLACE hat konsequenterweise geantwortet: „Sire, diese Hypothese benötige ich nicht mehr.“ Das ist es, was wir Determinismus nennen. Die klassische Physik beschreibt die Bewegung von Teilchen in Raum und Zeit und das Bewußtsein wird sozusagen in die Rolle des Zuschauers gedrängt, also vom Akteur zum Beobachter.

Das war zunächst die Annahme und sie hat sehr gut funktioniert, bis Ende des vorigen Jahrhunderts und am Beginn unseres Jahrhunderts dieses ganze Gebäude der klassischen Physik zusammengebrochen ist. THOMAS KUHN spricht mit Recht vom Paradigmenwechsel (KUHN, 1973).

Einen Paradigmenwechsel hat EINSTEIN ausgelöst mit der Relativitätstheorie und einen anderen, der hier noch viel relevanter ist, die Quantenmechanik.

Die Methode der Physik

Die logisch-analytische Methode ist charakterisiert durch die logischen Axiome einerseits und durch die Axiome des Experiments andererseits. Mit Hilfe dieser Methode versuchen wir, die Natur zu beschreiben. Von PARMENIDES bis ARISTOTELES gilt Eindeutigkeit und Widerspruchsfreiheit als Voraussetzung dieses Denkens und später hinzugekommen ist die Begründbarkeit im Sinne der Kausalität. Von der empirischen Seite her waren GALILEI oder DESCARTES (Physiker nennen immer GALILEI) die Urheber der drei Axiome der Reproduzierbarkeit, der Quantifizierung und der Analyse. Unter dieser Voraussetzung können wir alle Widersprüche eliminieren, und auf das Bewußtsein als Subjekt vergessen (PIETSCHMANN, 1980).

Durch die Axiome des Experiments ist es gelungen, die Aussagen, die in der Physik zugelassen sind, auf solche zu beschränken, bei denen das individuelle Subjekt keine Rolle spielt. Alles muß reproduzierbar sein, ist die erste Forderung. Die zweite ist die Quantifizierung, alles durch Zahlen ausdrücken. (Dabei gibt es interessante, methodologische Probleme wie statistische Fehler, systematische Fehler usw.). Die dritte ist die Analyse, sich auf immer einfachere Untersysteme zu beschränken.

Wenn ein Widerspruch auftaucht, ist er zu eliminieren. Zu dieser Entweder-Oder-Haltung hat auch gehört, daß etwas entweder diskret oder kontinuierlich ist; es kann nicht beides sein. Die Himmelsmechanik war der Typus des Diskreten. Himmelskörper sind in der Physik sogenannte Massenpunkte. Nur dann kann man eine Bahn berechnen. Sonst wird es zu kompliziert, und man kann nur Näherungen machen.

Die Elektrodynamik war der Typus des Kontinuums, weil elektrische Ladungen sich wie Flüssigkeiten sofort kontinuierlich verteilen. Am Ende des vorigen Jahrhunderts wurde entdeckt, daß die elektrische Ladung nicht kontinuierlich ist, sondern es gibt kleinste Portionen, die Elementarladung.

Das war völlig überraschend. Wie soll es in einem Teil der Kontinuumphysik auf einmal Atome im Sinne von DEMOKRIT geben, die zwar endlich sind, aber nicht mehr weiter teilbar? Aber es war ein empirisches Faktum! MAX PLANCK (im Jahre 1900) hat gezeigt, daß es sogar in der Strahlung bei Emission und Absorption diskrete Eigenschaften gibt. Elektromagnetische Strahlung war der Typus des Kontinuums, mit Wellen und Interferenz!

RUTHERFORD hat 1911 gezeigt, daß der Atomkern diskret ist, also auch die positive Ladung. In ihrer Verzweiflung haben die Physiker zunächst etwas völlig Unsinniges gemacht, und das wird heute noch in den Schulen gelehrt, weil es das Letzte ist, was man sich mechanistisch im Sinne des vorigen Jahrhunderts vorstellen kann, nämlich das sogenannte Bohrsche Atommodell. BOHR hat zunächst postuliert, ein Atom sei wie ein Planetensystem, wo um einen kleinen, fast punktförmigen Kern ebenso punktförmig Elektronen herumkreisen. Von 1913 bis 1926 haben die Physiker damit ein bißchen herumgespielt, aber heutzutage ist das völliger Unsinn!

„Dichteste Kugelpackung" sagen die Festkörperphysiker mit Selbstverständlichkeit, weil die Atome eben Kugerln sind und keine Planetensysteme. Wenn das Atom ein Kugerl ist, und andererseits ist das Elektron ein diskretes punktförmiges Teilchen, was ist es dann wirklich? Es kann ja nur entweder diskret oder kontinuierlich sein.

Wir wissen heute, die Ladung eines Elektrons hat einen Radius, der kleiner ist als die kleinste Länge, die man auflösen kann, wenn man Elektronen aneinander streut (10^{-16} cm) (HAIDT, 1988). Aber im Atom ist das Elektron acht Größenordnungen größer, eine kugelförmige Ladungsverteilung (HEISENBERG hat ein schönes Bild geprägt: Wenn jemand vor einem Hallenbad steht und dort sieht, daß die Leute mit dem Gewand hineingehen und wieder mit dem Gewand herauskommen, darf er trotzdem nicht daraus schließen, daß sie drinnen mit dem Gewand schwimmen gehen). NIELS BOHR hat darauf hingewiesen, daß die Logik nicht notwendigerweise überall greift: „Das Gegenteil einer richtigen Behauptung ist eine falsche Behauptung, aber das Gegenteil einer tiefen Wahrheit kann wiederum eine tiefe Wahrheit sein".

Das Elektron ist sowohl diskret als auch kontinuierlich. (Die Physiker sagen im allgemeinen nicht diskret – kontinuierlich, sondern Welle und Teilchen.) Man spricht vom Welle-Teilchen-Dualismus oder Komplementarität, weil das Wort „Widerspruch“ in unserer Kultur ja tabuisiert ist. Wenn das Elektron sowohl diskret als auch kontinuierlich (sowohl Welle als auch Teilchen) ist, dann erhebt sich die Frage, wann ist es was? Es kann ja nicht dem Zufall überlassen bleiben! In der Sprechweise des Physikers ausgedrückt: die Natur hat eine sehr raffinierte Antwort! Sie macht das nämlich einfach so: Wenn wir die Frage stellen, ist das Elektron ein Teilchen, indem wir Stoßexperimente machen, so ist die Antwort „Ja“. Und wenn wir die Frage stellen, ist das Elektron eine Welle, indem wir ein Interferenzexperiment machen, so ist die Antwort ebenfalls, „Ja“. (Dies gilt für alle Objekte des Mikrokosmos, also auch Neutronen, Protonen, Photonen, usf.).

Die Natur antwortet immer mit Ja! Und das ist der Punkt, der die Leute verunsichert hat! Denn die Frage stellt schließlich ein Subjekt; und wenn es auf das Subjekt ankommt, wie die Wirklichkeit ist, dann bricht alles, was wir seit GALILEI gemacht haben, zusammen. Ich nenne Ihnen nur fünf Nobelpreisträger (es waren viele andere auch): MAX PLANCK (1900), ALBERT EINSTEIN (1905), LOUS DE BROGLIE, MAX VON LAUE und ERWIN SCHRÖDINGER). Alle fünf haben jeweils einen wesentlichen Schritt zur Entwicklung der Quantenmechanik beigetragen und beim nächsten Schritt haben sie nicht mehr mitgemacht. ERWIN SCHRÖDINGER, der den Schlußstrich gelegt hat, indem er die Bewegungsgleichung der Quantenmechanik gefunden hat, hat die Interpretation seiner eigenen Gleichung bis zu seinem Tode nie akzeptiert.

Sowohl SCHRÖDINGER (SCHRÖDINGER, 1935) als auch EINSTEIN (EINSTEIN, 1935) haben Einwände gemacht, und das waren natürlich die scharfsinnigsten Einwände, die überhaupt jemand finden konnte; gerade durch die experimentelle Widerlegung dieser Einwände ist die Quantenmechanik heute noch viel gesicherter! (CLAUSER, 1978). EINSTEIN hat gesagt, daß ihm das Abweichen von der engeren Wirklichkeitsidee der Physik vor der Quantenmechanik als eine bedenkliche Annäherung an einen Standpunkt erscheint, bei dem man Traum oder

Halluzination nicht deutlich genug vom Wirklichen unterscheiden könne.

Was sind das für Ur-Ängste! Ich muß betonen, die Quantenmechanik ist eine mathematisch formulierte Theorie, bei der es, insofern sie mathematisch formuliert ist, keine Probleme gibt; nur die Interpretation enthält einen Widerspruch. Das allein hat genügt, daß EINSTEIN Angst gehabt hat, man könne Traum und Halluzination von der Wirklichkeit nicht mehr deutlich genug unterscheiden, und er hat dann einmal mit einem Augenzwinkern zu WOLFGANG PAULI gesagt: „Physik ist doch die Beschreibung des Wirklichen, oder soll ich vielleicht sagen, Physik ist die Beschreibung dessen, was man sich bloß einbildet?" (PAULI, 1984). Da sehen Sie, wie Subjekt-Objekt-Spaltung im Augenblick, wo sie nur ein bißchen angedacht wird, die Leute in Ängste stürzt! Denn die Quantenmechanik behauptet, die Wirklichkeit wird erst konstituiert durch das Experiment!

JOHN BELL war imstande, das mathematisch zu formulieren; das Testexperiment wurde gemacht und ist zugunsten der Quantenmechanik ausgegangen (ASPECT, 1982).

SCHRÖDINGER ist in der Folge zu der Einsicht gekommen, daß es keine Materie gibt, sondern nur Bewußtsein. Das war die philosophische Haltung von SCHRÖDINGER. Er hat allerdings gesehen, daß das in Widersprüche führt, weil das Bewußtsein zunächst immer solipsistisch konstituiert ist (es gibt eigentlich nur mich), und andere Bewußtseine stehen mit meinem in Widerspruch. Deswegen hat SCHRÖDINGER postuliert, es gibt nur ein Bewußtsein! Und die Tatsache, daß es viele Bewußtseine gibt, hat er zum Scheinproblem erklärt. Er sagt in seinem Büchlein „Geist und Materie", daß „solche Mystik als unwissenschaftlich abgelehnt wird. Das beruht darauf, daß unsere (die griechische) Wissenschaft sich auf Objektivierung gründet und sich damit den Weg zu einem angemessenen Verständnis für das erkennende Subjekt, den Geist, versperrt hat. Ich glaube aber, daß hier genau der Punkt ist, in dem unsere gegenwärtige Art zu denken verbessert werden muß, vielleicht durch eine kleine Bluttransfusion von seiten östlichen Denkens" (SCHRÖDINGER, 1959).

SCHRÖDINGER sagt dann zum Problem des Widerspruchs zwischen den einzelnen Bewußtseinen:

„Offenbar gibt es nur einen anderen Ausweg: die Vereinigung aller Bewußtseine in eines. Die Vielheit ist bloßer Schein; in Wahrheit gibt es nur ein Bewußtsein ... Das mystische Erlebnis der Vereinigung mit Gott führt stets zu dieser Auffassung, wo nicht starke Vorurteile entgegenstehen; und das bedeutet: leichter im Osten als im Westen ..." Jetzt ist es wohl doch nötig, vorauszuschicken, daß wir die Überlegungen dieses Abschnittes logisch nicht ganz so ernst meinen wie alles bisher Besprochene, dafür aber ethisch viel ernster. Ich gebe von allem Anfang an unumwunden zu, daß ich mich von jetzt an von Metaphysik, ja von Mystik nicht nur nicht freihalten werde, sondern daß sie in alles folgende wesentlich hereinspielen. Natürlich weiß ich genau, daß schon allein dieses Zugeständnis mich einem heftigen Angriff seitens des Rationalismus aussetzt, d.h. von seiten der Mehrzahl meiner naturwissenschaftlichen Kollegen, welche mir bestenfalls mit freundlich-spöttischem Lächeln sagen werden: „Weißt Du, mein Lieber, damit bleib uns lieber vom Leibe..."

WOLFGANG PAULI, dessen Gedankengut ich mich besonders verpflichtet fühle, hat dem entgegengehalten: „Hat der physikalische Beobachter einmal seine Versuchsanordnung gewählt, so hat er keinen Einfluß mehr auf das Resultat der Messung, das objektiv registriert allgemein zugänglich vorliegt. Subjektive Eigenschaften des Beobachters oder sein psychischer Zustand gehen in die Naturgesetze der Quantenmechanik ebensowenig ein wie in die der klassischen Physik" (PAULI, 1984).

Damit ist zwar innerhalb der Physik ein Paradigmenwechsel vollzogen, der philosophische Konsequenzen hat, ich aber würde behaupten, diese philosophischen Konsequenzen sind nichts anderes, als daß eine an sich unsinnige Vorstellung als solche entlarvt wurde: Die Vorstellung, daß es die Realität gibt, unabhängig vom Beobachter (daß es die objektive Welt gibt ohne Subjekte).

Die Quantenmechanik ist die beste physikalische Theorie, die wir jemals gehabt haben. Die Diskussion geht trotzdem auch in der neueren Zeit weiter. Ich halte diese Diskussion nur dort für fruchtbar, wo sie physikalische Aspekte hat. Wenn jemand ein Experiment macht (so wie das EINSTEIN-PODOLSKY-ROSEN-Experiment), um die Quantenmechanik zu erhärten, so ist das immer willkommen. Aber die daraus folgende Diskussion, ob dadurch der Subjektivismus wieder auflebt, halte ich nicht für zielführend, weil sie meines Erachtens die eigentlichen Probleme nicht berührt. Innerhalb der Physik steht heute eindeutig fest, daß wir nicht von einem Zustand der Realität sprechen können unabhängig von der Beobachtung, weil erst durch die Art der Beobachtung festgelegt wird, welche Ergebnisse möglich sind.

Das ist zwar auch in der klassischen Physik schon so; aber das Neue ist, daß wir Ergebnisse bekommen können, die einander widersprechen, einmal Welle, einmal Teilchen, und trotzdem trifft beides am selben Objekt zu.

Das Bewußtsein in dialektischer Sicht

Es geht hier um das sehr ernste Problem, was das Bewußtsein ist, und ich darf erwähnen, daß ich mit allen anderen Physikern, die ich hier zitiert habe, unter Bewußtsein immer das menschliche Bewußtsein, d.h. das sich selbst wissende Bewußtsein meine, weil nur dort diese Probleme relevant sind. Ich glaube, daß ein Unterfangen, das sich die historisch bedeutsame Aufgabe gestellt hat, eine Aussage über das Bewußtsein zu machen, erstens sehr vorsichtig vorgehen muß, und zweitens sich von vorneherein nicht einschränken darf.

Ich möchte Ihnen daher drei verschiedene Denksysteme anbieten, in denen man denken kann. Es ist nämlich so, daß wir als Subjekte über bestimmte Inhalte nachdenken, aber daß dieses Nachdenken über bestimmte Inhalte selbst in gewissen Rahmen stattfindet, die uns im allgemeinen nicht bewußt sind, weil wir uns auf einen bestimmten Denkrahmen fixiert haben.

Es gibt viele solche Denkrahmen, ich möchte Ihnen nur drei hier vorstellen: Logik, Polarität und Dialektik! Vereinfacht können wir diese drei Denkrahmen charakterisieren durch ihre Einstellung zum

Widerspruch. Ich werde versuchen, Ihnen zu vermitteln, daß alle drei Denkrahmen ihre Vorteile haben, aber auf verschiedenen Gebieten, und daß man offener ist, wenn man sich das klar macht (PIETSCHMANN, 1990).

Die Logik ist durch die Forderung charakterisiert, den Widerspruch zu eliminieren. In der Logik ist der Widerspruch ein Fehler, der eliminiert werden muß.

In der Polarität wird der Widerspruch zum Gegensatz, und Gegensätze ergänzen einander zum Ganzen. (Das polare Denken wird daher oft auch das ganzheitliche Denken genannt). Ich darf Sie daran erinnern, daß kein Geringerer als JOHANN WOLFGANG VON GOETHE mit entsprechendem Nachdruck darauf hingewiesen hat, daß das logisch-analytische Denken der Naturwissenschaft seine Grenzen hat (in seiner Farbenlehre). Das Weiße ist das Ganze und zerfällt in zwei polare Gegensätze, nämlich Komplementärfarben (Komplementarität!). Es gibt eine philosophische Schule der sogenannten „Polaritätsdenker" (KÖHNE, 1981). Wenn jemand Yin und Yang sagt, dann meint er im allgemeinen das polare Denken, nicht das dialektische. Im Tao Te King von LAO TSE kommen die Wörter Yin und Yang nur ein einziges Mal vor!

Das dialektische Denken ist dadurch charakterisiert, daß es den Widerspruch als Quelle der Entwicklung und daher als notwendig ansieht. Das dialektische Denken fragt danach, was die entscheidenden Widersprüche sind, die ich ernst nehmen muß, damit ich den Gegenstand nicht verliere. Ich werde jetzt versuchen, diese Denkweise auf das Bewußtsein anzuwenden, denn ich glaube, daß etwas so Grundlegendes und Wesentliches wie das Bewußtsein nicht adäquat mit dem logischen Denken allein erfaßt werden kann. Und wenn man es trotzdem versucht, dann muß man sehr aufpassen, daß man nicht Aussagen trifft, die man eigentlich gar nicht treffen will!

Ich darf den Großmeister der Dialektik in neuerer Zeit zitieren, nämlich HEGEL, der über das Bewußtsein folgendes sagt: „Der Wahnsinn des Eigendünkels besteht darin, auf die Barrikaden zu gehen, weil man das Bewußtsein der anderen für ein falsches Bewußtsein hält"

(HEGEL, 1970). Das ist eine starke Aussage, aber ich würde sie nicht zitieren, wenn ich sie nicht teilen könnte.

Und er sagt dann: „Es ist das dialektische Bewußtsein, das den Widerspruch aushält und an der Beseitigung bestimmter Mißstände seine Arbeit ansetzt".

Ich weiß, wie schwierig das ist, an bestimmten Mißständen seine Arbeit anzusetzen. Es bedarf viel Vertrauens! Wenn ich z.B. an einer Lehrplanreform mitmache, habe ich das Gefühl, das hat eine allgemeine Wirkung. Wenn ich mich aber hinstelle und ein Seminar für 40 Lehrer halte, von denen nur ein paar wirklich profitieren, dann muß ich Vertrauen haben, daß das mehr wirkt, als wenn ich mich in eine Lehrplankommission setze. Ich habe das Vertrauen.

Und dann sagt HEGEL: „Die einzige, des Menschen würdige Revolution besteht in der beständigen Aufopferung der früheren Gestalten des Bewußtseins". Und jetzt möchte ich gerne die Frage stellen, was sind denn die Widersprüche, die wir nicht eliminieren dürfen, um an dem Ernst des Problems nicht vorbei zu gehen? (PIETSCHMANN, 1984).

Denn es ist ein ernstes Problem, vom Bewußtsein des Menschen zu sprechen. Das ist nicht so, wie wenn wir über Elementarteilchen sprechen. Auch das kann ernst werden, aber das Bewußtsein des Menschen ist immer schon ernst. Was sind diese Widersprüche? Ich möchte Ihnen die vier Grundwidersprüche, die ich in bezug auf das Bewußtsein sehe, jetzt näher bringen:

Der erste Grundwiderspruch ist der Widerspruch von Individuum und Gemeinschaft. Was heißt das? Wir reden vom Bewußtsein so, als ob es Bewußtsein gäbe, solange es Menschen gibt; überall gibt es Bewußtsein, und in Zukunft wird es Bewußtsein geben, so hoffen wir. Das ist sicherlich nicht falsch, aber das ist ja nur die eine Seite. Die andere Seite ist das „cogito ergo sum".

Es heißt nicht: Irgendwer denkt, daher bin ich, sondern „cogito ergo sum" – ich denke, daher bin ich – und ich weiß, daß mein Anteil an dem allgemeinen Bewußtsein damit in Widerspruch steht, insofern als er Teil des Ganzen ist, aber außerdem vollständiges Ganzes, das an meinen Körper gebunden ist.

Mit anderen Worten, ich weiß, daß mein Bewußtsein mit meinem Körper, der notwendigerweise endlich ist, ein Ende findet. Das Wissen des Bewußtseins beinhaltet immer auch ein Wissen, daß dieses Bewußtsein ganz absolut und total ist, weil es an meinen Körper gebunden ist und mit diesem Körper untergeht, trotzdem aber mit dem anderen Bewußtsein in Verbindung steht.

Das ist doch das eigentliche Problem und nicht ob ein Objekt da draußen ist oder in meinem Bewußtsein! Das bewegt mich vielleicht, wenn ich am Schreibtisch sitze. Erkenntnistheorie ist eine schöne Sache, aber das, was das Bewußtsein wirklich bewegt, die Not des Bewußtseins, das ist doch die Frage, wie steht es eigentlich mit dem Ich und den anderen, und daraus folgt jetzt, daß dieses Bewußtsein Sehnsucht hat nach der Gemeinschaft, denn wir wissen nur, daß wir Teil und Ganzes sind! Aber unmittelbar gegeben ist uns nur das Ganze, und der Teil an den anderen ist die Sehnsucht nach dem Du! Ich würde nicht anstreben, einen Bewußtseinsbegriff zu bilden unter Ausklammerung der Sehnsucht nach Liebe.

Wenn wir hier nicht in allem Ernst über dieses Problem sprechen, dann halte ich das Unterfangen, einen interdisziplinären Bewußtseinsbegriff zu bilden, für nicht wünschenswert!

Der zweite Grundwiderspruch ist der, daß dieses Bewußtsein nicht nur an den Körper als Individuum gebunden ist, sondern immer zugleich weiß, daß dieser Körper in einem auch in der Dialektik akzeptierten Entweder-Oder steht – nämlich daß dieser Körper entweder ein männlicher oder ein weiblicher Körper ist.

Diese Sehnsucht, die unerfüllbar ist, daß ich das Bewußtsein in seiner weiblichen Form als Ich kennenlerne, ist ja wahrscheinlich die stärkste Kraft, die das Bewußtsein überhaupt kennt, nämlich die Erotik. Ich meine damit auch, aber nicht nur, die Sexualität; Erotik ist nicht etwas anderes, sondern mehr als Sexualität. Ich glaube nicht, daß es wünschenswert wäre, einen interdisziplinären Bewußtseinsbegriff zu suchen unter Ausklammerung des ganzen Feldes der Erotik.

Der dritte Grundwiderspruch ist der von jung und alt. Unser Bewußtsein ist ja nicht statisch, sondern in ständiger Bewegung, und wir haben den Eindruck, als verflöße die Zeit.

Das Bewußtsein ist zunächst ein leeres Bewußtsein und wird erst im Laufe der Zeit ein reiches Bewußtsein durch die Erfahrung, kommt dann aber langsam sozusagen in Zeitnot und muß seine eigene Erfahrung wieder weitergeben an die nächste Generation. Das Problem der Weitergabe - sie können sagen der Bewußtseinsinhalte – aber ich würde gerne sagen des Bewußtseins von einer Generation zur nächsten, dürfen wir auch nicht ausklammern, wenn wir zu einem wünschenswerten Bewußtseinsbegriff kommen wollen. Der letzte Widerspruch, den ich sehe, ist dann der Widerspruch von Leben und Tod. Ich habe zuerst gesagt, die stärkste Kraft ist die Erotik, aber eine, die vielleicht von ihr gar nicht so wesentlich verschieden ist, ist wohl die Sehnsucht nach der Transzendenz. Denn wenn es wirklich so ist, daß mit meinem Tod alles aus ist, dann ist ja das Bewußtsein auch unwichtig. Die Sehnsucht nach der Transzendenz halte ich für eine so wesentliche Bestimmung des Bewußtseins, daß ich es wiederum nicht für wünschenswert hielte, an einer Universität einen Bewußtseinsbegriff unter Ausklammerung dieser Sehnsucht zu schaffen.

Aus der Sicht anderer Kulturen

Ich hatte vor, Ihnen noch von der Kyoto-Schule der Philosophie, die sich am Zen-Buddhismus orientiert, zu erzählen. NISHIDA hat 1926 ein Büchlein geschrieben: „Das Problem des zurückgelassenen Bewußtseins“. Wir dürfen auch nicht ausklammern, was Japaner über das Bewußtsein sagen (NISHIDA, 1947).

NISHIDA sagt in diesem Büchlein, „daß innerhalb der abendländischen Philosophie das Bewußtsein zwar ständig problematisiert wird, aber immer als das zum Bewußtsein gebrachte Bewußtsein und niemals als das zum Bewußtsein bringende Bewußtsein". Erinnert Sie das an die triviale Aussage, die ich am Anfang gemacht habe?

HISAO MATSUMARU aus Tokyo schreibt über die Philosophie NISHIDAS: „Für ihn muß die Identität des Dinges mit der Realität verbunden sein, damit es sich mitten in den verschiedenen Beziehungen, in denen es dem Anderen gegenüber tritt, erhalten und zugleich mit sich selbst identisch sein kann. Daher muß der Standort der Identität ein Gegenüberstehen, also einen Widerspruch in sich schließen. Da er als sich inmitten der Veränderung befindlicher ‚dynamisch' verhält, können wir den Standort der Identität bei NISHIDA als ‚dynamisch' bezeichnen. Anders gesagt, können wir die Art und Weise des Tätigseins der Identität als ‚dynamische Phase' benennen. In dieser Phase enthält sie den Widerspruch, ohne daß jedoch die beiden Seiten der Wirklichkeit voneinander getrennt werden können. Die Identität ist nur dann wirkliche Identität, wenn sie sich im Widerspruch befindet und umgekehrt ist der Widerspruch nur dann wirklicher Widerspruch, wenn er untrennbar von der Identität ist" (MATSUMARU, 1988).

Schlußworte

Jetzt muß ich etwas sagen, was mir nicht leicht fällt, aber ich hätte Angst vor meiner eigenen Identität, wenn ich ohne Widerspruch an einem Unterfangen teilnehme, das die wesentlichen Bestimmungsstücke des menschlichen Bewußtseins ausklammert (Liebe, Erotik, der Sinn im Weitergeben des Bewußtseins an die nächste Generation und die Transzendenz!). Ich halte das deswegen für so ernst, weil wir nicht zu irgendeinem Zeitpunkt leben, sondern weil wir voriges Jahr das Bedenkjahr gehabt haben. Wenn in einer Universiätsvorlesung der Unterschied zwischen dem Bewußtsein der Tiere und dem Bewußtsein der Menschen nur ein quantitativer Unterschied bleiben sollte, dann wäre für mich das ein menschenverachtendes Unternehmen im Hinblick darauf, daß wir wohl alle (auch wenn wir Vegetarier sein sollten) nichts allzu Schreckliches finden an einem Schlachthof für Tiere, aber daß uns nicht genug grauen kann davor, daß Menschen imstande waren, Schlachthöfe für Menschen zu errichten.

Ich halte nichts von dem Begriff der Kollektivschuld, aber ich glaube, daß es möglich ist, sich als Nachgeborener im Nachhinein schuldig zu machen, wenn man Gedankengänge zuläßt, die zu einer menschenverachtenden Konsequenz führen. Ich bitte um Verständnis, daß ich das sagen mußte.

Literatur

ASPECT, A., DALIBARD, J. & ROGER, G. (1982). Experimental Test of Bell's Inequalities Using Time-Varying Analyzers. Phys. Rev. Lett., 49: 1804.

CLAUSER, J.F. & SHIMONY, A. (1978). Bell's theorem – experimental tests and implications. Reports on Progress in Physics, 41: 1891.

EINSTEIN, A., PODOLSKI, N. & ROSEN, N. (1935). Can quantum-mechanical description of physical reality be considered complete? Phys. Rev., 47: 777.

HAIDT, D. & PIETSCHMANN, H. (1988). Electroweak Interactions – Experimental Facts and Theoretical Foundation. Berlin-Heidelberg-New York: Springer.

HEGEL, G.W.F. (1970). Phänomenologie des Geistes. Frankfurt: Suhrkamp.

JASPERS, K. (1953). Einführung in die Philosophie. München: Piper.

KÖHNE, O. (1981). Polarität, Einführung in die Polaritätstheorie. Mannheim: Sokrates.

KUHN, T. (1973). Die Struktur wissenschaftlicher Revolutionen. Frankfurt: Suhrkamp.

MATSUMARU, H. (1988). Wandlung der Logik in den Frühschriften NISHIDAS, in: Studies in the Philosophy of Religion Nor. 5., Kyoto.

NISHIDA, K. (1947). NISHIDAS Werke. Tokyo: Iwanami Shoten.

PAULI, W. (1984). Physik und Erkenntnistheorie. Braunschweig-Wiesbaden: Vieweg.

PIETSCHMANN, H. (1980). Das Ende des naturwissenschaftlichen Zeitalters. Wien Hamburg: Zsolnay.

PIETSCHMANN, H. (1984). Die Welt, die wir uns schaffen – eine Vision. Wien Hamburg: Zsolnay.

PIETSCHMANN, H. (1990). Die Wahrheit liegt nicht in der Mitte. Stuttgart: Weitbrecht.

SCHRÖDINGER, E. (1935). Die gegenwärtige Situation in der Quantenmechanik. Die Naturwissenschaften, 23: 807, 823, 844.

SCHRÖDINGER, E. (1959). Geist und Materie. Braunschweig: Vieweg.

Gerhard Langer, geb. 1945, Professor für Psychiatrie an der Psychiatrischen Universitätsklinik in Wien, studierte Medizin in Wien. Nach mehrjährigen Forschungsaufenthalten in München und New York leitet er seit 1978 die „Psychobiologische Forschungsstation" der psychiatrischen Klinik in Wien. Er ist Herausgeber eines umfassenden Werkes über Psychopharmaka. Sein Interesse als Arzt und Wissenschaftler gilt in besonderer Weise der Verbindung von Theorie und Praxis in der Medizin und hier insbesondere einer integrierenden Konzeption und Methodik. Dieses Bestreben belegt auch die vorliegende Arbeit, welche er u.a. als Skizze und Anregung für eine Theorie und Praxis des BewußtSeins unter besonderer Berücksichtigung des menschlichen Alltags (inklusive des ärztlich therapeutischen Alltags) verstanden wissen will.

5.3 Milliarden (Human-)BewußtHeiten realisieren 1 (kosmisches) BewußtSein

Menschen vergegenwärtigen, in individuellen Facetten (BewußtHeiten), nur ein BewußtSein. – Argumente für ein monistisches, umweltfreundliches Bewußtseinskonzept

GERHARD LANGER

1. Einleitung oder: über BewußtSein reden ist zwar absurd, doch schweigen ist unmenschlich

„Der ganze Strudel strebt nach oben;
Du glaubst zu schieben, und Du wirst geschoben."
(GOETHE)

„Die materielle Welt konnte bloß konstruiert werden um den Preis, daß das Selbst, der Geist, daraus entfernt wurde. Der Geist gehört also nicht dazu und kann darum selbstverständlich die materielle Welt weder beeinflussen noch von ihr beeinflußt werden."
(SCHRÖDINGER)

Drei Ideen, jede für sich uralt mit Menschheitsgeschichte durchwoben, organisieren diese Arbeit. Ich nenne sie die Ideen der Einheit, der Zeichenhaftigkeit und der Einfachheit. Während diese Ideen nicht neu sind, halte ich es hingegen für neu, den Bewußtseinsbegriff gerade in dieser Triade konfigurieren zu wollen. Die Nützlichkeit dieser Konfiguration, relativ zu anders konfigurierten Bewußtseinsbegriffen, hat sich in der Praxis zu erweisen. Die genannten Ideen seien nun kurz erörtert:

(1) Die *monistische* Idee (die Idee der Einheit) soll im Kontext dieser Arbeit besagen, daß es nur ein BewußtSein gibt, so wie wir Menschen nur einen Kosmos kennen. Es gibt auch nur eine Substanz (Matrix) im Kosmos; ich nenne sie die (kosmische) BewußtSeinsmatrix.Dieser monistischen Idee inhärent ist die Idee der All-Verbindung. Wie verträgt sich, so kann man fragen, dieser Bewußt-

Seins-Monismus mit der Erfahrungstatsache, daß jeder Mensch (Weltbevölkerung zur Zeit 5,3 Milliarden) durchaus unterschiedlich das vermeintlich Selbe in BewußtHeit erlebt (denkt, fühlt etc.)? Meine Antwort hierauf ist, daß die Individuationsbildungen (z.B. einzelne Menschen) und ihre individuellen BewußtHeiten nur *Aspekte (*Facetten) des einen BewußtSeins vergegenwärtigen (realisieren) können, weil keine Individuation allein ident ist mit der kosmischen Ganzheit des einen BewußtSeins.

(2) Die *semiotische* Idee (die Idee der Zeichenhaftigkeit) soll im Kontext dieser Arbeit besagen, daß die kosmische Matrix des BewußtSeins quasi von semiotischer Plastizität (transformativer Formbarkeit) ist, d.h. in Myriaden von ineinander übersetzbaren (Abstraktions-) „Ebenen" realisiert werden kann (z.B. physikalische, psychische, kulturelle „Ebene"). Diese phänomenologisch unterschiedlichen Transformationsprozesse von Zeichen (Semiosen; vulgo: „Übersetzungen von einer Sprache in die andere") sind organisiert, d.h. miteinander verbindbar (übersetzbar). Die *verbale* Sprache (und deren Zeichen) des Menschen ist eine besondere, wenngleich nur eine unter vielen Sprachen („Ebenen"). Diese von mir verwendete Bedeutung von „semiotisch" geht weit über den SAUSSUREschen und sogar über den PEIRCEschen Definitionsrahmen hinaus (vgl. ECO), weswegen ich das in dieser Arbeit verwendete Bewußtseinskonzept auch meta-semiotisch nenne.

(3) Die *einfache* Idee soll im Kontext dieser Arbeit (a) erstens besagen, daß das BewußtSein in unmittelbarer Einfachheit und Klarheit erlebbar ist; und zwar ist das Erleben eines jeden Lebewesens (Mensch, Tier) genau die individuelle Realisation (Vergegenwärtigung) einer Facette des BewußtSeins selber. (b) Eine zweite Dimension bezieht sich auf die Einfachheit der Alltäglichkeit, d.h. das Erleben (die BewußtHeit als unmittelbare Erfahrung einer Facette des BewußtSeins) ereignet sich ganz einfach im Alltag. (c) Eine dritte Dimension der Einfachheit betrifft die Bescheidenheit; d.h. das monistische Konzept des einen BewußtSeins gemahnt – anders als das vorherrschende, subjektivistische Bewußtseinskonzept – zur Selbst-Bescheidung. Weder der „Mensch", noch das „Ich" ist die sog. Krone der Schöpfung; der Kosmos als Ganzes (BewußtSein) ist die Krone.

1.1. Worum geht es mir in dieser Arbeit?

(1) Vordergründig geht es mir um eine *konzeptionelle Klärung* des Bewußtseinsbegriffs für die Alltagspraxis. Zu diesem Zwecke werde ich explizit zu machen haben, was man im allgemeinen unter „Bewußtsein“ versteht und werde hiervon das eine kosmische BewußtSein meiner monistischen Position unterscheiden. Nur soviel zur Einleitung:

Heutzutage versteht man in der Alltagssprache unter „Bewußtsein“ etwas Subjektives; es ist nur einem Individuum (gemeint ist fast immer ein Mensch) eigen. Dieses „(Human-)Bewußtsein“ setzt man gleich dem Erleben, etwas subjektiv Privatem, welches ein anderer Mensch aus meinem Verhalten (inklusive Handeln) nur erschließen, aber nicht unmittelbar, genau wie ich, spüren kann. Somit sei jeder Mensch mit seinem eigenen Erleben allein, einsam, lebenslänglich in einem Gefängnis namens Gehirn eingesperrt; die Gehirnfunktion, so heißt es, bringe das „Bewußtsein“ – als Begleiterscheinung – hervor (vgl. OESER: das *„MOUNTCASTLEsche Gefängnis“*). Ferner: Man verengt (reduziert) diesen bereits sehr eingeengten Bewußtseinsbegriff (eingeengt auf „subjektiv“, „Mensch“ und „Begleiterscheinung der Gehirnfunktion“) noch weiter, indem man nur jenes Erleben als „bewußt“ benennt, welches der Introspektion (Selbstbeobachtung) zugänglich ist, – und das ist bekanntlich im „weiten Land der Seele“ (SCHNITZLER) nur ein sehr schmaler Landstrich (nämlich die Selbst-BewußtHeit), wohingegen man die Weiten des nicht-selbstbewußten seelischen Landes nichtssagend das „Unbewußte“ nennt.

Diesem – ich nenne es – „subjektivistischen“ Konzept stelle ich ein kosmisches Bewußtseinskonzept gegenüber, welches in der westlichen Kultur (nicht in der östlichen) zur Zeit erst von einer Minorität vertreten wird, obgleich dieser BewußtSeins-Monismus, so meine ich, auch für unseren Kulturkreis das zutreffendere – die Tatsachen besser berücksichtigende – Konzept ist. Bedauerlicherweise könnte man mein Bemühen um einen zutreffenden Bewußtseinsbegriff als Etikettenspielerei mißverstehen, doch es geht um etwas anderes: Wenn der Bewußtseinsbegriff zutreffend und in solcher Weise verbindlich konzipiert wird, daß er, unter Einschluß des privaten Erlebens, als

Basis (Axiom) eines Welt- und Menschenbildes dienen kann – wie es z.B. in den Weisheitslehren des Ostens seit Jahrtausenden geschieht -, so ist von viel mehr die Rede als von einem Spiel um Namen (Etiketten). Es geht um ein Programm, um ein Weltbild, für unsere westliche Kultur gewiß erst schemenhaft skizzierbar, nach welchem wir Menschen unseren Alltag leben, von der kleinen Perspektive des Umgangs mit uns selber, über die dyadischen und Gruppenbeziehungen bis in den soziokulturellen Prozeß – unter Einschluß unseres Umgangs mit der sog. Natur. Oder mit anderen Worten gesagt: Es geht um ein Bewußtseinskonzept, das umweltfreundlich (unter Einschluß des Menschen) ist, d.h. es geht um eine „Ökologie des Geistes" (BATESON).

(2) Ich versuche mit dieser Arbeit zu einer neuen *Geisteshaltung* (Weltbild, Menschenbild) beizutragen. Ich will mich schlicht einreihen in die wachsende Schar derjenigen Menschen (vgl. MOSER, WILBER etc.), auch in unserer abendländischen Kultur der Gegenwart, die das BewußtSein wiederentdecken als das Ur-Sein des Kosmos. Ist das metaphysische Spinnerei? Nicht mehr und nicht weniger Spinnerei, so glaube ich, als wenn Physiker „die Energie" als Urstoff des Kosmos zu entdecken glauben.

1.2. Worin sehe ich die Problematik dieser Arbeit?

(1) Diese Arbeit ist nur ein *Fragment,* eine grobe Skizze; sie adressiert eine Mehrzahl von Aspekten der sog. Bewußtseinsproblematik, von denen jeder für sich eine ausführliche Erörterung verdiente, was aber den Rahmen dieser Abhandlung sprengen würde. (2) Ein Teil der sog. Bewußtseinsproblematik ist durch eine *semantische Konfusion* der verwendeten Begriffe (z.B. „Bewußtsein", „Bewußtheit", „Geist", „Seele", „das Unbewußte" etc.) bedingt. Diese semantische Konfusion will ich mit der vorliegenden Arbeit mildern, doch weiß ich nicht, ob mir das auch tatsächlich gelingt. (3) Das Unsagbare bereden, d.h. über das eine BewußtSein reden ist zwar absurd, doch schweigen ist unmenschlich. Was meine ich hiermit? Wer noch nie gehungert hat, kann mit Worten nicht erfahren, was mit dem Wort „Hunger" gemeint ist. Noch viel absurder ist es, über das eine (kosmische) BewußtSein zu

reden und hierbei zu glauben, man habe das Wesentliche angesprochen. Und dennoch: Es ist unmenschlich, den Satten dieser Welt nichts vom Hunger zu erzählen bzw. das eine BewußtSein, aus welchem wir bestehen und welches wir Menschen am differenziertesten von allen Lebewesen realisieren können, totzuschweigen.

1.3. Bestimmung wichtiger Begriffe in dieser Arbeit

Mit dem Wort *„Bewußtsein"* meine ich den Begriff, wie er im herkömmlichen Sinne, d.h. im vorherrschenden Bewußtseinskonzept verwendet wird. Wenn ich hingegen *BewußtSein* (ohne Anführungszeichen und mit großem S) schreibe, so meine ich „alles was ist" (im Kosmos), das All-Eine; selbstverständlich gehören hierher auch Menschen mit ihren individuellen BewußtHeiten (s. unten), menschliche Staatenbildungen, Wissenschaften etc. Das Wort *Geist* verwende ich dann, wenn ich den Charakter der Ordnung im BewußtSein betonen will (z.B. die Ordnung der Gehirnfunktion, der Geist der Naturgesetze, der Geist eines menschlichen Gesetzes, die Harmonie eines Musikstückes).

Mit dem Wort *BewußtHeit* meine ich die (1) individuelle und (2) somato-psychische Realisation (Vergegenwärtigung) des BewußtSeins, d.h. die leib-seelische Einheit eines einzelnen Lebewesens. Die BewußtHeit eines Menschen nenne ich – wenn ich hierbei das Menschliche betonen will – auch *Human-BewußtHeit.* BewußtHeit realisiert sich – ganz unterschiedlich – in Zuständen wie z.B. Wachheit, Traum und Schlaf. *Seele (Psyche)* nenne ich beim Menschen den erlebbaren Aspekt der BewußtHeit, d.h., das subjektive (individuelle, private) Erleben. Den Begriff *Erleben* beschränke ich nicht auf den kleinen Bereich des selbst-bewußten Erlebens (vulgo: „bewußtes Erleben"), sondern ich inkludiere alle BewußtHeits-Zustände, ausgenommen das Koma. *Bewußtlosigkeit (Koma)* nenne ich jene Weise von individuiertem BewußtSein, in welcher dessen somatischer (besser: organischer) Aspekt, nicht aber dessen psychischer Aspekt realisiert ist; folglich realisiert ein bewußtloser Mensch – definitionsgemäß – nicht einen Zustand von BewußtHeit, wohl aber von individuiertem Bewußt*Sein*, d.h. ein bewußtloser Mensch lebt zwar, doch er-lebt nicht. Im *Tod* wird ein Mensch auch der Realisation des Somatischen bzw. Organischen (d.h. des BewußtHeitsaspektes, des Lebendigen) verlustig; sein *Leib (Soma),* der lebbare Aspekt der BewußtHeit, involviert zum Leichnam bzw. Körper. *Körper* (z.B. als Gegenstand der Festkörperphysik) nenne ich eine unbelebte Realisation des individuierten BewußtSeins.

Mit dem Wort *Person* meine ich eine menschliche Individuation (z.B. Herr Maier), und zwar nicht bloß als somato-psychische Realisation einer BewußtHeit, sondern auch als physiko-chemische und sozio-kulturelle Realisation des BewußtSeins. Diese unterschiedlichen Domänen (Gegenstandsbereiche; Abstraktions-„Ebenen") werden, dank eines semiotisch-integrierenden Transformationsprozesses, in jener Individuation, die man eben „Person" – z.B. Herr Maier – nennt, realisiert. Das *Selbst* nenne ich jenen Aspekt der Person, und zwar jene Art von Ordnung, welche einen Menschen im hier und jetzt, in seiner für ihn spezifischen Weise, genau so, selbst-bewußt handeln, fühlen und denken läßt. Anders gesagt: Das Selbst ist die jeweilige Realisation der Person im Raum-Zeit-Prozeß der (kosmischen) Evolution. *Ich* – tatsächlich ein Ich-Ensemble von multiplen Ichs – nenne ich jene verbal-sprachlich(!) realisierbaren Aspekte einer Person, welche, vor dem Hintergrund der *Selbst-BewußtHeit* (syn. BewußtHeit des Selbst), quasi stellvertretend für das Selbst als Akteure genannt(!) und auch von den Mitmenschen als Repräsentanten des Selbst beurteilt werden (z.B. „ich gehe ins Kino" – sagt das Selbst).

1.4. Wie sehe ich die Argumentationsstruktur dieser Arbeit?

Ich beginne den Hauptteil der Arbeit mit der Erörterung des „vorherrschenden Bewußtseinskonzepts" (Kap.2); so nenne ich das, was man im allgemeinen unter „Bewußtsein" versteht. Im nachfolgenden Kapitel (Kap.3) soll die Problematik des vorherrschenden Bewußtseinskonzepts und im vorletzten (Kap.4) mein alternatives, monistisches Bewußtseinskonzept erörtert werden. Jedes dieser drei Kapitel ist in ähnlicher Weise dreigeteilt; und zwar versuche ich in jedem Kapitel folgende Standpunkte in Bezug zum jeweiligen Thema einzunehmen: Die Sichtweise eines sog. Laien (Laie bezüglich der geringen beruflichen Auseinandersetzung mit der Bewußtseinsfrage), die Sichtweise eines Psychologen und die eines Mediziners.

2. Über das vorherrschende Bewußtseinskonzept: Was versteht man im allgemeinen unter „Bewußtsein"?

Bei aller Unschärfe der Begrifflichkeit gibt es im allgemeinen einen breiten, in der Alltagssprache praktizierten Konsens darüber, wie man die Wörter „Bewußtsein", „bewußt" und „nicht bewußt" bzw. „unbewußt" verwenden soll. Dieser Konsens, eine leider meist nur implizite Übereinstimmung zwischen Laien und Fachleuten (z.B. Psychologen, Mediziner) darüber, was mit diesen Worten gemeint sein soll, nenne ich das „vorherrschende Bewußtseinskonzept". Es ist der zentrale Bezugspunkt dieses Kapitels.

Aus dreifacher Sicht möchte ich dieses – in der westlichen Kultur - vorherrschende Bewußtseinskonzept (Weltbild) erörtern: Aus der Sicht eines gebildeten Laien (Kap. 2.1.), eines Psychologen (Kap. 2.2.) und aus medizinischer Sicht (Kap. 2.3.). Diese drei Sichtweisen stehen nicht scharf abgegrenzt nebeneinander, ganz im Gegenteil, sie überlappen sich erheblich, denn sie sind – wie gesagt – bloß unterschiedliche Aspekte eines gemeinsamen Verständnisses von „Bewußtsein". Das Ausmaß der Konsensfähigkeit bezüglich dieses vorherrschenden Bewußtseinskonzepts überrascht mich umso mehr, je klarer ich mir dessen innerer Widersprüchlichkeit selbst-bewußt werde. Diese Widersprüchlichkeit des Weltbildes, so meine ich, sollte sich unter anderem auf der „Ebene" (Domäne) der verbalen Sprache ausdrücken. Dies ist tatsächlich der Fall. Zur Veranschaulichung unserer allgemeinen, zumeist unbemerkten Sprachverwirrung zitiere ich gerne aus dem „Volksmund" (d.h. dem „Sprachrohr" des vorherrschenden Bewußtseinskonzepts). Man lese die vier Aussprüche mit Bedacht, denn – wie gesagt – sie klingen „ganz normal".

(1) „Herr Inspektor, mir ist *bewußt,* daß ich mich an die Geschwindigkeitsbeschränkung halten soll, doch ich übertrat sie wirklich (!) *nicht bewußt,* was mir jetzt *bewußt* ist." – (2) „Peter sprach seltsames Zeug im Schlaf; dies war ihm *nicht bewußt* und ist ihm auch jetzt *nicht bewußt.*" - (3) „Der Eiffelturm ist *ohne Bewußtsein,* ist aber gewiß *nicht bewußtlos.* Hingegen liegt Herr Maier im Koma, d.h. er ist *ohne Bewußtsein* und ist sehr wohl *bewußtlos*" (Anmerkung: Es wäre nicht absurd zu

sagen, Herr Maier sei nicht „bei Bewußtsein"; es wäre aber – alltagssprachlich – absurd zu sagen, der Eiffelturm sei nicht „bei Bewußtsein". Übrigens ist ein bewußtloser Mensch genausowenig zu „Bewußtsein" zu bringen wie der Eiffelturm). - (4) „Verzeih meine *unbewußte* verbale Fehlleistung, glaub' mir Karl, ich wollte Dich *nicht bewußt* beleidigen" (Anmerkung: Wollte er Karl etwa doch beleidigen, aber eben „nicht bewußt"? Wenn ja, was macht dann den Unterschied zwischen „bewußter" und „nicht bewußter" bzw. „unbewußter" Beleidigung aus? Wenn nein, wo bleibt die vermeintliche Willensfreiheit – und die Notwendigkeit der Entschuldigung – des Menschen bei dieser „automatischen" Beleidigung?)

Wohlgemerkt: Nicht nur sog. Laien, sondern auch Fachleute zum Thema „Bewußtsein" (z.B. Psychologen oder Mediziner), werden an den vier zitierten Beispielen beim raschen Durchlesen keine Anzeichen von „Sprachverwirrung" feststellen können, obgleich die Aussprüche voll von Widersprüchen sind!

2.1. Das vorherrschende Bewußtseinskonzept aus Laiensicht: Es ist verwirrend – man sagt „unbewußt", wenn man bewußt, aber nicht selbst-bewußt meint

Das vorherrschende Bewußtseinskonzept ist ein Widerspruch in sich, welcher – vgl. die vier Beispiele oben – in der Alltagssprache zum Ausdruck kommt. In der Kapitelüberschrift versuche ich den Widerspruch auf der verbalsprachlichen „Ebene" aufzulösen, d.h. – medizinisch gesprochen -, eine bloß symptomatische Therapie anzuwenden.

Wenn man sagt *„bewußt"* (z.B. „Otto, geh bitte ‚bewußt' über die Straße"), so meint man gewiß nicht, Otto solle „bei Bewußtsein" über die Straße gehen, sondern man meint unter „bewußt", daß er sich beim Überqueren der Straße „seiner selbst bewußt" sein solle. Wenn man hingegen einen Zustand meint, der „bei Bewußtsein", aber nicht selbst-bewußt ist, so sagt man dazu „unbewußt". Tatsächlich ist aber der „unbewußte" Zustand bewußt(!), er ist bloß nicht selbst-bewußt (vulgo: „Ich ging ‚automatisch' über die Straße, ganz ‚unbewußt', während ich ‚bewußt' meinen Gedanken nachging"). Ferner. *„Bewußtlos"* sagt man zu einem Menschen oder Tier, der bzw. das „bei Bewußtsein" sein könnte(!), es aber – weil unerweckbar, doch lebend – tatsächlich nicht ist. Wer/was unter keinen Umständen „Bewußtsein hat", nennt man nicht „bewußtlos", sondern man sagt, es sei „ohne Bewußtsein".

Die Widersprüchlichkeit des vorherrschenden Bewußtseinskonzepts tritt selten so klar zu Tage wie in den vier Satzbeispielen. Hingegen sieht man der sprachlich eleganten Definition von „Bewußtsein" in BROCKHAUS' Enzyklopädie die Verwirrung nicht an. Es heißt dort: *„Die Beziehung des Ich auf einen äußeren oder inneren Gegenstand; das unmittelbare Wissen des Subjekts um geistige und seelische Zustände, die es erfährt; auch das Aufmerken auf einzelne Erlebnisse."* Ich kritisiere nun den dreigeteilten Satz der BROCKHAUSschen Definition von „Bewußtsein":

Im ersten Satzdrittel ist unklar, *wer* die Beziehung eingeht, das „Ich" oder das Selbst (d.h. es ist unklar, ob – vulgo – vom „Unbewußten" oder vom „Bewußtsein" die Rede ist!). Das Selbst kommt zwar in der Definition gar nicht vor, ist aber offensichtlich mit dem Wort „Ich" gemeint. (Erläuterung: Wenn man sagt „ich denke über mich nach", so denkt das Selbst über das Ich nach; d.h. erst die Beziehung zwischen Selbst und ich macht das Denken selbst-bewußt. Hingegen ist ohne diese Selbst-Ich Beziehung das Denken – vulgo – „automatisch, unbewußt".).

Im *zweiten Satzdrittel* ist das Adjektiv „unmittelbar" verwirrend, d.h. man definiert – unabsichtlich – eigentlich das „Unbewußte" statt des „Bewußtseins". Ohne das Wort „unmittelbar" wäre eindeutig gewesen, daß ein Selbst („Subjekt") nur etwas weiß, was es nicht selber ist, nämlich weiß um „geistige und seelische Zustände" in sich. Wenn man aber, wie geschehen, das Adjektiv „unmittelbar" dem Satz hinzufügt, so entfällt die Beziehung(!) zwischen Selbst und Ich (d.h. die Selbst-BewußtHeit); das Ganze spielt sich dann in der Unmittelbarkeit der BewußtHeit ab (vulgo: „unbewußt", „automatisch"). In dieser „Unmittelbarkeit" der BewußtHeit (vulgo: „unbewußt") kann man – weil unmittelbar – viel geschmeidiger handeln, z.B. am Klavier spielen (was wäre, wenn ein Pianist jeden seiner 10 Finger ganz selbst-bewußt – vulgo: „bewußt" – beim Klavierspiel einsetzen wollte?!).

Im *dritten Satzdrittel* meint man zwar das „Bewußtsein" (Selbst-BewußtHeit), d.h. man redet offenbar vom Selbst, weil nur das Selbst – in der Beziehung zum Ich – „aufmerken" kann. Allerdings kann das Selbst nicht „aufmerken auf einzelne *Erlebnisse*", sondern sich nur – siehe erstes Satzdrittel – „auf einen äußeren oder inneren Gegenstand beziehen". Wieso? Weil diese Beziehung zwischen Selbst und Ich bzw. Gegenständen, im Akt des „Aufmerkens", bereits das „Erlebnis" selber ist.

Ich fasse zusammen: Folgende zwei Differenzierungsmängel des vorherrschenden Bewußtseinskonzepts halte ich für wesentlich; diese Mängel kommen (siehe oben) auch in der verbalen Alltagssprache deutlich zum Ausdruck:

(1) Man unterscheidet nicht zwischen BewußtSein und BewußtHeit; d.h. man verabsäumt es, unterschiedliche Worte für *trans*subjektive Sachverhalte (z.B. „Humanbewußtsein", „Nationalbewußtsein") und *intra*subjektive Sachverhalte (z.B. „ich bin bei Bewußtsein"; „mein Hund Bello hat auch ein Bewußtsein") zu verwenden. Der Laie gebraucht für beide Gegenstandsbereiche das selbe Wort „Bewußtsein", wobei er – nach näherer Befragung sich festlegend – eher bereit ist, das Wort „Bewußtsein" für den intrasubjektiven Bereich zu reservieren (anstatt BewußtHeit zu sagen) und beim transsubjektiven Bereich (z.B. „Nationalbewußtsein") von einer „metaphorischen" Verwendung des Wortes „Bewußtsein" zu sprechen (anstatt, wie ich vorschlage, nicht als Metapher, sondern durchaus wörtlich von National-BewußtSein zu sprechen).

(2) Man unterscheidet – im *intra*subjektiven Bereich – nicht zwischen „Bewußtsein" und „Selbstbewußtsein" (ich nenne es: BewußtHeit und Selbst-BewußtHeit). Wenn man „Bewußtsein" sagt, so meint man das eine Mal „Selbstbewußtsein", ein anderes Mal meint man das „Unbewußte" (z.B. „unbewußtes Versprechen", welches sehr wohl bei „Bewußtsein" geschieht). Ferner. Wenn man sagt „unbewußt", meint man das eine Mal „nicht-selbstbewußt", das andere Mal „nicht bewußtseinsfähig" (d.h. etwas, was „nie ins Bewußtsein kommt").

Im vorherrschenden Bewußtseinskonzept reduziert man also zweimal, und zwar BewußtSein auf BewußtHeit und BewußtHeit auf Selbst-BewußtHeit. Dieser alltägliche Reduktionismus im Bewußtseinseinsbegriff hat u.a. zur Folge, daß man alles, was außerhalb der Selbst-BewußtHeit liegt, entweder „metaphorisiert" (z.B. „Nationalbewußtsein") oder sogar negiert („unbewußt"). Dieser Reduktionismus hat ferner schwerwiegende Folgen für das Selbstverständnis des (Alltags-)Menschen, welcher FREUDs Entdeckung ignoriert, daß – in meinem Jargon gesprochen – die Selbst-BewußtHeit nur einen geringen Teil (gleichsam nur die Spitze des Eisbergs) der BewußtHeit realisiert. Man charakterisiert sich selbst nur als Selbst-BewußtHeit: „Ich bin identisch mit demjenigen, der sich selbst bewußt erlebt" oder „Cogito, ergo sum" (vulgo: „Was ich nicht weiß, macht mich nicht heiß"). Aus dem Gesagten wird (mir) verständlich, wieso man die verbalsprachliche Verwirrung im folgenden landläufigen

Ausspruch nicht erkennt: „Karl, verzeih mir, was ich gestern getan habe; ich weiß nicht, wie ich das tun konnte“ (Frage an den Leser: Welchem „Ich“ soll Karl eigentlich verzeihen?)

2.1.1. Was versteht man im Alltag unter „Bewußtsein“?

Hier versuche ich die Vielzahl unterschiedlicher Bedeutungen in Kürze aufzuzeigen (z.T. in Anlehnung an GRAUMANN), welche man im Alltag unter „bewußt“ sein versteht.

a) *„Bewußt“ sein meint wach sein.* Wenn man sagt „Peter ist noch nicht aus der Narkose erwacht, er hat sein Bewußtsein noch nicht wiedererlangt“, so drückt man aus, daß „aus der Bewußtlosigkeit erwachen“ gleichbedeutend mit „bei Bewußtsein“ sein ist, d.h. „erwachen“ heißt „bei Bewußtsein“ sein. Ferner: Mit dem Satz „ich träumte eine schöne Geschichte, bevor ich abrupt aus dem Schlaf geweckt wurde und mir meiner unglücklichen Situation wieder bewußt wurde“ drückt man zweierlei aus: (1) Die Gleichbedeutung von „bewußt“ und „wach“ und (2) die ungeklärte Zuordnung der Traum-BewußtHeit (z.B. „ich erlebte meinen Traum so wirklich, als wäre ich wach gewesen“).

b) *„Bewußt“ sein meint erleben.* Als Antwort auf die alltägliche Frage „Peter, erzähl, was hast Du in Deinem Urlaub erlebt“ erwartet man sich von Peter, daß er nur über diejenigen Erlebnisse sprachlich Auskunft geben könne, welche er bei Selbst-BewußtHeit erfahren hat. Über alles, was Peter nicht selbst zur BewußtHeit gelangt ist, im Urlaub oder im Rückblick auf die Zeit des Urlaubs, wird Peter schweigen (z.B.: „das soll ich erlebt haben? Nein, davon weiß ich nichts“).

c) *„Bewußt“ sein meint unterscheiden, entscheiden.* In dem Alltagssatz „Peter, erkennst Du den Unterschied zwischen diesen Gegenständen? Wenn ja, wähl ganz bewußt, doch entscheid dich bald“ werden wesentliche Charakteristika einer „bewußten“ Situation explizit, nämlich: Erst unterscheiden können und dann sich entscheiden können für etwas, nachdem man eine Auswahl unter mehreren Möglichkeiten, die man unterschieden hat, getroffen hat.

d) *„Bewußt" sein meint mitteilen.* „Die Mitteilbarkeit wurde zum verbreitetsten Kriterium des Bewußtseins" (GRAUMANN, S.93). Gemeint ist nicht nur die verbalsprachliche, sondern auch die nonverbale Mitteilung von Zeichen. In den Alltagssätzen „Otto verstand nicht, was Karl ihm sagen wollte" und „es war Inge nicht bewußt, Heidi gekränkt zu haben" tritt der Kommunikationsaspekt des Bewußtseinsbegriffs, und zwar sogar im Alltagsverständnis von „Bewußtsein", deutlich zu Tage.

e) *„Bewußt" sein meint aufmerken, bemerken.* „Das, was wir aufmerkend selegieren ist uns bewußt; das Unbewußte ist das Unbemerkte und damit Ununterschiedene" (GRAUMANN, S.97). Im Begriff der Aufmerksamkeit betont man das Charakteristikum der Begrenztheit von „Bewußtsein", was im folgenden Alltagssatz deutlich wird: „Peter, kannst du gleichzeitig Kopfrechnen und nach Diktat schreiben? Nein, antwortet Peter".

f) *„Bewußt" sein meint absichtlich, vorsätzlich, willkürlich handeln.* Besonders beliebt ist im Alltag (u.a. auch in der Rechtsprechung) die Gleichsetzung von „bewußt" mit „willkürlich", wobei auch das Problem der „Willensfreiheit" und der persönlichen Verantwortung angesprochen ist. Die Problematik ist in folgendem Alltagssatz angesprochen: „Wieso regst Du Dich auf, Peter, ich habe Dich doch nicht absichtlich verletzt".

g) *„Bewußt" sein meint wissen.* Schon im Wort „Bewußtsein" ist das Merkmal des „Wissens" implizit, was auch im Alltagsverständnis von „bewußt" = „gewußt" zum Ausdruck kommt. „Bewußt ist uns dasjenige, wovon wir ein Wissen haben" (GRAUMANN, S.105). In den Alltagssätzen „jetzt weiß ich endlich, was ich von dir zu halten habe" oder „was ich nicht weiß, macht mich nicht heiß", aber auch im Begriff der „Wissenschaft" wird ganz deutlich – wie auch in allen Bedeutungen von a) bis f) -, daß man „bewußt" sein sagt, aber eigentlich das Wissen der Selbst-BewußtHeit meint.

2.1.2. Welche Arten und Zustände des „Bewußtseins“ unterscheidet man im Alltag?

Das Bewußtseinskonzept im Alltag (des Laien) ist vorwiegend subjektivistisch orientiert, doch enthält es auch – kaum reflektiert – transsubjektive Aspekte, wenn man z.B. vom „Nationalbewußtsein“ spricht.

a) Im *subjektivistischen Teil* des Bewußtseinskonzepts assoziiert der Laie mit „Bewußtsein“ insbesondere das Wachsein und das „bei sich selbst sein“ (Selbstsein) (vgl. Kap. 2.3.). Ich führe aus:

(1) Beim *Wachsein* kennt man verschiedene Helligkeitsstufen bis zur Dunkelheit des Schlafs, welchen der Laie als Bewußtlosigkeit konzipiert. Dem Traum billigt man eine besondere Art von „Bewußtsein“ zu, insofern als man den Traumzustand, im Unterschied zum Wachzustand, als „irreal“ beurteilt (z.B.: „mir scheint, du träumst jetzt“; „Traum oder Wirklichkeit“). Bei der Bewußtlosigkeit unterscheidet der Laie – anders als der Mediziner – nicht klar zwischen erweckbarem Schlaf und unerweckbarem Koma; allerdings spricht der Mediziner nicht – was er konsequenterweise tun müßte – von „Schlafbewußtsein“, sondern – fälschlich – von „physiologischer Bewußtlosigkeit“ (HIRSCHBERG, S.135). (Erläuterung: Man kann doch nur in einem Zustand von BewußtHeit erweckbar sein, d.h. man ist im Schlaf in Schlaf-BewußtHeit; wer nicht erweckbar ist, ist in Bewußtlosigkeit.)

(2) *Selbstsein* ist für den Laien „Bewußtsein“ im eigentlichen Sinne; man spricht von „unbewußt“, wenn man einen Zustand von Wachsein, doch nicht Selbstsein beschreibt (Beispiele: man spielt „unbewußt“ bzw. „automatisch“ Klavier; man verspricht sich „unbewußt“; der Künstler drückt in seiner Malerei sein „Unbewußtes“ aus).

b) Der *transsubjektive Teil* des Bewußtseinskonzepts des Laien gilt – bei näherer Befragung – als nicht wörtlich zu nehmen („metaphorisch“). Andererseits spricht (und denkt) man im Alltag genau das Gegenteil: Ausdrücke wie „Volksseele“ (z.B. „ein ganzes Volk kann sich nicht irren“), „Nationalbewußtsein“ (z.B. „la grande nation“) oder „Klassenbewußtsein“ (z.B. „Proletarier aller Länder vereinigt euch“)

stehen für eine – implizite – Konzeption von „Bewußtsein", welche doch mehrere als nur einen Menschen zu einem gemeinsamen Geist („Gruppengeist") zu vereinen scheint. Aussprüche wie „die Philharmoniker spielten wie ein einziger begnadeter Körper" und „dem Japaner gibt die Firma mehr Identität als das persönliche Ich" versteht man im Alltag durchaus im Sinne eines transindividuellen „geistigen" Zusammenhalts.

2.2. Das vorherrschende Bewußtseinskonzept aus Psychologensicht: Eine Gehirnfunktion mit subjektivem Erleben

In der Psychologie der Gegenwart verengt man, ebenso wie im Alltagsverständnis, den Begriff von „Bewußtsein" auf die private Erlebniswelt eines Individuums (ich nenne diese Position das „subjektivistische Bewußtseinskonzept"). Ich zitiere die Definition von „Bewußtsein" aus dem Psychologiewörterbuch von DORSCH: „In der Psychologie die eigenartige Weise, in der Erlebnisse gegeben sind, das Haben von Erlebnissen, von seelischen Prozessen, die unmittelbar vom Subjekt erfahren werden, also von Wahrnehmungen, Erinnerungen, intellektuellen Vorgängen, Gefühlen, Strebungen, Willensprozessen und dgl." (Zitatende; BERGIUS).

Aus dem Verhalten eines Individuums kann man – ich stimme dem durchaus zu – bloß Rückschlüsse auf das private „Bewußtsein" machen, aber dieses nicht direkt beobachten. Somit wird verständlich, daß man im sog. Behaviorismus überhaupt ohne den Bewußtseinsbegriff auskommen konnte. Das „Bewußtsein", so meint man in der naturwissenschaftlichen Psychologie, sei entweder als Begleitphänomen (Epiphänomen) seiner ihm „zugrundeliegenden Gehirnfunktion" aufzufassen, oder aber man konzipiert Gehirnfunktion und „Bewußtsein" im Sinne eines „new dualism", einer „double-language-theory" (HILGARD, S.15).

An den Leser: Aus Platzgründen entschloß ich mich, dieses Kapitel nicht näher auszuführen, zumal ein eigener Beitrag von Herrn MADERTHANER in diesem Buch dem Thema gewidmet ist.

2.3. Das vorherrschende Bewußtseinskonzept aus Medizinersicht: „Bewußtseinsstörungen“ sind Gehirnfunktionsstörungen

Auch dieses Subkapitel kann ich aus Platzgründen leider nur fragmentarisch erörtern. Trotzdem sollte deutlich werden, daß auch in der Medizin nach dem im Alltag vorherrschenden, subjektivistischen Bewußtseinskonzept gedacht und gehandelt wird. Oder kurz gesagt: Das „Bewußtsein“ ist störbar entsprechend der „zugrundeliegenden“ Gehirnfunktion, d.h. „Bewußtseinsstörungen sind Gehirnfunktionsstörungen“, „Geisteskrankheiten sind Gehirnfunktionsstörungen“. Und folgerichtig gilt in der Medizin: Die Therapie der „Bewußtseinsstörungen“ ist eine Therapie der „Gehirnfunktionsstörungen“.

2.3.1. Was versteht man in der Medizin unter „Bewußtsein“?

Das vorherrschende Bewußtseinskonzept des Mediziners unterscheidet sich nicht wesentlich von dem des Laien (s. Kap. 2.1.), mit der Ausnahme, daß der Mediziner den mechanistischen Aspekt der sog. Gehirnfunktionen – bedingt durch die beobachteten „Störungen des Bewußtseins“ – konzeptionell viel stärker in den Vordergrund bringt. Zwar zweifeln auch der Laie und der Psychologe innerhalb des vorherrschenden Bewußtseinskonzepts nicht daran, daß das „Bewußtsein“ ein (Neben-)Produkt der Gehirnfunktion ist, doch bleibt es im allgemeinen erst der Untersuchung des Mediziners vorbehalten, zu gegebenem Anlaß einer „Bewußtseinstörung“ und im Einzelfall eines Patienten, das „Bewußtsein“ ganz konkret mit pathologischen Gehirnbefunden zu „korrelieren“.

Für den Mediziner stehen drei Merkmale des „Bewußtseins“ – bzw. dessen Störungen – im Vordergrund des Interesses: a) das Wachsein (die Vigilanz), b) die Klarheit des „Bewußtseins“, c) das „Ich-Bewußtsein“. Diese seien im folgenden kurz erörtert (z.T. in Anlehnung an SCHARFETTER).

a) *„Wachsein“ („Vigilanz“).* Das Wachsein gilt als Voraussetzung für Bewußtseinsklarheit. Der Mediziner erschließt die Vigilanz klinisch aus der Befragung und aus der Verhaltensbeobachtung des

Patienten; auch instrumentelle Untersuchungen (z.B. EEG) dienen ihm zur Beurteilung der Vigilanz. Man unterscheidet verschiedene Stufen des Wachseins (Vigilanzgrade), die vom Wachsein über mehrere Stadien der Schläfrigkeit bis zum Tiefschlaf führen. Während ein wacher Mensch aktiv seiner Umwelt zugewandt und handlungsbereit ist, ist ein schlafender Mensch seiner Umwelt abgewandt, die Reaktionsbereitschaft ist stark reduziert, wenngleich nicht aufgehoben (man sagt im Unterschied zur Bewußtlosigkeit des Komas: „Der Mensch ist noch weckbar").

b) *„Bewußtseinsklarheit" („Luzidität").* In der Klarheit des „Bewußtseins" weiß der Mensch um die Welt und um sich selber (man sagt: „Er ist bei sich", „er kommt wieder zu sich"); es heißt dann, der Mensch sei im Vollbesitz seiner perzeptiven und kognitiven Funktionen. Man unterscheidet auch hier verschiedene Stufen der Bewußtseinsklarheit: (1) die Protopathik, d.h. ein sprachlich nicht mitteilbares Angemutetsein, ein präkognitives Empfinden; (2) das aufmerksame und konzentrierte („bewußte") Wahrnehmen; (3) die Epikritik, d.h. ein reflektiertes Auffassen und Erkennen. Klinisch untersucht man die Luzidität des „Bewußtseins" mittels Befragung und Beobachtung folgender sog. Funktionen des „Bewußtseins": (1) die Sinne („Sensorium") eines Patienten; (2) die Orientierung (in Bezug auf den Raum, die Zeit, die Situation und die eigene Person); (3) die verbalsprachliche Verständigung und (4) das situationsgemäße, zielgerichtete Handeln.

c) *„Ich-Bewußtsein" („Selbst-Bewußtsein").* Hierunter versteht man – im Falle des Gesunden – jenen Bewußtseinszustand, in welchem man um sich selbst als Akteur des eigenen Erlebens und Handelns weiß und sich selbst als zwar lebensgeschichtlich gewordenes, dennoch einheitliches Individuum inne wird. Wachsein und Bewußtseinsklarheit konzipiert man als Vorbedingungen für das „Ich-Bewußtsein", welches gemeinsam mit dem „Realitäts-", „Gegenstands-" und „Zeitbewußtsein" die Einheitlichkeit des epikritischen Erlebens eines Menschen konstituiert.

Man kann – vornehmlich in der Selbsterfahrung (Introspektion) – verschiedene Aspekte des „Ich-Bewußtseins" unterscheiden (in Anlehnung an SCHARFETTER): (1) „Ich-Vitalität (das Gefühl der Lebendigkeit bei der Erfahrung des Ich); (2) „Ich-Aktivität" (das Ich erfährt sich als Akteur seines Handelns); (3) „Ich-Kohärenz" (der innere Zusammenhalt des Selbst); „Ich-Demarkation" („Ich-Grenze"; Abgrenzung vom „Nicht-Ich"); „Ich-Identität" (das Erleben der Beständigkeit seiner selbst über einen gewissen Zeitraum), „Selbst-Bild" (wie und als was das Ich sich sieht und bemerkt - Selbstwertgefühl); (4) „Ich-Stärke" (die Integration aller gemeinten Ich-Aspekte; sie manifestiert sich u.a. im Durchsetzungsvermögen eines Menschen).

2.3.2. Welche pathologischen Zustände des „Bewußtseins" unterscheidet der Mediziner (sog. Bewußtseinsstörungen)?

Die in Kap. 2.3.1. kurz erörterten drei Merkmale (Wachsein, Bewußtseinsklarheit, Ich-Bewußtsein) des Bewußtseins waren und sind in der Medizin bzw. Psychiatrie deshalb von vorrangigem Interesse, weil man die in der Klinik beobachtbaren „Bewußtseinsstörungen" als Entordnungen in den Gegenstandsbereichen eben dieser drei Merkmale beschreiben kann. Allerdings ist es nicht Aufgabe dieses Beitrages, mehr als in knapper Erörterung auf die pathologischen Formen des „Bewußtseins" einzugehen (in Anlehnung an SCHARFETTER). Dem medizinischen Jargon folgend spreche ich in diesem Kapitel von „Bewußtseinsstörungen".

a) *Störungen des „Wachseins" und der „Bewußtseinsklarheit".* Angesprochen ist hier eine Beeinträchtigung des Erlebens und Verhaltens eines Menschen in unterschiedlicher Form und Intensität. Betroffen sind: (1) die Wahrnehmung der Reagibilität auf die Umwelt; (2) die Aufmerksamkeit und Orientierung in Bezug auf den Raum, die Zeit, die Situation und die eigene Person; (3) die Ordnung des Denkens, Wollens und Handelns in Bezug auf Eindeutigkeit und Zielgerichtetheit. Veränderungen des „Wachseins" (Vigilanz) nennt man auch „quantitative Bewußtseinsstörungen", Veränderungen der „Bewußtseinsklarheit" (Luzidität) mit „Bewußtseinsverschiebungen" heißen auch „qualitative Bewußtseinsstörungen". Beide Formen der Bewußtseinsveränderung kann man nur arbiträr voneinander trennen.

Störungen des „Wachseins" beschreibt man – auf einer quasiquantitativen Skala – als Benommenheit, Somnolenz (durch lautes Ansprechen oder Anfassen weckbar), Sopor (durch starke Reize weckbar), Subkoma und Koma (nicht weckbar). *Störungen der „Bewußtseinsklarheit"* beschreibt man qualitativ: z.B. das Delirium (mit Verwirrtheit, Desorientierung, Beeinträchtigung des „Wachseins" etc.) und der Dämmerzustand (Einengung des Bewußtseinsfeldes, illusionäre Verkennung etc.).

b) *Störungen des „Ich-Bewußtseins"*. Hierunter subsumiert man u.a.: Die Depersonalisation (man erlebt sich selber als fremd: „Ich spüre mich nicht mehr"); die Derealisation (man erlebt die menschliche und dingliche Umwelt als fremd: „Die Welt ist mir entrückt"); Störungen der Ich-Vitalität (das Gefühl der eigenen Lebendigkeit ist beeinträchtigt: „Das Leben hat sich aus mir entfernt"); Störungen der Ich-Kohärenz (man erfährt sich nicht mehr als zusammengehöriges Ganzes: „Ich kann meine Gedanken und meine Gefühle nicht zusammen leben").

Ein kleiner, mir wichtiger Exkurs: Allzu wenig beachtet vom Hauptstrom der Psychiatrie war und ist der französische Psychiater EY, bisher der einzige, der das „Bewußtsein" als „eine Organisation seelischen Seins" nicht nur für das Gesunde konzipierte, sondern auch alle sog. psychischen Störungen als Störungen des „Bewußtseins" begriff. Er entwarf eine Theorie der „Auflösung der Bewußtseinsstrukturen", in welcher er versuchte, „... die gesamte Psychopathologie in ein durchgängiges System zu gliedern, welches sowohl den historisch-biographischen Aspekt (in den Artikulationen des Bewußtseins mit dem Ich), wie auch die aktuellen Ordnungsstrukturen des Bewußtseinsfeldes umfaßt. EY betrachtet psychische Störungen unter dem Gesichtspunkt der Auflösung verschiedener Bewußtseinsebenen" (Zitatende, HEIMANN, S.103). EY unterschied, in hierarchischer Ordnung, vier Stufen der Entartung des „Bewußtseins": die manischen und melancholischen Zustände, die akut wahnhaften und halluzinatorischen Zustände, die traumhaft-verworrenen Ausnahmezustände und – als stärkste Entartung des „Bewußtseins" – das Delirium acutum.

Ich glaube, wir sollten in der Psychiatrie (und Psychologie) auf dem von EY beschrittenen Weg weiter gehen, d.h. BewußtSein nicht bloß als eine „Organisation von seelischem Sein" begreifen, sondern dessen – wie ich sagen möchte – universell-semiotische Organisation zu realisieren versuchen, – zum Nutzen unserer Patienten (vgl. Kap. 4).

3. Zur Problematik des vorherrschenden Bewußtseinskonzepts: Man glaubt an Schein statt Sein, an Technik statt Kunst, sagt Ich statt Es

Die Problematik des vorherrschenden Bewußtseinskonzepts manifestiert sich im Alltag. Hier rächt sich, daß wir Menschen bisher verabsäumt haben, unseren wichtigsten Begriff – „Bewußtsein" - wenigstens soweit zu klären, daß wir ihn widerspruchsfrei verwenden (d.h. denken und reden) können. Für alle möglichen – relativ bedeutungslose - Belange schafft die Gesellschaft Lehrkanzeln, nicht so für eine Bewußtseinslehre (eine Art „Theorie und Praxis des Alltags"). Es gibt weder eine Allgemeine BewußtSeins-Theorie, noch Spezielle BewußtHeits-Theorien (z.B. eine Theorie der Selbst-BewußtHeit), welche für uns Menschen, zur besseren Bewältigung des Alltags, verfügbar wären. Solche BewußtSeins-Theorien müßten falsifizierbar(!) expliziert werden. Die Bewußtseinskonzepte, die verfügbar sind, gelten als akademische oder gar „esoterische" Spielereien und sind ohne größere Bedeutung für den menschlichen Alltag. Doch sogar das, was ich das „vorherrschende Bewußtseinskonzept" nenne, wird nirgendwo alltagsgerecht und umfassend dargestellt und explizit erläutert (mit Anwendungsbeispielen für den Alltag); statt dessen trägt jeder Mensch sein Bewußtseinskonzept als impliziten(!) Fahrplan für den Umgang im Alltag „im Hinterkopf" mit sich.

Analog zum Kap. 2 will ich auch hier die Problematik getrennt für die Welt des Laien, Psychologen und Mediziners erörtern, obgleich die Überlappungen dieser Welten – wie erwähnt – sehr groß sind, was wohl auch als Beleg dafür gelten kann, daß es tatsächlich so etwas wie ein gemeinsames, vorherrschendes Bewußtseinskonzept gibt. Die Problematik des vorherrschenden Bewußtseinskonzepts klang schon in den vorhergehenden Kapiteln an, hier nun soll sie, ihrer großen Bedeutung wegen, systematisch dargestellt werden.

3.1. Zur Problematik des Bewußtseinskonzepts aus Laiensicht: Egoistisch und widersprüchlich, praxisfern aber technikfreundlich

Wollte ich das vorherrschende Bewußtseinskonzept aus der Perspektive eines Laien mit einem Wort charakterisieren, so wählte ich das Wort „egoistisch". Ich meine nämlich, daß die beschriebene Verengung des Bewußtseinsbegriffs auf die Selbst-BewußtHeit (d.h. „Bewußtsein" = Selbst-BewußtHeit) dem sog. *Ich* im Denken, Sprechen und Handeln des Alltags die Vorherrschaft sichert. Das, was „Nicht-Ich" in einem Menschen ist, nennt man das „Unbewußte" (man sagt z.B. „das soll ich gesagt haben? Das kann ich nicht glauben"). Kein Wunder, daß Probleme und Widersprüche manifest werden, wird doch, wie ich meine, durch die subjektivistische Reduktion des Bewußtseinsbegriffs das eine BewußtSein konzeptionell verstümmelt. Ob Fachmann (z.B. Psychologe, Psychiater) oder Laie, im Alltag verwendet man den Bewußtseinsbegriff ununterscheidbar widersprüchlich und problematisch.

Nachfolgend seien bloß vier Themenkreise kurz erörtert, welche die konzeptionelle und praktische Verwirrung um das Thema „Bewußtsein" explizieren. Es beginnt schon beim banalen Widerspruch in der Alltagssprache. So gilt es als denkbar und sagbar, daß man z.B. (1) gleichzeitig „unbewußt" und doch bei „Bewußtsein" handeln könne, daß man z.B. (2) „Bewußtsein" sowohl haben als auch bei „Bewußtsein" sein könne (man denke sich die Verwirrung, wollte jemand behaupten „ich habe einen Apfel und ich bin ein Apfel"). – Ferner möchte ich (3) kurz auf die Problematik individuelles vs. kollektives (z.B. National-BewußtSein) Bewußtsein eingehen; schließlich (4) auf die absurde Diskussion, ob das „Bewußtsein" lebensnotwendig oder ein Luxus sei (z.B. ein „Epiphänomen", welches in der biologischen Evolution „vom Tier zum Menschen" aufgetreten ist).

3.1.1. Der Widerspruch vom „unbewußten Bewußtsein“

Ich fasse die bereits angesprochene Problematik hier zusammen. In dem Alltagssatz „mein Versprecher vorhin geschah ganz unbewußt“ wird deutlich, daß der Laie offenbar mit folgendem dreifachen Widerspruch gut leben kann: Erstens, muß man doch wohl bei „Bewußtsein“ sein, um sprechen bzw. sich versprechen zu können und trotzdem sagt man ungeniert, man habe sich „unbewußt“ versprochen. Zweitens erkennt man häufig ganz „bewußt“ seinen eigenen „unbewußten“ Versprecher, d.h. „bewußt“ und „unbewußt“ können keine Gegensätze sein, was aber die sprachliche Negation „un-“ suggeriert. Drittens trägt zur Verwirrung bei, daß man in der Alltagssprache die Negationen „bewußtlos“ einerseits und „unbewußt“ bzw. „nicht bewußt“ andererseits nicht gleichbedeutend versteht, d.h. man darf nur als sog. Verrückter sagen: „Ich versprach mich bewußtlos“, wohingegen „ich versprach mich unbewußt“ als völlig normal gilt (Anmerkung: Als „normal“ im Sinne der statistischen Norm, nichtsdestotrotz ist der Satz offensichtlich widersprüchlich, ver-rückt!).

Dieser Widerspruch läßt sich – wie ich meine – leicht auflösen: Statt „unbewußt“ bzw. „nicht bewußt“ sollte es zutreffend heißen: nicht selbst-bewußt oder nicht bei Selbst-BewußtHeit. Das Wort bewußtlos bzw. Bewußtlosigkeit könnte weiterhin als Negation der BewußtHeit (besser: des psychischen Aspektes der BewußtHeit) gelten; hingegen ist das, was man nicht selbst-bewußt sagt, bewußt- (unabsichtlich), doch mitnichten un-bewußt.

Man mißverstehe mich nicht: Es geht mir nicht um Worte für einen Etikettentausch, sondern um Worte, die Tatsachen zutreffend beschreiben. Es ist sehr wichtig, das „Umweltbewußtsein“ auch auf eine Ökologie der verbalen Sprache auszudehnen: Erstens sprechen wir so wie wir denken und umgekehrt; zweitens konstituiert sich das sogenannte Selbstverständnis eines erwachsenen Menschen in bedeutendem Maße aus seinem Denken („cogito, ergo sum“); drittens: Unsere zeitgenössische Kultur bzw. Zivilisation konstituiert sich in bedeutendem Maße aus der verbalen Sprache.

Um ein mögliches – es wäre ein schlimmes – Mißverständnis auszuräumen folgendes zur Klarstellung: Ich wende mich hier nicht gegen das, was unter dem sog. Unbewußten, z.B. bei FREUD, gemeint(!) ist. FREUDs Entdeckung, daß – wie ich sagen möchte – die BewußtHeit eines Menschen nur zum winzigen Teil in Selbst-BewußtHeit (vulgo: „Bewußtsein") organisiert ist, d.h., daß die BewußtHeit (vulgo: „Unbewußtes") im weit überwiegenden Maße die Matrix des Psychischen strukturiert, diese Entdeckung beschreibt, gerade weil sie richtig ist, nur eine selbstverständliche Tatsache, die jeder Mensch erfährt und leicht überprüfen kann.

3.1.2. Die Widersprüche von „Bewußtsein" haben und sein und von „Bewußtseinsakt" bzw.„-inhalt" vs. „-verbindung"

(1) Man kann in der Alltagssprache sowohl davon reden, „Bewußtsein" zu *haben* (z.B. „Algen haben kein Bewußtsein"), als auch bei „Bewußtsein" zu *sein* (z.B. „der Patient ist schon bei Bewußtsein"). Tatsächlich befindet man sich aber hiermit in einem Widerspruch von der Art, z.B. sowohl „einen Kropf haben" zu können wie auch „ein Kropf sein" zu können. Ich meine, man sollte sich konzeptionell für eine der beiden Varianten entscheiden; beide gemeinsam sind ein Widerspruch in sich! Doch bedenke man bei dieser Entscheidung folgendes: Es macht einen riesigen Unterschied aus, ob man meint, „Bewußtsein" haben zu können wie ein Ding (d.h. man bleibt Person auch ohne dieses Ding), oder ob man meint, man selbst sei „Bewußtsein" (womit man ohne „Bewußtsein" nicht man selbst bleiben könne!). Ich meine: „Ich bin bewußt, daher bin ich", „ich bin mir selbst-bewußt, daher bin ich selbst". Demgegenüber halte ich das Denken (z.B. DESCARTES' „cogito ergo sum"), so wichtig es ist, für ungeeignet, eine Art von „Leitwährung" für das Selbst-Verständnis von uns Menschen zu sein. Im übrigen übernehmen die Computer (vulgo: „Denkmaschinen") in wachsendem Ausmaß viele sog. Denkfunktionen, aber nicht die BewußtHeiten(!) der Menschen.

(2) „Bewußtsein" als *„Akt und Inhalt" vs. Verbindung*. Ich zitiere aus SCHARFETTER (S.35): „Bewußtsein als conscientia ist immer bezogen auf etwas. Schon im etymologischen Sinn von Bewußtsein als

bi-beiwizan (bei = auf etwas zu, Gerichtetheit, Intentionalität). Damit ist die soziale Dimension des Bewußtseins (im weiten Sinne des Mitseins mit Menschen und Dingen) genannt. Bewußtseiender Mensch und Gegenstand des Bewußtseins gehören zusammen. Die konstrukthafte Trennung von Bewußtsein als Akt von Bewußtsein als Inhalt ist unnötig" (Zitatende). Dem Gesagten möchte ich gerne zustimmen, gebe allerdings zu bedenken, daß dies, innerhalb des subjektivistischen(!) Bewußtseinskonzepts geäußert, ein Widerspruch in sich ist. Ich meine, daß die Rede von der Intentionalität des „Bewußtseins" (Gerichtetsein auf etwas, das es selbst nicht ist) nur die Hälfte der Verbindung (Semiose) des BewußtSeins beschreibt, d.h. das Bewußt-Sein ist selber(!) die Verbindung zwischen Subjekt (z.B. Mensch) und Objekt (z.B. Baum), nicht bloß eine Hälfte desselben aus der Sicht des Subjekts! Wieso, so läßt sich fragen, will ich dies behaupten? Ein Beispiel zur Illustration: Otto und Karl reden (bei „Bewußtsein"!) miteinander. Bei jedem von beiden sei – gemäß der Intentionalität - das „Bewußtsein" das, was auf den anderen gerichtet ist. Nun, aus der Sicht eines dritten Beobachters verbindet das „Bewußtsein" die beiden (analoges gilt auch für die Verbindung von Subjekt und Objekt).

3.1.3. Die Problematik von der sog. Metapher des transindividuellen „Bewußtseins"

Ich fasse die bereits angesprochene Problematik hier zusammen. In den Alltagssätzen „Otto ist bei Bewußtsein" und „die Franzosen haben ein starkes Nationalbewußtsein" verwendet man das Wort „Bewußtsein" sowohl für einen *intra*subjektiven, als auch für einen *trans*subjektiven Sachverhalt. Letztere Verwendung widerspricht allerdings dem vorherrschenden subjektivistischen Bewußtseinskonzept (wonach „Bewußtsein" nur ein Einzelner, ein Subjekt, haben kann), weswegen man bei näherer Befragung folgende „Korrektur" zur Antwort erhält: „Ein Nationalbewußtsein gibt es selbstverständlich nicht; das Wort ‚Bewußtsein' wird hier nur als Metapher verwendet". Die Rede vom „Bewußtsein" als „Metapher", sobald von transsubjektivem „Bewußtsein" die Rede ist, halte ich für fragwürdig.

Erläuterung: Man versteht unter „Metapher" den Gebrauch eines uneigentlichen, bildlichen Ausdruckes statt des eigentlichen, die Sache selbst bezeichnenden

(HOFFMEISTER, S.402). Ich meine: Entweder sind *beide* Sätze (Otto und Nationalbewußtsein) metaphorisch zu verstehen oder keiner. Ein Beispiel: Als die Leipziger Demonstranten im Spätherbst 1989 „wir sind ein Volk" riefen, als alle verantwortlichen Politiker dem Prozeß der sog. Wiedervereinigung Deutschlands immer ein Stück hinterher - nie voraus – liefen, da war offensichtlich, daß der einzelne Mensch diesen Geschichtsprozeß (National-BewußtSein) nicht produziert, sondern bloß realisiert hat, d.h. der Einzelne nimmt Teil. Schon in GOETHEs Faust heißt es treffend: „Du glaubst zu schieben, und Du wirst geschoben." Ein weiteres Beispiel: Diejenigen unter den Lesern, die mit Gruppendynamik vertraut sind, wissen, spüren (d.h. realisieren), daß mit jeder hinzukommenden Person das BewußtSein (die sog. Dynamik) der Gruppe sich verändert.

3.1.4. Die Problematik vom Wert des „Bewußtseins": Luxus oder Notwendigkeit?

Es paßt gut zur Verwirrung im vorherrschenden Bewußtseinskonzept, daß man sich sogar über den Wert dessen, was man unter „Bewußtsein" versteht, völlig unklar ist. Einzig dem Arzt und den Angehörigen von Patienten ist der Wert des „Bewußtseins" klar – das „Bewußtsein" ist lebensnotwendig: Ein bewußtloser Mensch, sich selbst überlassen, stirbt innerhalb von wenigen Tagen. Nur durch intensivmedizinische Betreuung kann man „künstlich" die sog. vitalen Funktionen eines bewußtlosen Menschen aufrechterhalten, man kann aber nicht mit diesem Menschen in personale Kommunikation eintreten. Umso unverständlicher ist es mir als Arzt, wenn man vom „epiphänomenalen Luxus" des „Bewußtseins" spricht, oder davon, daß „die Notwendigkeit des Bewußtseins wissenschaftlich nicht bewiesen werden könne". Der sog. Behaviorismus meinte jahrelang, ohne den Bewußtseinsbegriff wissenschaftliche Forschung in der Psycho(!)-logie betreiben zu können. Offenbar spielt(-e) das Bewußtseinsthema in den sog. Naturwissenschaften aus dem gleichen Grunde keine Rolle, aus welchem dem Gesunden die Gesundheit und dem Reichen sein Geld „keine Rolle" spielen. Als wissenschaftliche Gegenbewegung sprechen hingegen Forscher der sog. künstlichen Intelligenz sogar einem Computer „Bewußtsein" zu.

Man könnte hier einwenden, daß im vorherrschenden Bewußtseinskonzept unter „Bewußtsein" bloß das private Erleben gemeint sei, welches man durchaus als unnotwendiges Begleitphänomen (Epiphänomen) der Gehirnfunktion konzipieren könne. Meine Antwort auf die *epiphänomenalistische Position:* Nicht zwei Gehirnfunktionen kommunizieren miteinander, sondern zwei Menschen; d.h. die Gehirnfunktionen beider Menschen sind notwendig für die Kommunikation, aber sie reichen bei weitem nicht aus (Analogie: Die TV-Nachrichten, auf dem Bildschirm sichtbar, sind nicht das „Epiphänomen" der Funktionalität des TV-Apparates, sondern sind das „Hauptphänomen"; d.h. zum Empfang der TV-Sendungen ist der TV-Apparat mit seiner elektronischen Funktionalität entwickelt worden).

3.2. Zur Problematik des Bewußtseinskonzepts aus Psychologensicht: Ein reduktionistischer Subjektivismus

Auch dieses Kapitel muß ich aus Platzgründen kurz halten. Hier sei nur auf drei Problembereiche eingegangen, welche sich aus einem subjektivistischen Bewußtseinskonzept zwangläufig ergeben: (1) Man verengt den Bewußtseinsbegriff reduktionistisch, und zwar sogar in mehrfacher Weise; (2) man lokalisiert das „Bewußtsein" im Gehirn; (3) die befremdliche Frage, ob ein Computer, in Funktion, bei „Bewußtsein" sei, läßt sich stellen, weil man das Gehirn als „Biocomputer" konzipiert.

3.2.1. Problematik „Reduktionismus": Der vorherrschende Bewußtseinsbegriff ist mehrfach reduktionistisch

Hier möchte ich fünf Weisen einer reduktionistischen Verengung im vorherrschenden Bewußtseinskonzept knapp skizzieren, eine konzeptionelle Verengung, welche nicht ohne ungünstige Folgen im Alltag bleiben kann.

a) *Die „anthropomorphe" Reduktion* im Bewußtseinsbegriff. Wenn man in der Psychologie von „Bewußtsein" redet, so meint man fast immer das „Humanbewußtsein". Bei näherer Befragung räumt man zwar den sog. höheren Tieren „Bewußtsein" ein, nicht aber den sog. niederen Tieren, den Pflanzen oder gar der sog. unbelebten Natur. Über die Grenzziehung („bei welcher Tierspezies tritt Bewußtsein erstmals auf?") läßt sich dann akademisch streiten, ein unlösbares Thema, welches sich um den Begriff der sog. Emergenz des „Bewußtseins" rankt. Offen bleibt hierbei u.a. eine wesentliche Frage, nämlich, wieso eigentlich aus der „enormen Komplexität" der Gehirnfunktion das „Bewußtsein" entstehen („emergieren") sollte?

b) *Die „subjektivistische" Reduktion* im Bewußtseinsbegriff. In der Psychologie setzt man „Bewußtsein" gleich mit (subjektivem) Erleben. „Bewußtsein" ordnet man also einem Subjekt zu. Eine wesentliche Frage bleibt offen, nämlich, wie Menschen bzw. Tiere miteinander kommunizieren können, wenn sie hierfür – bekanntlich – „bei Bewußtsein" sein müssen, dieses „Bewußtsein" aber auf ein Subjekt beschränkt bleibt, d.h. zwischen den Subjekten gar nicht(!) „Bewußtsein" ist? Das subjektivistische Bewußtseinskonzept widerspricht der unmittelbaren Erfahrung jedes Menschen, z.B. in der Wahrnehmung, daß offenbar der Raum zwischen mir und Dir mit „Bewußtsein" erfüllt ist, d.h., „Bewußtsein" das Medium ist, welches uns beide miteinander verbindet und umgreift.

c) *Die „objektivistische" Reduktion* im Bewußtseinsbegriff. Aus dem eigenen Erleben schließt ein Subjekt, wohl zurecht, daß auch andere Subjekte (Menschen bzw. Tiere) bei „Bewußtsein" sein können. Allerdings bindet man „Bewußtsein" nur an solche Objekte, welchen man Subjektivität zubilligt, wohingegen man unbelebten Objekten oder gar dem Raum (Weltraum) zwischen zwei Objekten kein „Bewußtsein" zubilligt. Eine wesentliche Frage bleibt u.a. ungeklärt, nämlich wieso ein Subjekt ein Objekt, welches von BewußtSein ausgeschlossen (exkludiert) ist - gleichsam ein Nichts – überhaupt wahrnehmen könne?

d) *Die „mentalistische" Reduktion* im Bewußtseinsbegriff. Häufig setzt man „Bewußtsein" gleich mit „Geist" oder „Seele" im Sinne transzendentaler (vulgo: „übersinnlicher") Begrifflichkeit. Diese unerfahrbare Mit-Bedeutung halte ich keineswegs für falsch, allerdings sollte man daraus nicht schließen, daß BewußtSein unerfahrbar sei. Im Gegenteil: Gerade die Wahrnehmung (etwas gar nicht übersinnliches) ist doch wohl eine sinnliche Erfahrungsweise von BewußtSein. Ferner. Ganz „banale" sog. psychosomatische Wechselwirkungen (z.B. Blutdruckerhöhung bei Angst) realisieren nicht weniger oder mehr BewußtSein als z.B. HEGELs „Weltgeist"; unterschiedlich ist bloß die Abstraktionsebene (Domäne) der Realisation von BewußtSein.

e) *Die „ego-istische" Reduktion* im Bewußtseinsbegriff. Wessen man sich nicht im Zentrum der Aufmerksamkeit selbst bewußt wird nennt man „unbewußt". So bringt man das „Ich" der verbalen Sprache und die Selbst-BewußtHeit, innerhalb welcher man überhaupt nur von „Ich" reden kann, in den Mittelpunkt der Welt und „beherrscht" die Welt entsprechend. Der mondiale Raubzug der größenwahnsinnigen Selbst-BewußtHeit des Menschen treibt, wie jeder Mensch sehen kann, schlimme Blüten (z.B. Kriege, ökologische Krisen). Einstweilen heißt es schon in der Alltagssprache zutreffend und ganz bescheiden: „Es(!) ist mir ein großer Gedanke gekommen"; d.h. ein Gedanke, ein Gefühl kommt mir zu, überwältigt mich, keineswegs gehe „ich" auf den Gedanken zu, keineswegs produziere „ich" ein Gefühl. (Erläuterung: Das Selbst realisiert -in der Selbst-Ich Beziehung- den Gedanken, das Gefühl, worauf man „ich denke", „ich fühle" sagt.)

3.2.2. Problematik „Lokalisation": Wo ist das „Bewußtsein"? Im Gehirn?

Die gleichwohl klare wie naheliegende Frage: „Wo ist das Bewußtsein?" stellt man sich nur selten. Ich vermute hauptsächlich deshalb, weil nur wenige „aufgeklärte" Menschen überhaupt daran zweifeln, daß das „Bewußtsein" im Gehirn lokalisiert sei, und zwar deshalb, weil man annimmt, daß das „Bewußtsein" vom Gehirn „produziert" werde. SCHRÖDINGER schreibt in seinem Buch Geist und Materie (S.67-68) hierzu folgendes: „Wir sind so sehr gewohnt, die Persönlichkeit eines Menschen – übrigens ganz ebenso die eines Tieres – eben doch in das Innere seines Leibes hineinzudenken, daß es uns erstaunt, zu erfahren, und wir es nur zweifelnd und zögernd glauben, daß sie sich dort in Wirklichkeit nicht vorfindet. Wir versetzen sie in den Kopf, ein gutes Stück hinter die Mitte der beiden Augen" (Zitatende).

Für mich ist die Tatsache der Wahrnehmung – ein „bewußter" Prozeß – ein anschaulicher Hinweis für die *trans*individuelle „Lokalisation“ des BewußtSeins. Die Tatsache einer Bewußtlosigkeit unter Narkose belegt für mich nicht die Hypothese der Gehirnlokalisation des „Bewußtseins“, sondern belegt bloß, daß bestimmte Gehirnfunktionen für die Realisation (Vergegenwärtigung) des BewußtSeins – in der uns Menschen bekannten Weise des Erlebens – notwendig sind. Die BewußtHeit eines Menschen ist – eine Analogie zur Anschauungshilfe – ebensowenig auf das Gehirn beschränkt, wie die Abendnachrichten auf den Fernsehapparat beschränkt sind.

3.2.3. Problematik „Gehirn-Computer“: Ist das Gehirn ein (Bio-)Computer? Wenn ja, ist ein Computer „bei Bewußtsein“?

In einer Debatte, jüngstens veröffentlicht im Scientific American, wurden zwei Positionen zum Thema „Künstliche Intelligenz“ wie folgt auf den Punkt gebracht: Der Philosoph SEARLE antwortete auf die Frage: „Ist des Gehirns Bewußtsein (mind) ein Computerprogramm?“ – „Nein. Ein Computer-Programm manipuliert (manipulate) bloß Symbole, wohingegen ein Gehirn Symbolen Bedeutung bzw. Sinn zuweist (attach meaning).“ Als Gegenposition antworteten die CHURCHLANDs (beide sind Philosophen) auf die Frage: „Könnte eine Maschine denken?“ – „Es ist unwahrscheinlich (unlikely), daß die klassische Forschung einer künstlichen Intelligenz bewußte (conscious) Maschinen hervorbringt (yield); hingegen könnte dies Systemen, die das Gehirn nachahmen (systems that mimic the brain), gelingen“ (Zitatende).

Hierzu möchte ich folgendes sagen: Beide Positionen gehen vom vorherrschenden subjektivistischen Bewußtseinskonzept aus, mit all seinen inneren Widersprüchen. SEARLEs Gegenüberstellung von *Manipulation versus Sinngebung* läßt sich bereits durch die Alltagserfahrung – als heuristisch arm – widerlegen: Kein Autofahrer weist seiner „automatischen“ Fahrt durch das Verkehrsgewühl Sinn zu (obgleich er „bei Bewußtsein“ fährt), während er mit seinem Beifahrer streitet (dies erhält Sinn!). Oder: Es sei die Aufgabe gestellt, das Wort „Bewußtsein“ in seine Buchstaben zu zerlegen und diese nach dem Alphabet neu zu ordnen. Jeder Mensch wird diese Aufgabe – gleich einem Computer – durch Manipulation(!) der Symbole (Buchstaben) nach bestimmten Regeln, keineswegs durch Sinngebung, lösen und zwar lösen nur im Zustand der Selbst-BewußtHeit (vulgo: „Bewußtsein"). Ich meine: In der subjektivistischen Bewußtseinskonzeption ignoriert man die Tatsache, daß es völlig gleichgültig ist, ob man Symbole manipuliert oder ihnen Sinn gibt, - in beiden Fällen muß man „bei Bewußtsein" sein! Der CHURCHLANDs Gegenüberstellung von *bewußten Maschinen vs. nicht-bewußten Maschinen* adressiert ein Scheinproblem am Beispiel der Maschine, welches von manchen Biologen am Beispiel Tier geäußert wird, nämlich die Frage, welcher Tierart in der evolutionären Hierarchie man als erster „Bewußtsein" zubilligen könne oder wolle. Für vergleichbar wertlos halte ich Fragen wie z.B.: „Kann ein Computer denken?"

Aus der Sicht eines monistischen BewußtSeinskonzepts antworte ich folgendermaßen: Selbstverständlich ist es heuristisch wertvoll, das (menschliche) Gehirn u.a. auch als (Bio-)Computer zu konzipieren. Ein Computer, der in Funktion ist, realisiert – und das zu betonen halte ich für sehr wichtig – das eine (kosmische) BewußtSein in der seiner Funktionalität entsprechenden Weise. Allerdings: Kein Computer, obgleich von Menschen konstruiert, wird je menschliches Erleben (BewußtHeit) realisieren können. Wieso nicht? Weil ein menschliches Gehirn erstens nie vollständig nachahmbar sein wird, da zur Vollständigkeit der Nachahmung eines Gehirns nicht bloß dessen aktueller Zustand, sondern auch dessen Geschichte (ontogenetisch und phylogenetisch) gehört. Zweitens kann ein Computer bekanntlich nur im Zustand der Selbst-BewußtHeit von Menschen gebaut werden (die Selbst-BewußtHeit realisiert aber nur einen minimalen Aspekt dessen, was das Gehirn ist!). Drittens: Das, was man Erleben (BewußtHeit) nennt, ist das Erleben einer Person; die Person ist aber viel mehr als ihr Gehirn.

3.3. Zur Problematik des Bewußtseinskonzepts in der Medizin: „Geistes-" bzw. „Seelenkrankheiten" = Gehirnkrankheiten?

Die vorherrschende Medizin heute und in der industrialisierten Welt ist eine „naturwissenschaftliche Medizin", d.h. eine „bio-technische Medizin". Ganz konsequent der reduktionistischen Ideologie folgend, konzipiert man das Gehirn als „Biocomputer“ und das (subjektive) Erleben eines Menschen als funktionell unnotwendige Begleiterscheinung (Epiphänomen) der Gehirnleistung. Diese Technisierung des Menschen, konzeptionell und kommunikativ, diese totale Degradierung des BewußtSeins zum Status eines Epiphänomens, hat ihren Preis. Dieser manifestiert sich in einer Problematik, z.B. im sog. Gesundheitswesen, welches tatsächlich ein Krankheitswesen ist.

Ich kann hier nur zwei Aspekte der Problematik des vorherrschenden Bewußtseinskonzepts in der Medizin kurz erörtern: Die Konzeptionen über die vermeintlichen Beziehungen zwischen a) „Bewußtsein“ und Gehirn und zwischen (b) „Bewußtsein“ und den Aktivitäten von Diagnose und Therapie. Die Problematik erörtere ich aus der Sicht eines (1) Mediziners, eines (2) Arztes und eines (3) Patienten. *„Mediziner“* nenne ich einen „Heiltechniker“ (vgl. SCHIPPERGES), der innerhalb des biomedizinisch-technologischen Modells vom Menschen denkt und handelt. *„Arzt“* nenne ich einen „Heilkundigen“ (vgl. SCHIPPERGES), der innerhalb eines holistischen Modells vom Menschen denkt und handelt, und zwar mit einem Beziehungspartner; d.h. der Arzt erfährt sein Gegenüber („Patient“) in der dyadischen Begegnung („Patient-Arzt-Beziehung“) zweier Personen. *„Patient“* nenne ich diejenige Person, welche, dank somato-psychischer Zeichen (d.h. Symptombildung), auf einen multidomänalen Krankheitsprozeß (besser: involutiven Strukturprozeß) aufmerksam macht.

3.3.1. Zur Problematik des Bewußtseinskonzepts aus der Sicht eines Mediziners

Dem naturwissenschaftlich orientierten Mediziner bereitet sein subjektivistisches und „epiphänomenalistisches“ Bewußtseinskonzept kaum Probleme. Wieso sollte es auch? Man meint, daß das, worauf es ankommt, die geordnete Gehirnfunktion sei. Das subjektive Erleben („Bewußtsein“) gilt als Begleiterscheinung (Epiphänomen) derselben, welche nicht(!) gleichwertig in Wechselwirkung mit dem Gehirn steht. Wollte man nämlich einen Gehirn-Bewußtseins-Dualismus (als gleichwertige Interaktion) konzipieren, würde man die naturwissenschaftliche Position eines materialistischen (Pseudo-)Monismus verlassen. Durch das Postulat des Epiphänomens eliminiert man folgerichtig das Problem des Dualismus von Gehirn und „Bewußtsein". Allerdings übersieht man, daß das Epiphänomen „Erleben" nicht materialistisch charakterisiert werden kann, d.h. es gibt im materialistischen Monismus eine – metaphorisch gesprochen – psychische Enklave (daher nenne ich das naturwissenschaftliche Bewußtseinskonzept pseudo-monistisch). Übrigens kann die Hirnforschung die Frage nach der Art der vermeintlichen Beziehungen zwischen Gehirn und „Bewußtsein" (ob pseudomonistisch-epiphänomenalistisch oder dualistisch-interaktionistisch) gar nicht beantworten, denn die Erforschung der Art der vermeintlichen Beziehung zwischen hirnphysiologischen und psychologischen Variablen beschränkt sich – notwendigerweise – auf die Aufdeckung von raumzeitlichen Korrelationen.

Wenn der Mediziner das „Bewußtsein" als (Bei-)Produkt der Gehirnfunktion, und zwar als (akausales) Korrelat derselben konzipiert, dann schließt er folgerichtig, daß klinisch beobachtbare sog. Störungen des „Bewußtseins" nützliche Zeichen (Symptome) von Gehirnfunktionsstörungen seien. Letztere, so postuliert man, „verursachen" die Symptome, aber nicht umgekehrt. Das Ganze auf den (reduktionistischen) Punkt gebracht: „Geisteskrankheiten sind Gehirnkrankheiten". Es ist klar: Die vorherrschende Position des Mediziners ist fast konsequent monistisch-biologistisch („biologistisch" in dem Sinne, indem man die Gehirnfunktion als etwas Biologisches konzipiert). Nur „fast monistisch" in dem Sinne, in welchem auch der Mediziner – wie gesagt – das Epiphänomen Erleben als etwas Nicht-Biologisches (Psychisches) konzipiert.

Ganz folgerichtig steht einer Biologisierung, besser: einer biologistischen Annexion des „Bewußtseins" und – über das Konzept vom „Biocomputer Gehirn" – einer Vertechnisierung (Mikroelektronisierung) des „Bewußtseins" nicht viel im Wege. Die Praxis des Mediziners im Umgang mit „dem Bewußtsein" sieht schon beeindruckend biotechnisch aus: Mit Apparaten wie z.B. einem Elektroenzephalographen (EEG) und einem Positronenemissionstomographen (PET) kann man – „on line", „in real time" – Einblick in die Gehirnaktivitäten nehmen, kann, am individuellen Patienten, biologische und psychologische Variablen des „Bewußtseins" (z.B. Vigilanzstufen, Traumstadien, psychotisches Erleben) miteinander korrelieren. Man kann noch mehr als nur „diagnostizieren", man kann sogar gezielt normativen Einfluß („Therapie") auf „das Bewußtsein" nehmen. Mit Hilfe von z.B. Biofeedback oder Psychopharmaka kann man sog. Bewußtseinsstörungen behandeln, d.h. man kann den „symptomfreien" Status quo ante eines Patienten wieder herstellen. Bei soviel biotechnischem Erfolg, innerhalb der letzten 50 Jahre, nimmt es nicht Wunder, daß der Mediziner seine „Feinde" im biologischen lokalisiert: Nicht nur den „Krebs" beforscht er in Zelle und Zellverband, ja sogar „das Bewußtsein". Man sucht die primären Störungen von z.B. „Depression" und „Schizophrenie" im(!) Gehirn, - wo denn sonst?

Aus dem Gesagten wird klar: Der Mediziner sieht die Problematik weder in seinem unpassenden Bewußtseinskonzept (weiß er sich doch in bester, weil naturwissenschaftlicher Gesellschaft), noch – als Folge davon – in seinem unpassenden Menschenbild. Zwar beklagt auch der Mediziner, z.B „zu wenig Zeit für den Patienten zu haben" (Anmerkung: es geht nicht um die Quantität der Zeit für einen Patienten, sondern um die Qualität der Patient-Arzt-Beziehung), doch ortet der Mediziner die Problematik in der „Organisation des Gesundheitswesens" (die Biomaschine „Mensch" wird von der sozioökonomischen Maschine „Gesundheitswesen" „organisiert", verwaltet) und nicht in seinem reduktionistischen Bewußtseinskonzept.

3.3.2. Zur Problematik des Bewußtseinskonzepts aus der Sicht eines Arztes

Für mich als Arzt ist die Frage nach der domänalen Zuordnung (Abstraktions-„Ebene") von BewußtSein und Gehirn (cave: angesprochen ist nicht die domänale Zuordnung von BewußtHeit und Gehirn!) zentral für das Menschenbild und Weltbild; „Bilder", welche ihrerseits – häufig gar nicht explizit – die Theorie und Praxis des medizinischen Alltags strukturieren.

Zur Klarstellung: Es geht mir hier nicht um das sogenannte Leib-Seele-Problem, d.h. die Klärung der vermeintlichen Beziehung zwischen Leib und Seele bzw. zwischen Gehirn und Bewußt*Heit* innerhalb eines (!) Menschen, einer (!) Individuation. (Unter *Beziehung* verstehe ich die *Verbindung* zwischen zwei *Individuationen,* nicht aber zwei Aspekte ein und derselben Individuation.) Vielmehr geht es mir hier um das *Konzept,* welches man sich über die domänale Zuordnung von Gehirn und Bewußt*Sein* macht oder verabsäumt (!) zu machen.

Im sog. *Leib-Seele-Problem* sehe ich übrigens ein *Scheinproblem,* und zwar aus folgenden Gründen: Erstens gibt es kein Problem der Beziehung zwischen Leib und Seele, weil es gar keine Beziehung zwischen Leib und Seele bzw. Gehirn und Bewußt*Heit* gibt, denn beide „interagieren" gar nicht miteinander; Leib und Seele sind bloß unterschiedliche Aspekte (Domänen) ein und desselben Bewußt-Heitsprozesses einer (!) Individuation (z.B. Herr Maier). Zweitens: Angenommen, es gäbe doch eine Beziehung zwischen Gehirn und BewußtHeit (weil man Gehirn und BewußtHeit – dualistisch – als zwei unterschiedliche Individuationen konzipierte), so wäre diese vermeintliche Beziehung weder beschreibbar, noch erforschbar, noch als „Problem" lösbar. (Anmerkung: Die Hirnforschung untersucht gar nicht die vermeintliche Beziehung zwischen Gehirnfunktion und BewußtHeit, jeweils betrachtet als Ganzes, sondern bloß die Möglichkeit von statistischen Korrelationen zwischen einzelnen neurobiologischen und psychologischen Variablen).

Die medizinische Problematik liegt also aus meiner ärztlichen Sicht in zweierlei: Erstens in der unzutreffenden Konzeption über die domänale Zuordnung von Gehirn und Bewußt*Sein* und zweitens in der problematischen Anwendung dieser unzutreffenden Konzeption im Alltag.

a) *Zur Problematik der medizinischen Konzeption von BewußtSein.* Für einen Arzt muß eine Konzeption, wonach die Gehirnfunktion das „Bewußtsein" *produziert* – ob als Beiprodukt (Epiphänomen) oder als Hauptprodukt ist für dieses Argument unwichtig – höchst problematisch sein: Erstens verweigert man der „psychischen Seite" des Menschen, nämlich dem Erleben, ihre Gleichwertigkeit (!) relativ zur „organischen Seite". Zweitens nagelt man die sog. psychischen Krankheiten - lokalisatorisch – im Gehirn fest, d.h. man diagnostiziert sie als Fehlfunktion eines somatischen Organs, statt sie als somato-psychisches Zeichen (Symptom) von multidomänalen Prozessen im Bewußt-Sein zu konzipieren. Drittens therapiert man die sog. psychischen Krankheiten, als Störungen des Biocomputers Gehirn, entsprechend technisch (z.B. mit Psychopharmaka, Verhaltenstherapie), statt kommunikativ die multi-domänalen Prozesse mittels semiotischer Transformationen (Semiosen) zu integrieren, d.h. involutive („krankhafte") zu evolutiven („gesunden") Prozessen zu transformieren (vgl. Kap. 4). Kurz gesagt: Erst aus der Sicht eines Arztes wird klar, daß das vorherrschende Bewußtseinskonzept des Mediziners das eine BewußtSein nicht konzipiert - obgleich man im ärztlichen Alltag ständig daran erinnert wird -, sondern man konzipiert bloß die Selbst-BewußtHeit („Bewußtsein") und verdünnt sogar diese zum Epiphänomen.

b) *Zur Problematik der medizinischen Praxis als Konsequenz des Bewußtseinskonzepts.* Das biotechnisch-epiphänomenalistische Bewußtseinskonzept der vorherrschenden „naturwissenschaftlichen" Medizin muß in der Praxis, d.h. in der Anwendung am Menschen, dekompensieren. Es beginnt schon damit, daß man „die Krankheit" diagnostiziert und behandelt, statt eine Person in ihrem multidomänalen (physikochemischen-somatopsychischen-soziokulturellen) Umfeld. Man redet vom Placebo und meint ein Scheinmedikament statt die „Aura curae" (LANGER, 1989). Man vergißt, daß die Patient-Arzt-Beziehung, doch nicht das Medikament, das wichtigste aller therapeutischen Mittel in der Medizin ist. Man redet von Krankheiten als individuelle „Störungen" statt von transindividuellen involutiven Prozessen, man mißversteht Symptomfreiheit als Heilung und Gesundheit. Man hält Therapie für eine Reparatur und Instruktion, statt für eine Induktion zur Selbstheilung. Man propagiert – zurecht – die (Krankheits-)Prophylaxe und vernachlässigt doch die vorrangige Förderung von evolutiven Prozessen („Gesundheit"). Man zentralisiert die Medizin, zwecks Amortisation der Medizintechnik, statt Dezentralisierung und Stützung der Patientenversorgung am Ort des Geschehens zu fördern, d.h. in der Familie und am Arbeitsplatz. All das hat sehr viel, so meine ich, mit dem subjektivistischen Bewußtseinskonzept zu tun, welches die konzeptionelle Grundlage für die problematische Praxis bildet.

3.3.3. Zur Problematik des Bewußtseinskonzepts aus der Sicht eines Patienten

Nach meiner Erfahrung haben Patienten ein – implizites – Bewußtseinskonzept, welches dem des Arztes näher steht als dem des Mediziners. Allerdings bleibt die biotechnische Position des Mediziners nicht ohne (schlechten) Einfluß auf die Patienten. So halten viele Patienten ihre „Krankheit“ für ein Ding, eine Art biotechnische Störung, welche ihnen der Doktor „wegmachen“ soll, mit Medikament, Apparat oder Skalpell. Patienten sind häufig erstaunt, wenn der Arzt ihnen eröffnet, daß nur sie selber ihrer „Krankheit“ Schmied oder Heiler sein können, daß weder die „Depression“ im Kopf „sitzt“, noch die „Grippe“ im Virus. Wenn die Patienten unter der Biotechnisierung der Medizin leiden, dann insbesondere deshalb, weil sie auf Kosten der mitmenschlichen Kommunikation (Patient-Arzt-Beziehung) finanziert und konzipiert(!) wird. Es ist also nicht die Medizintechnik selber, welche ein Patient problematisiert, sondern deren Überdosierung relativ zur Unterdosierung der mitmenschlichen Kommunikation.

Patienten konzipieren die sog. Gehirn-„Bewußtseins“-Beziehung meist dualistisch (d.h. als Beziehung), womit sie in der Praxis geringere Probleme produzieren als mit der pseudomonistischen Position eines medizinischen Epiphänomenalisten („die Notwendigkeit des Bewußtseins ist wissenschaftlich nicht zu beweisen“). Patienten verstehen ein semiotisch-integrierendes Bewußtseinskonzept sehr gut, sobald man dessen theoretisch-abstrakten Erklärungsraum verläßt und in die Praxis, auf die Handlungsebene kommt. Sei es Familientherapie, Leibtherapie oder ganz einfach das mitfühlende dyadische Gespräch zwischen Patient und Arzt, hier eröffnet sich ein „Bewußtseinsfeld“ in der Begegnung von Ich und Du, ein BewußtSein, welches weder im Ich noch im Du liegt, sondern beide Personen verbindet und umgreift.

4. Ein monistisches Bewußtseinskonzept als „Therapieversuch“: Es gibt nur ein BewußtSein, aber Myriaden BewußtHeiten

In diesem Kapitel möchte ich meine Alternative zum vorherrschenden Bewußtseinskonzept vorstellen. Es geht um meinen „Therapieversuch“ zur Auflösung der Problematik des vorherrschenden Bewußtseinskonzeptes, welches wegen seines reduktionistischen (biotechnisch, subjektivistisch) Modells in der Praxis des menschlichen Alltags zu vielfachen Problemen führt. Die formale Struktur dieses Kapitels korrespondiert mit den beiden vorhergegangenen, d.h. ich stelle die Vorteile meines monistischen Konzepts aus dreifacher Perspektive dar: (1) Aus der Sicht des Laien, (2) des Psychologen und (3) des Arztes.

Als wesentlichen Unterschied zwischen meinem monistischen Bewußtseinskonzepts und dem vorherrschenden Bewußtseinskonzept sehe ich zusammenfassend folgenden: Im vorherrschenden („subjektivistischen“) Konzept kennt man „Bewußtsein“ nur als Erleben eines Subjekts, und zwar nennt man „bewußt“ nur denjenigen Teil, welcher dem Subjekt selbst bewußt wird („Selbstbewußtsein“), d.h. worüber man fühlen, denken, sprechen kann. Dieses „Bewußtsein“ bringt man in einen beziehungsmäßigen Zusammenhang mit der Gehirnfunktion, und zwar so, daß die Gehirnfunktion das „Bewußtsein“ produziert (und zwar als Begleiterscheinung, Epiphänomen), ebenso wie eine gestörte Gehirnfunktion die sog. Bewußtseinsstörungen bei einem Patienten produziert. Somit könnte auch ein Computer „Bewußtsein“ haben oder produzieren (als Epiphänomen), weil man konzipiert, daß „Bewußtsein“ als sog. Emergenz einer hochkomplexen Funktionalität „de novo“ auftritt. Andere Autoren hingegen konzipieren, daß die Gehirnfunktion das „Bewußtsein“ keineswegs produziert, sondern bloß mit ihm korreliert ist (oder gar beide wechselwirken). Diese Autoren argumentieren aus einer naturwissenschaftlich verpönten - ich meine ein wenig zu Unrecht – Position eines Leib-Seele- bzw. Gehirn-„Bewußtseins“-*Dualismus.*

Ich nenne die vorherrschende, epiphänomenalistische Bewußtseinskonzeption *pseudo*monistisch, weil man das sog. Epiphänomen „subjektives Erleben“ nicht dem materialistischen Monismus subsumieren kann. Dem gegenüber nenne ich mein Bewußtseinskonzept monistisch, weil alles, was ist, nur ein BewußtSein ist, nämlich das kosmische BewußtSein. Jeder Mensch, auch jedes Tier, realisiert (vergegenwärtigt) dieses eine BewußtSein, welches in unvorstellbarer Weise plastisch ist, auf artspezifische und individuelle Weise. Diese individuelle Realisation des einen (kosmischen) BewußtSeins nenne ich Bewußt*Heit* bzw. Human-Bewußt*Heit* (beim Menschen).

Der Unterschied beider Bewußtseinskonzepte ist „kopernikanisch“, nämlich: Wir Menschen können das BewußtSein nicht produzieren, auch nicht konstruieren (vgl. sog. Konstruktivisten), sondern nur realisieren: Wir vergegenwärtigen das, was hier und jetzt bereits ist. Eine Behelfsanalogie zur Veranschaulichung des Gemeinten: Unsere Gehirnfunktion sei vergleichbar der Funktion eines TV-Apparates, welcher die TV-Programme weder produziert noch konstruiert, sondern - wenn er funktionstüchtig ist – bloß realisiert, ganz individuell auf seinem Bildschirm. Allerdings. Im Unterschied zu der relativ kleinen Anzahl von Programmen des Satelliten-Fernsehens gibt es Myriaden von individuellen „Programmrealisationen" (BewußtHeiten) im Prozeß des einen, kosmischen BewußtSeins.

4.1. Vorteile eines monistischen Bewußtseinskonzepts aus Laiensicht: Eindeutig und widerspruchsfrei, praxisnah und umweltfreundlich

Hier seien nur drei Vorteile des monistischen Bewußtseinskonzepts zusammenfassend aufgezählt:

Vorteil 1: Begriffliche Klarheit. Das, was man im Alltag „Bewußtsein" nennt, sollte besser BewußtHeit genannt werden. Wieso? Um zwischen dem *intra*subjektiven Aspekt des BewußtSeins - also der BewußtHeit – und dem *trans*subjektiven bzw. *inter*subjektiven Aspekt des BewußtSeins zu unterscheiden. Die Bewußt*Heit* ist die subjektive Realisation (Vergegenwärtigung) des einen BewußtSeins. Sie ist von Individuum zu Individuum, bei Mensch und Tier inhaltlich ganz unterschiedlich. Deshalb bedürfen z.B. wir Menschen der Kommunikation, um das Gemeinsame(!) in den individuellen Realisationen herauszuarbeiten (zu verstehen), was bekanntlich nicht leicht ist (vgl. „Kommunikationsprobleme").

BewußtSein ist die kosmische Matrix, welche „die Welt im Innersten zusammenhält" (GOETHE; gemeint ist der gesamte Kosmos, nicht bloß der Planet Erde). BewußtSein können wir *erleben,* als BewußtHeit, sei es im *trans*subjektiven „Wahrnehmen" von Objekten und im „Kommunizieren" zwischen Menschen und Tieren, sei es im *intra*subjektiven Vorstellen (fühlen, denken, etc.). Diese besondere Qualität des Erlebens (BewußtHeit) ist kein Epiphänomen, sondern eine Facette des (kosmischen) BewußtSeins selber.

Vorteil 2: Personale Verantwortung. Das, was man im Alltag „Unbewußtes" nennt, sollte besser Nicht Selbst-BewußtHeit genannt werden; d.h. die Rede ist von demjenigen Aspekt der BewußtHeit, welcher nicht Selbst-BewußtHeit ist. Wieso auch diese Umbenennung? Hierfür zwei Argumente:

a) Erstens gibt es kein „Unbewußtes" innerhalb des einen (kosmischen) BewußtSeins, genausowenig wie es im Kosmos etwas „Unkosmisches" gibt. Das, was man „Bewußtlosigkeit" nennt, ist keine Ausnahme des soeben Gesagten, sondern benennt die Nicht-Realisation des psychischen Aspektes (Erleben) von BewußtHeit (vgl. unten).

b) Zweitens gibt es auch kein „Unbewußtes" bzw. „Nichtbewußtes" innerhalb der BewußtHeit eines einzelnen Menschen. Begründung: Entweder realisiert ein Mensch – mittels seiner Gehirnfunktion - das eine BewußtSein in welcher Form von Human-BewußtHeit auch immer (Wach-BewußtHeit, Traum-BewußtHeit, Trance, Delirium, etc.), oder er realisiert die Human-BewußtHeit nicht („Bewußtlosigkeit", „Koma"). Ein Mensch „im Koma" (Mediziner-Jargon) ist also ein Mensch ohne psychische Realisation der BewußtHeit (Er-leben), aber mitnichten ein Mensch ohne Leib (somatische Realisation der BewußtHeit), oder gar ohne BewußtSein; er ist ein Mensch, dessen Gehirn das BewußtSein nicht menschengemäß realisiert (was so ähnlich auch im Tiefschlaf - allerdings weckbar – der Fall ist). Ferner. Wenn nun jemand z.B. sagt, er habe sich „unbewußt" versprochen oder er handle aus „unbewußten" Motiven, so widerspricht er der Tatsache, daß er handeln(!) nur in BewußtHeit könne, aber nicht in Bewußtlosigkeit. Auch Motive (egal ob sie „unbewußt" bleiben oder „bewußt werden"), können nur im Zustand der BewußtHeit wirksam werden, aber nicht in der Bewußtlosigkeit des Komas. Schließlich. Es organisiert sich die Selbst-BewußtHeit (der sog. Fokus der Aufmerksamkeit) innerhalb der BewußtHeit ständig neu (vulgo: „ich wende die Aufmerksamkeit diesem und jenem zu"), ohne daß ein Unbewußtes faßbar wird; d.h. nichts „kommt aus dem Unbewußten hervor an das Licht des Bewußtseins", sondern in der Selbst-BewußtHeit konfigurieren sich solche Inhalte, welche im Prozeß der BewußtHeit vergegenwärtigt (realisiert) werden. Somit wird der Mensch nicht „von seinem Unbewußten regiert“, sondern von seiner BewußtHeit, – und ist folglich hierin genauso verantwortlich wie in seiner Selbst-BewußtHeit. Die im Alltag beliebte Ausrede „das habe ich doch nicht absichtlich getan“, möchte ich gerne als Verantwortungsflucht entlarven.

Vorteil 3: Transpersonale Verbundenheit. Das, was man im Alltag „Geist“ oder „Bewußtsein“ im *transindividuellen Sinne* nennt (z.B. „Gruppengeist“, „Umweltbewußtsein“), das gibt es tatsächlich (nicht bloß als Metapher). Diese Worte sind auch nicht sprachlich widersinnig, wie z.B. das „unbewußte“ Handeln, weswegen man diese Worte, so meine ich, ohne Bedenken gebrauchen sollte. Als Folge des subjektivistischen Reduktionismus des Bewußtseinsbegriffs kam zwar alles „Bewußtsein“, welches nicht auf ein Subjekt beschränkt gedacht wurde, in den Verruf, „nebulos“ zu sein, doch halte ich die subjektivistische Position für noch schlimmer als nebulos, nämlich für bedenklich eingeengt und widersprüchlich.

Ein Beispiel zum *Gruppenbewußtsein:* Jeder Mensch erlebt sich, wenn alleine in einem Raum, anders als zu zweit, wiederum anders, wenn ein dritter und vierter Mensch hinzutritt und wieder anders, wenn er in einer großen Menschenmenge interagiert. Nach der subjektivistischen Position dürfte sich die Selbsterfahrung nicht in Abhängigkeit von der Zahl der anwesenden Mitmenschen wandeln, denn das „Bewußtsein“ sollte auf das Subjekt beschränkt bleiben. Demgegenüber ist im monistischen Konzept das BewußtSein das, was die Individuationen (z.B. Menschen) miteinander verbindet und umschließt. Nun ist das, was einen Menschen mit sich selbst verbindet (Selbst-Ich Beziehung), etwas ganz anderers als das, was ihn mit einem zweiten, einem dritten usw. Menschen verbindet. Bekanntlich ist das sog. brain-storming in einer kongenialen Gruppe um ein vielfaches fruchtbarer als im Kämmerlein allein.

Der Subjektivist denkt „monadisch“ (d.h. sich selbst genügend, ohne Verbindung nach außen), ego-istisch, wohingegen in einem monistischen Bewußtseinskonzept das Ich und Selbst durch das Du und Wir mitbestimmt werden, und zwar nicht metaphorisch oder schöngeistig gemeint, sondern ganz wörtlich.

4.2. Vorteile eines monistischen Bewußtseinskonzeptes aus Psychologensicht: Nicht-dualistisch, humanistisch und therapiefreundlich

Als Vorteile eines monistischen Bewußtseinskonzepts relativ zum vorherrschenden, subjektivistischen Bewußtseinskonzept nenne ich u.a.: a) Widerspruchsfreiheit, b) größeren Erklärungswert, c) praktische Nützlichkeit, d) humanistischen Wert des monistischen Konzepts. Selbstverständlich ist die monistische Konzeption genauso wie jede andere Konzeption (über das BewußtSein) nur ein Modell. Ich erhebe keinerlei Anspruch auf Wahrheit, nur auf Dienlichkeit für uns Menschen und die uns umgebende Natur. Ich versuche nachfolgend aus Psychologensicht eine Charakterisierung der (Selbst-) BewußtHeit und des BewußtSeins innerhalb eines monistischen Bewußtseinskonzepts.

4.2.1. Ein monistisches Bewußtseinskonzept: Charakterisierung der (Selbst-)BewußtHeit

Zwischen BewußtHeit und Selbst-BewußtHeit sehe ich - im Einklang mit der Alltagserfahrung – keinen wesentlichen Unterschied (ganz im Gegensatz zum vorherrschenden Bewußtseinskonzept, welches zwischen „unbewußt" und „bewußt" – schon durch die Negationssilbe – ganz wesentlich zu unterscheiden meint). Ein Beispiel: Wenn man „unbewußt" („automatisch") oder „bewußt" Klavier spielt, was ist am Klavierspiel wesentlich unterschiedlich? Nichts; ersteres erfolgt fließender als zweiteres, was klar ist, denn die Selbst-Ich Beziehung der Selbst-BewußtHeit, weil für das „piecemeal-engineering" (s. unten) zuständig, engt den „Spielraum" beträchtlich ein (sog. Enge des „Bewußtseins").

Die *Selbst-BewußtHeit* ist eine „Exzerpierung" (JAYNES), organisierte Verdichtung und Konkretisierung der BewußtHeit; letztere ist sowohl plastischer als auch abstrakter. Zweck der Selbst-BewußtHeit ist die Organisierung und Strukturierung der Handlung, welche – eine Metapher – eine Art Flaschenhals der Realität ist. Die Selbst-BewußtHeit zerteilt also die amorphe Realität in gestaltliche Stücke, die klein genug sein müssen, um der Handlung, die nur Stückwerk produzieren kann, eine Führungsstruktur abgeben zu können. Somit korrespondieren das „piecemeal engineering" (POPPER) der Selbst-BewußtHeit (sog. Enge des „Bewußtseins") mit den kleinen Stücken der Handlung. Zur *Handlung* zähle ich auch die verbale Sprache, welche in ihrer Syntax ebenso Stückwerk ist. Im Gegensatz zur Selbst-BewußtHeit ist in der BewußtHeit (sog. „Unbewußtes", Vorbewußtes) das Erleben und Erfahren relativ ganzheitlich strukturiert (ebenso wie Handlungen die automatisch, „unbewußt" ablaufen).

Ich möchte vier Dimensionen der (Selbst-)BewußtHeit unterscheiden: (1) Die Wachheit; aus psychophysiologischer Sicht nennt man sie auch „Vigilanz"; (2) die Verbindlichkeit, welche sich insbesondere als Sprachlichkeit manifestiert, und die Strukturiertheit bzw. Ordnung; (3) die Identitätsbildung (Selbst und Ich) und die Gegenständlichkeit (Objektivierung der Welt); (4) die Wandelbarkeit (Zeit, Bewegung, Entwicklung etc). Jeder sog. Bewußtseinsakt (inklusive des sog. Bewußtseinsinhalts) konfiguriert sich – wie ich meine – innerhalb dieser vier Dimensionen, ebenso die sog. Bewußtseinsstörungen. Diese vier Dimensionen der (Selbst-)BewußtHeit seien nun näher ausgeführt, wobei selbstverständlich ist, daß man nur im Zustand der Selbst-BewußtHeit über die BewußtHeit reden kann, ein Reden, welches nur sinnvoll ist unter der Hypothese, daß Selbst-BewußtHeit und BewußtHeit sich von einander nur unwesentlich unterscheiden. Deshalb kann man auch über das sog. Unbewußte nur aussagen, was gar nicht mehr „unbewußt" ist (sondern „bewußt"). Oder mit WITTGENSTEIN: „Wovon man nicht sprechen kann, darüber muß man schweigen".

1) *Die Dimension Wachheit* der (Selbst-)BewußtHeit. Erleben ist zuallererst und immer wach. Das „es werde Licht" der Bibel verstehe ich als Wachheit, nicht als physikalische Lichtwerdung, d.h. nicht mit dem Licht, sondern mit der BewußtHeit wurde „die Dunkelheit überwunden". (Bekanntlich sind blindgeborene Menschen nicht weniger wach als sog. Sehende und sie bemerken auch die Abwesenheit von Licht nicht, genausowenig wie wir sog. Sehenden die „Dunkelheit" von elektromagnetischen Wellen erleben können). Der Alltagssatz „er ist ein wacher Mensch" trifft durchaus das hier Gemeinte.

2) *Die Dimensionen Verbindlichkeit und Strukturiertheit* der (Selbst-)BewußtHeit. Erleben ist immer verbindlich und strukturiert bzw. geordnet. Die *Verbindlichkeit* der (Selbst-) BewußtHeit läßt sich am besten bei der Wahrnehmung veranschaulichen: Wenn man sagt

„ich sehe dort einen Baum", so ist das, was den Sprecher mit dem Baum dort verbindet – ohne diese Art von Verbindung könnte ich den Baum nicht sehen (z.B. in Narkose) – genau die Verbindlichkeit der (Selbst-) BewußtHeit, die ich meine. Die Verbindlichkeit manifestiert sich nicht nur in der Wahrnehmung (von Objekten), sondern auch in der Kommunikation (zwischen Menschen und Tieren), z.B. erlebbar als sog. Zuneigung oder Abneigung, Freundschaft oder Feindschaft. Schließlich manifestiert sich die Verbindlichkeit der (Selbst-)BewußtHeit auch intraindividuell, z.B. als sog. psychosomatische „Wechselwirkung" (z.B. Erröten des Gesichts aus Verlegenheit) oder als Beziehung zwischen Selbst und Ich (z.B. in dem Alltagssatz: „ich bin dumm"; Anmerkung: Es beklagt sich das Selbst über das Ich). Die Verbindlichkeit der (Selbst-)BewußtHeit manifestiert sich beim Menschen insbesondere als Sprachlichkeit. Unter „Sprachlichkeit" meine ich nicht bloß die verbale Sprache des Menschen, sondern jeglichen semiotischen Transformationsprozeß (z.B. Körpersprache, Mathematik etc.).

Die *Strukturiertheit (Geordnetheit)* der (Selbst-)BewußtHeit manifestiert sich als sog. Bewußtseinsinhalt (z.B. eines bestimmten Gefühls, eines Gedankens, einer Handlung), aber auch als sog. Bewußtseinszustand (z.B. Traum-BewußtHeit, Trance). Unter Strukturiertheit subsumiere ich auch sog. Bewußtseinsstörungen (z.B. Dämmerzustand, Verwirrtheit), welche keineswegs ungeordnet sind, sondern bloß die sog. normale (gewohnte) Ordnung vermissen lassen („auch der Wahnsinn hat Methode").

3) *Die Dimensionen Identitätsbildung bzw. Gegenständlichkeit der (Selbst-)BewußtHeit.* Erleben ist immer die BewußtHeit eines Subjekts (identisch mit sich selber), welche, aus der Sicht des Subjekts, gerichtet (sog. Intentionalität des „Bewußtseins") ist auf etwas, was es nicht selber ist. Diese I*dentitätsbildung* manifestiert sich z.B. in der verbalen Sprache (z.B. „Ich") oder in der Namensgebung (Franz Maier). Auch sog. höhere Tiere realisieren offenbar ihre Identität (z.B. erschrickt kein Hund vor seinem eigenen Gebell). Der eigene Leib ist der wichtigste „Träger" der Identität, ist Identität und Gegenständlichkeit in einem. (Angenommen Herr Maier sähe sich im Spiegel als Frau Maier und würde auch von anderen als Frau Maier angesprochen werden.

Wie lange, so frage ich den Leser, kann er darauf bestehen, Herr Maier zu sein, ohne ver-rückt genannt zu werden?). Man sagt zurecht, der Leib sei „beseelt“ (im Unterschied zum Körper einer Maschine), womit klar ist, daß eine Psychologie ohne Somatologie (Leiblehre) so anwendungsfreundlich ist wie ein Fernsehsender ohne Empfangsgeräte. Referenz der Identität eines Menschen ist das Selbst, nicht das Ich. Innerhalb eines Augenblicks des Sprechens oder Handelns hat ein Mensch nur ein Selbst, welches spricht oder handelt, schweigt oder zögert, aber mehrere Ichs, gebunden an unterschiedliche Ideen, Strebungen etc. (z.B. „soll ich im Bett bleiben,oder soll ich aufstehen?“).

Zur Erläuterung: In dem Satz „ich ginge lieber ins Kino, aber ich muß jetzt in die Schule gehen“ ist der beobachtende Sprecher das Selbst – es gibt nur eins -, wohingegen ein Ich in die Schule geht und ein anderes Ich lieber ins Kino ginge. Oder: In dem Satz „ich bitte Dich um Verzeihung dafür, was ich gestern getan habe“ bittet das eine Ich um Verzeihung, ein anderes Ich hat gestern etwas getan, und das Selbst sagt den Satz. Wohlgemerkt: Das ganze hat nichts mit „Persönlichkeitsspaltung“ zu tun. Tatsächlich ist die Vielheit der Ichs innerhalb einer Person die normalste Sache der Welt, man denkt sie bloß nicht konsequent genug durch.

Die Selbst-BewußtHeit (vulgo: das „Bewußtsein“) ist insbesondere, aber nicht ausschließlich, die Domäne des verbalsprachlich gebundenen Denkens, Sprechens und Handelns. Sie ist für den Menschen von allergrößter Bedeutung, ist gleichsam seine Exekutive (die BewußtHeit wäre in dieser Metapher Legislative und Jurisprudenz in einem. Beide Gewalten sind „intrapsychisch“ nicht getrennt, d.h. alles Fühlen und Denken ist inhärent wertbehaftet - angenehm/unangenehm, nützlich/schädlich, gut/böse, richtig/falsch etc.). Es gibt noch immer keine praxisrelevante Theorie der Selbst-BewußtHeit des Menschen , obgleich es hierbei um nichts Geringeres als um die Regeln geht, wonach aus der unermeßlichen Fülle bewußter (vulgo: „unbewußter“) Strukturprozesse jene wenigen(!) Muster organisiert werden (sog. Enge des „Bewußtseins“), welche sich – im hier und jetzt – als Selbst-BewußtHeit realisieren (vergegenwärtigen).

Im Alltag setzt man fälschlicherweise „Selbstbewußtsein“ gleich mit „Ich-Bewußtsein“. Dies kommt vielleicht daher, daß man „Ich“ nur bei Selbst-BewußtHeit sagen kann. Hierbei übersieht man leicht, daß man in der Ich-BewußtHeit (z.B. beim „automatischen“ Klavierspielen) nicht die Metaposition einnimmt, welche notwendig ist, um „Ich“ sagen zu können. Ferner. Meiner Meinung nach ist das verbalsprachliche Ich ein evolutionärer „Einschub“ in die Selbst-BewußtHeit, d.h. das „Ich“ erkennt man erst im Spiegel (Metaposition) der Selbst-BewußtHeit als Ich. Folglich bedeutet „Selbsterkenntnis“ nicht die Erkennung des Selbst, sondern des Ichs. (Übrigens: Es gibt keine Metaposition zur Erkennung des Selbst; nur andere Menschen als man selber können dieses Selbst „erkennen“. Erst mit Hilfe der „Zeit“ kann man auch sich selber „erkennen“; vgl. „Gewissen“).

Die *Gegenständlichkeit* der (Selbst-)BewußtHeit ist zuallererst das, was dem Selbst Widerstand leistet, also dagegensteht. Diese Gegenstände (Objekte) sind nicht bloß die *inter*subjektiv faßbaren – wahrnehmbaren – Objekte (z.B. Steine, Menschen) inklusive des eigenen Körpers, sondern auch *intra*subjektive Vorstellungsinhalte (d.h. vorgestellte Objekte bzw. Ideen).

Es gibt keine (gegenständliche) „Welt an sich", die gleichsam außerhalb unserer (Selbst-)BewußtHeit „existierte" (eine absolute Wahrheit). Nichtsdestotrotz ist es auch nicht so, daß die individuelle (Selbst-)BewußtHeit diese Gegenstände erschaffen, produzieren oder konstruieren könnte (wie selbsternannte Götter ihre Welten aus dem Nichts zu produzieren glauben), sondern – wie ich meine - ein Mensch realisiert innerhalb eines plastischen, kosmischen BewußtSeins nur individuelle Muster, (Selbst-)BewußtHeit genannt. (Diese Muster sind nicht prä-existent wie z.B. eine erst aufzufindende Stecknadel, und sind auch nicht als „Muster an sich" prä-existent; eher vergleichbar einem Wolkengebilde, welches multiple Deutungen erlaubt, ohne daß es hierbei eine „Deutung an sich" oder die „wahre Deutung" gäbe).

4) *Die Dimension Wandelbarkeit* der (Selbst-)BewußtHeit. Erleben ist immer in Fluß (sog. Strom des „Bewußtseins"), realisiert sich immer als Allerneuerstes (z.B. „der letzte Schrei" der Moden von Kleidern, Erkenntnissen, Machtverhältnissen), ist der ureigenste Wandel selber („alles fließt"; HERAKLIT). Gemeint sind aber nicht bloß die „Kategorien" von Zeit und Raum, sondern Wandelbarkeit meint insbesondere Entwickelbarkeit (d.h. strukturelle Veränderung in Zeit und Raum). Tatsächlich erfahren wir Menschen auch im Alltag alles im Wandel, wobei die „Uhren" bekanntlich nicht für alle Entwicklungsprozesse mit gleicher Geschwindigkeit ablaufen. Ich unterscheide bei der Wandelbarkeit der (Selbst-)BewußtHeit die evolutiven von den involutiven Prozessen; letztere sind das, was man „Krankheiten" nennt, erstere nennt man „die Gesundheit".

4.2.2. Ein monistisches Bewußtseinskonzept: Charakterisierung von BewußtSein

In der (Selbst-)BewußtHeit realisiert ein Individuum (Mensch, Tier), ganz privat, nur eine Facette (aus Myriaden von möglichen Facetten) des einen BewußtSeins. Das eine BewußtSein erfüllt den Kosmos, weswegen es auch kosmisches BewußtSein genannt werden kann.

Völlig klar ist, daß das (kosmische) BewußtSein von einem Individuum nicht produziert (geschaffen oder konstruiert), sondern nur realisiert (vergegenwärtigt) wird. Erst seien (1) einige Thesen zur Charakterisierung des BewußtSeins kurz dargestellt, dann erörtere ich die (2) Vorteile dieser Konzeption von BewußtSein relativ zum vorherrschenden Bewußtseinskonzept.

4.2.2.1. Vier Thesen zur Charakterisierung von BewußtSein

These 1: *BewußtSein ist alles, was ist im Kosmos.* BewußtSein ist das All-Eine. BewußtSein nenne ich die Kurzform für „kosmische Bewußtseinsmatrix" („Matrix" als Wort für plastisches Mutter-Material all dessen, was ist). Derjenige Leser, welcher nicht wahrhaben will, daß BewußtSein alles ist, was ist, möge doch nur ein einziges Beispiel nennen aus seiner persönlichen Lebenserfahrung von etwas, das nicht(!) BewußtSein ist. Wenn man z.B. sagt, daß ein Stein nicht BewußtSein sei, so möchte ich wissen, worauf man diese Behauptung gründet, denn bekanntlich kann man einen Stein nur bei (Selbst-)BewußtHeit wahrnehmen und untersuchen und auch die abschlägige Behauptung nur bei Selbst-BewußtHeit aussprechen (vgl. SCHRÖDINGERs Zitat zur Einleitung dieser Arbeit).

These 2: *BewußtSein ist plastisch (formbar).* Bekanntlich sieht jeder Mensch „die Welt" anders; deshalb streiten sich Hausfrauen, Wissenschaftler, Politiker und Philosophen um die „wahre" Sicht der Dinge. Wieso sieht jeder Mensch die Welt „anders", wenn es doch – angeblich – nur eine Welt gibt? Weil es eben nicht nur eine Welt gibt, sondern so viele „Welten", wie es (menschliche) Individuen gibt. Was ist diesen Myriaden von unterschiedlichen Welten gemeinsam? Das eine BewußtSein, welches so plastisch ist, daß jeder „seine" Welt hierin realisieren (vergegenwärtigen) kann. Innerhalb dieser Plastizität des BewußtSeins realisieren wir Menschen einen Evolutionsprozeß, sei es als kosmische Evolution oder, hier auf dem Planeten Erde, als biologische, kulturelle usw. Evolution. Deshalb nenne ich das BewußtSein auch eine kosmisch-evolutionäre BewußtSeinsmatrix (vgl. HAWKING, S.53: expandierendes Universum).

These 3: *BewußtSein ist (meta-)semiotische Verbindung.* Der modische Satz „alles ist mit allem in Verbindung“ suggeriert das Modell einer einfachen „Vernetzung“, was offensichtlich - wie jedermann im Alltag erfahren kann – eine allergröbste Simplifizierung ist. Der gern zitierte Schmetterling der Chaosforscher, der den Orkan in Japan auslöst, adressiert die unfaßbare Komplexität der „Vernetzung“, sogar wenn man u.a. diese nur auf die Erde beschränkt.

Ich konzipiere die kosmische (auch terrestrische) Allvernetzung als semiotische Vernetzung, d.h. Myriaden von semiotischen Transformationsprozessen verbinden (d.h. transformieren; „übersetzen“ ineinander) Strukturen von unterschiedlichsten Abstraktions-„Ebenen“ (Domänen), die von der physikalisch-chemisch-biologischen usw. bis zur kulturellen Domäne „reichen“. Meta-semiotisch nenne ich mein Bewußtseinskonzept deshalb, weil es über den herkömmlichen Begriffsrahmen von „semiotisch“ – auch über den PEIRCEschen – hinausgeht. Von PEIRCE (vgl. ECO) übernehme ich die triadische Struktur des Zeichens als Verbindung zwischen Subjekt und Objekt. In Anlehnung an BENSE konzipiere ich das BewußtSein selber als das (Zeichen), was Subjekt und Objekt verbindet; mehr noch als verbindet, dieses umgreift und beinhaltet.

These 4: *BewußtSein ist durch Individuationen realisierbar.* Individuationen (z.B. Menschen, Tiere) können BewußtSein realisieren, d.h. erlebbar machen. BewußtSein vergegenwärtigt sich in der (Selbst-)BewußtHeit von Menschen. Die Qualität eines Erlebens ist die Qualität des BewußtSeins selber, so wie jedes Individuum eben das BewußtSein individuell realisiert. Oder anders gesagt: Die (Selbst-)BewußtHeit eines Menschen ist die individuelle Realisation seiner privaten Vorstellungswelt (eine Facette des einen BewußtSeins) in der Ordnung der individuellen Gehirnfunktion. Diese Vorstellungswelt jedes einzelnen Menschen steht mit der transsubjektiven Wahrnehmungswelt (des Kosmos) in semiotischer Verbindung.

BewußtSein ist organisierte Energie im Wandel und Erleben seiner Selbst - und ist unendlich mehr, als wir Menschen denken und sagen können. Wenn man fragt: Wer konzertiert die Vielgestaltigkeit der „Ichs“ eines Menschen zum einen Selbst, die Unterschiedlichkeiten vieler Individuen zu einer Gruppe, die zahlreichen Gruppen zu einem Volk? So möchte ich antworten: Das (kosmische) BewußtSein als primäre (Selbst-)Organisationsmatrix; d.h. BewußtSein ist sowohl durch Individuationen realisierbar, als auch selbst die einzige all-umfassende Individuation (Gott?).

4.2.2.2. Erkenntnistheoretische Vorteile eines monistischen Konzepts von BewußtSein. Drei Argumente:

Argument 1: *Akzeptanz statt Ignoranz des BewußtSeins.* In der vorherrschenden Bewußtseinskonzeption ignoriert man doppelt: Erstens ignoriert man die Existenz des einen BewußtSeins (man meint unter „Bewußtsein" bloß die subjektive Selbst-BewußtHeit) und zweitens minimiert man den Wert der subjektiven (Selbst-)BewußtHeit („das Erleben ist bloß ein Epiphänomen"). Hingegen akzeptiert man im monistischen Konzept BewußtSein als die „Ursubstanz" (des Kosmos) schlechthin.

Argument 2: *Größtmögliche Einfachheit der Erklärung.* Auf der Grundlage eines pseudomonistischen Biologismus versucht man im vorherrschenden Bewußtseinskonzept das subjektive Erleben als von der (biologischen) Gehirnfunktion „emergierend" zu erklären, ein (Bei-)Produkt derselben. Ich halte es für absurd, anzunehmen, daß die Gehirnfunktion „Bewußtsein" produzieren könne. So als ob – eine Analogie - der TV-Apparat (Gehirn) seine eigenen Nachrichten als „Epiphänomen" produzieren könnte! Hingegen mißt das monistische Konzept dem Gehirn keine de novo produktiven, sondern bloß realisierende Potenzen zu: d.h. ich meine, daß die *Realisation* des BewußtSeins, welche das Gehirn dank seiner besonderen Funktionalität ermöglicht, als „Gehirnleistung" phantastisch genug ist. Oder anders gesagt: Es ist viel einfacher anzunehmen, daß BewußtSein bereits ist und vom Gehirn bloß realisiert wird, als anzunehmen, daß BewußtHeit vom Gehirn produziert werden muß (Analogie: Welcher TV-Apparat ist einfacher zu bauen? Einer, der sein Programm selber produziert, oder einer, der das Programm der TV-Sendestation bloß realisiert?).

Argument 3: *Monistische statt pseudomonistische bzw. dualistische Positionen.* Kein Mensch kann ohne (Selbst-)BewußtHeit „erkennen", d.h. alle Erkenntnis ist bewußtseinsgetränkt. Somit war am Anfang BewußtSein („Geist"), keineswegs „geistlose Materie", welche sich selber später – emergentistisch – ihr „Bewußtsein" schuf. Also produziert das Gehirn nicht die BewußtHeit (und „interagiert" auch nicht mit ihr!), sondern das Gehirn ist von allem Anfang an bewußt („beseelt"). (Es ist wohl eine Tragik bzw. Komik der sog. naturwissenschaftlichen Erkenntnis, daß sie einerseits als Binsenweisheit begreift, daß jede Erkenntnis an das Sosein des Erkenntnisinstruments gebunden ist – z.B. kann man mit dem Auge nicht hören – und andererseits ignoriert, daß das Sosein des menschlichen „Erkenntnisapparates" seine (Selbst-)BewußtHeit selber ist, d.h., es ist müßig, das „Bewußtsein" bzw. die „Seele" zu suchen, weil der „Erkenntnisapparat" selber das Gesuchte ist!)

4.3. Vorteile eines monistischen Bewußtseinskonzepts in der Medizin: Modell der Selbstverantwortung statt der Maschinenstörung in Diagnose und Therapie

„Ganzheitsmedizin" ist in aller (Mediziner) Munde. Begriffe wie „Psychosomatik", „Psychoonkologie" werden verwendet, doch noch häufig innerhalb eines dualistischen Weltbildes. Denn man postuliert sog. Wechselwirkungen („Beziehung") zwischen Leib und Seele, Gehirn und „Bewußtsein", und das innerhalb des vorherrschenden Bewußtseinskonzepts, welches man entweder pseudomonistisch („epiphänomenalistisch"), oder gleich „ganz ehrlich" dualistisch („interaktionistisch") konzipiert. Ein monistisches Bewußtseinskonzept hätte für den Mediziner den Vorteil der a) konzeptionellen Widerspruchsfreiheit und Einfachheit und wäre b) klinisch nützlich (weg von der „Maschinenmedizin" und „Krankheitsmedizin" und hin zur „Personen-Medizin" und „Integrierenden Medizin"). Aus Platzgründen kann ich auch dieses Kapitel nur knapp erörtern (vgl. SCHIPPERGES; UEXKÜLL und WESIACK).

Vorteil 1: *Konzeptionelle Widerspruchsfreiheit und Einfachheit.* (1) Nach dem monistischen Bewußtseinskonzept ist das Gehirn kein

„Biocomputer", dessen funktionelles Beiprodukt das Erleben („Bewußtsein") ist und dessen Gehirnfunktionsstörungen sog. Geisteskrankheiten sind. Ein Beispiel: Die sog. Depression (oder irgendeine andere sog. psychische Krankheit) liegt nicht im Gehirn (auch nicht die sog. endogene Depression), sondern die Symptome einer Depression (z.B. Lebensüberdrüssigkeit, Kraftlosigkeit) sind Zeichen von etwas „Krankhaftem", das nicht nur im(!) Menschen, sondern genauso auch in dessen (biographischer) Beziehung zur Umwelt (inclusive Mitwelt des Menschen) liegt. Deshalb sollte man „die Depression" nicht bloß mit Psychopharmaka behandeln, denn diese Medikamente beinflussen lediglich die somato-psychische Symptombildung, aber nicht die transindividuellen Strukturprozesse, auf welche die Symptome verweisen(LANGER, 1989).

(2) Nach dem monistischen Bewußtseinskonzept sind „Krankheiten" keine Störungen von Biomaschinen, sondern Ausdruck einer „krankhaften Struktur" intra- und transindividueller, umweltlicher Prozesse, welche sich bloß als somato-psychische Symptome individuell äußern. „Krankheiten" sind involutive BewußtSeinsprozesse, sei es der „Beinbruch", „Krebs" oder die „Schizophrenie".

(3) Nach dem monistischen Bewußtseinskonzept ist „Therapie" nicht machbar, Medikamente heilen nicht. „Therapie" ist ein des-involutiver Prozeß, ist Perturbation („Störung", Des-Involution) der involutiven Prozesse („Krankheit") zwecks Transformation derselben zu evolutiven („gesunden") Prozessen. Der Mensch heilt sich selber, nicht die Medizin heilt den Menschen („medicus sanat, natura curat; der Arzt behandelt, die Natur heilt"). Man unterscheide demnach zwischen Therapie (Des-Involution), Heilung (ein Transformationsprozeß von des-involutiven zu evolutiven Prozessen) und Reifung (eine Differenzierung von evolutiven Prozessen). Bei der Therapie kann man zwischen symptomatischer (Symptombeseitigung) und struktureller (Strukturen der „Krankheit" betreffend) Therapie unterscheiden.

Vorteil 2: *Klinische Nützlichkeit.* Leider nur in Stichworten kann ich hier auf die Bereiche in der Medizin hinweisen, welche aus der Sicht eines monistischen Bewußtseinskonzepts begrifflich neu gefaßt werden müßten: Gesundheit und Krankheit, Diagnose und Therapie, Placebo und Aura curae, Patient-Arzt-Beziehung etc.

Vorteil 3: *Nützlichkeit für einen Patienten.* Auch für einen Patienten folgen aus dem monistischen Bewußtseinskonzept mehrere grundlegende und vorteilhafte Wandlungen im Erleben des Alltags. Ich zähle einige auf:

Wenn wir Menschen, als Patienten, selber die BewußtHeit (das „Bewußtsein“) sind, die wir zu haben meinen, so sind wir auch selber die „Krankheit“ bzw. „Gesundheit“, die wir zu haben glauben. Wir sind auch selber die Therapie, wir bekommen sie nicht. Wir sind kein reparaturbedürftiger Computer, sondern sind Personen. Wir produzieren bzw. konstruieren nicht die „Krankheit“, wir nehmen an ihr teil und realisieren sie bloß (in Form von Symptomen), d.h., unsere Symptome sind nicht die „Krankheit“ selber, sondern nur ein Zeichen derselben.

Mit anderen Worten: Patienten sind nicht „Träger von Krankheiten“, sondern ihre Verkünder, d.h. „Symptombildner“ („Zeichenträger“!). Patienten heilen sich selber, Ärzte helfen nur dabei (analog zur sog. sozioökonomischen Entwicklungshilfe: „Hilfe zur Selbsthilfe“). Gesundheit kann man nicht essen oder haben, sondern nur sein, (er-) leben. Krankheit kann man nicht bekommen noch verlieren, sondern man kann nur krank sein oder gesund sein. Ferner: Die Patient-Arzt-Beziehung, innerhalb der Aura curae (LANGER, 1989), ist das bedeutendste therapeutische Instrument. Wieso? Weil „Krankheiten“ strukturelle „Beziehungsverformungen“ sind, zur mitmenschlichen und außermenschlichen Umwelt. So kann die Patient-Arzt-Beziehung der Keim für „gesunde“ Beziehungen des Patienten werden.

5. Zusammenfassung und Conclusio

„Worüber man nicht schweigen kann,
darüber muß man sprechen."
(SIMON)

„Statt zu sagen ‚ich denke', sollten wir sagen
‚Es denkt', wobei das ‚Es' genau so verwendet
werde wie in ‚Es blitzt'!"
(LICHTENBERG)

Über das eine BewußtSein hat man in unserer westlichen, vermeintlich aufgeklärten Kultur bis vor kurzem fast nur geschwiegen. Man hat verschwiegen, daß das Wort „Bewußtsein" des im Alltag vorherrschenden Bewußtseinskonzepts nicht das eine (kosmische) BewußtSein meint, sondern bloß einen winzigen Aspekt desselben, nämlich die Selbst-BewußtHeit eines menschlichen Individuums. Man hat – trotz FREUD - verschwiegen, daß diese Selbst-BewußtHeit (vulgo „Bewußtsein") nur ein winziger Teil der BewußtHeit (vulgo „Unbewußtes") eines Menschen ist, und man hat verschwiegen, daß die BewußtHeit eine individuelle Realisation des einen BewußtSeins ist.

Das Ausblenden des einen BewußtSeins und die Negation (nämlich „Un-bewußtes") in der individuellen BewußtHeit macht mir verständlich, daß man sich streiten konnte und kann über Fragen, wie z.B. ob Nationen, Tiere oder Computer ein „Bewußtsein" haben oder nicht, oder ob es ein „Unbewußtes" gibt und wenn ja, wie wichtig „es" für uns Menschen ist. Ich vermute, daß die Hybris des Menschen (vgl. den sog. Sündenfall im Paradies) für dieses Totschweigen des einen BewußtSeins (und des einen Gottes!) hauptverantwortlich ist; d.h. der menschliche Größenwahn (LANGER, 1988), der nicht selten bis zur selbstgekrönten Gottähnlichkeit pervertiert, duldet kein BewußtSein außerhalb seiner Selbst-BewußtHeit (vulgo: „Ich weiß, wer ich bin"). Man sagt, der menschliche „Geist", das Subjekt, schaffe sich die Welt selber (vgl. Konstruktivisten), womit Gott und das eine BewußtSein obsolet geworden seien. Mancher versteift sich subjektivistisch noch weiter und sagt, es gibt gar keine Welt außerhalb meines „Bewußtseins". Gewiß ist „die Welt" für jeden Menschen, für jedes Tier, für jede Pflanze eine andere, doch kann man daraus ableiten, daß wir

Menschen unsere individuellen Welten erschaffen bzw. konstruieren, einem Gotte ähnlich? Mitnichten. Ich meine, jeder Mensch vergegenwärtigt in seiner BewußtHeit bloß eine winzige Facette des einen, kosmischen BewußtSeins. Kein Mensch erschafft irgendetwas. Die Welt ist uns geliehen(!) zur Bewohnung. Welcher Mensch könnte auch nur einen Grashalm machen, welches Gehirn gar BewußtSein produzieren? Der menschliche Größenwahn macht uns – die Natur inklusive – krank, schwer krank; die sichtbaren Schäden in der Welt bestätigen die Diagnose – Größenwahn.

Selbst-Bescheidung, Demut und Solidarität mit der belebten Natur (den Menschen inklusive) ist für mich die Conclusio und Therapie aus der Einsicht, daß es nur ein BewußtSein gibt. Es geht hier, wohlgemerkt, nicht um die Wahrheit, die man vergeblich suchen kann, sondern um ein umweltfreundliches Weltbild (das Menschenbild inklusive), das nicht wahr, sondern hilfreich für den Alltag in Gesundheit sein soll. Vielleicht verstehen wir allmählich, was uns der weise LICHTENBERG ganz einfach sagt, vielleicht lassen wir seine Arznei gegen den Größenwahn ganz langsam auf der Zunge zergehen: Nicht „ich denke“, sondern „es denkt“; nicht „ich will“, sondern „es will“; nicht „ich bin“, sondern „es ist“.

Literatur

BATESON, G. (1985). Ökologie des Geistes. Anthropologische, psychologische, biologische und epistemologische Perspektiven. Suhrkamp.

BENSE, M. (1975). Bewußtseinstheorie und semiotische Erkenntnistheorie. In: H.W. KLEMENT (Hg.), Bewußtsein, ein Zentralproblem der Wissenschaften. S.31-36, Agis.

BERGIUS, R. (1982). Bewußtsein. In: F. DORSCH. Psychologisches Wörterbuch, S.99-100, Hans Huber.

BROCKHAUS (1987). Bewußtsein. In: Brockhaus Enzyklopädie, Band 3, 225. Aufl., Brockhaus.

CHURCHLAND, P.M. and CHURCHLAND, P.S. (1990). Could a Machine Think. Scientific American 1, S.26-33.

ECO, U. (1985). Einführung in die Semiotik. S.28ff., UTB.

EY, H. (1967). Das Bewußtsein. Walter de Gruyter.

GOETHE, J.W. (1961). Faust. Der Tragödie erster Teil. Reclam.

GRAUMANN, C.F. (1966). Bewußtsein und Bewußtheit. Probleme und Befunde der psychologischen Bewußtseinsforschung. In: Handbuch der Psychologie, S.79-127, Band I/1.
HAWKING, St.W. (1988). Eine kurze Geschichte der Zeit. Die Suche nach der Urkraft des Universums. Rowohlt.
HEIMANN, H. (1986): Bewußtseinsstörungen. In: CH. MÜLLER (Hg.), Lexikon der Psychiatrie, S.103-109.
HILGARD, E.R. (1980). Consciousness in contemporary psychology. In: Annual Reviews of Psychology 31, S.1-26.
HIRSCHBERG, E. (1982). Bewußtsein. In: W. PSCHYREMBEL (Hg.), Klinisches Wörterbuch, 135. Aufl., Walter de Gruyter.
HOFFMEISTER, J. (1955). Wörterbuch der philosophischen Begriffe. Meiner.
JAYNES, J. (1988). Der Ursprung des Bewußtseins durch den Zusammenbruch der bikameralen Psyche. Rowohlt.
LANGER, G. (1988). Ein Irrweg des Realitätsbewußtseins. Vermutungsdiagnose: „Irrealitätsillusion bei Erkenntniswahn". In: E. OESER und E.M. BONET (Hg.), Das Realismusproblem. Wiener Studien zur Wissenschaftstheorie, S.319-346, Band 2, Österreichische Staatsdruckerei.
LANGER, G.(1989). Medikament und Scheinmedikament (Placebo), „Aura curae" und die therapeutische Wirkung. In: K. KRATKY und E.M. BONET (Hg.), Systemtheorie und Reduktionismus. Wiener Studien zur Wissenschaftstheorie, S.311-338, Band 3, Österreichische Staatsdruckerei.
LICHTENBERG, G.CH., zit. nach SIMON (s. dort; S.1)
MOSER, F. (1989). Bewußtsein in Raum und Zeit. Die Grundlagen einer holistischen Weltauffassung auf wissenschaftlicher Basis. Leykam.
OESER, E. (1988). Das Abenteuer der kollektiven Vernunft. Evolution und Involution der Wissenschaft. Paul Parey.
SCHARFETTER, CH. (1985). Allgemeine Psychopathologie. Thieme.
SCHIPPERGES, H. (1982). Der Arzt von morgen. Von der Heiltechnik zur Heilkunde. Severin und Siedler.
SCHRÖDINGER, E. (1989). Geist und Materie. Diogenes.
SEARLE. J.R. (1990). Is the Brain's Mind a Computer Program? In: Scientific American 1, S.20-25.
SIMON, F.B. (1990). Meine Psychose, mein Fahrrad und ich. S.280, Auer.
UEXKÜLL, TH.V., WESIACK, W. (1988). Theorie der Humanmedizin. Grundlagen ärztlichen Denkens und Handelns. Urban & Schwarzenberg.
WILBER. K. (1987). Das Spektrum des Bewußtseins. Scherz.
WITTGENSTEIN, L. (1984). Tractatus logico-philosophicus. Suhrkamp.

RAINER MADERTHANER, geb. 1945, Studium der Psychologie, Soziologie und Philosophie, 1974 Promotion in Wien, Assistent am Institut für Psychologie, 1988 Habilitation. Arbeitsschwerpunkte: Informationsverarbeitung, Kommunikation und Ökopsychologie. Forschungsarbeiten und Publikationen über komplexe Wahrnehmungsleistungen, Umwelteinstellungen, psychologische Auswirkungen von Wohnumwelten und über Erkenntnisprozesse. Langjährige interdisziplinäre Kooperation mit RUPERT RIEDL (Biologie), GERHARD SCHMIDT (Kunstgeschichte) und ERICH PANZHAUSER (Humanökologie).

Bewußtsein als psychologischer Begriff

RAINER MADERTHANER

Ein nicht zu unterschätzendes Hindernis für eine wissenschaftliche Behandlung des Begriffes „Bewußtsein“ besteht allein schon in dessen *Definition.* Dazu GRAUMANN (1968, S. 79): „Sich über den Stand der Bewußtsein-Problematik oder auch nur über die Rolle des Bewußtseins für das menschliche Handeln Rechenschaft zu geben, verlangt nach wie vor eine Auseinandersetzung mit der Mehrdeutigkeit des Bewußtseins-Begriffes.“ Und GEORG A. MILLER meinte 1962 in seinem Buch „The science of mental life“: „Wir sollten das Wort [Bewußtsein] für ein oder zwei Jahrzehnte verbannen, bis wir präzisere Begriffe für die verschiedenen Bedeutungen von ‚Bewußtsein‘ haben, die dieses Wort heute so unklar machen“ (zit. nach MANDLER, 1979, S. 65).

Wenn man sich nun, nach knapp drei Jahrzehnten, in der Psychologie doch wieder intensiver mit den Funktionen und Leistungen dessen, was wir Bewußtsein nennen, auseinandersetzt, so wird man neuerlich die Definitionsfrage stellen müssen.

Wie bei vielen Termini der Psychologie ist es auch hier angeraten, sich vorerst die umgangsprachliche Bedeutung des Begriffes vor Augen zu führen. Im Deutschen existiert das Wort *„bewußt“* seit etwa dem 16. Jahrhundert, und zwar als Partizip von „bewissen“ (frühneuhochdeutsch), was „sich zurechtfinden“ hieß, und von „beweten“ (mittelniederdeutsch), worunter man „auf etwas sinnen“, „um etwas wissen“ verstand (DUDEN, 1963). Zur heutigen Bedeutung des Wortes „Bewußtsein“ liest man im Synonyme-Lexikon (RADZUWEIT & SPALIER, 1982): „Geistige Verfassung, Besinnung, persönliche Überzeugung, Gewißheit, Wissen um etwas“. Im alltäglichen Sprachgebrauch bezeichnet die Formulierung „sich etwas bewußt zu sein“ offensichtlich das Vorhandensein einer inneren Repräsentation (Eindruck, Einprägung, Wissen, Erkenntnis) über sich selbst, die Welt, oder über die Wechselbeziehungen zwischen beiden.

Innen- und Außenbetrachtung

Alle bisherigen Versuche jedoch, sich der Definition von Bewußtsein exakt wissenschaftlich zu nähern, waren mit dem Problem konfrontiert, daß es sowohl eine *Innenbetrachtung* als auch eine *Außenbetrachtung* gibt. Gewissermaßen von innen her erschließen wir das Bewußtsein *introspektiv* bzw. phänomenalistisch, von außen her dagegen *behavioristisch* und physikalistisch.

Ohne *introspektive Erfahrung* von Bewußtsein hätten wir wohl kaum einen Anlaß, „objektives" Wissen darüber zu sammeln, und sehr wahrscheinlich würden wir überhaupt nicht nach Erkenntnissen streben. CARNAP (1928) spicht daher von einer „eigenpsychischen Basis" bzw. einem „methodischen Solipsismus", und meint damit, daß jeder Erkenntnisgewinnungsprozeß Bewußtseinserleben als Voraussetzung hat. Bei BISCHOF (1968, S. 62) heißt es: „Gegen den physikalistischen Standpunkt läßt sich argumentieren, daß die letzte, wirklich unbezweifelbare Erfahrungsgrundlage aller Wissenschaft gar nicht die ‚intersubjektiven' Gegenstände der Physik, sondern vielmehr die privaten Wahrnehmungsinhalte des Wissenschaft treibenden Individuums sind". In ähnlichem Sinne äußert sich auch LORENZ (1986, S. 98): „Unser subjektives Erleben wird merkwürdigerweise von vielen Wissenschaftern gering geschätzt.", und er kritisiert die vorherrschende Meinung, subjektiv sei gleich voreingenommen bzw. vorurteilsvoll. LORENZ schließt daran seine Warnung vor der Verobjektivierungsmanie des sogenannten „Scientismus", womit er die Tendenz vieler Wissenschaften meint, nur solche Inhalte als wissenschaftlich gelten zu lassen, die sich verobjektivieren, d.h. intersubjektiv nachweisen lassen.

Auch in der Psychologie dominiert immer noch die intersubjektive Querschnittsforschung gegenüber der intrasubjektiven Einzelfallanalyse (vgl. GROEBEN & WESTMEYER, 1981), sodaß psychische Gesetzmäßigkeiten und Phänomene, die nicht bei einer großen Gruppe von Versuchs- oder Befragungspersonen auftreten (z.B. Hochbegabungen), kaum eine Chance haben, entdeckt und erforscht zu werden. Auch sogenannte „emotionale Erkenntnisse" (MADERTHANER, 1987, 1988), worunter ich introspektive, unmittelbare und oft intuitive, gefühlsmäßige Einsichten in eigene psychische und körperliche Regulationseigenheiten verstehe, werden wissenschaftlich kaum beachtet, obwohl sie ähnlich stabile Gesetzmäßigkeiten (über die psychische und physiologische Regulationslage und Umweltbezogenheit eines Lebewesens) betreffen können wie physikalische oder biologische Erkenntnisse.

Den Verfechtern ausschließlich introspektiver Erkenntnisgewinnung (z.B. den Hermeneutikern, Verstehenspsychologen) muß man anderderseits entgegenhalten, daß erstens die Vorhersagbarkeit von Ereignissen mittels behavioral-physikalistischer Methoden oftmals exakter möglich ist als mittels introspektiv phänomenalistischer Beschreibung, und daß zweitens über bestimmte Bewußtseinsinhalte, vor allem über Wahrnehmungen, sich eine so hohe *intersubjektive Übereinstimmung* herstellen läßt, daß wir daraus sogar die Existenz einer sogenannten „objektiven Realität“ ableiten.

Sicher lassen sich also die Inhalte der Erlebniswelt und speziell des Bewußtseins weder ausschließlich introspektiv noch ausschließlich behavioristisch erklären. Beide Standpunkte sollten einander ergänzen.

Psyche und Bewußtsein

Bei HOFFMEISTER (1955, S. 120) findet man die Definition, *Bewußtsein* sei „der unmittelbar vorgefundene Gesamtinhalt des seelischen und geistigen Erlebens an Sinneseindrücken, Erinnerungen, Vorstellungen, Empfindungen, Gefühlen, Willensregungen und Gedanken ...“. Bei einer derartig umfassenden Interpretation besteht die Gefahr, daß der Begriff seine semantische Kategorisierungs- und Ordnungsfunktion verliert, weil er bereits alle psychischen Phänomene, die er differenzieren sollte, einschließt und sich somit auch gegenüber seinen Negationen wie dem Nichtbewußten, dem Unbewußten oder dem Unterbewußten nicht mehr abgrenzen läßt.

Ebenso angreifbar sind aber auch sehr enge Begriffsdefinitionen, wie sie z.B. in der Biologischen Psychologie oder in der Wahrnehmungspsychologie auftauchen, wo nämlich unter Bewußtsein etwa nur Wachheit oder nur Aufmerksamkeit verstanden wird. GRAUMANN (1968) stellte nicht weniger als neun – einander teilweise überlappende – Bedeutungsinterpretationen von „bewußt" zusammen: belebt, beseelt, wach, empfindend, unterscheidend, mittelbar, bemerkend, vorsätzlich und wissend.

Einen sehr interessanten und viel beachteten Ansatz zur Spezifikation des Begriffes Bewußtsein wählte MANDLER (1979) in seinem Werk „Denken und Fühlen", in dem er – gewissermaßen als Oberbegriff für Bewußtsein – den Begriff *Psyche* heranzieht. Er versteht darunter die hypothetische Gesamtheit der Leistungen komplexer Informationsverarbeitungssysteme zur optimalen Regulation der Umweltbeziehungen eines Lebewesens: „Es ist das System der Organisationen und Strukturen, die einem Individuum zugeschrieben werden, das Input verarbeitet (einschließlich dem Input aus seinen eigenen Handlungen und Erfahrungen) und Output an die verschiedenen Subsysteme und die Außenwelt abgibt". Die Psyche sei in ihrer Komplexität „keiner direkten Betrachtung zugänglich" (MANDLER, 1979, 32). Als sogenannte „Hardware" der Psyche wird – erwartungsgemäß – das Zentralnervensystem angesehen.

Nach MANDLER stellt nun das Bewußtsein innerhalb der Psyche eine *spezielle Funktion* dar, durch welche gewährleistet wird, daß der „Output von verschiedenen Systemen integriert wird und Transfer in Langzeitspeichersysteme stattfinden kann" (MANDLER, 1979, S. 68). Das Bewußtsein wird als „Mechanismus mit begrenzter Kapazität" zur Informationsverarbeitung verstanden und oft synonym mit der Bezeichnung von Aufmerksamkeitsmechanismus gebraucht (MANDLER, 1979, S. 67). Als eine der wichtigsten Funktionen fällt ihm „die Prüfung potentieller Handlungsmöglichkeiten und die Bewertung der situativen Gegebenheiten" zu (MANDLER, 1979, S. 78). Das Bewußtsein kann somit als *psychische Lupe* angesehen werden, durch die wichtige Informationen besonders genau analysiert, dauerhaft gespeichert und in Aktivitäten umgesetzt werden.

Inhalt und Weite des Bewußtseins

HILGARD (1980; in „Consciousness in Contemporary Psychology") definiert, ähnlich wie MANDLER (1979), Bewußtsein als Aufmerksamkeitsmechanismus und versucht auch andere häufig gebrauchte Bewußtseinsbegriffe zu präzisieren:

Bewußtes = Erlebnisinhalte, auf die die Aufmerksamkeit gerichtet ist
Nebenbewußtes = nicht mit Aufmerksamkeit bedachte Inhalte
Unterbewußtes = unter bestimmten Umständen abrufbare Inhalte (z.B. unter Hypnose)
Unbewußtes = Inhalte, die interpretativ erschlossen werden müssen (z.B. durch Trauminterpretation)
Nichtbewußtes = nicht im psychischen System vorhandene Inhalte

NEISSER (1974) kritisiert, daß die Definition des Bewußtseins als starrer Aufmerksamkeitsmechanismus zu reduktionistisch sei und daß man darunter besser eine Art *dynamischer psychischer Aktivität* verstehen solle, die sich mit der momentanen Situation, der Lebensphase, dem Alter und mit neuen Erfahrungen wesentlich verändern könne.

Sicher scheint zu sein, daß es sich beim Bewußtsein nicht um ein punktuelles Ereignis, sondern um einen Prozeß in der Zeit handelt. Plausibel wäre eine prozessuale Definition analog der Definition kognitiver Prozesse von ANDERSON (1983): In seinem sogenannten ACT-Modell (Adaptiv Control of Thought) wird das Langzeitgedächtnis als umfangreiches semantisches Netzwerk dargestellt (Knoten = Begriffe; Kanten = Assoziationen), in dem zu einem bestimmten Zeitpunkt immer nur ein bestimmter Unterbereich „aktiviert" ist. Dieser ständig variierende, jeden Moment neu strukturierte Netzbereich entspricht dem kognitiven „Arbeitsspeicher" bzw. dem Kurzzeitgedächtnis und kann – unter introspektiver Verallgemeinerung dieser Konzeption - dem *Inhalt des Bewußtseins* gleichgesetzt werden.

Die Menge an Erlebnisinhalten, auf die man sich gleichzeitig konzentrieren kann (wahrnehmungspsychologisch: „Aufmerksamkeitsspanne"), ist damit der sogenannten *Weite des Bewußtseins* gleichzusetzen. Diese Konzeption bewußter Prozesse als aktivierte Netzwerke stimmt gut mit neuropsychologischen Befunden überein, wonach bei bestimmten Aktivitäten, wie z.B. Lesen, Schreiben und Rechnen, die funktionell beteiligten Gehirnareale verstärkt durchblutet sind (LASSEN, INGVAR & SKINHOJ, 1980). Der Fokus des Bewußtseins läßt sich durch bestimmte psychische Praktiken oder chemische Substanzen sowohl verengen als auch erweitern (z.B. Konzentration, Autosuggestion, Meditation, Hypnose; Meskalin, LSD, Alkohol; s. dazu den Beitrag von GUTTMANN im vorliegenden Band).

Bewußtseinslage

Unterschiedlichen Menschen in unterschiedlichen Situationen schreiben wir unterschiedliche *Grade* von „Bewußtheit" zu. Wovon hängt nun eine solche *Qualität* eines Bewußtseinszustandes ab? Was sind die Kriterien dieser Bewußtseinsqualität ?

Ein erstes, wesentliches Merkmal ist wohl die Höhe der „Bewußtseinslage". Man kann darunter die sogenannte *Kanalkapazität* des Bewußtseins verstehen (vgl. KEIDEL, 1963) und damit ausdrücken, in welchem Umfang ein Lebewesen in der Lage ist, Informationen über die innere und äußere Realität richtig aufzunehmen, sie richtig zu interpretieren, und schließlich danach optimal zu handeln. Das heißt, die Bewußtseinslage eines Individuums ist umso höher einzustufen, je mehr Information es innerhalb eines bestimmten Zeitraumes korrekt apperzipiert und verarbeitet. Die Bewußtseinslage ist also bei Tätigkeiten mit großer Konzentration (nicht Streß!) am höchsten (z.B. Simultanübersetzen, Schachspielen), bei zerstreuenden Tätigkeiten niedriger (z.B. Fernsehen, Romanlesen) und bei automatisierten Verhaltensweisen noch niedriger (z.B. Autofahren, Arbeitsroutine). Der Übergang zu noch tieferen Bewußtseinslagen ist fließend und führt vom einfachen oder gezielten Entspannen (z.B. Progressive Muskelentspannung, Autogenes Training) über das Tagträumen zum Einschlafstadium, zum Träumen, in den Tiefschlaf, und schießlich zur Ohnmacht.

Das erste Kriterium zur Feststellung des Bewußtsheitsgrades bzw. der Bewußtseinsqualität ist also die *Funktionstüchtigkeit* des Bewußtseins (Bewußtseinslage). Je mehr sich diese im Laufe der phylogenetischen Artenentwicklung, der ontogenetischen Reifung, oder in einer aktuellen Lebenssituation erhöht, umso mehr Eigenschaften und Gesetzmäßigkeiten der erlebten Realität können im Bewußtsein repräsentiert werden, und zwar einschließlich der Informationen über die eigene Person (siehe Abschnitt „Selbstreflexivität").

Bewußtseinsentwicklung und Selbstregulation

Ein zweites, sehr wesentliches Merkmal von Bewußtsein bzw. der Bewußtseinsqualität ist die *kognitive Selbstregulation.* Bezeichnend ist nämlich, daß beim Menschen die *Kontrolle* des Bewußtseinsablaufes nicht nur extern erfolgt, durch Stimulation über Wahrnehmung und Verhalten, sondern auch intern, indem die mit Aufmerksamkeit besetzten psychischen Inhalte Assoziationen, Vorstellungen und Sprachsequenzen hervorbringen (s. TUCKER & WILLIAMSON, 1984). Eine wichtige Eigenart des menschlichen Bewußtseins liegt darin, daß es viel stärker als die psychischen Prozesse anderer Lebewesen *selbstdeterminiert* ist. Es kann sich fast vollständig von Ereignissen der sogenannten „Außenwelt" abkoppeln, indem ausschließlich Gedanken und Vorstellungen im Zentrum der Aufmerksamkeit stehen.

Dazu ein kurzer Rückblick auf die vermuteten phylogenetischen Entwicklungsphasen dieser Selbstregulation. Während bei Einzellern (z.B. Amöben) noch einfache mechanische oder sekretorische Anpassungsvorgänge an das physische und chemische Milieu der Umgebung ausreichen (Taxien), treten bei Tieren mit primitiven Nervensystemen (z.B. Mollusken, Fische) auf spezifische Wahrnehmungsreize bereits spezifische Verhaltensweisen auf (Reflexe). Bei noch höher entwickelten Arten (z.B. Vögeln) werden auf bestimmte Reize hin nicht mehr nur einzelne Reaktionsweisen ausgelöst, sondern ganze Reaktionsketten, die überdies oft eine gewisse Plastizität aufweisen, d.h. entsprechend spezieller Auslöse- und Begleitsituation unterschiedlich ablaufen (Instinkte). Bei Säugern sind häufig sogar nur mehr die sogenannten „konsumatorischen Triebreaktionen" starr vorprogrammiert, während das „Appetenzverhalten“ (d.h. die Vorbereitungsaktionen für die Triebbefriedigung) großteils erlernt ist (Triebe).

In der höchsten Entwicklungstufe, die (bis jetzt) nur der Mensch erreicht hat, lösen nicht mehr nur konkrete Situationen bestimmte Verhaltensmuster aus, sondern auch Vorstellungen von angestrebten oder abgelehnten Zuständen bzw. Situationen (Motive), d.h. das Verhalten wird nicht mehr auschließlich von der aktuellen, sondern auch von der potentiellen Wirklichkeit her gesteuert. *Antizipationen* und *Prognosen* (Kann-Zustände) über die Realität, die entweder konkret-vorstellungsmäßig oder abstrakt-logisch aus einer gegebenen Wahrnehmungssituation (Ist Zustände) abgeleitet werden, sowie *Wünsche* und *Willensinhalte* (Soll-Zustände) determinieren in immer stärkerem Ausmaß das Handeln des Menschen.

Bei einfachen Organismen wird also auf Informationen aus dem Körperinneren (z.B. über Mangelzustände, Schmerzen, Ermüdung) sowie auf solche aus der Umwelt (optische, akustische, geruchliche, geschmackliche und Tastsensationen) weitgehend unvermittelt reagiert, während bei höher entwickelten Arten immer öfter die unmittelbaren Reaktionen gehemmt werden, um in den Verhaltensablauf komplexe Informationsanalysen und Verhaltensplanungen einzufügen. Auf diese Weise kommt es zu einer immer stärkeren *Verselbständigung des informationsverarbeitenden Systems* gegenüber dem sensomotorischen System.

Diese zunehmende Autonomie des sogenannten „kognitiven Apparates“ wurde insbesondere durch die evolutionären „Erfindungen“ der symbolischen Informationsverarbeitung, d.h. der *Sprache,* und der Produktion „innerer Bilder“, d.h. der *Vorstellung* und Phantasie, gewährleistet. Die beiden letztgenannten Leistungen der Psyche ermöglichen eine besonders effiziente Informationsverarbeitung der Wirklichkeit, da diese nicht mehr wahrnehmungsmäßig gegeben sein muß, um weiter analysiert werden zu können. Ebenso wie die Vorstellung - also die optische und akustische Assoziationsstiftung – schaffen auch sprachliche Symbole (und Grammatiken als deren Beziehungssysteme) für den Bewußtseinsstrom eine starke Eigengesetzlichkeit und damit Unabhängigkeit von „äußeren" Einflüssen (Wahrnehmungsinformationen).

Noch einige Bemerkungen zur Sprache: Manche Wissenschafter und Philosophen (z.B. ECCLES & POPPER, 1977) vertreten die Ansicht, daß überhaupt nur jene psychischen Abläufe bewußt erlebt werden können, die sprachlich vermittelt sind. Obwohl man aus psychologischer Sicht diese sogenannten „Sprachzugangstheorien" als zu einseitige Erklärungsmodelle zurückweisen muß, darf dennoch die Sonderbedeutung der Sprache für die Entwicklung und die Qualität des Bewußtseins nicht unterschätzt werden, weil sie abgesehen von ihrer Kontrollfunktion auch eine *Kommunikationsfunktion* besitzt und somit auch eine indirekte Steigerung der Bewußtseinsqualität durch Nutzung der Erkenntnisse und Einsichten anderer Individuen erlaubt.

Die *Höherentwicklung des Bewußtseins* manifestiert sich also sowohl phylogenetisch als auch ontogenetisch vor allem als zunehmende Unabhängigkeit der Informationsverarbeitungsvorgänge von der aktuellen Informationsaufnahme (Wahrnehmung) und Informationsabgabe (Verhalten). Diese Unabhängigkeit kommt im wesentlichen durch eine wachsende *Speicherkapazität* des psychischen Systems für Bewußtseinsinhalte zustande. Das Anwachsen dieser Speicherkapazität, welche sich vor allem in einer Verbesserung des Vorstellungsvermögens (optische und akustische Erinnerungsleistungen) und im Übergang zur symbolischen (sprachlichen) Kodierung von Erlebnissen niederschlägt, ist engstens mit der Ausbildung der Interneuronen und Assoziationsareale im Kortex verbunden. Eine diesbezügliche Schätzung des Verhältnisses der Interneuronen zu den sensorischen und motorischen Neuronen beim Menschen beträgt 10.000 : 1 (siehe MATURANA & VARELA, 1987). Für die Abhängigkeit der ontogenetischen Bewußtseinsentwicklung von der Funktionstüchtigkeit der „Assoziationsneuronen" spricht, daß die Myelisierung der Axone im Assoziationskortex – verglichen mit anderen Arealen - relativ lange andauert, oft sogar bis in das 2. oder 3. Lebensjahrzehnt (s. RIESEN, 1978 und ZEIER, 1978; SPRINGER & DEUTSCH, 1987).

Was die Frage der Bewußtseinsqualität betrifft, so läßt sich vorläufig feststellen: Eine hohe Bewußtseinsqualität kann nicht allein von einer hohen Informationsverarbeitungskapazität abhängig gemacht werden (Bewußtseinslage), sondern es kommt als zweites Kriterium eine besonders intensive *Nachverarbeitung* der aufgenommenen Information (z.B. durch Denk- und Schlußfolgerungsprozesse) sowie eine *Vorverarbeitung* der abzugebenden Information (z.B. durch Planung und Phantasie) dazu. Auf diese Weise entsteht eine immer stärkere Autonomie der Bewußtseinsabläufe und eine gesteigerte *Selbstregulation* der Informationsverarbeitung. Je mehr die Bewußtseinsabläufe bei einem Lebewesen unabhängig von äußeren Einflüssen (Wahrnehmungen) ablaufen und sich die Informationsaufnahme am Informationsbedarf des Bewußtseins orientiert, als desto höherwertiger kann der Bewußtseinszustand eingestuft werden.

Wahrheitsgehalt

Als drittes Kriterium von Bewußtsein und Bewußtheit sollte der *Wahrheitsgehalt* von Bewußtseinsinhalten angesehen werden. Wenn man von der erkenntnistheoretischen Position her weder Agnostiker noch Dogmatiker ist, also die Möglichkeit von wahren Einsichten weder völlig bestreitet noch sie unkritisch postuliert, dann wird man den Wahrheitsgehalt eines Bewußtseinsinhaltes von sogenannten „Wahrheitskriterien" abhängig machen (s. dazu GROEBEN & WESTMEYER, 1981; MADERTHANER, 1987): Bewußtseinsinhalte gelten als umso wahrer, je weniger widersprüchlich sie untereinander sind (Konsistenz), je mehr Entsprechung sie mit wahrgenommenen Vorgängen oder Zuständen der Realität aufweisen (Korrespondenz), und zu je mehr Erfolg sie beim Handeln führen (Pragmatik).

Bewußtseinsinhalte, die widersprüchlich sind, die nicht mit Beobachtungen übereinstimmen, oder die häufig zu Fehlprognosen und Fehlverhalten führen, werden tatsächlich im allgemeinen abgewertet, wie dies bei fiebernden, berauschten, schizophrenen, schwachsinnigen oder träumenden Personen der Fall ist. Sehr viel schwieriger ist es schon, Wahrheitsentscheidungen über Bewußtseinsinhalte wacher und „normaler" Personen zu treffen, weil komplexe Erlebnisinhalte in sich widersprüchlich (z.B. Gefühlsambivalenzen) oder mit Erinnerungen nicht verträglich sein können (z.B. Persönlichkeitsurteile), weil subjektive Eindrücke nicht mit Wahrnehmungen übereinstimmen müssen (z.B. optische Täuschungen), oder auch weil unsere Ereigniserwartungen und Handlungsvorstellungen wenig konkret sind und Erfolgskontrollen unseres Handelns daher nur mit beschränkter Genauigkeit zulassen. Infolge dieser praktischen Anwendungsprobleme der Wahrheitskriterien vertraut man im Alltag oft nur dem subjektiven Wahrheitsempfinden (Evidenz) oder versucht, sich an den kommunizierten Bewußtseinsinhalten anderer Personen zu orientieren (Konventionalismus).

Obwohl also die Wahrheit von Bewußtseinsinhalten sicher als sehr wichtiges Qualitätsmerkmal von Bewußtseinszuständen gelten kann, gibt es keine allgemein verbindliche, von der erkenntnistheoretischen Position (z.B. Realismus – Idealismus) unabhängige Prüfstrategie. Der Prozeß der Verfifikation von Bewußtseinsstrukturen kann vielmehr nur im wiederholten Anwenden aller drei (artefaktbehafteten) Wahrheitskriterien bestehen und gleicht somit am ehesten einem mathematischen Iterationsverfahren mit einer Näherungslösung.

Selbstreflexivität

Da wir spätestens seit KANT davon ausgehen müssen, daß unsere Einsichten in die Struktur- und Ablaufgesetzmäßigkeiten der Realität wesentlich von den Struktur- und Ablaufeigenheiten unseres eigenen Bewußtseins geprägt sind (z.B. von Denkschemata und Denkkategorien), hängt der Wahrheitsgehalt unserer Bewußtseinsinhalte auch von unserer individuellen bzw. kollektiven Selbsterkenntnis bzw. von unseren Einsichten in die Fehlerhaftigkeit unserer Erkenntnisgewinnung ab. Aber auch aufgrund weiterer, ganz grundsätzlicher Erwägungen erscheint es notwendig, als viertes Qualitätskriterium für Bewußtseinszustände das Ausmaß an einfließender bzw. begleitender *Selbstreflexivität* heranzuziehen.

Wir können nämlich wiederum die Evolutionsgeschichte betrachten und dabei feststellen, daß sich bei zunehmender Entwicklung innengeleiteter Informationsverarbeitung ein Lebewesen immer stärker als Subjekt, d.h. als von der Umwelt abgehobene Existenz, empfindet und sich im Bewußtsein eine sogenannte „Subjekt-Objekt-Dichotomie“ herausbildet. Wenn wir auch vielen höher entwickelten Lebewesen (z.B. Hunden, Katzen) eine Psyche zuschreiben, so gestehen wir ihnen doch in nur sehr eingeschränktem Maße auch Selbstreflexivität zu. Wenn man von rudimentären Ansätzen bei Schimpansen und Orang-Utans absieht (s. dazu GALLUP, 1977), ist nur der Mensch in der Lage, in seinem psychischen System eine klare Repräsentation von sich selbst und seinen Beziehungen zur Umwelt herzustellen (Selbstkonzept), sich selbst als Beobachter entgegenzutreten (Selbstobjektivierung), oder seine Empfindungen, Wahrnehmungen und sonstigen psychischen Abläufe als singuläre individuumspezifische Phänomene zu relativieren (Selbstdistanzierung).

Die höchste Entwicklungsstufe der Selbstreflexivität ist wohl die Fähigkeit zur *Metareflexion,* d.h. zur gedanklichen Analyse des Denkgeschehens selbst. Spätestens diese Stufe dürfte gänzlich dem Menschen vorbehalten sein.

Als Folge des evolutionären Autonomiezuwachses von Bewußtseinsprozessen und der damit einhergehenden Entwicklung der Selbstreflexion bildet sich außerdem immer stärker der subjektive Eindruck heraus, daß die Phänomene der Realität (d.h. der Erlebniswelt) vom Bewußtsein beeinflußbar sind (Internale Kontrollwahrnehmung), was sich introspektiv auch als Überzeugung vom *freien Willen* manifestiert.

Zusammenfassung

Bewußtsein wird in diesem Beitrag als eine spezielle Aktivität psychischer Informationsverarbeitung definiert, die folgende vier Funktionen erfüllt:

1. Eine *Akzentuierungsfunktion,* d.h. es erfolgt eine Selektion bzw. Akzentuierung der wahrgenommenen und kognitiv erzeugten Informationen (Erinnerungen, Antizipationen, Phantasien) nach Maßgabe der subjektiven Relevanz, bzw. introspektiv gesehen, des Interesses.

2. Eine *Kombinationsfunktion*, indem die Menge der akzentuierten Bewußtseinsinhalte (= Weite des Bewußtseins) untereinander in enge Beziehung gesetzt wird, sodaß Klassifikationsprozesse, Vergleiche, Schlußfolgerungen und andere kognitive Operationen durchgeführt werden können.

3. Eine *Speicherfunktion*, indem die akzentuierten Bewußtseinsinhalte eine gewisse Zeitspanne präsent gehalten werden, während derer sie sich noch zusätzlich miteinander assoziativ verbinden können, um schließlich mit umso größerer Wahrscheinlichkeit in das Langzeitgedächtnis übergeführt zu werden.

4. Eine *Kontrollfunktion*, indem durch sprachliche Symbolisierungsabläufe und Vorstellungsprozesse im Bewußtsein eine Verlagerung der Kontrolle über die Informationsverarbeitung von außen (Wahrnehmungssteuerung) nach innen (Kognitionssteuerung) erfolgt.

Die Höhe des Bewußtheitsgrades bzw. die Bewußtseinsqualität eines Lebewesens zu einem bestimmten Zeitpunkt wird in Abhängigkeit gesehen von der jeweils gegebenen *Bewußtseinslage* (Informationsverarbeitungskapazität), vom Ausmaß an vorhandener *Bewußtseinskontrolle* (Selbstregulation), vom *Wahrheitsgehalt* der Bewußtseinsinhalte, sowie von der Ausprägung an *Selbstreflexivität.*

Literatur

ANDERSON, J.R. (1983). The architecture of cognition. Cambridge: Harvard University Press.

BISCHOF, N. (1968). Erkenntnistheoretische Grundlagenprobleme der Wahrnehmungspsychologie. In W.METZGER & H.ERKE, Handbuch der Psychologie, Bd. 1, Wahrnehmung und Bewußtsein, 1.Halbband. Göttingen: Hogrefe.

CARNAP, R. (1961, orig. 1928). Der logische Aufbau der Welt. Hamburg: Meixner.

Duden-Ethymologie (1963). Mannheim – Bibliographisches Institut.

ECCLES, J.C. & POPPER, K.R. (1977). The Self and its Brain. Berlin: Springer

GALLUP, G.G. (1977). Self-recognition in primates. American Psychologist, 329 338.

GRAUMANN, C.-F. (1968). Bewußtsein und Bewußtheit. Probleme und Befunde der psychologischen Bewußtseinsforschung. In W.METZGER & H.ERKE, Handbuch der Psychologie, Bd. 1, Wahrnehmung und Bewußtsein, 1.Halbband. Göttingen: Hogrefe.

GROEBEN, N. & WESTMEYER, H. (1981). Kriterien psychologischer Forschung. Grundfragen der Psychologie.München: Juventa.

HILGARD, E.R. (1980). Consciousness in contemporary psychology. Annual Reviews of Psychology, 31, 1-26.

HOFFMEISTER, J. (Hg., 1955). Wörterbuch der philosophischen Begriffe. Hamburg: Meixner.

KEIDEL, W.D. (1963). Beispiele und Probleme einer kybernetischen Physiologie des ZNS und der Sinne. In: G. LIENERT (Hg.), Bericht über den 23. Kongress der Deutschen Gesellschaft für Psychologie. Göttingen: Hogrefe.

LASSEN, N.A., INGVAR, D.H. & SKINHOJ, E. (1980). Hirnfunktion und Hirndurchblutung. In Gehirn und Nervensystem. Weinheim: Spektrum-der-Wissenschaft.

LORENZ, K. (1986). Der Abbau des Menschlichen. München: Piper.

MADERTHANER, R. (1987). Erkenntnispsychologie - von der naiven zur wissenschaftlichen Erkenntnisgewinnung am Beispiel der Psychologie. Wien: Habilitationsschrift.

MADERTHANER, R. (1988). Psychische Faktoren der Realitätserkenntnis. In E. OESER & E. M. BONET, Das Realismusproblem – Wiener Studien zur Wissenschaftstheorie. Wien: Österr. Staatsdruckerei.

MATURANA, H.R. & VARELA, F.J. (1987). Der Baum der Erkenntnis – Wie wir die Welt durch unsere Wahrnehung erschaffen – Die biologischen Wurzeln des menschlichen Erkennens. Bern: Scherz.

MILLER, G.A. (1962). The Sience of Mental Life. New York: Harper & Row.

MANDLER, G. (1979). Denken und Fühlen – Zur Psychologie emotionaler und kognitiver Prozesse. Paderborn: Junfermann.

NEISSER, U. (1974). Kognitive Psychologie. Stuttgart: Klett.

RATZUWEIT, S. & SPALIER, M. (1982). Knaurs Lexikon der sinnverwandten Wörter. München: Droemer-Knaur.

RIESEN, A.H. (1978). Ontogenese von Gehirn und Verhalten. In R.A. STAMM & H. ZEIER: K. LORENZ und die Folgen, die Psychologie des 20. Jahrhunderts. Bd.6. Zürich: Kindler.

SPRINGER, S.P. & DEUTSCH, G. (1987). Linkes, Rechtes Gehirn – Funktionelle Asymmetrien. Heidelberg: Spektrum-der-Wissenschaft.

TUCKER, D.M. & WILLIAMSON, P.A. (1984). Asymmetric neural control systems in human self-regulation. Psychological Review, 91, 185-215.

ZEIER, H. (1978). Evolution von Gehirn, Verhalten und Gesellschaft. In R.A. STAMM & H. ZEIER: K. LORENZ und die Folgen, die Psychologie des 20. Jahrhunderts. Bd. 6. Zürich: Kindler.

RUPERT RIEDL (1925) ist Biologe, Vorstand des Instituts für Zoologie der Universität Wien. Sein Interesse für Systemtheorie ist schon durch seinen Lehrer LUDWIG VON BERTALANFFY in Wien und seine Freundschaft mit PAUL WEISS in den USA geweckt worden. 1975 publizierte er einen Band über ‚Systembedingungen der Evolution', ein Thema, das er und seine Schüler weiterverfolgt haben. Darin wurzelt auch sein Zugang zur Evolutionären Erkenntnistheorie, welcher durch seine Nähe zu KONRAD LORENZ und den ‚Altenberger Kreis' in die Fragen der Erkenntnistheorie fortgeführt und erweitert wurde.

Bewußtsein, systemisch und evolutionär gesehen

RUPERT RIEDL

Hier ist mit einer Erklärung zu beginnen. Bei der Behandlung eines Themas dieser Art ist die Position zu deklarieren, von welcher aus die Sache betrachtet und in welcher Weise geredet werden kann. Damit wird die Möglichkeit anderer Standpunkte anerkannt, nicht aber deren Überlegenheit.

Bestimmung des Standpunkts

Mein Standpunkt ist zunächst ein wissenschaftlich-empirischer, mit der ersten Voraussetzung, daß es uns möglich ist, den Phänomenen der außersubjektiven Welt in unserer Vorstellung durch ein Netzwerk von Theorien näherkommen zu können, wenn es sich zeigt, daß dasselbe dichter und in sich widerspruchsfrei wird und die Prognosen aus denselben, zunehmend und im Umfang wachsend, durch die Erfahrung bestätigt werden.

Im Sinne der Wahrheitstheorien vertraue ich damit einem kohärenten System von Korrespondenzen (nach RESCHER, 1979, Übersicht bei PUNTEL, 1983; vgl. RIEDL, 1988) und vermute, daß dies das verläßlichste System sein wird, wenn es darauf ankommt, ein objektives Bild von den Gegenständen dieser Welt zu entwickeln; beispielsweise vom Bewußtsein meines Nachbarn.

Im speziellen läßt mich der evolutionäre Standpunkt voraussetzen, daß die Welt vor ihren Beobachtern existierte und daß die Vorbedingungen, dieselbe zu erkennen, als eine Anpassung der Sinne an diese Welt zu verstehen ist; welche Sinne zwar die Welt nicht so abbilden, wie sie sein mag, aber im Umgang mit dieser bislang die Erhaltung auch unserer Stammeslinie sicherten. Dies ist der Standpunkt nach der Evolutionstheorie, sowie der adaptionistischen und der konstruktivistischen Komponente der EE (der Evolutionären Erkenntnistheorie; LORENZ, 1973; RIEDL, 1980, vgl. auch RIEDL und WUKETITS, 1987).

Aus der Systemtheorie, in meinem Sinne, beziehe ich eine dritte Voraussetzung, daß nämlich die qualitativen Eigenschaften komplexer Systeme aus ihren Teilen nicht gänzlich zu verstehen sein werden. Und zwar deshalb, weil ihre Entstehens- und Erhaltungsbedingungen von zweiseitiger Art sind. Nämlich nicht nur (präselektiv) durch die Disponibilitäten der den Systemen verfügbaren Bauteile, sondern auch (postselektiv) durch die Rahmenbedingungen der ihnen vorgegebenen Milieus oder Außensysteme, innerhalb deren sie entstehen und verbleiben (RIEDL, 1978/79, 1985 und 1986).

In der Folge dieses Standpunktes ergeben sich für die Auffassung und Darstellung des Bewußtseins die folgenden Konsequenzen:

Über Komplementaritäten

Es ist bekannt, daß wir Raum und Zeit als zwei unterschiedliche Qualitäten und über unterschiedliche Wahrnehmungs-Systeme erleben, wiewohl wir zur Kenntnis nehmen, uns in einem vierdimensionalen Raum-Zeit-Kontinuum zu befinden. Dabei anerkennen wir den wissenschaftlichen Nachweis dieses Umstandes ebenso wie unser Unvermögen, uns derlei vorstellen zu können.

Dies erklärt sich nach der EE daraus, daß unsere Sinne an einen Kosmos mittlerer Größe adaptiert wurden, die „Physiologische Uhr" ebenso wie das Entstehen unserer bilateralen, also dreiachsigen Organisation; daß die Ausstattung beider Einrichtungen stammesgeschichtlich zu verstehen ist und bislang für die Arterhaltung genügte. In der Folge erleben wir die Zeit als eindimensional, den Raum aber, von ihr unabhängig, dreidimensional.

Derlei ist in der Struktur unseres „Weltbildapparates" kein Einzelfall. Vielmehr lassen sich solche Zerlegungen in unserer ganzen Ausstattung nachweisen. Die komplexen und verschränkten Elemente der außersubjektiven Wirklichkeit werden nach geradezu komplementären Wahrnehmungsinhalten zerlegt erlebt. Komplementär in dem Sinn, als dieselben jeweils zu einem Komplex gehören, den uns die Fachwissenschaften als einen notwendigen Wechselzusammenhang beschreiben. Diese Merkwürdigkeit wird aus der Aufgabe zu verstehen sein, daß einer komplexen Welt mittels vergleichsweise einfachen Sinnen handelnd entsprochen werden mußte.

In derselben Weise führt nun unsere Ausstattung dazu, Wahrscheinlichkeit und Vergleichbarkeit, ebenso wie Ursache und Zweck, als jeweils komplementäre Qualitäten des Erkennens zu erleben.

Dabei zeigt die nähere Prüfung, daß der Wahrscheinlichkeitsgrad, mit welchem wir die wiederholte Koinzidenz zweier Ereignisse als einen notwendigen Zusammenhang interpretieren, von der Deutung einer Vergleichbarkeit solcher Ereignisse nicht unabhängig sein kann - und umgekehrt.

Nach Art unserer Ausstattung hingegen scheint jener Wahrscheinlichkeitsgrad entweder ausschließlich von der Anzahl der Wiederholungen solcher Koinzidenzen abzuhängen; oder aber von einer Vergleichbarkeit der mutmaßlich wiederkehrenden Ereignisse, die nichts mit der Zahl der Wiederholungen zu tun zu haben scheint. Dagegen zeigt das Experiment, daß mit zunehmender Festigung einer Assoziation sehr bestimmter (invariabler) Reize die Weite der zulässig scheinenden Generalisation deren Variablen nicht ab-, sondern sogar noch zunimmt (H. LEMKE-PITSCHKE, 1970).

Ganz analog geht es uns mit dem Erleben von Ursachen und Zwecken. Unser Denken geht stets von der Mutmaßung irgendwelcher funktioneller Analogien aus. Das „wilde Denken" (LÉVI-STRAUSS, 1968) ebenso wie das wissenschaftliche (LORENZ, 1974). Für unsere Begrifflichkeit kann ein Tisch, ein Pferd, ebenso wie eine Ideologie, auf „festen Beinen" stehen, weil uns der Zweck, etwas zu tragen, vergleichbar erscheint, wobei von den Eigenschaften dieser Beine abgesehen werden muß. Umgekehrt erscheint uns die Festigkeit eines Tischbeins, einer Krebsschere, wie jenes Felsens, den Uranos (in Windeln gewickelt, an Sohnes statt) verschlungen haben soll, ursächlich in demselben Maße vergleichbar, in dem wir von den Unterschieden deren Zwecke absehen.

Dabei zeigt die nähere Prüfung, daß das „Wie" eines Zusammenhanges aus den Untersystemen, das „Wozu" aus den Obersystemen desselben Schichtgefüges hervorgeht; so, wie die causa materialis und -efficiens, im Sinne des ARISTOTELES, der causa formalis und -finalis gegenüberstehen (KULLMANN, 1982; RIEDL, 1978/79 und 1985).

Besonders anschaulich wird dies bei unserem Verständnis des Schichtenbaus der Organisation von Organismen. Dabei läßt sich das „Wie" des Funktionierens eines jeglichen Schichtgliedes, beispielsweise eines Herzens, aus seinen Untersystemen (den Muskeln und Klappen) verstehen, das „Wozu" aus den Obersystemen (Blutkreislauf und Respiration), welchen es angehört. Die Unterscheidung in Struktur- und Lagekriterien, wie dies schon REMANE (1951) vornahm, erweist sich als die Erkenntnisbedingung zu vergleichender Bauteile verschiedener Organismen, jeweils nach dem Blick in die Unter- bzw. Obersysteme (RIEDL, 1975, 1980, 1980a).

Über Strukturen und Funktionen

Man wird darum nicht zweifeln können, daß es sich auch bei unserer Wahrnehmung von Strukturen und Funktionen, man kann auch sagen: Zuständen und Vorgängen, oder Gestalten und Abläufen (Abb. 1), um eine solche Komplementarität handelt. Dies ist der erste Abschnitt meiner Argumentation.

Die durchgängige Strukturierung unserer Wahrnehmungsqualitäten nach komplementären Zusammenhängen macht es höchst wahrscheinlich, daß es sich auch bei der Perzeption von Struktur und Funktion nicht um eine ontische (der Struktur der außersubjektiven Wirklichkeit entsprechende), sondern um eine kognitive Dualität handelt (also lediglich um eine solche unserer Sinne).

Dies wird auch noch dadurch gestützt, daß, wie im Falle der Raum-Zeit-Dualität, nochmals die unterschiedlichen Sinne angegeben werden können, welche uns einmal Gestalten, ein andermal Abläufe wahrnehmen lassen.

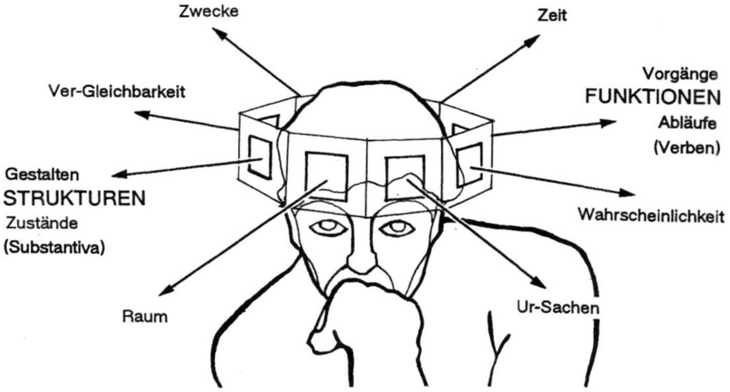

Abb. 1: Schema der Komplementarität angeborener Anschauungsformen, als Sinnesfenster in die außersubjektive Wirklichkeit.

Die Systeme der Gestaltwahrnehmung und die Erfolgsgründe dieser uns erblich gegebenen Programme kennt man bereits in einem ganzen Schichtzusammenhang neuronaler Verrechnungen (Übersicht und Literatur in RIEDL, 1986). Es handelt sich um einen Aufbau analytisch-synthetischer Prozesse, welche man zu Recht unter der Bezeichnung „cerebrale Hermeneutik" zusammenfaßt. Sie reichen von der Herauslösung der Gestalten aus ihren Hintergründen bis zu ihrer räumlich perspektivischen Deutung.

Die Wahrnehmung von Abläufen jedoch ist von anderer Art. Sie greift, im komplexen Bereich, zwar auf die Gestalt-Interpretation zurück, zeigt aber in den Fällen einfacher Phänomene ihre selbständigen Wurzeln. Sie laufen auf stroboskopische Effekte hinaus, gehen aber auf Wahrscheinlichkeitsinterpretationen zurück, welche uns annehmen lassen, daß sich wiederholende Koinzidenzen als ursächliche Zusammenhänge zu interpretieren wären. Dies geht selbst wieder auf die neuronalen Programme der bedingten Reflexe zurück. „Vergleichbare Wahrnehmungen", so ließe sich dieses Programm formulieren, „werden dieselben Gründe haben".

Dies ist am einfachsten an einer optischen Täuschung anschaulich zu machen. Läßt man im Dunkeln zwei benachbarte Lampen alternierend aufleuchten, so erscheint uns dies als eine Art von „Lampenwesen", das regelmäßig hin und her springt. Und selbst der Erfolgsgrund eines solchen, im gegebenen Falle merkwürdigen, Programms wird verständlich; weil die Betrachtung zeigt, daß in jener außersubjektiven Wirklichkeit, an der dieses Programm entwickelt wurde, ein solches Alternieren noch am ehesten als Bewegung, sei es die eines glimmenden Auges, zu interpretieren wäre, sei es die eines pendelnden Objektes vor der Sonne.

Dabei ist die Deutung des alternierenden Vorgangs als einer Wesenheit oder Absicht selbst in der Täuschung so falsch nicht; nur daß sich diese nicht in den Lichtern selbst, sondern hinter diesen, in der Schaltung, verbirgt, in der Absicht des Experimentators. Und daß derlei Illusion von der Scheinbewegung der Kinderspiele mit stroboskopischen Zylindern (Praxinoskopen und Phenakistoskop Scheiben von 1830; gute Abb. in FRASER, 1966) bis zum Zeichentrickfilm reicht, der einen ganzen Kinosaal lachen oder weinen macht, wird man vor Augen haben.

Gestalten und Abläufe kommen also durch unterschiedliche Sinnessysteme zur Wahrnehmung und dies ist so tief verankert, daß die Struktur aller menschlichen Sprachen, auch aller exotischen, Strukturen und Funktionen als unterschiedliche Qualitäten handhaben; nämlich als Substantiva und als Verben. Solche „Sprachuniversalien", wie sie die vergleichende Linguistik nennt, werden also menschliche Universalien und älter sein als unsere Wortsprachen (CHOMSKY, 1959; LENNEBERG, 1972; MAYERTHALER, 1981). Und wir werden annehmen dürfen, daß unser Denken, das stark von grammatischen und syntaktischen Regeln zu einer Art „Sprachdenken" gegängelt wird, es weiter erschwert, die notwendige Struktur-Funktion-Komplementarität intelligibel zu machen (WEIZSÄCKER, 1982; Übersicht in RIEDL, 1986; man vergleiche auch meinen dritten Beitrag in diesem Band).

Tatsächlich gibt es aber in dieser Welt keine Zustände, die ohne Abläufe entstanden wären und keine Abläufe, die nicht auf Strukturen zurückgingen. Noch weniger gibt es in der Lebewelt Strukturen ohne Funktionen oder Funktion, die nicht auf einer Struktur beruhte, und sei es eine molekulare. Und obwohl wir vor Augen haben, daß noch nie ein Bein ohne Laufen entstanden ist, wie noch niemand ohne Beine lief, bleibt die Suggestion getrennter Qualitäten erhalten.

Ich halte darum dafür, daß wir auch beim Erleben von Strukturen und Funktionen als verschiedene Qualitäten die Ursache in einem erblichen, rein kognitiven Dualismus zu sehen haben, daß es sich um Sinnesqualitäten handelt, welchen keine qualitative Dualität in der außersubjektiven Wirklichkeit entspricht; komplexe Sinnesqualitäten, schon im Sinne angeborener Anschauungsformen. Aber im Prinzip so getrennt, wie uns jeweils zweierlei Sensorien die Teile des elektromagnetischen Spektrums einmal als Farbe, ein andermal als Wärme, Materiewellen als Töne oder Vibration erleben lassen.

Behält man jenen Dualismus unserer qualitativ komplementären Anschauungsform ontischer Einheiten im Auge, dann findet man in den Deutungen, die das Bewußtsein in unserer Geistesgeschichte gefunden hat, die ganze Palette widersprüchlicher philosophischer Positionen wieder. Wir können unsere Position danach gut einordnen.

Leib und Seele als Problem

„Man kann sagen, daß sich im Begriff des Bewußtseins entscheidet, welche Philosophie man denkt", stellt REISINGER (1978, S. 103-104) treffend fest. Man vergleiche die Bestimmungen in den Hand- und Wörterbüchern der Psychologie (HERRMANN et al., 1977, S. 515f.), der westlichen (HOFFMEISTER, 1955, S. 119f.) oder marxistischer Philosophie (HÖRZ et al., 1978, S. 109f.). Die ganze Monismus-Dualismus-Kontroverse kommt hier bereits zu Tage, wie sie sich in ihrer klassischen Form im sogenannten Leib-Seele-Problem darstellt.

Nun sei nicht übersehen, daß die Begriffe Bewußtsein und Seele nur von wenigen Denkern einfach gleichgesetzt werden. Aber selbst im Falle der Meinung, man könne nicht wissen, was die Seele eigentlich wäre, oder im Falle man meint, die Begriffe deutlich unterscheiden zu sollen, wird man das Gefühl nicht verlieren, daß zwischen Bewußtsein und Seele eine Beziehung besteht. *Kurz:* Es läßt sich aus der Differenzierung der Leib-Seele-Kontroverse eine Voraussicht auf die Hirn-Bewußtseins-Kontroverse gewinnen.

Die häufigste Kurzform, in welcher Lehrbücher der Philosophiegeschichte die Differenzierung der Leib-Seele-Auffassungen darstellen, gebe ich im Abriß wieder. Dabei wird zunächst nach dualistischen und monistischen Positionen unterschieden.

Die dualistischen Theorien (Abb. 2) gehen von einem Wesensunterschied, etwa von Geist und Materie, aus und unterscheiden sich im wesentlichen danach, ob und wenn, welcher jener Qualitäten ein Vorzug einzuräumen wäre. Den sogenannten Animismus führt man auf PLATON zurück. Danach belebt der Geist die Materie und steuert das Gehirn. Eine Lehre, die über AUGUSTINUS das Denken bis über das ganze Mittelalter bestimmte.

Erst Mitte des 17. Jahrhunderts entwirft DESCARTES einen eher materialistischen Leib-Seele-Parallelismus, im Sinne qualitativ ganz getrennter Substanzen, während man gegen Ende des Jahrhunderts das Problem der psychophysischen Koinzidenzen idealistisch zu lösen trachtet; in MALEBRANCHES Leib-Seele-Dualismus durch eine direkte Wirkung Gottes, in LEIBNIZ' Okkasionalismus durch die Annahme einer prästabilierten Harmonie der Welt.

Neue, wieder zur materialistischen Tendenz der Naturwissenschaften tendierende Auffassungen, schließen Mitte des 20. Jahrhunderts in der Folge des Positivismus an. So ALFRED ADLER's dualistischer Epiphänomenalismus, der den Schichtenbau des Organismischen wahrnimmt, aber nur Wirkungen aus den Unter- auf die Obersysteme vorsieht. In seiner modernsten Form ist die dualistische Theorie im Sinne eines Interaktionalismus von ECCLES vertreten, der sich auch POPPER anschloß. Wechselwirkungen zwischen Gehirn und Geist scheinen in allen Ebenen möglich, doch bleiben diese Qualitäten als ein Prinzip der Natur getrennt.

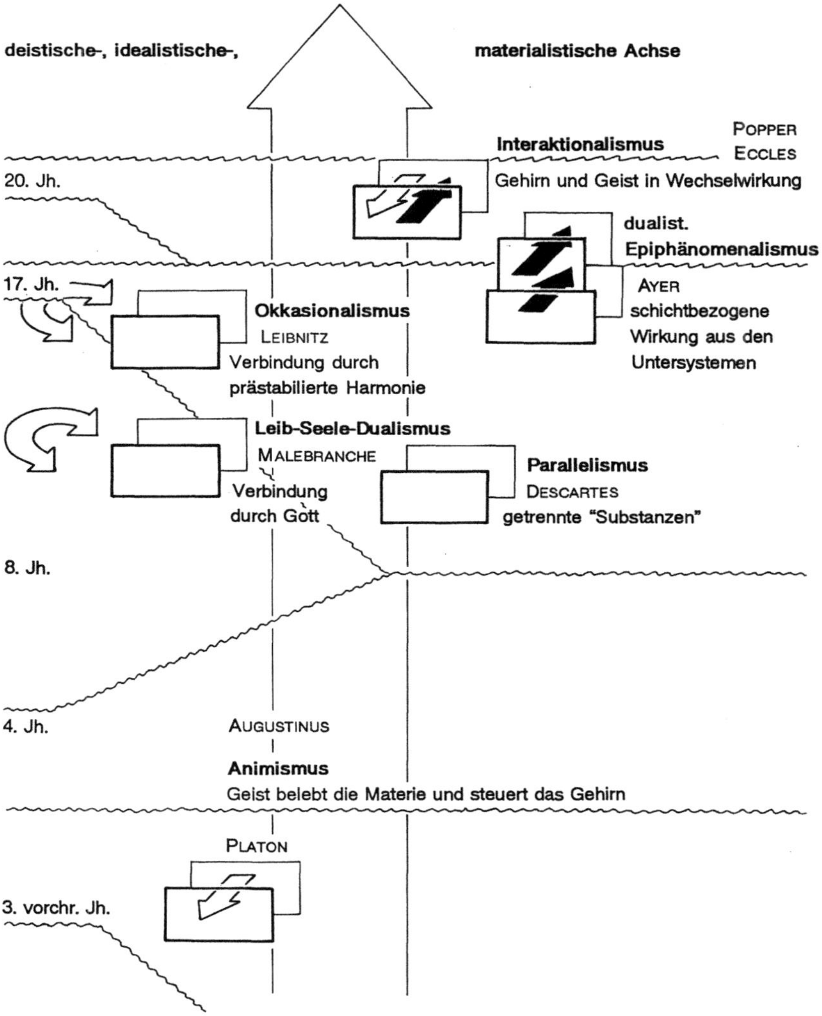

Abb. 2: Dualistische Positionen zum Leib-Seele-Problem. Materie-Konzepte in kräftigen, versus Geist-Konzepte in zarten Rahmen, materialistische Deutungen in schwarzen, und idealistische Deutungen in weißen Pfeilen; annähernd nach der Zeit und der Neigung zum idealistischen versus materialistischen Grundkonzept angeordnet. Autoren mit vergleichbaren Haltungen stehen übereinander.

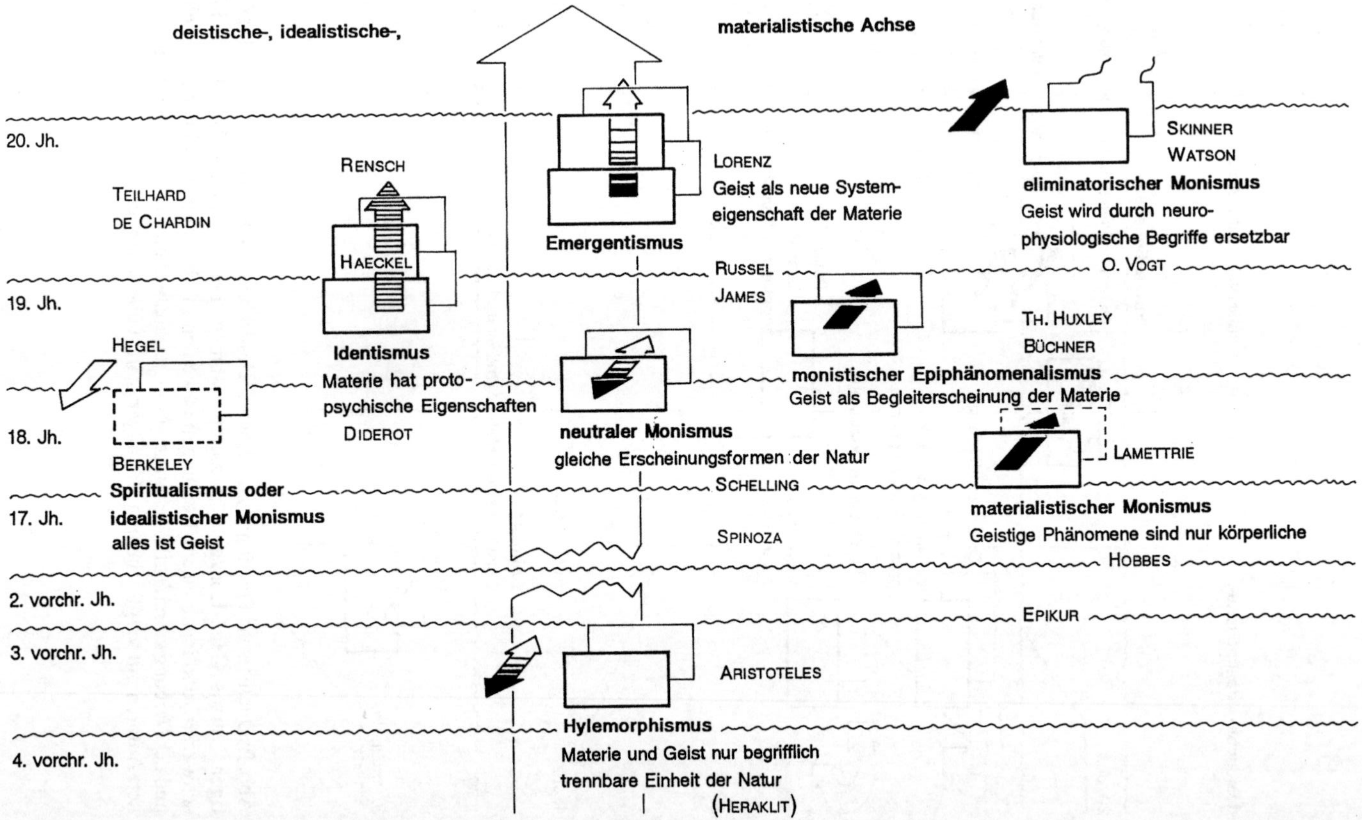

deistische-, idealistische-,
materialistische Achse
20. Jh.
19. Jh.
18. Jh.
17. Jh.
2. vorchr. Jh.
3. vorchr. Jh.
4. vorchr. Jh.
TEILHARD DE CHARDIN
RENSCH
HAECKEL
LORENZ
Geist als neue Systemeigenschaft der Materie
Emergentismus
SKINNER
WATSON
eliminatorischer Monismus
Geist wird durch neurophysiologische Begriffe ersetzbar
RUSSEL
JAMES
O. VOGT
TH. HUXLEY
BÜCHNER
HEGEL
Identismus
Materie hat protopsychische Eigenschaften
DIDEROT
monistischer Epiphänomenalismus
Geist als Begleiterscheinung der Materie
neutraler Monismus
gleiche Erscheinungsformen der Natur
LAMETTRIE
BERKELEY
Spiritualismus oder idealistischer Monismus
alles ist Geist
SCHELLING
SPINOZA
materialistischer Monismus
Geistige Phänomene sind nur körperliche
HOBBES
EPIKUR
ARISTOTELES
Hylemorphismus
Materie und Geist nur begrifflich trennbare Einheit der Natur
(HERAKLIT)

Die monistischen Theorien dagegen (Abb. 3) sind in ihrer Differenzierung überwiegend ein Produkt der Moderne. Aus der Antike hat im wesentlichen nur die Auffassung ARISTOTELES' weitergewirkt. Man bezeichnet diese als Hylemorphismus, da sie die Ansicht enthält, Geist und Materie seien nur begrifflich trennbare Einheiten. Nach ihm ist EPIKUR zu nennen, auf welchen sich später ein „monistischer Epiphänomenalismus" berufen kann. Vor ihm sind nur Fragmente des HERAKLIT von Bedeutung, auf welche sich der spätere „neutrale Monismus" beziehen kann.

Aus der sich anschließenden Antike, wie dem Mittelalter und selbst der Renaissance, werden keine neuen Konzepte hervorgehoben. Erst Mitte des 17. und am Beginn des 18. Jahrhunderts beginnt, unter dem Eindruck der Naturwissenschaften, eine deutliche Extremierung der Standpunkte.

Mitte des 17. Jahrhunderts ist es zunächst Thomas HOBBES mit der Entwicklung eines monistischen Epiphänomenalismus, worin die Ansicht vertreten wird, geistige Phänomene wären in ihrem Wesen doch nur körperliche. In einem gewissen Sinne findet man diese Auffassung im 18. Jahrhundert bei LAMETTRIE und selbst anfangs des 20. Jahrhunderts bei dem Physiologen OSCAR VOGT wieder. Eine Fortsetzung findet dies bei den modernen Behavioristen J.B. WATSON und B.F. SKINNER, einem eliminatorischen Monismus, in dem behauptet wird, der Begriff „Geist" werde durch neurophysiologische Begriffe ersetzbar werden.

Parallel erfolgt die Entwicklung des idealistischen Monismus oder Spiritualismus, extrem bei BERKELEY am Beginn des 18. Jahrhunderts, mit der Behauptung, nur seelische oder geistige Phänomene wären real, alles Körperliche aber nur ein Ding der Vorstellung.

Abb. 3: Monistische Positionen zum Leib-Seele-Problem. Materie- und Geist-Begriffe (wie in Abb. 2) in kräftigen versus zarten Rahmen, materialistische, idealistische und neutrale Lösungen in schwarzen, weißen oder schraffierten Pfeilen annähernd nach der Zeit und nach dem idealistischen versus materialistischen Grundkonzept angeordnet. Autoren mit vergleichbaren Haltungen stehen wieder übereinander.

In einem gewissen Sinne findet sich ein solches Primat des Geistigen dann auch bei HEGEL und selbst TEILHARD DE CHARDIN unterlegt jedenfalls noch dem Prozeß der Evolution ein geistiges Prinzip.

Neben jenen extremen Positionen sind zwei moderate zu nennen. Materialistisch inkliniert ist für die neuere Zeit der monistische Epiphänomenalismus aus der zweiten Hälfte des 19. Jahrhunderts mit LUDWIG BÜCHNER und THOMAS HUXLEY, und jener Beziehung zu EPIKUR, in welcher Geist als eine Begleiterscheinung der Materie aufgefaßt wird. Demgegenüber mit einer nur leicht idealistischen Komponente der Identismus, der im 18., 19. und 20. Jahrhundert prominent von DIDEROT, ERNST HAECKEL und BERNHARD RENSCH entwickelt wird; mit der Ansicht, Materie besitze protopsychische Eigenschaften, welche sich schichtenweise entfalten.

Nahe einer mittleren Achse entwickelt sich ein neutraler Monismus, sehr ähnlich jenem Hylemorphismus des ARISTOTELES; im 17., 18. und Anfang des 20. Jahrhunderts mit SPINOZA, SCHELLING und zuletzt durch WILLIAM JAMES und BERTRAND RUSSELL, mit der Ansicht, Geistiges und Körperliches seien gleichwertige Erscheinungsformen einer im Prinzip einheitlichen Natur. Besonders JAMES nimmt ausdrücklich gegen den Idealismus wie den Materialismus Stellung und betrachtet die Möglichkeit eines Findens empirischer Wahrheit pragmatisch als die Bestätigung der Prognosen der erfinderischen, induktiv-heuristischen Leistungen des suchenden Menschen. Hier schließt der Emergentismus von KONRAD LORENZ an, in welchem die Ansicht zweier Erscheinungsformen einer im Prinzip einheitlichen Welt mit einem systemtheoretischen Schichtenkonzept zusammentritt und Psychisches als eine neue Systemeigenschaft des Evolutionsprozesses betrachtet wird.

Die Position der evolutionären Betrachtung

Nimmt man die Erwartung ernst, wonach die uns angeborenen Formen der Anschauung die Ursache eines kognitiven Dualismus sein werden, dann lösen sich einige Probleme; vielfach sogar in einer höchst versöhnlichen Weise. Denn das Erlebnis von Substantiv versus Verbum oder Struktur versus Funktion läßt sich in unserer Wahrnehmung gegenüber allen Schichten der Komplexität verfolgen.

Dies reicht von der Vorstellung von Formen versus Reaktionen von Organen, Zellen und Ultrastrukturen über die Raumstrukturen (Stereochemie) versus den Eigenschaften von molekularen Verbindungen und Atomen (Atombau) bis zur Teilchen- versus Welle-Dualität der Quanten in der Mikrophysik. Wohingegen uns die Forschung Dinge und Ereignisse in all diesen Schichten nur als notwendigen Zusammenhang, die „zwei Seiten der Medaille", verstehen läßt.

Ich möchte sogar vermuten, daß dieser ganze Struktur-Funktions-Dualismus vor dem Hintergrund einer noch abstrakteren Dualität verstanden werden kann, beziehungsweise uns dieselbe wahrnehmbar macht. Dies sind die Vorstellungsinhalte, die wir mit den Begriffen Information versus Energie (power) verbinden. Was in ganz grundsätzlichen Fragen der Physik mündet; ob etwa der zweite Hauptsatz, das Maß für Entropie, nur im Sinne von freier Energie aufzufassen wäre (wie das seit CLAUSIUS die meisten Physiker halten); oder ob nicht über die Maße von Aufenthaltswahrscheinlichkeiten und möglicher Voraussicht auch ein Informations- und Instruktionsmaß im Sinne von BOLTZMANN und SCHRÖDINGER danebenzustellen wäre (SCHRÖDINGER, 1951; RIEDL, 1990 in Druck).

Kehren wir aus dieser Sicht zurück zu den Auffassungen des Leib-Seele-Problems und betrachten zunächst die dualistischen Positionen (Abb. 2). Man kann dann in denselben zweifellos unterschiedliche Wahrnehmungsqualitäten feststellen. Die idealistische Lösungssuche für das Koinzidenz-Problem, wie nämlich der Wechselbezug physischer und psychischer Phänomene zu erklären wäre, verläßt aber auch noch im Okkasionalismus den der Wissenschaft zugänglichen Bereich. Das ist bei den eher materialistischen Positionen, wenn auch differenzierter, ähnlich. Vom Parallelismus, der sich als eine Art Vulgärbegriff auch in der Umgangssprache von Wissenschaftlern bis heute erhalten hat, kann, wie das KONRAD LORENZ gerne glossierte, nur gesagt werden, daß er tatsächlich sehr parellel ist. Das Koinzidenz-Problem wird ebensowenig gelöst. DESCARTES *„cogito ergo sum"* läßt sich in ein *„sum ergo cogito"* („mit einem Hirn wie dem des

Menschen wird bereits gedacht") umkehren; und dies zeigt selbst schon die Erforderlichkeit eines erkenntnistheoretischen Wechselbezugs.

Im dualistischen Epiphänomenalismus dagegen finden wir eine, wenn auch noch dualistisch beurteilte, Voraussicht auf den späteren Emergentismus. *Und, ganz rezent:* Der Dualismus in Sir John ECCLES Interaktionalismus entspringt, wie ich aus manchem Gespräch weiß, dem achtenswerten Wunsch, der Seele ihre, im blanken Materialismus todbringende, Vergänglichkeit zu ersparen.

Die monistischen Positionen (vgl. Abb. 3) stehen uns näher, wenn man den Spiritualismus BERKELEY's ausschließt. Denn schon bei HEGEL finden sich wechselbezügliche Vorgänge in seiner Dialektik und bei TEILHARD DE CHARDIN Einsicht in die Richtungshaftigkeit der Evolution, wie wir sie aus den „constraints" verstehen, die selbst eine Folge der wechselseitigen Entwicklung von Struktur und Funktion sein müssen. Noch näher ist der evolutionären Theorie der Identismus, vor allem in seiner modernen Fassung durch RENSCH, wenn man das Psychische zu den Funktionen stellt und im Sinne von Emergenzen, beginnend mit der Reizbarkeit des Protoplasmas, über die Reizleitung der Nerven, Reflexbögen, Trieb und Instinkt, bis zum Auftreten des subjektiven Erlebens, das Entstehen neuer funktioneller Qualitäten anerkennt, die sich zwar aus den Materialien ihrer Vorstufen zusammensetzen, deren Eigenschaften aber zur Gänze nicht in diesen enthalten sind.

Ähnlich ist unsere Betrachtung dem monistischen Epiphänomenalismus verwandt. Wenn man unter „Begleiterscheinung" meint, daß Strukturen und Funktionen einander stets wechselseitig begleiten und unterschiedlich komplexe Strukturen eben unterschiedlich komplexe Funktionen aufweisen. Mit dem materialistischen Monismus sind die Bezüge geringer; es sei denn, „Geistiges sei nur Körperliches" meinte in weichster Auslegung: „Funktionelles ruhe stets nur auf Strukturellem". Aber so weich ist es nicht gemeint. Und was den eliminatorischen Monismus betrifft, so halte ich seine Behauptungen nur für reduktionistisches Pathos. Die Autoren wollen nicht wahrhaben, daß es entlang der Phasenübergänge bei Emergenzen aufgrund des Entstehens neuer Systemeigenschaften stets auch neuer Terminologie bedarf.

Der Standpunkt der EE, der mich zur Auffassung eines kognitiven Dualismus führt, hat dagegen enge Beziehung zu jener kritischen Mittelachse, welche weder materialistischen noch idealistischen Doktrinen nachgibt. Neutral gegenüber beiden, kann man eine solche Weltsicht entlang jener Achse verfolgen, die vom Hylemorphismus des ARISTOTELES und dem neutralen Monismus, namentlich eines WILLIAM JAMES und BERTRAND RUSSEL, zum Emergentismus des KONRAD LORENZ führt. Was sich entlang dieser Art des Denkens wandelt, das hängt hauptsächlich mit der Entwicklung unserer Kenntnisse in diesen Jahrhunderten zusammen; mit dem Entstehen namentlich der Evolutionstheorie, der Systemtheorie und der Evolutionären Erkenntnistheorie. Dies schließt die Wahrnehmung von Entwicklungsprozessen ein, von Wechselbezügen und Emergenzen, sowie der Sinnesfenster im Weltbildapparat des Menschen.

Eben diese Kenntnisse, unter Einschluß jener in der Leib-Seele-Problematik so exemplarischen Monismus-Dualismus-Kontroverse, sollen nun verwendet werden, um Art und Ort des Bewußtseins system- und evolutionstheoretisch näher zu bestimmen.

Über den systemtheoretischen Zusammenhang

Wennn man zunächst den hierarchischen Schichtenbau des Organismischen betrachtet, dann läßt sich leicht rekapitulieren, daß wir einer jeglichen Schichte (Abb. 4) Strukturen, Formen und Bauteile als Substantiva zuschreiben, dagegen Vorgänge, Abläufe und Funktionen in der Form von Verben oder substantivierten Verben.

Und ferner läßt sich erkennen, daß wir in jeglicher Schichte in einer anderen Terminologie formulieren. Und dies nicht deshalb, weil die Wissenschaft noch nicht in der Lage ist, beispielsweise Reizverarbeitung auf Reizleitung, und Reizleitung auf Molekültransport zurückzuführen (zu reduzieren); sondern deshalb, weil Reizverarbeitung mehr ist als eine Menge von Reizleitungen, und Reizleitung mehr als eine Anhäufung von Molekültransporten.

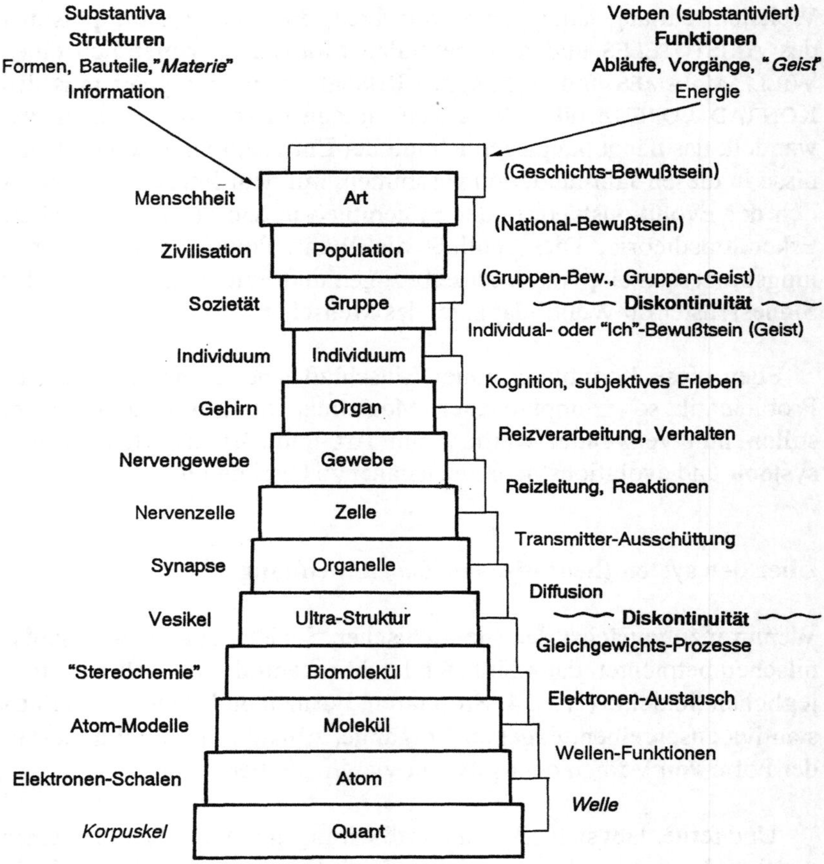

Abb. 4: Schichtenkonzept der Struktur- versus Funktionsbegriffe. In der Mitte sind die allgemeinen Strukturbezeichnungen der Schichten angeschrieben, links und rechts die Struktur- und Funktionsbegriffe in bezug auf den Aufbau des Bewußtseins. Man beachte die Lage der besonderen Diskontinuitäten (Disk.) an zweien der Schichtgrenzen oder Phasenübergängen.

In jedem Fall entstehen nämlich im neuen System auch neue Systemqualitäten. Und zwar deshalb, dies ist der springende Punkt, weil das neue System nicht nur aus irgendeinem Zusammentreten von Untersystemen entsteht. Vielmehr entsteht es eben als ein Einschub aus den Disponibilitäten von Untersystemen, aber selbst wieder im Rahmen eines Obersystems, dessen selektive Eigenschaften darüber bestimmen, welche der möglichen Zusammensetzungen aus Untersystemen als neuer System-Einschub zu den Erhaltungsbedingungen des Gesamtsystems erfolgreich beitragen kann.

Dies ist eine selbst Biologen noch nicht naheliegende Bedingung des Werdens von Differenzierung. Entsprechend will ich in dieser Sache nochmals ausführlicher sein.

Man sieht zunächst leicht ein, daß das Strömen oder Diffundieren von Molekülen noch keine Reizleitung macht. Zwar besteht dieselbe, oder erklärt sich in ihrer Wirkung, ausschließlich aus Molekültransporten. Aber es gibt in Zellen so viele Arten von Molekülen und Bedingungen, diese zu transportieren und deren Transport zu lenken, daß ohne einen selektiven Prozeß, der dem Gesamtsystem des Organismus nützt, nie hätte eine Reizleitung zustande kommen können. Vielmehr mußte sich das Gesamtsystem, wenn sich herausstellt, daß es von systemerhaltender Wirkung ist, Moleküle zur gerichteten Nachrichtenübertragung einzusetzen, auf bestimmte Bedingungen festlegen. Genauer: Es sind von allen kleinen Syntheseschritten fortgesetzt jene Versuche eliminiert worden, welche zur Verbesserung der Fitness des Gesamtsystems nicht, oder nicht so gut wie andere, beigetragen haben. Die physikalisch unwahrscheinliche Entstehung neuer Ordnung durch zufällige Änderungen (Mutationen) kann nur über eine strenge Selektion aller erfolgreichen Schritte verstanden werden und eine stete Erhaltung alles Erfolgreichen über die ganze Breite funktioneller Zusammenhänge eines Organismus.

Es mußte ja gleichzeitig ein Zusammenhang von Sender und Empfänger entstehen; in dem Sinne die Ausschüttung von Molekülen an einem Ende des neuen Systems am anderen als eine bestimmte Nachricht verstanden werden kann, welche den Erhaltungsbedingungen und der Fitness des Gesamtsystems förderlich ist. Entsprechend mußte, nochmals gleichzeitig, eine Leitung entstehen, nun im Sinne einer Bahnung von Ort zu Ort, sowie eine Isolierung zum Schutz vor Verlusten, mit einem Verfahren, die Nachricht standardisiert abgeben und aufnehmen zu können. Das Resultat ist die Nervenzelle, die Nachricht ein elektrisches Potential, standardisiert (dosiert) in Spikes.

Diese Spikes werden zwar nur durch einen Transport von Molekülen erzeugt, sind also in ihren materialen Ursachen aus denselben zureichend zu erklären. Das Zustandekommen des ganzen Systems, eben der Nervenzelle, mit der ganzen Fülle ihrer Eigenschaften und Abstimmungen mit den Sender- und Empfängersystemen, kann jedoch aus den Materialbedingungen der Spikes nicht verstanden werden. Für eine zureichende Erklärung, der Ursache des Zustandekommens einer solchen Koinzidenz all dieser Eigenschaften, ist auf die Selektions-, Erhaltungs- und Fitnessbedingungen aus den Obersystemen zu rekurrieren; dies sind Formbedingungen, welche wir insgesamt als Zwecke erleben.

Wenn also eine zureichende Erklärung des „Wie“ eines Funktionszusammenhanges, in der Komplexität absteigend, auf die Gesetze der chemischen Bindungen und weiter des Atombaues und der Quanten rekurrieren kann, ist das „Wozu“ anders zu beantworten. Eine zureichende Erklärung des „Wozu“ eines Funktions Zusammenhanges muß, in der Komplexität aufsteigend, auf die Gesetze der Erhaltungsbedingungen von Systemen fern vom physikalischen Äquilibrium rekurrieren; auf jene Selektionsgesetze, welche uns den Erfolg von Systemerhaltung, erhöhter Fitness und Reproduktions-Chance erklären, eben die Vorteile der Reizleitung und weiters der Reizbarkeit des Protoplasmas und der Kompensation der Verluste durch Vermehrung.

Die Bildungsmöglichkeit eines neuen Systems erklärt sich aus der Serie der Untersysteme, wirkt gewissermaßen vorausselektiv (prä-eliminativ) und rekkuriert auf Gesetze, deren Ursprung alt ist und auf die frühe Geschichte des Kosmos zurückgeht. Die Erhaltungsmöglichkeiten eines neuen Systems erklären sich dagegen aus der Serie der Obersysteme, wirkt postselektiv (post-eliminativ) und rekurriert auf Gesetze, deren Ursprung jung ist und auf die Schritte der Entwicklungsgeschichte des Gesamtsystems zurückgeht. Zu einem zureichenden Verständnis des Ganzen bedarf es beider Erklärungen.

Wechselbezüge des Aufbaus

Anerkennt man die beiden Einsichten, einmal, daß alle Differenzierung in diesem Kosmos in Form von Einschüben entsteht, also einer zweiseitigen Erklärung bedarf, ein andermal jenen kognitiven Dualismus, der uns die Einheit von Zuständen und Vorgängen in dieser Welt nach Strukturen und Funktionen getrennt erleben läßt, so sind in allen Schichten, die auf das Werden des Bewußtseins zugeführt haben, vier Termini der Erklärung zu fordern.

In der Abbildung 5 habe ich dies vereinfacht wiedergegeben. Zunächst stelle ich nur sechs Schichten in ihren Ursachenbezügen dar: Vom Biomolekül bis zur Art (wo der Schichtenbau de facto von den Quanten bis zum Kosmos reicht). Ferner zeichne ich nur jene Ursachenbezüge ein, die unmittelbar an den betreffenden Phasenübergängen wirken müssen. Aus Gründen der Übersichtlichkeit ist zudem der Umstand, daß alle entstandenen Ursachen als vorauslaufende Bedingungen in den Folgeschichten erhalten bleiben, grafisch nicht eingezeichnet.

Denn man hat wohl leicht vor Augen, daß die Reizbarkeit des Protoplasmas (Abb. 5, Position 4), wie die Verfügbarkeit von Zell-Organellen (3), nicht nur eine Bedingung für die Entstehung von Nervenzellen sind, sondern weiterhin eine Vorbedingung für die Bildung von Nervensystemen und des Zentralnervensystems (ZNS) bleiben. Und nicht minder bleiben die Bedingungen der Adaptierung, welche in den identischen Anschauungsformen (24) und physischen Ausstattungen der Art (23) so deutlich sind, auch weiterhin Vorbedingungen für das Werden von Bewußtsein (20) und Individuum (21), Reizverarbeitung (16), Nervensystem (15) usf. (vgl. RIEDL, 1985).

Schließlich lasse ich auch noch die causa efficiens und causa finalis im Sinne des ARISTOTELES beiseite und bringe bloß in Erinnerung, daß unser Anschauen der Dinge so angelegt ist, daß wir beide mit

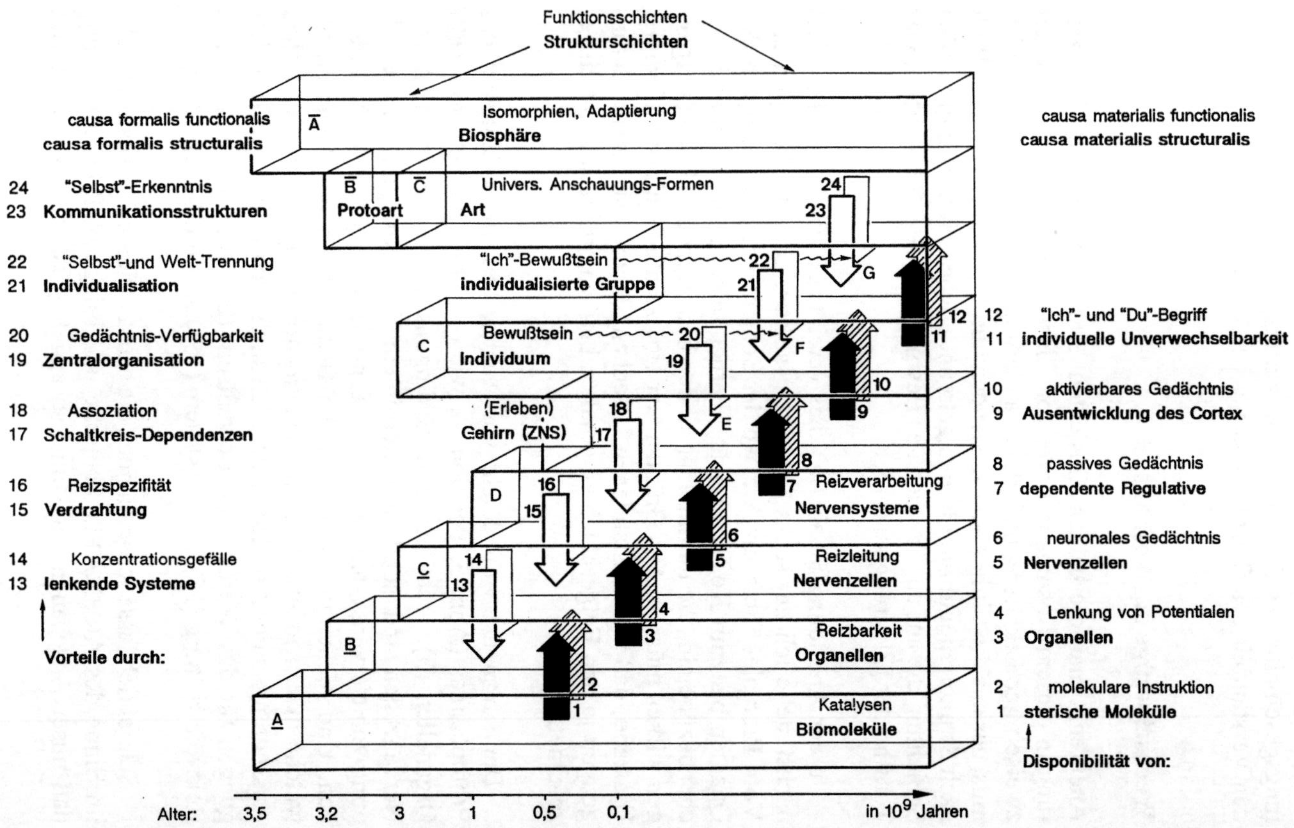

Funktionsschichten
Strukturschichten
causa formalis functionalis
causa formalis structuralis
24 "Selbst"-Erkenntnis
23 Kommunikationsstrukturen
22 "Selbst"-und Welt-Trennung
21 Individualisation
20 Gedächtnis-Verfügbarkeit
19 Zentralorganisation
18 Assoziation
17 Schaltkreis-Dependenzen
16 Reizspezifität
15 Verdrahtung
14 Konzentrationsgefälle
13 lenkende Systeme
Vorteile durch:
Ā
Isomorphien, Adaptierung
Biosphäre
B̄
C̄
Protoart
Univers. Anschauungs-Formen
Art
"Ich"-Bewußtsein
individualisierte Gruppe
C
Bewußtsein
Individuum
(Erleben)
Gehirn (ZNS)
D
Reizverarbeitung
Nervensysteme
C
Reizleitung
Nervenzellen
B
Reizbarkeit
Organellen
A
Katalysen
Biomoleküle
E
F
G
causa materialis functionalis
causa materialis structuralis
12 "Ich"- und "Du"-Begriff
11 individuelle Unverwechselbarkeit
10 aktivierbares Gedächtnis
9 Ausentwicklung des Cortex
8 passives Gedächtnis
7 dependente Regulative
6 neuronales Gedächtnis
5 Nervenzellen
4 Lenkung von Potentialen
3 Organellen
2 molekulare Instruktion
1 sterische Moleküle
Disponibilität von:
Alter: 3,5 3,2 3 1 0,5 0,1
in 10⁹ Jahren

jeweils einheitlicher Begrifflichkeit durch die Schichten hinreichend erleben. Denn die causa efficiens als „power" oder Kraft, im Sinne physischen Antriebs, reicht von den Kräften der Quanten und chemischen Bindungen, die Bande einer gestreiften Muskelfaser bis in die Leistung des ganzen Athleten. Und nicht minder reicht für unser Verständnis die causa finalis, die Teleonomie (KULLMANN, 1979) oder der Zweck, von der Fitness der Species, dem „Überlebenszweck" des Gehirns, über den der Nervenzellen bis zur Reizbarkeit des Protoplasmas.

Hier verfolge ich vielmehr die causa materialis und die causa formalis, weil uns beide, Schicht für Schicht, in anderen Ausdrücken intelligibel werden; jeweils nach den Phasenübergängen zu neuen Systemqualitäten der Schichten. Was ich aber meiner systemtheoretischen Auffassung (RIEDL, 1980, 1981a, 1985) hier noch hinzufüge, das ist eine Gliederung der beiden Ursachenformen nach ihren funktionalen und strukturalen Erscheinungsformen, eben bezogen auf die hier aufzusuchende Ortung des Bewußtseins.

Beginnen wir in einer relativ tiefen Schichte: In der Ebene von Reizbarkeit und Organellen (Abb. 5, *Schichte B*); behalten aber im Auge, daß wir eigentlich gleichzeitig in der Ebene von Proto-Art und Art (*B, C*) beginnen müßten, weil beide zeitgleich (vor rund 3.2 Jahrmilliarden) und nur auseinander hervorgehen konnten (Zeitskala in Abb. 5). Man anerkenne mein Vorgehen also nur als eine Konzession an unser im Grunde irriges Paradigma, der Schichtenbau wäre zureichend von den Untersystemen her zu verstehen.

Abb. 5: Schichtenbau der Ursachen-Bezüge (Ausschnitt aus Abb. 4), gestuft nach dem stammesgeschichtlichen Alter. Die Funktionsbegriffe sind mager, die Strukturbegriffe halbfett angeschrieben. In der Mitte die Schichtbegriffe, links die Formursachen aus den Obersystemen, rechts die Materialursachen aus den Untersystemen. Die Zeichen der Schichten A/Ā bis G und der Ursachen 1 bis 24 korrespondieren mit den Bezeichnungen im Text. Formursachen der Struktur sind mit kräftigen, der Funktion mit zarten Pfeilen eingezeichnet, Materialursachen der Struktur schwarz, der Funktion schraffiert.

Schichte B: Die Funktion der Reizbarkeit des Protoplasmas ist an Strukturen gebunden, Membranen, Poren und Filamente, weil es ja schon bei den einfachsten Einzellern auf die richtige Verbindung zwischen Reiz und Reaktion ankommt. Und umgekehrt sind schon alle diese einfachsten Organellen aus ihren die Systemerhaltung fördernden Funktionen hervorgegangen.

Das „Wie" des Funktionierens dieser Schichte erklären wir aus den disponiblen Materialien und Funktionen der Unterschichte; die Materialursache der Strukturen, die causa mat. structuralis, erklären wir uns aus den sterischen Eigenschaften (1) der Biomoleküle, die Funktion, die causa mat. functionalis aus den replikativen, autokatalytischen Prozessen, der molekularen Instruktion (2), zu welchen viele dieser Moleküle fähig sind.

Daß aber gerade nur wenige, bestimmte, eben aufeinander abgestimmte Funktionen und Prozesse, aus der ungeheuren Zahl, die nach den disponiblen Materialien möglich geworden wären, vorliegen, muß mit Selektion und Nutzen zu tun haben, also mit dem „Wozu". Dies ist die Formbedingung, nämlich solcherart Strukturen zu erhalten, daß lenkende Systeme (13) die Arterhaltung fördern; ebenso auf die der Funktionen, die causa form. functionalis, daß dies durch Konzentrationsgefälle (14) von Molekülen erreicht werden kann.

Schichte C: In derselben Weise hängt im mehrzelligen System die Struktur der Nervenzelle mit der Funktion kanalisiert-gerichteter Reizleitung zusammen. Das „Wie" des Funktionierens, im Sinne der causa mat. struct. geht auf die Disposition der Zellorganellen (3), eben deren Membranen, Poren und Filamente zurück, im Sinne der causa mat. funct. auf die Lenkbarkeit von Potentialen (4), eben die Nutzung von Konzentrationsgefällen von Molekülen.

Das „Wozu" hingegen versteht man aus den Zwecken für die Arterhaltung, aus dem Obersystem: Die causa form. struct. erklärt sich aus den Vorteilen einer Verdrahtung (15) von Sender und Empfänger, die causa form. funct. aus der Reizspezifität (16). Darunter versteht man, daß, obwohl alle Nerven nur von Spikes durchlaufen werden, dieselbe Glocke überall und nur verschieden heftig geläutet wird, das eine gebahnte Geläute eine Farbe, das andere einen Geruch wahrnehmen läßt. Und es ist auffallend, daß nicht nur in diesen afferenten Bahnen mit derselben Glocke geläutet wird, sondern dieselbe auch in den efferenten Bahnen, dort ein Bein, da einen Darm bewegt.

Schichte D: Ebenso hängen im weiteren die Strukturen der Nervensysteme mit der Funktion der Reizverarbeitung wechselseitig zusammen. Die causa mat. struct. beruht einfach auf den disponiblen Typen der Nervenzellen (5), die causa mat. funct. auf einer Eigenschaft der Nerven, die ich „neuronales Gedächtnis" (6) nenne. Vom Durchlauf der Spikes bleiben nämlich Reste, vergleichbar den Nachleuchteffekten auf Bildschirmen. Und wie in belasteten elektrischen Leitungen, die warm werden und ihren Widerstand ändern, verändert sich kurzzeitig auch die Durchlässigkeit der Dendriten. Es ist möglich, daß dies nur ein unvermeidbarer Nebeneffekt dessen war, was Nerven leisten sollten; die Disposition eben aus einem evolutiven Kompromiß, die am Wege der Vorteile exakter Vedrahtung hinzunehmen war (passiert ist).

Diese Widerstandsänderung wird aber im Sinne der causa form. struct. sogleich zweckvoll zum Vorteil dependenter Schaltkreise (17) genützt, was zur Folge hat, daß die Bahnen der unbedingten Reflexe, soferne sie in Berührung treten, einander beeinflussen können. Das bedeutet im Sinne der causa form. funct., daß die Bahnen von den in Nachbarbahnen durchlaufenden Erregungen „erfahren". Und das bildet die Grundlage des bedingten Reflexes, des assoziativen Lernens aus der Erfahrung. Mit dem Effekt, daß sich wiederholende Koinzidenzen von der darauffolgenden Reaktion wie ein notwendiger Zusammenhang behandelt werden; was wieder zur Grundlage der Invariantenbildung und des induktiven Urteilens werden wird.

Über Ort und Art des Bewußtseins

Schichte E: In der Folgeebene verbindet sich mit der Strukturierung des Zentralnervensystems (ZNS) – hier denke ich, in Richtung auf den Menschen, namentlich an das der höheren Wirbeltiere – auch eine funktionelle Zentralisation, gewissermaßen eine zusammenfassende

Mitte der Interpretation aller Wahrnehmungen, sowie eine Steuerung der „Vorzeichen" des Gesamtverhaltens. Was man näherungsweise Subjektivität oder sogar „subjektives Erleben" (LORENZ, 1963) nennen kann. Und im Gegenlauf werden die Vorteile dieser Funktionen gleichermaßen jene Strukturierung gefördert haben.

Hinsichtlich der causa mat. stehen nun die Dependenzen (7) der nervösen Regulative mit Reafferenzen, also der Rückmeldung der efferenten Aufträge aus dem Zentralorgan zur Disposition, was im Wortsinn eines höheren Systems von Nerven ja zum Ausdruck kommt. Wechselbezogen verstehen wir die causa mat. funct. aus der Fortsetzung von jenem neuronalen- in ein zerebrales Gedächtnis, wenn auch noch von einer passiven Art (8), in dem Sinne, daß das, was ein Nervensystem behalten hat, nun Engramme genannt, wenn auch vielfach nicht absichtsvoll abrufbar, doch meist situationsgerecht verfügbar wird.

Der Zweck selbst, die selektiven Bedingungen, welche die Komposition jener neuen Systemeigenschaften förderten, liegen wiederum nicht in der Schichte selbst, sondern im Obersystem, das nun alle Organe des Organismus verbindet. Die causa form. struct. kann man in dem Vorteil jener Zentralorganisation (19) erblicken, die mit der starken Entwicklung des Cortex auch für eine weitere Integration zu sorgen hat; die causa form. funct. wechselbezüglich in dem Vorteil, Gedächtnisinhalte so organisiert zu deponieren, daß sie auch wieder leichter verfügbar werden (20).

Schichte F: In der Ebene, in welcher wir schließlich von Bewußtsein sprechen können, muß strukturell jene Organisationsstufe erreicht sein, die es uns möglich macht, über Gedächtnisinhalte in einem hohen Maße willentlich zu verfügen, das heißt, sie abrufen und, wie man sich ausdrückt, in Gedanken mit ihnen umgehen zu können. In diesem Sinne erscheint Bewußtsein als eine wiederum neue Systemqualität, also die Funktion eines ZNS, welches auch noch Deposition und Hervorholbarkeit von Engrammen in eine organisierte Beziehung bringt.

Wir gewinnen aus der untersuchten Serie nun auch Hinweise auf das „Wie“ des Funktionierens, indem wir nochmals nach den verfügbaren Dispositionen fragen. Dabei finden wir die causa mat. struct. in der wachsenden Größe und Integration des Cortex (9), die causa mat. funct. in jenem Übergang von einem passiven zum aktiven Gedächtnis (10).

Der Zweck liegt wieder im Obersystem. Die causa form. struct. finden wir in der Individualisation (21) der Kreatur, in dem Vorteil, individuell gekonnte Leistungen, sei es der Bewegungsabläufe, der Beobachtung oder des Urteils, eben zum individuellen Erfolg in der Gruppe zu nützen. Hier beginnen die sozialen Wirkungen auf das Bewußtsein. Die causa form. funct. beruht auf dem Vorteil, die Trennung zwischen dem „Selbst“ gegenüber der Welt und den „Anderen“ (22) immer eindeutiger zu machen.

Schichte G: Diesen Zusammenhang kann man weiter aufhellen, wenn man noch eine Stufe vorangeht und jene Schichte betrachtet, in der man von „Selbst-“oder „Ich-“Bewußtsein sprechen kann. Strukturell ist es das Verhalten dessen, der das „Ich“ kennt und schon von dem „Du“ trennt, und auch das „Wir“ von dem „Ihr“ durch weitere Differenzierung abgrenzt. Und funktionell ist wohl auch dem Ich-Erlebnis noch eine höhere Qualitätsstufe einer Integration der Individualität zuzuerkennen.

Die Disposition dazu, sowie das „Wie“ des Funktionierens nach der causa mat. struct., liegt in den Verhaltensstrukturen, welche auf individuelle Unverwechselbarkeit zulaufen (11). Man erkennt nun deutlich die Anleitung durch das soziale System. Wie man weiß, ist diese Unverwechselbarkeit auch angestrebt, äußert sich in profilierten Leistungen, Ansichten und Urteilen, kann zum Lebensinhalt werden, wie zu Stereotypien und Ticks führen. Die causa mat. funct. geht auf die Disposition der Bewußtseins-Schichte zurück, wie sie das „Ich“ von dem „Du“ zu trennen begonnen hat.

Interessanter aber noch sind die Selektions-Vorteile aus dem nächsten Obersystem, dies ist die Kultur, in welche die individualisierte Gruppe gehört. Die causa form. struct. ist nun in den Strukturen dieser

Gruppen, besonders in ihren Kommunikationsstrukturen (23), ihren Sprachen, zu sehen, im Lebensvorteil, seinen vorteilhaften Platz in der Gruppe leichter zu finden; die causa form. funct. im Vorteil, das „Ich" mit den Qualitäten von Selbstbewußtsein, wie Selbsterkenntnis (24), richtig in seiner Kultur plazieren zu können.

Schließt man die Augen und ruft die Szene ab, in der man sich eben befand, weiter zurückliegende Ereignisse und schließlich die Vorstellung vom eigenen „Selbst", so wird man das Gesagte auch intuitiv recht gut bestätigt finden: Das Bewußtsein, als eine ziemlich genau ortbare Funktion unseres Gehirns. Öffnet man aber die Augen, so wird man die Beziehung zwischen Bewußtsein und der Permanenz aller Wahrnehmung um uns bereits als verwirrend empfinden. Bedenkt man endlich den Umstand, daß das Bewußtsein als Funktion unseres Gehirns sich mit dem Tod ebenso auflösen müßte, dann wird man seiner Metaphysik oder Mystik, seinem Glauben also, wieder erstaunlich nahe sein.

Literatur

CHOMSKY, N. (1959). Review of Skinner's verbal behavior. Language, 3: 26-58.

FRASER, A. (1966). Spielzeug. Die Geschichte des Spielzeugs in aller Welt. Aus dem Englischen von J. METZGER. Oldenburg-Hamburg: Stalling.

HERRMANN, T., HOFSTÄTTER, P., HUBER, H. & F. WEINERT (Hrsg.). (1977). Handbuch psychologischer Grundbegriffe. München: Kösel.

HOFFMEISTER, J. (1955). Wörterbuch der philosophischen Begriffe.Hamburg: Felix Meiner.

HÖRZ, H., LÖTHER, R. & S. WOLLGAST. (1978). Philosophie und Naturwissenschaften. Wörterbuch zu den philosophischen Fragen der Naturwissenschaften.Berlin: Dietz.

KULLMANN, W. (1979). Die Teleologie in der aristotelischen Biologie. Aristoteles als Zoologe, Embryologe und Genetiker. Sitzungsbericht Heidelberger Akad. d. Wiss. Philos.-histor. Klasse 2, Abhandlung: 1-72.

KULLMANN, W. (1982). Wesen und Bedeutung der ‚Zweckursache' bei Aristoteles. Berichte zur Wissenschaftsgeschichte. 5: 25-39.

LEMKE-PITSCHKE, H. (1970). Die Auswirkung verschieden langer Andressurzeiten auf das Generalisationsvermögen bei Wellensittichen. In: Zeitschrift f. Tierpsychologie. (1970). 27: 850-872.

LENNEBERG, E., (1972): Biologische Grundlagen der Sprache. Frankfurt/Main: Suhrkamp.

LÉVI-STRAUSS, C. (1968). Das wilde Denken. Frankfurt/Main: Suhrkamp.

LORENZ, K. (1963). Haben Tiere ein subjektives Erleben? In: H.H. MEINKE (Hrsg.). Jahrbuch (1963). München: Technische Hochschule. pp. 57-68.
LORENZ, K. (1974). Analogy as a source of knowledge. In: Les Prix Nobel en 1973. The Nobel Foundation 1974: 176-195.
MAYERTHALER, W. (1981). Morphologische Natürlichkeit. Wiesbaden: Athenaion.
PUNTEL, B. (1983). Wahrheitstheorien in der neueren Philosophie. Darmstadt: Wissenschaftliche Buchgesellschaft.
REISINGER, P. (1978). Bewußtsein. In: E. BRAUN und H. RADEMACHER (Hrsg.). Wissenschaftstheoretisches Lexikon. Graz-Wien-Köln: Styria. pp. 103-106.
REMANE, A. (1952). Die Grundlagen des natürlichen Systems der vergleichenden Anatomie und der Phylogenetik.Leipzig. [2](1971) Koeltz, Königstein-Taunus: Geest und Portig.
RESCHER, N. (1979). Cognitive systematization. A systems-theoretic approach to a coherentist theory of knowledge. Oxford: Blackwell.
RIEDL, R. (1975). Die Ordnung des Lebendigen. Hamburg-Berlin. [2](1990): Parey; Taschenbuch 78/79 München-Zürich: Piper.
RIEDL, R. (1978-79). Über die Biologie des Ursachen-Denkens. Ein evolutionistischer systemtheoretischer Versuch. In: H.V. DITFURTH (Hrsg.): Mannheimer Forum: pp. 9-70.
RIEDL, R. (1980). Biologie der Erkenntnis. Die stammesgeschichtlichen Grundlagen der Vernunft. Berlin-Hamburg: Parey; [5](1989)München: Deutscher Taschenbuchverlag,
RIEDL, R. (1981). Die Folgen des Ursachendenkens. In: P. WATZLAWICK (Hrsg.): Die erfundene Wirklichkeit. Wie wissen wir, was wir zu wissen glauben? Beiträge zum Konstruktivismus. München: Piper. pp. 67-90.
RIEDL, R. (1985). Die Spaltung des Weltbildes. Biologische Grundlagen des Erklärens und Verstehens. Berlin-Hamburg: Parey.
RIEDL, R. (1986). Begriff und Welt. Biologische Grundlagen des Erkennens und Begreifens. Berlin-Hamburg: Parey.
RIEDL, R. (1988). Über die Realitätsformen von Natur- und Denkgesetzen; oder die Biologie von Korrespondenz und Kohärenz. In: E. OESER und E.-M. BONET (Hrsg.): Das Realismusproblem. Wiener Studien zur Wissenschaftstheorie Wien: 2. Edition S. Österr. Staatsdruckerei.
RIEDL, R. (1990). (in Druck): ERWIN SCHRÖDINGER Beiträge zu Philosophie, Wissenschafstheorie und Weltanschauung. In: Zeitschrift für Wissenschaftsforschung. Ludwig Boltzmann Institut für Wissenschaftsforschung. Wien: Literas Universitätsverlag.
RIEDL, R. und WUKETITS, F.M. (Hrsg.). (1987). Die Evolutionäre Erkenntnistheorie. Berlin-Hamburg: Parey.
SCHRÖDINGER, E. (1951). Was ist Leben? München: Lehnen.
WEIZSÄCKER, C.F.v. (1982). Die Einheit der Natur. München: Deutscher Taschenbuch Verlag.

RUPERT RIEDL (vgl. auch Seite 134) hat sich wiederholt um die Aufklärung der Evolutionsmechanismen bemüht. Sein erster Beitrag zu diesem Thema ist 1975 (bei Parey, ‚Ordnung des Lebendigen') erschienen. Dabei ist es ihm besonders um die Erforschung der constraints und der Prädispositionen gegangen, um die Funktionen der kleinen Schritte und der Verbesserung der Fitness; Gesichtspunkte, die auch im folgenden zum Ausdruck kommen.

Bedingungen der Evolution zum Bewußtsein

RUPERT RIEDL

Will man als Biologe verstehen, wie es in einer zunächst gewiß bewußtlosen Welt der Organismen zum Werden des Bewußtseins kommen konnte, so muß man sich Schritt für Schritt ein Bild von Funktionen machen, welchen immer wieder ein selektiver Vorteil zugedacht werden kann. Dabei muß zudem vorausgesetzt werden, daß man jede neue Funktion aus dem zufälligen Zusammentreten von vorausgehenden Funktionen zu erklären hat, welche sich selbst als prädisponiert erweisen müssen, um einen Beitrag zur Zusammensetzung der nächsthöheren Funktion leisten zu können.

Denn in der Evolution erweist sich nichts als geplant; vieles aber ist unter der zweiseitigen Bedingung, einerseits der Disponibilität von Materialien und andererseits der Auswahl jener Funktionsformen möglich, welche den Lebenserfolg fördern. Dabei muß erwartet werden, daß die Entwicklung graduell in kleinen Schritten erfolgt, dennoch aber phasenweise zu neuen Systemeigenschaften übergeht.

Zwei neurobiologische Präambeln

Organen werden in der Regel früh die Weichen zu ihren Entwicklungsbedingungen gestellt. Für die Nervenzelle, die wohl über den Vorteil ausgewählt wurde, Reize gerichtet und verlustarm zu leiten, gilt, daß der Vorgang der Leitung in ihr Spuren hinterläßt. Dieses Beiprodukt, welches zweifellos nicht selektiv gefördert wurde, wird sich jedoch als disponiert erweisen, eine Frühform von Gedächtnis, gewissermaßen ein „neuronales Gedächtnis", entwickeln zu können.

Wie schon in meinem vorausgehenden Beitrag gezeigt, ändert sich beispielsweise bei einem Reflexbogen, wie beim unbedingten Lidschluß-Reflex, bei wiederholter Leitung die Durchlässigkeit. Der Lauf eines anderen Reizes, kommt er mit der Bahn des ersteren in Berührung, kann damit umgelenkt werden. Das führt dazu, daß wiederholt koinzidierende Reize miteinander verknüpft werden können. Dies bietet die Prädisposition für die Entwicklung des bedingten Reflexes, der wiederholte Koinzidenzen bald als notwendigen Zusammenhang verrechnet. Damit wird antizipiert, daß die meisten sich wiederholenden Koinzidenzen in der außersubjektiven Welt tatsächlich nicht von zufälliger Art sind. Und dieser bedingte Reflex bildet die erste Disposition für Gedächtnis und individuelles Lernen.

Neben dieser neurophysiologischen Prädisposition sei auch eine neuroanatomische hervorgehoben. Alle bilateral organisierten Vielzeller gliedert der Zoologe zunächst in zwei Gruppen nach dem Entwicklungstypus: in Protostomier und Deuterostomier; speziell nach der Entwicklung des Nervensystems in Gastroneuralia (auch Zygoneuralia) und Notoneuralia. Bei beiden entsteht das Nervensystem in der Basis der Haut, entwickelt sich aber in Richtung auf seine Zentralisation sehr verschieden.

Bei den Protostomiern, in der Hauptsache alle Würmer, Mollusken und Gliedertiere, sinken die Nervengeflechte in noch undifferenziertem Zustand ins Körperinnere und werden erst später zu Ganglienknoten, zu Hirnganglien, um den Schlund konzentriert. Bei den Deuterostomiern dagegen, mit allen Chordatieren, den Wirbeltieren und den Hemichordaten, die mutmaßlich auf seßhafte, filtrierende Frühformen zurückgehen, formt sich das Nervensystem zunächst zu einer Rinne auf der Rückenseite, wird schließlich zu einem Rohr gerollt und als ein solches, langgestrecktes Hohlorgan eingesenkt.

Das hat zunächst die wohl wieder nicht angezielte Konsequenz, daß beispielsweise die Sinneszellen, die zu Beginn nach außen gerichtet waren, nun nach innen in das Rohr „sehen“; und daß auch beim Wirbeltierauge die Retinazellen verkehrt mit dem Sensor nach innen stehen. Aber die Röhrenform, die sich auch noch bis ins Wirbeltiergehirn erhalten hat, erwies sich als Anleitung zu einer viel entwicklungsfähigeren Bauform, sowohl für die Organisation der Bahnungen als auch für die Vergrößerung der Oberflächen. Dieser Bauplan hat dabei seine Funktion, als Teil der Haut Verbindungsstelle mit der Außenwelt zu sein, nicht eingebüßt, und konnte gleichzeitig mächtige Gehirne auffalten.

Zwei Vorstadien aus der Verhaltensbiologie

In der Gruppe der Gastroneuralia haben wir keinen Anlaß, mit dem Auftreten bewußtseinsähnlicher Zustände zu rechnen, wie erstaunlich weit es auch das Verhalten der Kraken gebracht hat. Ich folge darum der Evolution der Notoneuralia und am einfachsten wieder mit der Schilderung zweier Systeme, deren anfangs wieder nicht vorhersehbares Zusammenwirken später zu einer Bedingung der Entwicklung des Bewußtseins werden wird.

Einmal ist es die Entstehung höherer oder echter Formen von Gedächtnis. Schon bei Fischen kann man zeigen, daß sich an das neuronale Gedächtnis eine höhere Form anschließt. Läßt man, wie mein Mitarbeiter gezeigt hat, auf ein Ankündigungssignal den Schreckreiz nur jedes zweite Mal folgen, so erschrickt der Fisch bei der Ankündigung anfangs in jedem falschen Falle. Dies folgt noch dem neuronalen Gedächtnis im bedingten Reflex. Mit der Zeit aber beginnt er gewissermaßen zu zählen und erschrickt nicht mehr nach dem eben gehabten Schreken, sondern richtigerweise erst auf die nächstfolgende Ankündigung. Diese „Erfahrung" muß also schon aus dem Reflexbogen heraus tiefer ins Gehirn verlagert sein. Sie wird zu einem zerebralen Gedächtnis, einer Frühform des Kurzzeitgedächtnisses, geworden sein (HUBER, 1988; CAPALDI und VERRY, 1981, sowie WALLACE, 1986).

Die Unterscheidung von Kurz- und Langzeitgedächtnis ist in der Humanpsychologie entwickelt worden. Es erwies sich nicht nur, daß Wahrgenommenes oder Erlerntes sehr verschieden lang zur Verfügung bleibt, auch die Differenzierung unterschiedlicher Speicher im Gehirn ist sehr wahrscheinlich. Dennoch ist eine verläßliche Trennung der beiden nicht geglückt (z.B. POSTMAN, 1975; BREDENKAMP und WIPPICH, 1977).

Wichtiger in unserem Kontext ist der Nachweis, daß die Zeitdauer der Verfügbarkeit eines Gedächtnis-Inhaltes mit der Entwicklungshöhe der Wirbeltiere korreliert. Von den Fischen über Eidechsen oder Schildkröten, Vögeln, Säuger und im besonderen Primaten, nimmt die Dauer, sich beispielsweise eines Futterplatzes zu erinnern, von rund 10

Sekunden über zwei oder drei und zehn Minuten bis Tage, Wochen und Monate zu (Übersicht in WALKER, 1983; ab S. 291).

Dies betrifft aber eine Art von Erinnerungen (rehearsal), die nicht als aktiv absichtsvoll oder angezielt (overt) gedeutet werden kann. Sie wird vielmehr passiv, gewissermaßen unbeabsichtigt (covert), automatisch durch die Situation ,in Erinnerung' gebracht. Jenes aktive Auffinden von Gedächtnisinhalten, so fassen schon DAVIS und DOUGAN (1988) die englische Literatur über tierisches Verhalten zusammen, „wird sich unabhängig vom passiven Erinnern entwickelt haben und wahrscheinlich nur in höheren Organismen (complex animals) vorkommen" (S. 139).

Ich werde zu zeigen haben, daß sich das absichtsvolle Gewinnen von Gedächtnisinhalten durchaus an das passive anschließt, dieses sogar als dafür prädisponiert voraussetzt, und noch bis zum Menschen mit ihm verzahnt bleibt. Aber für eine erste Unterscheidung solcher Leistungen ist uns diese Bestätigung sehr wesentlich. Sie werden am Wege zum Bewußtwerden noch eine interessante Rolle spielen.

Verlassen wir nun vorerst die weitere Ausbildung der Verfügbarkeit von Gedächtnisinhalten, und wenden uns der zweiten Entwicklung zu, welche ja das tierische Verhalten längst, und ohne die Zuhilfenahme von individueller Erfahrung, trefflich steuerte. Dies sind die angeborenen Leistungen. Also keine ontogenetisch, sondern phylogenetisch erworbene Erfahrung, selektionsbewährte Reizfilter und als ,Reiz-Deuter' mit den zu ihnen passenden Verhaltensprogrammen verbunden, die zwar durch die Situation ausgelöst und auch geübt werden müssen, im Prinzip aber im Programm der Gene verankert wurden, also erblich sind.

Sie bieten automatische Lösungen für wichtige, arterhaltende Aufgaben und sind in relativ starren Abläufen, wie dies in allen Erbkoordinationen typisch ist, verankert. Bei allen höheren Organismen wird wahrnehmbar, daß diese Starrheit in zweifacher Weise überwunden werden soll, um die Programme an die differenziertere Lebenssituation besser anzupassen.

Zum einen werden solche AAM (angeborene Auslösemechanismen) durch die individuelle Erfahrung etwas modifiziert, abgeschwächt, verstärkt oder mit weiteren Merkmalen ergänzt. Solche erfahrungsmodifizierten AAM werden als EAAM begrifflich abgetrennt (LORENZ, 1973 und 1978).

Zum anderen, und erfolgreicher, gelingt es, die oft komplizierten Bewegungsprogramme zu zerstückeln und situationsgerecht anders zusammenzusetzen. „Die ‚Erfindung' der Evolution", sagt LORENZ (1973, S. 187), „aus der längeren Bewegungsfolge einer Erbkoordination ein von Orientierung und Einsicht bestimmtes Stück herauszuschneiden und als unabhängiges Bewegungselement verfügbar zu machen, war sehr wahrscheinlich der erste Schritt zum Entstehen der sogenannten Willkürbewegung".

In der hier gebotenen Kürze soll mit diesen beiden Phänomenen daran erinnert werden, daß die Selektion einen starken Druck auf die Adaptierung der starren Programme ausübt, diese aber im wesentlichen nur durch eine Diversifizierung gelingt, indem die Programme nicht verändert, sondern zerschnitten und zu einer nun enorm wachsenden Anzahl von neuen Kombinationen zusammengesetzt werden. Ein Vorgang, der durch die sogenannten Reafferenzen, die Rückmeldung über den Erfolg einer Handlung, durch die Übung des Spielens und das Neugierverhalten noch ganz wesentlich gefördert wird.

Worauf es in unseren evolutiven Überlegungen ankommt, ist der Umstand, daß es bei einer solchen Diversifikation der nun möglichen Lösungen einer Aufgabe auch immer dringlicher einer zentralen Koordinations- oder Leitstelle bedarf. „Um dauernd", sagt LORENZ (1978, S. 193), „über alle Umgebungsbedingungen und ihren vielfachen Wechsel orientiert zu bleiben, bedarf es einer höheren Instanz im Zentralnervensystem, die alle relevanten Veränderungen überwacht".

Die Wahrscheinlichkeit des Erfolgs einer nur versuchsweise kombinierten Reaktion muß nämlich mit der Diversifikation, der Anzahl der möglichen Reaktionen, sinken. Die Anrufung einer ‚höheren Instanz', welche zwischen den konkurrierenden Lösungen schlichtet, die unwahrscheinlichen ausschließt, ihre Anzahl also reduziert, wird schon deshalb notwendig werden, um die Wahrscheinlichkeit des Erfolgs, das Richtige zu tun, wieder zu erhöhen.

An dieser Stelle treffen sich nun die beiden evolutiven Bahnen, so lose sie bislang in Verbindung gestanden haben mochten: Das Zunehmen der Leistung, Erfahrung zu speichern und verfügbar zu haben und die Diversifikation der möglichen Reaktionen treten zu einer neuen Systemqualität zusammen. Denn worauf jene ‚höhere Instanz' schlichtend und auswählend weitergreifen kann, das ist nicht nur eine auswägende Beurteilung der Augenblicks-Situation, es muß auch ein Zurückgreifen sein auf gemachte Erfahrung.

Isopoiese; die Hilfe, sich zu erinnern

Ich bilde hier einen neuen Terminus aus isos (das Gleiche) und poiesis (Erzeugung oder Schaffung), um auf einen Zusammenhang aufmerksam zu machen, welcher Erkenntnisse aus der Verhaltensforschung und der Psychologie verbindet. Mit Gleich-Erzeugung ist gemeint, daß bestimmte Reize oder Wahrnehmungen selbst wieder jene gleiche Verhaltensweisen oder Haltungen erzeugen, mit welchen sie vordem schon in Zusammenhang standen.

Erst wenn es evident ist oder unterlegt wird, daß dieser Vorgang das Bewußtsein einer Kreatur erreicht, kann man sagen, daß aufgrund einer solchen Reiz- oder Wahrnehmungssituation mit der Erinnerung an das Gleiche auch das gleiche Verhalten erzeugt wird; beziehungsweise im Falle ein solches Verhalten nur mehr im Kopfe abläuft, daß eine Situation mit einer Erinnerung an das Gleiche automatisch, wie wir uns ausdrücken, auch die gleichen Assoziationen wachruft.

Isopoiese schließt also ein, was wir schon als die Phase des passiven, unbeabsichtigt automatischen (covert) Sich-Erinnerns kennenlernten; aber Erinnern (zum Unterschied von Gedächtnis) deutet Bewußtsein an. Der Isopoiese ordne ich aber auch unbewußtes Reagieren zu. Sie schließt auch ein, was unter Mustervergleich (pattern matching) verstanden wird; aber dies wird meist als aktiver Vorgang betrachtet. Der Isopoiese ordne ich aber zunächst nur passive Vorgänge zu. So schließt an sie der Vorgang des Mustererkennens an (pattern recognition; etwa im Sinne von GRIFFIN; 1981, S. 114), doch erst in einer späten Phase, nahe den bewußten, wie aktiven Prozessen.

Ich halte diesen Rahmenbegriff für nützlich, weil er helfen wird, die Prädisposition und die gleitenden Phasenübergänge vom Unbewußten zum Bewußten erkennbar zu machen; gleichzeitig mit einem Aufschluß der Selektionsbedingungen, von welchen wir annehmen müssen, daß sie auch auf dieser Ebene weiterhin auf höhere Fitness drängen. Dazu muß ich noch drei Perspektiven vorausschicken, um den Hintergrund anzugeben, vor welchem sich diese Überlegung abspielt.

Erstens: Wenn vom Vergessen die Rede ist, vom „Verblassen einer Gedächtnisspur" oder vom „Verdrängen" derselben, dann bleibt die Frage offen, ob nicht nur die Zugänglichkeit zu dem bestimmten Gedächtnisinhalt verschlossen wurde; und naturgemäß so lange, bis es sich zeigt, ob dieser nicht unter bestimmten Umständen doch noch ‚hervorgeholt' werden kann. Ähnlich wie die Frage, ob ein Gegenstand verloren oder nur verlegt wurde, erst durch sein Wiederfinden geklärt werden kann. Dies gewinnt nun deshalb an Interesse, weil es im folgenden auf die Zugänglichkeit oder Verfügbarkeit von Gedächtnisinhalten ankommen wird; namentlich auf die Umstände oder Bedingungen, welche solche Inhalte zugänglich oder verfügbar machen.

Es ist gewiß ein Nachteil, daß ich in dieser Frage nicht auf ein kompaktes Wissensgebiet der Psychologie zurückgreifen kann; „es gibt aber eine systematische psychologische Gedächtnisforschung nur im Bereich des verbalen Lernens", resümiert BREDENKAMP (1977, S. 148) fast hundert Jahre dieses Forschungsgebietes. Dies mag mit der Bemühung um metrische Faßbarkeit und Objektivierbarkeit zusammenhängen, welche konsequenterweise auf das Memorieren bloßer Silben, sogar möglichst sinnloser Silben, hinauslaufen mußte.

Ich will die Bedeutung der Umstände, die einen Gedächtnisinhalt wecken, an zwei, das Phänomen eingrenzenden Beispielen, illustrieren.

Die meisten Leser werden mir bestätigen, daß es fast unmöglich ist, sich des Geruches eines Klassenzimmers, einer verblaßten Ferien Situation oder eines schon fast vergessenen Menschen zu vergegenwärtigen. Hingegen genügt aber die Wahrnehmung nur eines bestimmten Geruchs, und sofort steht einem die ganze Klasse, jene Ferienzeit oder jener Mensch nicht nur mit allen ‚vergessenen' Details, sondern auch die ganze Palette jener Emotionen, welche seinerzeit mit der Situation verknüpft waren, in stupender Deutlichkeit vor Augen.

Aber selbst ein Gesicht, das man erst vor Stunden in allen Details gesehen haben mag, ist schwer reproduzierbar. Die Unverläßlichkeit der sogenannten Phantombilder beweisen dies. Die Konfrontation dagegen führt zu ungleich besseren Ergebnissen. Im engeren Rahmen geht es also um die Differenz zwischen Reproduktion und Wiedererkennen, was EBBINGHAUS (1885) eben schon vor hundert Jahren interessierte (zur Reproduktion vergleiche man PENRY, 1971 und BARBARA RIEDL, 1989; zum Wiedererkennen DEUSINGER und HAASE, 1977 und KETTE, 1987; in diesen die weitere Literatur). Im weiteren Rahmen geht es mir um die Bedingungen der Zugänglichkeit zum Gedächtnisspeicher überhaupt.

Zweitens: Wenn vom Erinnern die Rede ist, so suggeriert schon die Aufforderung, sich die Vorgänge des Sich-Erinnerns bewußt zu machen, eben bewußte und absichtsvolle Vollzüge in den Vordergrund zu nehmen. Aber selbst das Alltagsleben des Menschen scheint mehr vom Wiedererkennen als von der Reproduktion dominiert zu sein, eben aufgrund der verläßlicheren und zudem die Reproduktion kontrollierenden und belehrenden Arbeitsweise der Wahrnehmung.

Ob man sich durch eine Stadt bewegt, eine Textstelle in einem Buch sucht oder einen fernen Bekannten in jener Schuhschachtel welche gehäuft die alten Familienbilder enthält, man wird sich naturgemäß entlang von Spuren angezielten Abrufens (overt retrieval) der Lenkung durch das Wiedererkennen: ‚Da ist es ja!' verlassen. – Und man wird erwarten können, daß die Dominanz des Wiedererkennens, noch dazu in seiner passiven Form (covert retrieval) im Tierreich noch bedeutender sein wird.

Drittens wird man voraussehen, daß beides im Tierreich mit dem stammesgeschichtlichen Abstand vom Menschen zunehmen wird. Sowohl die aktive Abrufung wird in der passiven verschwinden, als auch die absichtsvolle in der unbeabsichtigten. Und nachdem diese Gradienten offensichtlich mit dem Werden des hellen Bewußtseins korrelieren, ist das Phänomen der Isopoiese als Ganzes von Interesse.

Eine Untersuchung der Bedingungen, welche die Evolution des Bewußtseins zureichend erklären, verpflichten uns ja, die notwendigen Disponibilitäten der Materialien, wie der Selektion zu verbesserter Fitness, in so kleinen Schritten anzugeben, daß diese zunächst intuitiv uns verfolgbar bleiben.

Die ersten isopoietischen Stufen

Meine Chance, diese Stufenfolge intuitiv mitvollziehbar zu machen, wird, wie ich hoffe, durch den Umstand gefördert werden, daß sich alle diese Stufen auch im Menschen noch vorfinden, also auch introspektiv verfolgbar bleiben. Dabei werde ich vier Stufen unterscheiden. Nicht so sehr, weil nicht weiter differenziert werden könnten, sondern zum Zwecke besserer Merkbarkeit und um die Terminologie in Grenzen zu halten. Dafür aber sollen die Phasenübergänge ebenso besprochen werden.

Die Intention dahinter beruht auf der Ansicht, die ich mit Donald GRIFFIN (1981, S. 169) teile, daß zwischen Tier und Mensch „nicht eine Alternative (dichotomy) qualitativer Art, vielmehr ein breites Spektrum quantitativer Unterschiede“ bewußtseinsverwandter Zustände erwartet werden kann. Wobei ich hinzufüge, daß jene im Grunde zunächst quantitativen Veränderungen phasenweise neue Systembedingungen entstehen lassen, welchen, wenn nicht als Ursache, doch als Folge, neue Qualitäten zugesprochen werden können.

Und noch eine Einschränkung muß ich deutlich vorausschicken. Ich bin mir sehr bewußt, daß alles, was die Evolution der nun zu beschreibenden Stufen betrieben hat, auch stark mit einer Evolution der Motivationen und Emotionen zusammenhängt. Nur die gewünschte Übersichtlichkeit bei der gebotenen Kürze ist Ursache, daß ich diesen Aspekt vernachlässige.

Erstens: Das passive Auftreten von Gedächtnisinhalten. Dieses muß noch nichts mit Bewußtsein zu tun haben, nicht einmal mit Wachheit (awareness) oder selbst mit einer Erwartungshaltung (expectancy), kann aber, am anderen Ende des Spektrums, das hellste Bewußtsein wecken. Jenes Wachrufen einer ganzen Lebenssituation aufgrund der unvorhergesehenen Perzeption eines Geruchs mag dafür ein Beispiel sein.

Wir haben gute Gründe für die Annahme, daß im Tierreich dieser Prozeß bereits die Fitness erhöht, ohne daß dafür auch nur eine bescheidene Form von Bewußtsein angenommen werden müßte. Es genügt die Beobachtung, daß eine Perzeption, deren Vergleichsstücke auf Erfahrung beruhen und also im Gedächtnis gesteckt haben muß, von dort aus lenkend ein erfolgreiches Verhalten nach sich zieht. Es besteht kein Grund zur Annahme, daß etwa Lachse, während sie weit durch die See ziehen, in der Lage wären, den Geruch jenes Flusses und Baches abzurufen, der aber bei seiner unmittelbaren Wahrnehmung die Ursache ist, in ihn hineinzufinden.

Die Disposition, aufgrund von bestimmten Wahrnehmungen automatisch bestimmte Verhaltensweisen folgen zu lassen, kennen wir schon von jenen Auslösemechanismen, die allerdings angeboren sind. Das Prinzip, nun auch individuelle Erfahrung gleichermaßen zu nützen, wird damit vorbereitet sein. Das Phänomen der ‚Prägung' zeigt den Übergang.

Der selektive Erfolg muß beträchtlich sein, etwa nach dem einmal erlernten Feindbild vor jenem Feind künftig auf der Hut sein zu können; nach dem Erlernen der Stimme der Eltern oder des heimischen Schlupfloches nicht mehr durch Probehandeln exponiert zu bleiben und anderes mehr.

Zweitens: das halbpassive Auftreten durch Lokomotion. In dieser Stufe ist die Lokomotion das Aktive, das Auftreten des Gedächtnisinhaltes noch immer passiv (‚semi covert' könnte man dies englisch nennen). Der Phasenübergang von der ersten Stufe liegt dort, wo der Ortsbewegung bereits ein zureichendes Maß an einschlägiger Appetenz zugeschrieben werden kann. Also ein Begehrverhalten, das ein Suchen, etwa nach einer Wegstrecke, zum Futter, den Jungen, dem Versteck, in Gang setzt.

Wir haben wieder keine Ursache anzunehmen, daß etwa ein Adler, wenn er hoch über einer Alpenkette schwebt, eine Vorstellung von jener Astgabel abzurufen vermag, in welcher, weil außer Sicht, sich sein Nest befindet. Dennoch findet er geradewegs zurück. Beim Niedersteigen müssen die Bilder der alternativen Berge, Bergflanken, Wälder, Waldstücke, Baumgruppen und Astgabeln jene Gedächtnisinhalte auftreten lassen, jene bisherige Erfahrung, welche die Entscheidungen richtig lenken.

Das allermeiste, was Wirbeltiere an Beherrschung des Raumes leisten, mag erst durch die Ortsbewegung oder allein durch die Bewegung des Kopfes eingeleitet werden. LORENZ (1973, S. 164) spricht treffend von ‚parallaktischer' Kontrolle oder Wahrnehmung. Und unter dieser Anleitung wird das Auftreten der einschlägigen Bilder das Verhalten richtig lenken.

Auch diese Phase ist uns Menschen deutlich erhalten geblieben. Sei es bei der Wanderung durch ein nur mehr ungefähr erinnerliches Gelände oder dem Weg durch eine nur oberflächlich bekannte Stadt, wird man weniger durch die Fähigkeit gelenkt werden, die Alternativen mit Voraussicht richtig reproduzieren, als sie bei der Wahrnehmung wiedererkennen zu können.

Einen Spezialfall desselben Phänomens wird man deutlich mitvollzogen haben: Man verläßt beispielsweise den Ort einer Tätigkeit absichtsvoll, um, nachdem man ihn verlassen hat, zu bemerken, daß man jene Absicht nicht mehr im Gedächtnis zu finden vermag. Nun tritt eine erstaunliche Automatik auf; die gedankliche Suche fällt in eine physische zurück. Man setzt sich in Bewegung; und zwar zurück zu dem Ort der Tätigkeit, wo jene Absicht gefaßt wurde. Und da zeigt das Bild der Situation nochmals automatisch, also in einer passiven Weise, was man gewollt hat. – Man kann derlei auf ‚vernetzte Assoziation' zurückführen (Beispiel auch in VESTER, 1988; S. 110), wobei uns aber interessiert, welche Umstände im Netz eine Erinnerung wieder verfügbar machen.

In ihrem Ursprung muß auch dieses halbaktive Verfügbarwerden von Gedächtnisinhalten noch kein Bewußtsein voraussetzen. Kommt allerdings die Appetenz mit ihrem Ziel (search image) schon in die Ebene des subjektiven Erlebens, dann kann man das Auftreten aus dem Speicher als ein mitbewußtes Erinnern erwarten. Gewiß aber läßt sich im Besitz von Bewußtsein mit solcherart bewußt nicht hervorholbaren Erinnerungen bewußt umgehen.

Die Disposition, einen Gedächtnis-Inhalt durch die äußeren Umstände verfügbar zu bekommen, ist dieselbe wie in der ersten Stufe, nur daß der Organismus nun die Suche nach den auslösenden Umständen selbst vornimmt. Der Selektionsvorteil ist bedeutend und beruht auf der Zunahme der Wahrscheinlichkeit, bisherige Erfahrung vermehrt, situationsgerecht und richtig einsetzen zu können.

Das Hellwerden des Bewußtseins

Will man eine Mitte jenes Wandels bezeichnen, welcher vom Nichtbewußtsein zum Bewußtsein führt, so kann man, soweit uns das tierische Verhalten über seine Operationen im Gehirn belehrt, den Phasenübergang zur dritten Stufe annehmen.

Drittens: Das aktive Auftreten durch gedankliche Lokomotion. In dieser Stufe wird die Bewegung, die von einer Absicht gelenkt ist, von der physischen zu einer psychischen, zu einem Nachvollzug derselben aus der Erinnerung selbst.

Man kann auch sagen: Die mit dem Appetenzverhalten verbundenen mitbewußten Erwartungen: ‚Hier werde es Lösungen geben', werden nun bewußt (overt) absichtsvoll abrufbar. Das mag darauf beruhen, daß die Suchbilder (search images) zahlreicher werden, nicht nur das Endziel „im Auge" haben, sondern immer mehr auch die einer

Handlung zwischenliegenden Situationen (durch „Aufstückelung" einer gedachten Lokomotion).

Suchbilder (search images) müssen aus der bisherigen Erfahrung, also aus dem Gedächtnis, stammen und nun zugänglicher geworden sein. Und man kann beobachten, daß dies mit einem Aneinanderrükken der Sequenz von Wahrnehmung, Speicherung und gezielter Abrufung korreliert.

Dies schließe ich nach Darstellungen des Verhaltens von Primaten in Problemsituationen; beispielsweise eine Banane an der Decke nur mit Hilfe der kombinierten Verwendung einer Kiste und eines Stockes erreichen zu können. Zunächst wird alles motorisch durchprobiert; die Verwendung der Kiste und des Stockes getrennt. Dann wird die Bewegung eingestellt, aber der Blick pendelt stetig zwischen Stock, Banane, Kiste und dem Ort unter der Banane. Keine Frage also, daß etwas wie die bisherige Motorik im Kopfe nachvollzogen wird. Das muß aber bedeuten, daß die Erinnerung an das, was das Bild jedes dieser Gegenstände an Handlungen erfahrbar machte, verfügbar bleibt; daß man Kisten besteigen, mit Stöcken den Arm verlängern kann. Und spontan wird dann die erfolgreiche Lösung angewendet.

Auch dieser Abschnitt der dritten Stufe ist dem Menschen vertraut, wenn er sein Handeln im Auge behält; beispielsweise die Passung zweier unbekannter Montageteile zu erreichen. Oft beginnt man mit einem unbestimmt intuitiv gelenkten Probehandeln und erst, wenn dieses nicht zum Erfolg führt, kann man an sich, nach Einstellen der Motorik, das Pendeln des Blickes zwischen den mutmaßlich entscheidenden Konstituenden der beiden Paßflächen beobachten. Dies erleichtert das Merken und damit den Vergleich und fördert den Erfolg.

Von hier ist der Schritt nicht mehr weit zu dem, was wir mit Fug und Recht Denken nennen können. Es bedarf nur einer quantitativen Verlängerung der gezielten Abrufbarkeit von Gedächtnisinhalten, um „in Gedanken zu experimentieren".

Auch dies ist von Primaten wohlbekannt (z.B. KÖHLER, 1921; RENSCH, 1973; eine Übersicht in LORENZ, 1973 und 1978 und in

GRIFFIN 1981) und zwar von jenen Fällen, wo das Tier nach erfolglosem Probehandeln nach obigem Beispiel nicht nur die Bewegung einstellt, sondern sich noch dazu von der Szene abwendet, um darauf spontan und auf Anhieb erfolgreich eine neue und komplexe Handlung zu Ende zu bringen.

Zu Recht spricht man von einer „zentralen Repräsentation des Raumes", weil angenommen werden muß, daß nun die räumlichen Konstituenden des Problems zu internen Bildern (gegenüber dem ‚Selbst') verfügbar werden, das Probehandeln ganz in den Kopf verlegt wird.

Damit sind wir in einer Ebene des Probehandelns im Denken, die schon zu den Alltäglichkeiten des menschlichen Denkens zählt. Und es sei nur daran erinnert, daß beim Problemlösen nicht minder die eben abgelaufene Motorik aus dem Gedächtnis geholt und der Handlungsablauf rekonstruierend nachvollzogen wird. Beispiel: „Wo habe ich den Schlüssel verlegt? Beim Kaufmann war er noch da, beim Kiosk habe ich in die Tasche nicht mehr gegriffen..." und so fort.

Die Disposition für diese Leistungen liegt in der Anleitung über das Wahrnehmungsbild, entlang einer Handlung und im weiteren dem Handlungsablauf entlang, jene Bilder aus dem Gedächtnis gezielt zugänglich gemacht zu bekommen. Und der Selektionserfolg liegt auf der Hand. Er erhöht die Fitness bis zu jenem Punkt, wie KARL POPPER zu Recht feststellt, daß nun die Theorie stellvertretend für ihren Besitzer sterben kann.

Viertens: Das aktive Auffinden durch abstrakte Suche. Dies enthält jene Phase, die uns vielleicht zu Recht als die spezifisch menschliche erscheint, weil es sein kann, daß sie durch die Entwicklung der Sprache besonders gefördert wurde. Der Phasenübergang von der Lokomotion in Gedanken beruht aber weniger in einer Einstellung jener Suchbewegung, welche Erinnerungen wieder zugänglich macht, als vielmehr in einer Erweiterung jener Gedächtnisinhalte vom Konkreten, über die „Relation", zum abstrakten Begriff. Und nicht minder muß eine systematische Deponierung von Gedächtnisinhalten deren Wiederfindbarkeit erleichtern.

Dabei soll man freilich nicht meinen, daß Invarianten-, Kategorien- und Begriffsbildung bei Tieren nicht vorkäme; Begriffsbildung, in dem Sinne einer gebildeten Gegenstands-Kategorie eine Theorie hinzugefügt ist, welche antizipiert, welche weiteren Gegenstände die Kategorie erweitern oder aber aus ihr auszuschließen sein werden (zusammengestellt von ROITBLAT, BEVER und TERRACE, 1984). Auch soll man nicht meinen, daß Kategorien eng beginnen. Entwicklungs-Psychologie und Ethnologie haben vielmehr nachgewiesen, daß sie sehr weit beginnen (PIAGET, 1975, LÉVY-STRAUSS, 1981). Aber zweifellos ist die Abstraktion und Begrifflichkeit, welche uns Kommunikation, Sprache und Wissenschaft vermittelt, von einer ganz anderen Art.

Wir reden aber weiterhin auch über abstrakte Dinge, die Seele, Gott, das Gute und das Unendliche wie über konkrete Gegenstände, suchen aber verblaßte Erinnerungsstücke nicht minder mittels einer Ortsbewegung; wenn auch nun entlang der Hierarchien unserer abstrakten Kategorien.

Das Ergebnis ist, was wir Kultur nennen; eine, wenn auch noch nicht durchgeistigte, doch eine geistige oder zumindest gedankliche Welt, die wohl zunächst den Selektionserfolg verzeichnet, in einer Weise übriggeblieben zu sein, daß wir alle andere Kreatur bedrängen. Mit dem uns erst dämmernden Nachteil, daß, wie KONRAD LORENZ sagt, reinen Unsinn zu glauben, ein Privileg des Menschen ist.

Literatur

BREDENKAMP, J. & WIPPICH, W. (1977). Lernen und Gedächtnis. Stuttgart.

CAPALDI, E.J. & VERRY, D.R. (1981). Serial order anticipation learning in rats: Memory for multiple hedonic events and their order. Animal learning & behavior 9 (4), 441-453.

DAVIS, R. & DOUGAN, J. (1988). The phylogeny of information processing. In: R. BOLLES und M. BEECHER (eds.), 1988: Evolution and Learning. Hillsdale/New Jersey/London: Lawrence-Erlbaum.

DEUSINGER, I. & HAASE, H. (1977). Psychologische Probleme der Personenbeschreibung, BKA (Bundeskriminalamt) – Forschungsreihe, Wiesbaden.

EBBINGHAUS, H. (1885). Memory. New York: Teachers College.

GRIFFIN, D.R. (1981). The question of animal awareness. New York: Rockefeller University Press.

HUBER, L. (1988). Die bedingte Reaktion im Lichte der Evolutionären Erkenntnistheorie. Diplomarbeit Wien.
KETTE, G. (1987). Rechtspsychologie. Wien/New York: Springer.
KÖHLER, W. (1921). Intelligenzprüfungen an Menschenaffen; Neudruck 1963. Berlin-Heidelberg-New York: Springer.
LÉVY-STRAUSS, C. (1981). Das wilde Denken. Frankfurt/M.: Suhrkamp.
LORENZ, K. (1973). Die Rückseite des Spiegels. München: Piper.
LORENZ, K. (1978). Vergleichende Verhaltensforschung: Grundlagen der Ethologie. Wien/New York: Springer.
PERNY, J. (1971). Looking at faces and remembering them. London: Elek Books.
PIAGET, J. (1975). Der Aufbau der Wirklichkeit beim Kinde. Gesammelte Werke, Bd. 2., Stuttgart: Klett.
POSTMAN, L. (1975). Verbal learning and memory: In: Annual Review of Psychology, 26, S. 291-335.
RENSCH, B. (1973). Gedächtnis, Begriffsbildung und Planhandlung bei Tieren. Hamburg-Berlin: Parey.
RIEDL, B. (1989). Morphologisch-metrische Merkmale des männlichen und weiblichen Partnerbildes in ihrer Bedeutung für die Wahl des Ehegatten. Dissertation Wien: 1990 Homo, 41 (1), S. 72-85.
ROITBLAT, H.L., BEVER, T.G. & TERRACE, H.S. (1984). Animal cognition. Hillsdale, New Jersey/London: Lawrence Erlbaum.
VESTER, F. (1988). Denken, Lernen, Vergessen. Stuttgart: dtv. Sachbuch.
WALKER, S. (1983). Animal thought. London/Boston/Melbourne/Henley: Routledge & Kegan Paul.
WALLACE, E. (1986). Response patterning in goldfish: Single alternation in a Pavlovian aversive paradigm. American Journal of Psychology, 99 (3), 417-429.

Eike-Meinrad Winkler, Humanbiologe an der Universität Wien, wurde 1948 in Wien geboren, wo er nach Versuchen in den bildenden und darstellenden Künsten Theaterwissenschaften, Germanistik und Kunstgeschichte, später Psychologie, Medizin, Ur- und Frühgeschichte sowie Paläontologie studierte. Nach seiner Promotion im Hauptfach Psychologie absolvierte er ein zweites Studium mit dem Hauptfach Humanbiologie. Er vertritt einen umfassenden Anthropologiebegriff und arbeitet über die engeren Fachgrenzen hinaus auch an kulturwissenschaftlichen Themen. So reicht sein Spektrum von der historischen Anthropologie, speziell Osteopathologie über die Rassenbiologie zur Archäologie und Erkenntnistheorie. Zahlreiche Forschungsreisen und Ausgrabungen in Asien und Afrika weisen ihn als einen der selten gewordenen Feldforscher seines Faches aus. Im Rahmen des Altenberger-Kreises lieferte er vor allem Beiträge zu Fragen der Hominiden-Evolution, der Wechselwirkungen zwischen Evolution und Kulturation sowie zum Problem der sogenannten transkulturellen Konstanten.

Die Entstehung des menschlichen Bewußtseins aus der Sicht der Paläoanthropologie und der Archäologie

EIKE-MEINRAD WINKLER

„Umsonst kam der Frühling in das Land, umsonst schmückte sich die Schöpfung im hochzeitlichen Gewand: Mammut und Höhlenbär verstanden vom Frühlingsschmuck nichts. Der Erde fehlte noch ihr Höchstes, ihr Edelstes: das Organ für den Geist Gottes; dem Stoffe fehlte noch die Fähigkeit, sich selbst zu schauen und zu verstehen. Das ist die Stellung des Menschen unter den Geschöpfen der Erde, daß die Individuen dieses Geschlechts befähigt sind, sich dem ganzen übrigen Stoffe, dem organischen wie dem elementaren, den vergangenen wie den gegenwärtigen Erscheinungen der Körper als eine selbständige Persönlichkeit gegenüberzustellen".

(O. FRAAS, 1866)

Einleitung

Die Hominiden, deren einzige lebende Spezies, Homo sapiens, wir selbst repräsentieren, gelten als die höchstentwickelten Primaten, ja – was ihr Bewußtsein betrifft – als die höchstentwickelten Lebewesen überhaupt. Zusammen mit den Pongidae (Menschenaffen) und Hylobatidae (Gibbons) sowie einigen ausgestorbenen Taxa bildet die Familie der Hominidae (Menschenartigen) die Überfamilie der Hominoidea (Menschenähnlichen), deren früheste Vertreter (u.a. Propliopithecus, Ägyptopithecus) schon im Oligozän, also vor etwa 35 Millionen Jahren lebten. Innerhalb der Familie Hominidae unterscheidet man zwei Gattungen, das Genus Australopithecus und das Genus Homo; nur die Arten des letzteren (Homo habilis, Homo erectus, Homo sapiens) werden – im Rahmen der sogenannten physischen Anthropologie (Humanbiologie) aufgrund ihrer *körperlichen* Erscheinungsform - als „Menschen" bezeichnet.

Die Frage nach der Entstehung des menschlichen Bewußtseins impliziert auch die Frage nach den *psychischen* Unterschieden zwischen Vormenschen und Frühmenschen und damit nach den Kriterien, nach denen einem Teil unserer Vorfahren ein menschliches, einem anderen, den Australopithecinen, „nur" ein tierisches Bewußtsein konzidiert wird. Die Einführung eines „Tier-Mensch-Übergangsfeldes", wie sie HEBERER (1958) propagierte, erscheint in diesem Zusammenhang nicht sinnvoll, da sie die inhaltlichen Probleme der Grenzziehung zwischen Mensch und Tier nicht löst, sondern, im Gegenteil, noch kompliziert.

Auf das Erreichen bzw. Vorhandensein einer „menschlichen" Bewußtseinsstufe, d.h. von reflexivem Bewußtsein, nicht etwa nur von Körper- oder Ich-Bewußtsein (WUKETITS, 1985), kann prinzipiell nur *indirekt*- aufgrund von Bewußtseinskorrelaten - geschlossen werden. Die Bewußtseinskorrelate des Menschen sind stets biologischer *und* kultureller Art, ihre Entstehung bzw. Evolution sind Thema der Paläoanthropologie und der Ur- und Frühgeschichtsforschung. Bewußtsein wird im gegenständlichen Zusammenhang also mit Bewußtseinsmerkmalen (-leistungen) wie Denken, Fühlen und bewußtem Handeln (Phi-Makro nach KRIPKE, 1980) identifiziert und nicht mit Bewußtsein im philosophischen Sinn, d.h. nur als „notwendige Bedingung möglicher Erfahrung", als „Grenze und Territorium unserer kognitiven Welt", als „Gerichtetsein auf etwas, was es selbst nicht ist" OESER (1988) etc.. Wer könnte auch die Evolution von etwas beschreiben, das nur funktionelle, nicht aber strukturelle Realität besitzt, dem man also keine Eigenschaften zuschreiben kann, die sich evolutiv verändern? Bewußtsein, dies sei an dieser Stelle bereits vorweggenommen, wird hier als Oberbegriff, als *Typus* psychischer Zustände und nicht einfach als deren Summe verstanden. *Welche* Strukturmerkmale bzw. Bewußtseinskorrelate in bezug auf den Menschen als differentialdiagnostisch anzusprechen sind, variiert mit wissenschaftlichem Metier und Autor, wird also jeweils *willkürlich* bestimmt. Neben der Fähigkeit, ständig aufrecht zu gehen und einer mittleren Schädelkapazität, die über der der rezenten Pongiden liegt, werden meist Werkzeugherstellung und Sprache angeführt.

Die Evolution des menschlichen Bewußtseins kann nicht mit einem einheitlichen Bewußtseinsbegriff (wie z.B. bei PITTIONI, 1961) beschrieben werden, sondern nur bezogen auf konkrete evolutive Straten, Taxa (u.a. TOBIAS, 1980), Kulturepochen (WYNN, 1979, 1981), Wirtschaftsformen, evolutionsökologische Aspekte etc., d.h. sie macht die Annahme von Vorstufen des Bewußtseins der sogenannten Jetztmenschheit notwendig (s.a. ENGELS, 1975; SCHLETTE, 1979). Dies entspricht auch dem Konzept der Emergenz von neuen Komplexitätsstufen (Qualitäten) in der evolutionären Erkenntnistheorie.

Der Paläoanthropologe – sofern er sich überhaupt für das Problem „Bewußtsein" und den mit diesem verbundenen Begriff „Mensch" zuständig erklärt – bezieht seine Unterscheidungskriterien aus dem Vergleich von anatomischen und Verhaltensmerkmalen der rezenten und fossilen Hominiden mit denen rezenter Tierprimaten. Er beobachtet vor allem im Hinblick auf die Kriterien „Denken", „Sprache" und „Werkzeuglichkeit" u.a. bestimmte Kombinationen quantitativer oder qualitativer Merkmalsausprägungen an Schädeln bzw. Schädelausgüssen, z.B. die Schädelkapazität, Größe und Form der Hirnteile, signifikante Oberflächenstrukturen wie Windungen und Furchen (HOLLOWAY, 1974) oder die den Stimmbildungstrakt determinierende Krümmung der Schädelbasis. Von einer Schädelkapazität bestimmter Größe und/oder bestimmten Proportionsverhältnissen der Hirnteile wird auf eine bestimmte Cerebralisationsstufe (Neencephalisationsstufe) geschlossen (HOLLOWAY, 1975). Der Sulcus lateralis zwischen Frontal- und Temporallappen ebenso wie der Sulcus lunatus im Occipitallappen zeigen eine pongidentypische und eine hominidentypische Position und Verlaufsform (HOLLOWAY, 1975; LE MAY, 1975). Die Krümmung der Schädelbasis und der Winkel des Processus styloideus etwa geben über die für die wortsprachliche Artikulation wichtige Position des Larynx und die Größe des Rachenraumes Aufschluß (u.a. LAITMAN, 1987). Die Prominenz des dritten, unteren Gyrus des linken Frontallappens wird mit den zentralnervösen Voraussetzungen (Broca'sches Zentrum) für artikuliertes Sprechen in Verbindung gebracht (HOLLOWAY, 1973). Neben den morphologischen Merkmalen des Schädels sind für die Feststellung einer menschlichen Bewußtseinsstufe auch jene Merkmale des postkranialen Skelettes aussagekräftig, die für die Verwirklichung spezifisch menschlicher Ideen wichtig sind, z.B. Hand mit opponierbarem Daumen.

Der im wesentlichen stufenlos verlaufende evolutive Wandel der einzelnen Merkmale per se, z.B. der Kapazität des Neurocraniums, erlaubt allerdings, wie erwähnt, keine objektive Grenzziehung im Sinne eines „cerebralen Rubicons“ (s. LEAKEY, NAPIER und TOBIAS, 1964) zwischen einer „prähumanen“ und einer „humanen“ Phase (LE GROS CLARK, 1953) innerhalb der Hominidenevolution. Graduell evoluierten auch die Form und relative Größe der Hirnlappen, die nach HOLLOWAY (1974) vor allem im Bereich des Frontal- und Temporallappens schon auf dem Niveau der Australopithecinen eine typisch „menschliche“ Konfiguration zeigen. Dieser hominide Formtypus des Gehirns bildete sich zusammen mit der Bipedie heraus (HOLLOWAY, 1978), die beschleunigte Hirnvergrößerung begann erst *nach* der Entstehung des aufrechten Ganges. Trotz der geringen Anzahl verwertbarer Schädelausgüsse von fossilen Hominiden und deren beträchtlichen morphologischen Variation auch innerhalb der Taxa wird der Zeitraum der letzten drei bis vier Millionen Jahre so gleichmäßig abgedeckt, daß auch kleinere, Diskontinuitäten suggerierende, Fundlücken den Eindruck einer graduellen Evolution der morphologischen Merkmale nicht abschwächen. Viele Anthropologen verzichten auf genuin biologische Kriterien für die Unterscheidung von Mensch und Tier und orientieren sich – im Sinne einer gemischten Argumentation – an archäologischen Befunden (u.a. WASHBURN, 1960).

Für den Archäologen steht das Problem der Unterscheidung von tierischen und menschlichen Bewußtseinsäußerungen im Vordergrund. Für ihn ist Menschsein untrennbar mit dem Besitz von Kultur verbunden (MENGHIN, 1953). „Der Mensch ist von Natur aus ein Kulturwesen“ (GEHLEN, 1966), ein „Psychozoon“ (HUXLEY, 1958), d.h. Kultur ist sein Wesensmerkmal, ist für ihn typisch. Sie ist authentischer Ausdruck seiner geistigen „Sonderstellung“ (OSCHE, 1973), seiner „Einzigartigkeit“ (MAYR, 1967; DOBZHANSKY, 1972; LORENZ, 1973). Bereits den frühesten Kulturen wird eine gewisse Komplexität zugebilligt (nach MEISTER, 1951: Wirtschaft-Technik, Sozial- und Symbolkultur). Da die ältesten Zeugnisse bewußten Handelns jedoch Steinwerkzeuge sind, wird der Zeitpunkt der Menschwerdung – aus praktischen Gründen – meist mit deren erstem Auftreten gleichgesetzt („Man the toolmaker", OAKLEY, 1951). Werkzeuge sind nicht nur Ausdruck bestimmter technischer Fähigkeiten, vielmehr ist „die zweckvolle Zurichtung der Werkzeuge Ausdruck und Teil kognitiv erfaßter Zusammenhänge der Realität" (KLIX, 1980, 31).

In den frühesten Phasen der Kulturation, den Geröllgerätekulturen des Oldowan, zeigt die Werkzeugherstellung mehr als eine Million Jahre nahezu keinen technischen Fortschritt, d.h. nur geringe formale Variation (FREUND, 1982). Die bisherigen Befunde machen jedoch deutlich, daß die Kulturation der Werkzeuge, ebenso wie die Evolution der morphologischen Merkmale als graduelle Prozesse aufzufassen sind. Kulturation und Evolution sind außerdem beide ungleichförmige Prozesse: Wählt man den betrachteten Prozeßausschnitt genügend groß, so lassen sich für die einzelnen Merkmale Phasen der Typogenese, der Typostase und der Typolyse nachweisen (u.a. SIMPSON, 1951), nur auf dem jeweiligen evolutiven Niveau stellt sich das Auftreten, z.B. von menschlicher Kultur als punktuelles Phänomen dar. Kulturation und Evolution beeinflussen einander in positiven Regelkreisen, einem Prozeß der Coevolution. Unterschiedliche Veränderungsraten der Merkmale haben zur Folge, daß sowohl Arten, als auch Kulturen durch ein „Mosaik" ursprünglicher und fortschrittlicher Merkmale gekennzeichnet sind (u.a. WINKLER, 1986).

Noch in der jüngeren Vergangenheit gab es vereinzelt Forscher, die die Existenz eines „tertiären Menschen" im Sinne einer mehr oder minder evoluierten Sapiensform im frühen Tertiär annahmen (u.a. WESTENHÖFER, 1942, 1948). L.S.B. LEAKEY (1968) schrieb sogar einem Hominoiden – dem miozänen Pongiden Kenyapithecus wickeri – die Fähigkeit der Werkzeugherstellung zu, fand jedoch mit dieser Hypothese in der Fachwelt keinen Anklang. Auch die mit dem tertiären Menschen in Zusammenhang gebrachten „Eolithen" („Steinwerkzeuge aus der Morgenröte der Menschheit") dürften nach neueren Untersuchungen (u.a. ADRIAN, 1948) auf natürliche Weise zustandegekommen sein und stellen keinen Beweis für eine früh- oder gar vorpliozäne „Urkultur" der Menschheit dar.

Mit den ältesten, unspezialisierten Australopithecinen (Australopithecus indet., Australopithecus afarensis) treten in Ostafrika im späten Miozän (6 – 8 MJ v.u.Z.) unzweifelhaft hominide Primaten auf, deren Fossilien allerdings niemals mit Artefakten assoziiert sind. Der spätpliozäne Australopithecus afarensis ist ein weitgehend bipeder Primate, dessen mittlere Schädelkapazität bereits an der oberen Grenze der Variationsbreite der rezenten Pongiden (Pan, Gorilla) liegt. Der chronologisch jüngere Australopithecus africanus kann aufgrund seiner Hirnmorphologie sowie seiner sonstigen Skelettmerkmale als direkter Vorfahre des Genus Homo und möglicherweise der robusten Australopithecinen gelten (TOBIAS, 1982). Werkzeuggebrauch bzw. Werkzeugherstellung ist bei den evoluierteren Australopithecinen, nicht nur möglich (s. weiter unten), sondern sogar wahrscheinlich (s. auch DART, 1957). Der taxonomische Rahmen der folgenden Betrachtungen über die Entstehung des menschlichen Bewußtseins wurde daher auf die Hominidae, d.h. das Genus Australopithecus und das Genus Homo, eingeschränkt, ihm entspricht der Zeitraum vom mutmaßlichen Beginn der Hominidenlinie im ausgehenden Miozän, also von einer Zeit vor etwa 8 Millionen Jahren, bis heute.

Physische und psychische Voraussetzungen der Kulturation

Noch im Jahre 1784 konnte ZAMBALDI in seinem Werk „Natürliche und Sittliche Geschichte des Menschen" die Entstehung des menschlichen Bewußtseins im Sinne der damals verbreiteten „tabula rasa"-Theorien als eine Art von Erwachen aus einem tiefen Schlaf beschreiben: „Der Mensch, dieses Geschöpf, das nichts Vortrefflicheres als sein Geschlecht kennt, kam aus dem Schoosse der Natur in den Finsternissen der Unwissenheit hervor, ohne Ideen, ohne Wünsche, ohne Besorgnisse. Alle Kräfte seines Verstandes befanden sich in einer Art von Unthätigkeit und von Schlummer, gleich den Kräften eines starken und vollkommen gesunden Menschen, der in tiefem Schlafe versunken liegt. Dennoch war er schon in diesem ersten Augenblicke vermittelst seiner Organe zur Empfindung aufgelegt".

Heute wissen wir aus dem Studium der fossilen Funde und der rezenten Primaten, daß für die Entstehung des frühmenschlichen Bewußtseins wie für den gesamten Prozeß der Hominisation bestimmte physische und psychische Voraussetzungen (Prädispositionen) notwendig waren, die selbst wieder das Resultat genereller Trends in der Evolution subhumaner Primaten waren.

Zu diesen Prädispositionen gehörten vor allem solche

a) im Bereich der Sinneswahrnehmung (Verschieben der Augen nach vorne, dadurch binokulares Einfachsehen, räumliches Sehen bzw. Tiefensehen, Farbensehen),

b) des Gehirns (beginnende Neenkephalisation) und

c) des Bewegungsapparates (funktionelle Differenzierung der Vorder- und Hinterextremität vielleicht über intensiviertes Bodenleben als „gemäßigter Hangler" vom Typus Schimpanse, Bewegungsabstimmung von Auge und Hand im binokularen Gesichtsfeld).

Diese Prädispositionen entstanden wahrscheinlich durch sekundäre Funktionserweiterungen von Anpassungen an ein kompliziert strukturiertes Waldhabitat. In ihrer Gesamtheit stellten sie eine „konstitutionelle Prädisposition" (VOGEL, 1974) für erhöhte Lernfähigkeit und damit für die Hominisation dar.

Im Verlauf der Hominidenevolution kam es – wahrscheinlich in Verbindung mit dem Übergang zum Savannenleben – zu einer intensivierten Fortsetzung einiger dieser Evolutionstrends: die hinteren Extremitäten spezialisierten sich weiter für den ständigen aufrechten Gang (Standfuß), dadurch wurden die Arme von Fortbewegungsaufgaben befreit, die Hände immer mehr zu sensiblen Manipulations- und Ausdrucksorganen (Daumen-Zeigefingerspitzen-Präzisionsgriff, VLCEK, 1980). Das Gehirn vergrößerte sich, vor allem das Neopallium, genauer die „Integrations-" und „Assoziations-Areale" der sekundären Rindenfelder des Neocortex, die kognitive Leistungsfähigkeit verbesserte sich. Im Bereich der Sozialisation ermöglichte die Verlängerung der gesamten Lebensspanne, das zunehmende Überlappen der Generationen und die verlängerte Kindheit eine intensivere Lernphase. Diese Faktoren begünstigten gleichzeitig die

Entstehung der für den Menschen und die Pongiden typischen starken sozialen Abhängigkeit einerseits und Individualität und Identität andererseits. Der selektive Vorteil dieser Entwicklung bestand in maximaler Anpassungsfähigkeit und sicherte damit gleichzeitig die Erhaltung „sozialer Erfahrung" in Form von Traditionen. Nach VOGEL (1974) war es vor allem die zunehmend komplexer werdende Sozialisation bei höheren Primaten, die antizipierende Strategien förderte, die später für die Entwicklung neuer Techniken wichtig wurden. Erwächst für VOGEL (1974) damit der wesentliche Impetus für die Evolution des Bewußtseins (und der Wortsprache) aus dem sozialen Feld, so darf jedoch nicht vergessen werden, daß auch die Elemente des sozialen Feldes selbst, die handelnden Individuen, ebenso wie die Milieubedingungen evolutiven Veränderungen unterlagen, eine Gewichtung dieser Faktoren dürfte auch vom Forschungsschwerpunkt des jeweiligen Autors mitbestimmt sein.

Aus den genannten Trends entstehen zum Teil auch die Besonderheiten des Genus Homo: u.a. kollektives Jagen und Sammeln, primäre Arbeitsteiligkeit zwischen den Geschlechtern, die ganzjährige sexuelle Ansprechbarkeit der Weibchen und die stärkere Ausprägung ihrer sekundären Geschlechtsmerkmale, die „Familiarisierung" des Mannes und eine differenzierte Wortsprache.

Viele der früher ausschließlich für den Menschen reklamierten Fähigkeiten finden sich nach neuen Forschungen auch bei den nach dem Menschen höchst evoluierten Primaten, den Pongiden, in jeweils typischer Ausprägung: Eusoziales Zusammenleben, Individualität, personale Identität, Begriffsbildung, Abstraktion, Symbolsprache, Antizipation, Imitationslernen, Werkzeuggebrauch, bzw. -herstellung, Unterricht, Traditionsbildung, Konstruktivität (Nestbau), kollektives Jagen, Aufteilen der Beute, Territorialität, kollektive Aggression, Infantizid, Kanibalismus etc. (u.a. EGENTER, 1982; FABRI, 1965; GOODALL, 1977; HRDY, 1974; KOEHLER, 1955; KORTLANDT & KOOLJ, 1963; KUMMER, 1975; LAWICK-GOODALL, 1971a, b; LINDEN, 1976; RENSCH, 1968; TEMBROCK, 1979; VEVERS &. WEINER, 1963; VOGEL, 1974, 1975, 1978, 1983a, b; WICKLER, 1967; WRIGHT, 1972). Kultur im menschlichen Sinn kann den Pongiden nach VOGEL (1983a) deshalb nicht zugesprochen werden, weil sie zwar mit Ausnahme der Wortsprache (s. Definition von HOCKETT 1980, 1988) symbolsprachliche Systeme erlernen und handhaben können, diese aber nicht selbst entwickelt haben (jedes komplexe System kann mehr als das, wofür es entstanden ist). Damit aber „fehlen ihnen die Voraussetzungen für die Erarbeitung, Formulierung und Übermittlung von Wertsystemen, Verhaltensnormen, Moral, Religion und objektivierten Erkenntnissen und mithin genau das, was schließlich eigentlich Kultur und ihre Geschichtlichkeit ausmacht“ (VOGEL, 1983a, S. 89). Das Verhaltensmuster der Pongiden zeigt jedoch bereits deutliche Prädispositionen für eine „bewegliche Raum-Zeit-Repräsentanz in der Imagination“ (VOGEL, 1983a, S. 89) und damit für die Entwicklung von Geschichtsbewußtsein, es muß daher als „prä-kulturell“ eingestuft werden (KAWAMURA, 1959; KAWAI, 1965). Keinesfalls können die psychischen Eigenschaften der Pongiden mit denen des Früh- oder Vormenschen gleichgesetzt werden, da sie das Ergebnis eines evolutiven Eigenweges mit spezifischen Selektionsbedingungen darstellen. Ihr Studium ist jedoch für das Verständnis unserer eigenen Bewußtseinsevolution unerläßlich, sind sie doch unsere einzige Möglichkeit, evolutive Trends und Prädispositionen des Verhaltens in den einzelnen Evolutionslinien aufzudecken und bestimmte Verhaltensstrukturen mit hirnmorphologischen Strukturen in Verbindung zu bringen.

Menschenaffen, Affenmenschen und Naturmenschen

Auch die Perspektiven vom Urmenschen als psychisches Wesen haben eine Evolution hinter sich. Bis in die jüngste Vergangenheit wurden unsere Vorfahren, zunächst die Neandertaler (BOULE 1911-1913, 1923), später Australopithecus (ARDREY, 1961, 1976), in ähnlicher Weise wie die Menschenaffen (YERKES u. YERKES, 1929), die Naturvölker, Angehörige der sozialen Unterschicht oder Geisteskranke meist nach einem durchaus weltanschaulich gefärbten, von unseren Wünschen und Ängsten bestimmten, Hell-Dunkel-Schema beurteilt: Entweder romantisierend als unschuldige Kinder der Natur (s. „Die Höhlenkinder“ von SONNLEITNER, 1920), als „edle Wilde“ oder als grausame, triebhafte Troglodythen („Mörderaffen“), die die (tierische) Nachtseite der menschlichen Seele verkörpern. Diese verzerrte Sichtweise ist heute noch an den frühen Weichteilrekonstruktionen, szenischen Darstellungen und Filmen (z.B. „King-Kong“) ablesbar.

Vor allem zwischen den Klischees vom Urmenschen und den Klischees von den Naturvölkern bestanden zu Beginn unseres Jahrhunderts starke Wechselwirkungen: In der Ethnologie hatte LEVY-BRÜHL (1910, 1921, 1927) den „Primitiven“, den Naturvölkern, ein weniger individualisiertes, „mystisches“, „prälogisches“ Denken im Sinne eines qualitativen Unterschiedes zum Denken der Träger sogenannter Hochkulturen zugeschrieben. Der Psychologe WUNDT verstieg sich in seinen „Elementen der Völkerpsychologie“ (1913, S. 12) sogar zu der Aussage: „Der primitive Mensch ist der Wilde; der Wilde aber ist ein Tier mit einigen wenigen menschlichen Eigenschaften“. HAUSER, der Entdecker des „Jünglings von Moustier“, formulierte im Jahre 1921: „Der Mensch der Urzeit muß in seinen Kulturäußerungen und seiner ganzen Lebenshaltung nach als Wilder betrachtet werden. Er steht als Individuum nicht abseits von der gesetzmäßigen Entwicklungsgeschichte der Menschheit: Er bedeutet weit eher einen ihrer Ausgangspunkte und erreicht beispielsweise in seinen Rassen- und Kultureigentümlichkeiten am Ende des Diluviums jene Stufe, die ihn uns in einer Gestaltung zeigt, als stünde er mitten unter den Naturvölkern. Dieser starke innere Zusammenhang zwischen Urmensch und Wilden führt manchmal fast zu einer Identität; denn die Kulturäußerungen beider Gruppen decken sich häufig in überraschender Weise“ (9).

Aber nicht nur die Entdeckung ethnographischer Parallelen zu urgeschichtlichen Artefakten, auch das Vorhandensein urtümlicher Skelettmerkmale bei fossilen Hominiden (z.B. Neandertaler) und rezenten Rassen (z.B. Australide) verführte oft dazu, von oft vagen Ähnlichkeiten im äußeren Erscheinungsbild auf ähnliche Bewußtseinszustände, ja sogar auf direkte genetische Verwandtschaft zu schließen (siehe freie und gebundene Parallelisierung bei KOPPERS, 1953). Körperlichkeit wurde als unmittelbarer Ausdruck von Innerlichkeit betrachtet. So schrieb BOULE (1923, S. 240), der erste Rekonstrukteur des „Alten Mannes von La Chapelle aux-Saints“, über den Neandertaler (übersetzt vom Verfasser):

„Die Verwendung eines einzigen Rohstoffes, des Steines (darüber hinaus wahrscheinlich von Holz und Knochen), die Einförmigkeit, Einfachheit und Grobheit seiner Steinwerkzeuge, das Fehlen jeder Spur eines ästhetischen oder moralischen Wesenszuges, stimmt gut mit dem brutalen Aussehen des mächtigen, schweren Körpers, dieses knochigen Schädels mit den robusten Kiefern überein und bestätigt das Vorherrschen rein vegetativer oder tierhafter (bestialischer) Funktionen über die geistigen".

Heute versucht man, im Bestreben nicht nur den Naturvölkern, sondern auch dem Urmenschen Gerechtigkeit angedeihen zu lassen, Projektionen und unbeweisbare Behauptungen über ihre psychischen Eigenschaften zu vermeiden. Leider hat man dabei, wie sooft, das Kind mit dem Bade ausgeschüttet: Die Erkenntnis, daß die Erfahrbarkeit von Bewußtsein auf das eigene Erleben beschränkt ist (Problem der Eigenweltlichkeit psychischer Phänomene bzw. Problem des Fremdpsychischen), Zweifel an der Legitimität der Methode des indirekten Schließens und die allgemeine Austreibung des Bewußtseins bzw. des forschenden Subjekts aus den Naturwissenschaften im Zuge des Vormarsches von Positivismus und Behaviorismus (Vermeidung der Ich-Form in wissenschaftlichen Publikationen!) hat vor allem in der europäischen Ur- und Frühgeschichtsforschung (mit Ausnahme der Social Anthropology) häufig zu einem oft geradezu bizarren Vermeidungsverhalten hinsichtlich „mentalistischer" Formulierungen und einem ausgeprägten Apsychismus geführt (z.B. bei LEROI-GOURHAN, 1981). Der Prähistoriker kann angeblich über Denken und Motive des handelnden Menschen keine Aussagen machen, da er stets nur dem schon „Fertigen ... in Gestalt der Hinterlassenschaft materieller Güter" (FREUND, 1982, 425) gegenübersteht, „deren Überlieferung zudem zwangsläufig lückenhaft ist" (ebendort). Bei einer ähnlich radikalen quellenkritischen Einstellung und Hypothesenscheu hätte Sherlock Holmes wahrscheinlich keinen einzigen Fall gelöst! Leider steckt die Paläopsychologie (Paläoethologie), wie auch die Rassen- und Ethnopsychologie, sowohl was ihre Methoden als auch was ihre Resultate betrifft noch in den Kinderschuhen, eine ganzheitlichere und realistischere Sicht des prähistorischen und historischen Menschen wird daher noch einige Zeit auf sich warten lassen.

Die biohistorische Synthese

Wie erwähnt sind aufgrund des graduellen Verlaufs und des Mosaikcharakters von Evolution und Kulturation weder bestimmte Merkmalsausprägungen des Viscero- bzw. Neurocraniums, noch das Auftreten von Artefakten geeignet, einen Zeitpunkt anzugeben, der das Erreichen einer „menschlichen" Bewußtseinsstufe objektiv markiert. Ob nur eine oder mehrere der gleichzeitig lebenden Hominidenspezies im frühen Pleistozän hinsichtlich ihres Bewußtseins als „Menschen" anzusehen sind, ist abhängig von der jeweiligen Definition des Begriffes „Mensch". Zumindest der Zeitraum des Auftretens menschlichen Bewußtseins kann jedoch durch die Zusammenschau paläoanthroplogischer und archäologischer Erkenntnisse wesentlich eingeengt werden (biohistorische Synthese, nach BREITINGER 1961).

Spricht der Paläoanthropologe bzw. der Archäologe über Bewußtsein, so müssen sie sich stets die Besonderheiten ihrer Daten und Methoden vor Augen halten: Ihre Bewußtseinsbegriffe sind wie die der anderen empirischen Wissenschaften theoretische Begriffe, allerdings nicht direkt durch Beobachtung von lebenden Menschen erschlossen, sondern indirekt durch das Studium von Fossilien und Artefakten. Alle Begriffe der Paläoanthropologie und Archäologie, die mit Verhalten und Bewußtseinsphänomenen wie Motivation und Denken zu tun haben, sind daher durch einen hohen theoretischen (spekulativen) Gehalt gekennzeichnet, Hypothesen experimentell nur sehr beschränkt prüfbar. Meist handelt es sich um Rekonstruktionen, die indirekt, mit Hilfe der „doppelten Rückschlußmethode" (OESER, 1988) gewonnen wurden: Kommt man z.B. zu dem Schluß, daß ein bestimmtes Objekt ein Artefakt ist, so schließt man daraus weiter auf eine verborgene aktive Instanz (Bewußtsein), deren Eigenschaften es ermöglichen, Artefakte herzustellen.

Unter „Artefakt" sei im folgenden allgemein ein intentionell und normiert, d.h. innerhalb einer bestimmten Tradition produziertes Werkzeug bzw. eine Umweltveränderung verstanden (Steingeräte, Bauten, Höhlenmalerei, Skulpturen, Bestattungen, medizinische Eingriffe, magische Handlungen etc.). Materielle, biologisch-anatomische und kulturelle (funktionale, gruppenspezifische) Constraints führen zu formal ähnlichen Typenspektren von Artefakten. Der hier operationalisierte Artefaktbegriff ist weitgehend mit dem der „prähistorischen Quelle“ bzw. dem des „archäologischen Befundes“ nach FELGENHAUER (1973) identisch.

In der Vergangenheit wurde meist die Verwendung von Symbolen als das eigentlich Menschliche betrachtet (u.a. SAPIR, 1921; MEAD, 1934; CASSIRER, 1944; KROEBER, 1948). Symbolverhalten kann jedoch am paläontologischen Befund nicht, am archäologischen Befund nur schwer, verifiziert werden. Ein der Quellenlage am Beginn der Kulturation wesentlich besser entsprechendes Kriterium ist das planvolle Herstellen von Artefakten (u.a. HEBERER, 1965). Auch HOLLOWAY (1969) sieht im Erfinden und Verwirklichen willkürlicher Formen Eigenschaften, die nur dem Menschen bzw. der menschlichen Kultur zukommen. Diese Eigenschaften bzw. ihre Emergenz können an Steingeräten abgelesen werden. Werkzeugherstellung setzt eine höhere strukturelle und funktionale Organisation der Psyche voraus als Werkzeuggebrauch, benötigt ein anderes soziales System und vor allem Sprache. Die normierte Herstellung von Werkzeugen (Artefakten) und Sprache sind kohärente, adaptive Systeme, die nach HOLLOWAY (1969) sogar auf identischen kognitiven Prozessen beruhen könnten und führen zu ähnlichen semantischen Strukturen.

Gleichgültig, ob man „Menschsein“ von der Herstellung von Artefakten abhängig macht oder eher soziale Parameter wie die Verwendung von Symbolen, kollektives Jagen (READ, 1920; ARDREY, 1961, 1976), speziell das Erbeuten von Großtieren (LEAKEY, 1978; WILSON, 1975) oder das Teilen der Beute (LE GROS CLARK, 1967; ISAAC, 1978) als Auslöser („initial kicks“) für die Hominisation betrachtet, bleibt doch die Tatsache bestehen, daß Steinartefakte die frühesten Belege bewußten Handelns sind. Es ist daher nützlich, die mentalen Bedingungen für die Herstellung solcher Artefakte zu untersuchen. Mit „Steinartefakt“ ist hier nicht ein konkreter Steingeräte-Typus gemeint, z.B. das Choping tool, sondern das Typenensemble der Steingeräte wie es die frühesten Kulturstufen des Oldowan kennzeichnet. Unter „Bewußtsein“ sei hier der Bewußtseinstypus der Hominiden des frühen Pleistozän verstanden. Die folgenden neuronalen, makroanatomischen, sozialen und mentalen Vorbedingungen für die

Herstellung von Artefakten sind nicht in einer streng phylogenetisch oder ontogenetisch interpretierbaren Reihenfolge dargestellt:

–Bipedie

Befreiung der Hände von Lokomotionsaufgaben ist Voraussetzung für systematische Werkzeugherstellung (VEVERS u. WEINER, 1963), nach TOBIAS (1987) ist für diese jedoch nicht unbedingt Bipedie, sondern nur aufrechtes Sitzen notwendig.

–Entwickelte Feinmotorik der Hand (Präzisionsgriff) und sensomotorische Hand-Auge-Koordination (Manipulieren im binokularen Gesichtsfeld) z.B. beim Herstellen von Abschlägen für das Ansetzen des Schlages mit dem Hammerstein im richtigen Winkel (s. TOTH, 1987).

–Cerebralisationsstufe vom Typus der frühpleistozänen Hominiden u.a. Schädelkapazität entspricht mindestens der der rezenten Pongiden, Brocasches Zentrum deutlich ausgeprägt, fortgeschrittene Lateralisation (TOTH, 1978).

–Leben in sozialen Verbänden von optimaler Größe

Wichtig für das Lernen durch Imitation (meist von Artgenossen) und die Weitergabe erworbenen Wissens, wie z.B. kultureller Normen, von Generation zu Generation (Traditionsbildung). Die Gruppengröße ist insoferne von Bedeutung, als eine Mindestanzahl von Individuen Träger innovativen Wissens sein muß, um das Risiko des Abreißens von Tradition durch den Tod eines Gruppenmitgliedes gering zu halten (s. MÜHLMANN, 1936; S. 222).

–Gedächtnis

Verknüpfung von Vergangenheit und Gegenwart durch die Fähigkeit, Erfahrungen zu speichern.

–Lernen durch Übung

Abrufen und Verwerten früher gemachter Erfahrungen, um aktuelle Probleme durch situationsangepaßtes Verhalten zu lösen, z.B. Selektion des besten Rohmaterials, Optimierung der Funktion eines Artefaktes.

–Lernen in der Vorstellung (mentales Training)

Einüben von Bewegungskoordinationen im zentral repräsentierten Raum, ohne mentales Training wäre die Exaktheit, vor allem aber die Ökonomie der Steingeräteherstellung nicht erklärbar.

–Abstraktion

Die Vielfalt der wahrgenommenen Erscheinungen wird in einer endlichen Anzahl von Begriffen (Typen) geordnet, dies ermöglicht Klassifikation u.a. von Artefakten.

–Imagination

Ein bestimmtes, meist typisches Vorstellungsbild kann als Anleitung für zielbewußtes Handeln verwendet werden, z.B. den Faustkeil „in der Knolle sehen" und ihn dann aus dieser herausarbeiten (s.a. MAUSER, 1972, 134).

–Symmetrieempfinden

Schon die frühesten Artefakte zeigen typische Symmetrieverhältnisse (z.B. mediansagittale Arbeitskante).

–Verwendung von Geräten zur Herstellung von Artefakten

z.B. Hammerstein-Technik, Hammer-Amboß-Technik

–Antizipation

Vorausschauendes Verallgemeinern von Bedürfnissen und Problemen der Gegenwart auf die Zukunft, führt zu antizipierendem Handeln, z.B. Transport und Vorratshaltung von Rohmaterialien oder Halbfertigprodukten.

–Konzentration

Konzentriertes Ausführen von längeren, hierarchisch geordneten Handlungsketten (Intentionalität), z.B. Schlagfolgen bei der Herstellung von Steinwerkzeugen (GOWLETT, 1984).

–Anatomische Voraussetzungen für die menschliche Lautmodulation u.a. genügend starke Schädelbasiskrümmung, genügend großer Mund- und Rachenraum, Kehldeckel (Larynx) genügend weit abgesunken (LAITMAN, 1987).

–Anfänge einer Wortsprache

Stabile Verbindung zwischen begrenzter Anzahl von Begriffen bzw. Objekten der Wahrnehmungswelt und phonetischen Gruppen (Artikulationen). Mindestens Relationen wie „vorher" – „nachher" (Abfolge), „wenn – dann" (Kausalität), „größer" – „kleiner" (Proportion) oder „besser" – „schlechter" (Bewertung) müssen ausgedrückt werden können.

Für die Herstellung von Artefakten müssen also offenbar sämtliche Glieder der „funktionalen Entwicklungsreihe" ROHRACHERS (1958), die von den niedersten zu den höchsten geistigen Leistungen führt: „Empfindungen-Wahrnehmungen-Vorstellungen-Begriffe-Gedanken" in hohem Maße differenziert gewesen sein. Natürlich stehen die oben genannten Fähigkeiten als Elemente eines Systems (des Bewußtseins) miteinander in Wechselwirkung, setzen einander voraus, z.B. war Gedächtnis die Voraussetzung für Lernprozesse, beeinflußten einander Werkzeugherstellung, Denken und Sprache als geordnete, regelhafte Aktivitäten. Gedächtnis, Lernen, Abstraktion und Antizipation ermöglichten Distanz zur Zeit, zum Gegenstand und zur Welt. Menschliches Bewußtsein ist also vorrangig ein „Distanz-Phänomen", es ist die Fähigkeit, sich der Welt und der Zeit als ein Ich, als eine „selbständige Persönlichkeit gegenüberzustellen" (siehe Zitat FRAAS, 1866).

Eine ausschließlich aus den Vorbedingungen für die Artefaktherstellung abgeleitete Bewußtseinsdefinition könnte daher lauten: Menschliches Bewußtsein ist als Funktion eines bestimmten strukturell-funktionalen Evolutionsniveaus des Gehirns frühpleistozäner Hominiden entstanden, ein psychischer Zustand, der es ermöglichte, ein Weltmodell zu entwickeln, das erfolgreicher war als das der höchstentwickelten Tierprimaten. Weltmodell bedeutet, daß es sich nicht um eine reine Abbildung aktueller Umwelten handelte, sondern um die Resultante bisheriger (phylogenetischer und ontogenetischer) Erfahrungen. Dieses Weltmodell wurde ständig an der Umwelt überprüft, d.h. durch Erfahrung optimiert. Diese Optimierung erfolgte nicht mehr nur durch risikoreiches Versuch-Irrtum-Lernen an der Realität, sondern auch durch „inneres Probehandeln“ im „zentral repräsentierten Raum“, dem vorstellungsmäßigen Ausdruck des Weltmodells. Im Mittelpunkt dieses Raumes agierte aber nun – im Gegensatz zum tierischen Weltmodell - das Individuum selbst. Erfolgreiche Strategien gingen mit dem Tod des Individuums nicht mehr verloren, sondern wurden als „soziales Wissen“ mit Hilfe der Wortsprache von Generation zu Generation weitergegeben und akkumuliert. Wichtigste Leistung des Bewußtseins ist die menschliche Kultur.

Werkzeuglichkeit als kulturelles Phänomen muß jedoch in den frühen Stadien der Kulturation keineswegs nur auf Arten des Genus Homo beschränkt gewesen sein. Auch die späten Australopithecinen brachten bereits wichtige Grundvoraussetzungen für die traditionsgebundene Herstellung von Werkzeugen mit. Schon aufgrund ihrer hominidentypischen Hirnmorphologie sowie aufgrund ihres aufrechten Ganges und der dadurch für feinere Manipulationen freigesetzten Hand muß ihnen auf diesem Gebiet mehr zugetraut werden als den rezenten Pongiden. Das Argument (z.B. von TOTH, 1987), die ältesten Steinartefakte seinen Homo zuzuschreiben, weil neben Australopithecus stets auch Homo in den fossil- und artefaktführenden Schichten vertreten sei, ist nicht überzeugend: Die ältesten Artefakte sind weder stratigraphisch noch direkt immer mit Homo-Fossilien assoziiert (z.B. in Bed I und II von Olduwai, nach M.D. LEAKEY, 1978), was aber nichts besagt, da die Erhaltung von Fossilien auch vom Zufall abhängt und Artefaktherstellung ebenso wie Kannibalismus strenggenommen nur durch Augenzeugenschaft verifiziert werden kann. Australopithecus kann sowohl der Artefakthersteller, als auch dessen Beute gewesen sein. Auch FOLEY (1978) sieht in der „Koinzidenz" des Auftretens der ersten Steinwerkzeuge und der ältesten Homo Fossilien einen Beweis für die Artefaktherstellung durch Homo. Diesem Argument kann jedoch nach heutigem Wissensstand nicht zugestimmt werden: Die ältesten Fossilien, die aufgrund ihrer Schädelkapazität und speziellen Morphologie Homo habilis zugeschrieben werden, sind maximal zwei Millionen Jahre, die ältesten Steinwerkzeuge – sieht man von unsicher datierten Funden in Europa (DELSON, 1989) ab – vom Gona-Fluß in Hadar/Äthiopien sind ca. 2,5 Millionen Jahre (CORVINUS 1976; HARRIS, 1983), jene aus der Shungura-Formation des Omo-Beckens ca. 2,4 Millionen Jahre alt (MERRICK et al., 1973; MERRICK, 1976; MERRICK und MERRICK, 1976). Zu dieser Zeit lebten in Afrika – den bisherigen Funden nach zu schließen – aber nur Australopithecinen. Folgerichtig müßte man aus archäologischer Sicht diesen entweder den Status „Mensch" zubilligen oder, zweckmäßiger, das Merkmal Werkzeugherstellung als ausschließliches Kriterium für „Menschsein" aufgeben. Neuere Theorien zur Bewußtseinsevolution beziehen sich daher eher auf den Wandel des Gesamtmusters der Fähigkeiten einer Hominidenspezies. Auch die größere Schädelkapazität von Homo wird oft (u.a. von TOTH, 1987) als Beweis für seine Urheberschaft hinsichtlich der ältesten Steinartefakte ins Treffen geführt: Die durchschnittlichen Schädelkapazitäten der beiden Hominidengattungen Australopithecus und Homo können sich jedoch zu Beginn der Kulturation nicht wesentlich unterschieden haben, eine merkliche Volumsvergrößerung des Gehirns erfolgte ca. eine halbe Million Jahre nach der Herstellung der ältesten bekannten Steinwerkzeuge!

Die Frage, wer die ältesten Steinwerkzeuge hergestellt hat, ist also nicht mit einem „Entweder-Oder" zu beantworten. Es geht weniger darum *ob*, sondern *wie* die Australopithecinen *welche* Werkzeuge hergestellt haben – ähnlich den rezenten Schimpansen mehr auf individuelle Bedürfnisse und Situationen abgestimmt oder mehr auf einen sozialen Rahmen, auf Normen und Traditionen bezogen, aus vergänglicheren Materialien wie Holz und Knochen oder aus Stein, einfache Gerätetypen wie Grabstöcke (BRAIN, 1986) und Hammersteine oder komplexere einseitig bzw. zweiseitig behauene Hacksteine. Auf jeden Fall sollte man sich davor hüten, das was wir von den rezenten Pongiden wissen, vorbehaltlos auf die Australopithecinen zu projizieren (wie z.B. KATTMANN, 1983; FOLEY, 1986). Die Tatsache, daß schon die ältesten Steingeräte in Form eines Typenensembles auftreten (z.B. Hammerstein, einseitig bzw. zweiseitig bearbeitete Hacksteine, Polyeder, Kernschaber, Diskoid, unretouchierte und retouchierte Abschläge nach TOTH, 1987) und daß sich diese Typen in allen späteren Fundorten der Altsteinzeit feststellen lassen, spricht jedenfalls für eine traditionsgebundene Herstellung schon vor 2,5 Millionen Jahren. Auch die frühesten, ca. 1,5 Millionen Jahre alten, archäologischen Nachweise systematischer Feuerbenutzung (CLARK u. HARRIS, 1985; BRAIN, 1988) sind u.a. mit den Fossilien robuster Australopithecinen assoziiert. Da Homo und Australopithecus nach der Trennung ihrer Evolutionslinien – vielleicht sogar durch vier Spezies repräsentiert – nebeneinander mehr als eine Million Jahre denselben Lebensraum teilten, müssen sie unterschiedliche ökologische Nischen besiedelt und damit unterschiedliche Überlebensstrategien ausgebildet haben. Damit dürfte für sie auch Werkzeugherstellung eine unterschiedliche Bedeutung bekommen haben. Es ist nicht auszuschließen, daß die bisher bekannte Variation innerhalb der Oldowan-Kultur auch Ausdruck der verschiedenen Bedürfnisse und Bewußtseinsstufen ihrer Träger ist (speziell Unterschied zwischen Oldowan und Developed Oldowan).

Wie die biotischen und kulturellen „Schlüsselereignisse" der Hominidenevolution miteinander verknüpft sind, ist spätestens seit DARWIN (1874) Gegenstand zahlreicher Diskussionen (s. u.a. MOHRIG, 1980). Meist wird aber nur ihre wechselseitige Bedingtheit betont, ohne daß man sich auf eine konkrete evolutive Beziehungsstruktur in Form von Sukzessionen oder parallelen Entwicklungen festlegt (u.a. LOVEJOY, 1980). Ausnahmen stellen u.a. WHEELER (1984) dar, der Bipedie und funktionelle Haarlosigkeit als Voraussetzung für die Neenkephalisation plausibel macht und VOGEL (1983), der Wortsprache als Vorbedingung für die Entstehung menschlicher Kultur postuliert.

Für die Beantwortung der Frage, ob eine primitive Wortsprache Voraussetzung für die Herstellung der ältesten Werkzeuge war, sind die Ergebnisse von Entwicklungsstudien an Kindern und Beobachtungen an Pongiden lehrreich. Nach WRIGHT (1972) können bestimmte Handfertigkeiten auch auf einem vorsprachlichen Niveau ausschließlich aufgrund von Beobachtungen, d.h. durch Imitationslernen erworben werden. Das räumliche Vorstellungsvermögen als Voraussetzung für das Arbeiten mit den Händen reift unabhängig von der Entwicklung der Wortsprache heran (WYNN, 1981). Suggerieren diese Ergebnisse eine Unabhängigkeit von Werkzeugherstellung und Wortsprache, so ist doch zu bedenken, daß Kinder unserer Spezies und Pongiden nicht direkt mit erwachsenen Individuen in frühen Hominidengruppen verglichen werden dürfen. Wortsprache ist nicht nur Kommunikationsmittel, sondern sichert auch das Fortbestehen von innovativem Wissen, wenn der Gruppe besonders kenntnisreiche Individuen als Vorbilder verlorengehen. Darüber hinaus ist die relative Komplexität, Normiertheit und der Ensemblecharakter der ältesten Artefakte bereits Ausdruck einer sozialen Organisationsstufe, die ohne wesentliche Elemente einer Wortsprache nicht mehr auskommt. Artefaktherstellung selbst ist hier nur als spezielle Manifestation von „Werkzeuglichkeit" zu verstehen, d.h. eines „instrumentellen" Verhaltens im weitesten Sinn, das z.B. auch Betteln und Beschwichtigen mit Hilfe von Kindern beinhaltet.

Die Wechselwirkungen zwischen Cerebralisationsgrad, Wortsprache und Werkzeugherstellung sollten aber eingebunden in die Evolutionsdynamik des gesamten sozialen Feldes betrachtet werden: „Vermutlich folgte ein immer größerer Teil des Verhaltens,... einschließlich der Praktiken der Werkzeugherstellung, einem komplizierten System von Regeln. Im Bereich menschlicher Verständigung drückte sich diese Tendenz vermutlich in einem fortschrittlicheren Satzbau und einem größeren Wortschatz aus, im Bereich sozialer Beziehungen in einer zunehmenden Zahl fest umrissener Verpflichtungen, Vorschriften und Zugehörigkeiten aus; im Bereich der Nahrungsvorsorge entstand ein zunehmender Schatz an mitteilbaren Kenntnissen" (ISAAC, 1976 nach LEAKEY, 1981).

HOLLOWAY (nach LEAKEY, 1981) stellte bereits am Schädelausguß eines frühen Vertreters von Homo habilis eine deutlich abgegrenzte Broca'sche Windung fest. Nach LAITMAN (1987) ist die für die Lautmodulation wichtige Schädelbasis bei Australopithecus allerdings noch vollkommen flach und ähnelt derjenigen bei rezenten Kleinkindern und Menschenaffen (Australopithecus konnte gleichzeitig atmen und schlucken!). Erst mit dem späten Homo erectus ist nach diesem Autor eine nennenswerte Schädelbasiskrümmung zu beobachten und erst der frühe Homo sapiens besaß eine Artikulationsfähigkeit im heutigen Sinne. Gesteht man erst Homo erectus eine begrenzte Sprachfähigkeit zu, so koinzidiert dies mit seiner allgemein als menschlich anerkannten Morphologie, der systematischen Herstellung von Werkzeugen und Feuer sowie den ersten Anzeichen von Kult und Jenseitsvorstellungen (Ocker, Kannibalismus). Mit dieser Merkmalskombination hat man aber wahrscheinlich nur eine Obergrenze für die Entstehung menschlichen Bewußtseins angegeben. Dies deshalb, weil Homo erectus als Art selbst eine Evolution zeigt (ältester Fund 1,6 Millionen Jahre!) und weil die Frage, wie stark eine bestimmte Schädelbasiskrümmung die Lautmodulation determiniert, schwer zu entscheiden ist. Wortsprache evoluierte, stimuliert durch die Bedürfnisse der komplexer werdenden Hominidensozietät, im Kontext von Gebärdensprache und weniger artikulierten Lautäußerungen. Wir wissen, daß letztere für die direkte Vermittlung und Bewertung von weniger komplexen Verhaltensweisen und damit für Traditionsbildung ausreichen (LETHMATE, 1979). Eine primitive Wortsprache kann daher zwar nicht als Voraussetzung für die traditionelle Herstellung von Artefakten an sich gelten, wohl aber als wesentlich für die durch Ensembles von Artefakttypen gekennzeichneten Kulturen des Olduwan. Das Suchen und Auswählen geeigneten Rohmaterials, das oft mit dem Überwinden beträchtlicher Distanzen verbunden war sowie unterschiedliche Begabungen für die Technik der Steingeräteherstellung, machen bereits zu Beginn der Kulturation kooperatives Handeln, Arbeitsteiligkeit und ein bescheidenes Spezialistentum wahrscheinlich. Eine frühe Arbeitsteiligkeit der Geschlechter ist aus dem archäologischen Befund nicht ableitbar. Als untere Grenze für die Entstehung eines Bewußtseins vom Typus „Mensch“ kommt zeitlich der Beginn des Pleistozäns und taxonomisch der späte Australopithecus und/oder der evolutiertere Homo habilis in Frage.

Literatur

ARDREY, R. (1961). African Genesis. London: Collins.

ARDREY, R. (1976). The Hunting Hypothesis. London: Collins.

ADRIAN, W. (1948). Die Frage der norddeutschen Eolithen. Paderborn.

BOULE, M. (1923). Les hommes fossiles. Paris.

BRAIN, C.K. (1986). Interpreting early hominid death-assemblages: The rise of taphonomy since 1925. In: P.V. TOBIAS (Ed.). Hominid evolution, past, presence and future, New York: Alan Liss, 41-6.

BRAIN, C.K. (1988). Evidence from the Swartkrans cave for the earliest use of fire. Nature 336, 464-466.

BREITINGER, E. (1961). Anthropologie und Urgeschichte. In: E. BREITINGER, J. HAEKEL u. R. PITTIONI (Hg.). Theorie und Praxis der Zusammenarbeit zwischen den anthropologischen Disziplinen. Bericht über das zweite österreichische Symposium auf Burg Wartenstein bei Gloggnitz, 1959, 37-63.

CASSIRER, E. (1944). An essay on man. New Haven: Yale University Press.

CLARK, J.D. & HARRIS, J.W.K. (1985). Fire and its roles in early hominid lifeways. The African Archeological Review, 3, 3-27.

CORVINUS, G. (1976). Prehistoric exploration at Hadar, Ethiopia. Nature 261, 571-572.

DARWIN, Ch. (1871). The Descent of Man, and Selection in Relation to Sex. London.

DART, R.A. (1957). The Osteodontoceratic Culture of Australopithecus prometheus. Transv. Mus. Mem., 10, 1-105.

DELSON, E. (1989). Oldest Eurasion stone tools. Nature 340, 96.

DOBZHANSKY, Th. (1972). On the evolutionary uniqueness of man. Evol. Biology, 6, 415-430.

EGENTER, N. (1982). Nest-building of the Pongidae - a form of subhuman constructivity? Documentation Office for Fundamental Studies in Building Theory, Grenchen, 1-17.

ENGELS, F. (1975). Anteil der Arbeit an der Menschwerdung des Affen. In: F. ENGELS, Werke, Bd. 20, 444-455.

FABRI, K. (1965). Das Verhalten der Affen zu Gegenständen und Probleme der Menschwerdung. Biol. Rdsch. 3, 66-77.

FELGENHAUER, F. (1973). Einführung in die Urgeschichtsforschung. Verlag Rombach, Freiburg.

FOLEY, R. (1987). Hominid species and stone-tool assembleges: how are they related? Antiquity, 61, 380-392.

FRAAS, O. (1866). Vor der Sündfluth! Eine Geschichte der Urwelt. Stuttgart: Hoffmann'sche Verlagsbuchhandlung.

FREUND, G. (1982). Die Evolution der Kulturen. In: R. SIEWING (Hg.). Evolution. Stuttgart: Fischer, 413-426.

GOODALL, J. (1977). Infant killing and cannibalism in free-living Chimpanzees. Folia primatol. 28, 259-282.

GOWLETT, J.A.J. (1984). Mental Abilities of Early Man: A look at some hard Evidence. In: R. FOLEY (Ed.). Hominid Evolution and Community Ecology. London: Academic Press, 167-192.

HARRIS, J.W.K. (1983). Cultural beginnings: Plio-Pleistocene archaeological occurences from the Afar, Ethiopia. The African Archeological Review, 1, 3-31.
HAUSER, O. (1917). Der Mensch vor 100.000 Jahren. Leipzig: Brockhaus.
HAUSER, O. (1921). Urmensch und Wilder. Eine Parallele aus Urwelttagen und Gegenwart. Berlin: Ullstein Verlag.
HEBERER, G. (1958). Das Tier-Mensch-Übergangsfeld. Stud.gen. 11, 342-352.
HEBERER, G. (1965). Über den systematischen Ort und den physisch-psychischen Status der Australopithecinen. In: G. HEBERER (Hg.). Menschliche Abstammungslehre, Stuttgart, 310-356.
HEWES, G.W. (1973). An explicit formulation of the relationship between tooling-using, tool-making and the emergence of language. Visible Language 7(2), 101-127.
HOCKETT, C. (1960). The Origin of Speech. Scient. American, 203, 88-111.
HOLLOWAY, R.L. (1969). Culture: a human domain. Current Anthrop. 10(4), 395 412.
HOLLOWAY, R.L. (1972). Australopithecine endocasts, brain evolution in the hominoidea, and a model of human evolution. In: R. TUTTLE (Ed.). The Functional and Evolutionary Biology and Primates. Chicago: Aldine, 185-203.
HOLLOWAY, R.L. (1973). Endocranial volumes of early African hominids, and the role of the brain in human mosaic evolution. J.Hum.Evol., 2, 449-459.
HOLLOWAY, R.L. (1974). The casts of fossil hominid brains. Scientific American, 231, 106-115.
HOLLOWAY, R.L. (1975). Early Hominid Endocasts: Volumes, Morphology, and Significance for Hominid Evolution. In: R.H. TUTTLE (Ed.), Primate Functional Morphology and Evolution. Paris: Mouton Publishers, The Hague, 393-415.
HOLLOWAY, R.L. (1978). Problems of brain endocast interpretation and African hominid evolution. In: C.J. JOLLY (Ed.), Early Hominids of Africa. London: Duckworth, 379-401.
HRDY, S.B. (1974). Male-male competition and infanticide among the langurs of Abu, Rajasthan. Folia Primatol., 22, 19-58.
HUXLEY, J. (1958). Evolutionary processes and taxonomy, with special references to grades. In: HEDBERG, Systematic of today. Upsala Univ. Arsskrift, 21-39.
ISAAC, L.G. (1976). Stages of cultural elaboration in the Pleistocene: possible archeological indicators of the development of language capabilities: In: Origins and evolution of language and speech. New York, 257-288.
ISAAC, L.G. (1976). Plio-Pleistocene artifact assemblages from East Rudolf, Kenya. In: Y. COPPENS, F.C. HOWELL, L.G. ISAAC u. R.E.F. LEAKEY (Eds.), Earliest man and environment in the Lake Rudolf Basin. Chicago: Univ. Chicago Press, 552-564.
ISAAC, L.G.; J.W.K. HARRIS & CRADER, D. (1976). Archeological evidence from the Koobi Fora Formation. In: Y. COPPENS,, F.C. HOWELL, L.G. ISAAC & R.E.F. LEAKEY (Eds.), Earliest man and environment in the Lake Rudolf Basin. Chicago: Univ. Chicago Press, 533-551.
ISAAC, L.G. (1978). The foodsharing behavior of protohuman hominids. Sci. Am. 238, 90-108.

ISAAC, L.G. (1981a). Stone Age visiting cards: Approaches to the study of early land-use patterns: In: I. HODDER, L.G. ISAAC & N. HAMMOND (Eds.), Pattern of the Past: Studies in Honour of DAVID CLARKE. Cambridge: Cambridge Univ. Press, 131-155.

ISAAC, L.G. (1981b). Emergence of human behaviour patterns. Phil. Trans. R.Soc. London, B 292, 177-188. Kattmann, U. (1983). Evolutionsökologie des Menschen. Der math. und naturwissensch. Unterricht 36, 3, 129-140.

KAWAI, M. (1965). Newly-acquired pre-cultural behavior of the natural troop of Japanese Monkeys on Koshima Islet. Primates 6, 1-30.

KAWAMURA, S. (1959). The process of sub-culture propagation among Japanese Macaques. Primates 2, 43-54.

KITIHARA-FRISCH, J. (1978). Stone tools as indicators of linguistic ability in early man. Kagaku Kisoron Gakkai Annals, 5, 101-109.

KLAATSCH, H. (1920). Der Werdegang der Menschheit und die Entstehung der Kultur. Berlin.

KLIX, F. (1983). Erwachendes Denken. Eine Entwicklungsgeschichte der menschlichen Intelligenz. Berlin.

KOEHLER, O. (1955). Vorbedingungen und Vorstufen unserer Sprache bei Tieren. Tübingen: Verh.d.DZG, 327-341.

KOPPERS, W. (1949). Der Urmensch und sein Weltbild. Wien: Herold Verlag.

KOPPERS, W. (1953). Zusammenarbeit von Ethnologie und Prähistorie. Ein Beitrag zur Methode beider Wissenschaften. Z. f. Ethnologie, 78.

KORTLANDT, A. & KOOLJI, M. (1963). Protohominid behaviour in primates. London: Sympos. Zoolog. Soc., 10, 61-88.

KRIPKE, S.A. (1980). Naming and Necessity. Oxford: Basil Blackwell.

KROEBER, A.L. (1948). Anthropology. New York: Harcourt, Brace.

KUMMER, H. (1975). Sozialverhalten der Primaten. Berlin, Heidelberg, New York.

LAITMAN, J.T. (1987). Konnte unser Urahn sprechen? Bild der Wiss., 5, 38-47.

LAWICK-GOODALL, J.v. (1971). In the Shadow of Man. Boston: Houghton Mifflin/London: Collins.

LAWICK-GOODALL, J.v. & LAWICK, H.v. (1971). Innocent Killers, Boston: Houghton-Mifflin/London: Collins.

LEAKEY, L.S.B. (1968). Bone Smashing by Late Miocene Hominidae. Nature, 218.

LEAKEY, L.S.B., TOBIAS, P.V. & NAPIER, J.R. (1964). A new species of the genus Homo from Olduvai Gorge. Nature 202, 7-9.

LEAKEY, M.D. (1971). Olduvai Gorge.3. Excavations in Beds I and II, 1960 1963. Cambridge: Cambridge University Press.

LEAKEY, M.D. (1978). Olduvai fossil hominids - their stratigraphic positions and associations. In: C.J. JOLLY (Ed.), Early African Hominids, London: Duckworth.

LEAKEY, R.E.F. (1981). Die Suche nach dem Menschen. Frankfurt: Umschau Verlag Breidenstein.

LE GROS CLARK, W.E. (1953). Growth and body proportions in relation to the systematics of the higher primates. Proc. Linnean Soc. London, 164, 140-148.

LE GROS CLARK, W.E. (1967): Human food habits as determining the basic patterns of economic and social life: In: J. KUHNAU, J. (Ed.). Proc. of the 7th Int. Congr. of Nutrition. Braunschweig: Vieweg u. Sohn, Bd. 4, 18-24.

LE MAY, M. (1975). The Language Capability of Neanderthal Man. Am. J. Phys. Anthrop., 42, 9-14.
LEROI-GOURHAN, A. (1980). Hand und Wort. Die Evolution von Technik, Sprache und Kunst. Frankfurt: Suhrkamp.
LEROI-GOURHAN, A. (1981). Die Religionen der Vorgeschichte. Frankfurt: Suhrkamp.
LETHMATE, J. (1979). Das Verhalten von Menschenaffen als Modell des Hominisationsprozesses. Unterricht Biologie 3, H., 31, 32-42.
LEVY-BRÜHL, L. (1921). Das Denken der Naturvölker. Wien Leipzig.
LEVY-BRÜHL, L. (1930). Die Seele der Primitiven. München: Bruckmann.
LEVY-BRÜHL, L. (1927). Die geistige Welt der Primitiven. München: Bruckmann.
LÉVY-STRAUSS, C. (1979). Das wilde Denken. Frankfurt: Suhrkamp.
LINDEN, E. (1976). Apes, Men, and Language. New York: Penguin Books.
LORENZ, K. (1973). Die Rückseite des Spiegels. München: Piper.
LORENZEN-SCHMIDT, K.-J. (1975). Sozialverhalten früher Menschengruppen nach den Befunden und in ethologischer und philosophischer Sicht. Arbeiten zur Urgeschichte des Menschen 1, Frankfurt a.Main.
LOVEJOY, C.O. (1980). Hominid Origins: The Role of Bipedalism. Am. J. Phys. Anthrop. 52, 250ff.
MAUSER, P.F. (1972). Die eiszeitliche Technik als Ausdruck der unterschiedlichen Bewußtseinsstruktur von Urmensch und Homo sapiens. Homo, 129-144.
MAYR, E. (1967). Artbegriff und Evolution. Hamburg: Parey.
MEAD, G. (1934). Mind, self, society. Chicago: Univ. of Chicago Press.
MEISTER, R. (1951). Die Stellung der Wissenschaften innerhalb der Kultur und die Zonengliederung der Kultur. Wiener Zeitschrift für Philosophie, Psychologie und Pädagogik III.
MENGHIN, O. (1953). Vom Wesen und der Entwicklung der Kultur. Innsbrucker Beiträge zur Kulturwissenschaft. 1. Bd., Innsbruck, 5-9.
MERRICK, H.V., HEINZELIN J. DE, HAESAERTS, P. & HOWELL, F.C. (1973). Archeological Occurrences of Early Pleistocene Age from the Shungura Formation, Lower Omo Valley, Ethiopia. Nature 242, 572-575.
MERRICK, H.V. (1976). Recent archeological research in the Plio-Pleistocene deposits of the lower Omo valley, southwestern Ethiopia. In: L.G. ISAAC & E.R. MCCOWN (Eds.), Human origins. Louis Leakey and the East African Evidence. Menlo Park, California: W.A. Benjamin, 461-482.
MERRICK, H.V. & MERRICK, J.P.S. (1976). Archeological occurrences of earlier Pleistocene age from the Shungura Formation: In: Y. COPPENS, F.C. HOWELL, L.G. ISAAC u. R.E.F. LEAKEY (Eds.), Earliest man and environments in the Lake Rudolf Basin. Chicago: Univ. Chicago Press, 574-584.
MOHRIG, W. (1980). Zur Bewertung von Schlüsselereignissen der Anthroposoziogenese bei der historischen Periodisierung der Urgeschichte. Ethnogr.-Archäol.Z., 21, 417-426.
MÜHLMANN, W.E. (1936). Rassen- und Völkerkunde. Braunschweig.
OAKLEY, K.P. (1951). A definition of man. Science News 20, 69-81.
OAKLEY, K.P. (1981). Emergence of higher thought 3.0-0.2 ma B.P. Phil. Trans. R. Soc. Lond. Biol. 292, 205-211.

OSCHE, G. (1973). Biologische und kulturelle Evolution – die zweifache Geschichte des Menschen und seine Sonderstellung. Verh. Ges. Deutsch. Naturf. u. Ärzte, 1972. Heidelberg: Springer.

OESER, E. (1987). Psychozoikum. Evolution und Mechanismus der menschlichen Erkenntnisfähigkeit. Berlin-Hamburg: Parey.

OESER, E. (1988). Referat zum Thema „Bewußtsein", s. vorliegender Band.

PITTIONI, R. (1952). Vom geistigen Menschenbild der Urzeit. Wien: Deuticke Vlg.

PITTIONI, R. (1961). Diskussionsbeitrag in: E. BREITINGER, Anthropologie und Urgeschichte. Wartenstein-Symposium, 1959, 37-63.

READ, C. (1920). The Origin of Man. Cambridge: Cambridge Univ. Press.

RENSCH, B. (Hg.) (1968). Handgebrauch und Verständigung bei Affen und Frühmenschen. Bern-Stuttgart.

ROHRACHER, H. (1958). Einführung in die Psychologie. Wien: Urban & Schwarzenberg.

SAPIR, E. (1921). Language: New York: Harvest Paperback, Harcourt, Brace.

SCHLETTE, F. (1979). Archäologische Quellen zu den Bewußtseinsformen des urgeschichtlichen Menschen. In: J. PREUSS (Hg.). Von der archäologischen Quelle zur historischen Aussage. Halle/Berlin, 157-182.

SIMPSON, G.G. (1951). Zeitmaß und Ablaufformen der Evolution. Musterschmidt. Göttingen: Wissenschaftlicher Verlag.

SMITH, J.M. (1978). Constraints of human behaviour. Nature 276, 120ff.

SONNLEITNER, A.TH. (1920). Die Höhlenkinder im heimlichen Grund, im Pfahlbau, im Steinhaus. Stuttgart: Franck'sche Verlangshandlung.

STEITZ, E. (1974). Die Evolution des Menschen. Weinheim/Bergstrasse.

TEMBROCK, G. (1979). Werkzeuggebrauch bei Tieren? Urania-Universum, Leipzig-Jena-Berlin, 425ff.

THURNWALD, R. (1922). Psychologie des primitiven Menschen. In: G. KAFKA (Hg.), Handbuch der vergleichenden Psychologie. München: Reinhardt Verlag, 147-307.

TOBIAS, P.V. (1980). Homo habilis and homo erectus: from the Oldowan men to the Achenlian Practitioners. Anthropologie, XVII/2-3, 115-119.

TOBIAS, P.V. (1982). The Tottering Biped. The Evolution of his Posture, Poise and Skill. CPME, Univ. of New South Wales, Kensington, Australia.

TOTH, N. (1987). Die ersten Steinwerkzeuge. Spektrum d. Wiss., 6, 124-134.

VEVERS, G.M. & WEINER, J.S. (1963). Use of a tool by a captive capuchin monkey (Cebus appella), Symp. zool. Soc. London, 10, 115-117.

VOGEL, C. (1974). Biologische Erwägungen zur evolutiven Entstehung der menschlichen Kernfamilie. In: W. BERNHARD, A. KANDLER (Hg.), Bevölkerungsbiologie. Stuttgart: Fischer, 645-659.

VOGEL, C. (1974). Prädispositionen bzw. Präadaptationen der Primatenevolution im Hinblick auf die Hominisation. In: G. KURTH u. I. EIBL-EIBESFELDT (Hg.), Hominisation und Verhalten, Stuttgart: Fischer, 1-29.

VOGEL, C. (1975). Neue Aspekte zur Evolution des Menschen. In: Evolution, Nova Acta Leopoldina NF., Bd. 42, 218.

VOGEL, C. (1977). Zum biologischen Selbstverständnis des Menschen. Naturwiss. Rdsch., 30, 7, 241.

VOGEL, C. (1983). Gibt es Vorstufen menschlicher Geschichtlichkeit bei nichtmenschlichen Primaten? Nova acta Leopoldina NF, 55, 253, 79-91.
VOGEL, C. (1983). Die biologische Evolution menschlicher Kulturfähigkeit. In: H.Markl (Hg.), Natur und Geschichte. München: Oldenbourg, 102-127.
VOGEL, C. (1985). Helping, cooperation, and altruism in primate societies. In: HÖLLDOBLER/LINDAUER (Hg.), Experimental Behavioral Ecology, Fortschritte der Zoologie, 31. Stuttgart: Fischer, 337-389.
VOGEL, C. (1986). Von der Natur des Menschen in der Kultur. Studium Generale, Vorträge zum Thema „Mensch und Tier", Bd. III/IV, Tierärztliche Hochschule Hannover, 138-149. VOGEL, C. (1986). Populationsdichte-Regulation und individuelle Reproduktionsstrategien in evolutionsbiologischer Sicht. In: O. KRAUS (Hg.), Regulation, Manipulation und Explosion der Bevölkerungsdichte. Hamburg: Veröff. J. Jungius-Ges. Wiss., 55, 11-30.
VOGEL, C. (1987). Prädispositionen für die Hominisation in der Primatenphylogenese. Bremen: Veröffent. Übersee-Mus. A9, 9-26.
VOGEL, C. & LOCH, H. (1984). Reproductive parameters, adult-male replacements, and infanticide among free-ranging langurs (Presbytis entellus) at Jodhpur (Rajasthan), India. In: G. HAUSFATER u. S.B. HRDY (Eds.), Infanticide: Comparative and evolutionary perspectives. New York: Aldine Publ. Comp., 237-255.
VLCEK, E. (1980). Die Hand – Organ der Arbeit im Prozeß der Menschwerdung. In: Die Entstehung des Menschen und der menschlichen Gesellschaft, 85-106.
WASHBURN, S.L. (1960). Toolusing and human evolution. Scientific American, 203, 3.
WEINERT, H. (1940). Der geistige Aufstieg der Menschheit vom Ursprung bis zur Gegenwart. Stuttgart: Enke.
WESTENHÖFER, M. (1942). Der Eigenweg des Menschen. Berlin.
WESTENHÖFER, M. (1948). Die Grundlagen meiner Theorie vom Eigenweg des Menschen. Heidelberg.
WEULE, K. (1921). Die Kultur der Kulturlosen. Kosmos, Ges. d. Naturfreunde, Stuttgart: Frankhsche Verlagsbuchhandlung.
WHEELER, P.E. (1984). The Evolution of Bipedality and Loss of Functional Body Hair in Hominids. J.Hum. Evol., 13, 91-98.
WICKLER, W. (1967). „Erfindungen" und die Entstehung von Traditionen bei Affen. Umschau Wiss. Techn. 67, 725-730.
WINKLER, E.-M. (1986). Von Kulturisten und Biologisten. Mitt. Anthrop. Ges. Wien, 116, 107-131.
WRIGHT, R.V.S. (1972). Imitative learning of a flaked stone technology – the case of an orang utan. Mankind 8, 296-306.
WUKETITS, F.M. (1985). Zustand und Bewußtsein. Hamburg: Hoffmann und Campe.
WUNDT, W. (1912). Elemente der Völkerpsychologie. Grundlinien einer psychologischen Entwicklungsgeschichte der Menschheit. Leipzig: Kröner.
WYNN, T. (1979). The intelligence of later Acheulian hominids. Man 14, 371 391.
WYNN, T. (1981). The intelligence of Oldowan hominids. J. Hum. Evol., 10, 529-541.
WYNN, T. (1988). Stone Tools and Language. Conference on the Biology of Language, Rydzyna, Poland.

YERKES, R.M. & YERKES, A.W. (1929). The Great Apes. New Haven: Yale University Press.
ZAMBALDI, P. (1784). Natürliche und Sittliche Geschichte des Menschen. Leipzig: Weygandsche Buchhandlung.

FRANZ SEITELBERGER (geb. 1916) in Wien. Emeritierter Professor für Neurologie und Vorstand des Neurologischen Instituts der Universität Wien, Direktor des Instituts für Hirnforschung der Österreichischen Akademie der Wissenschaften. Studium der Medizin in Wien, Ausbildung zum Facharzt für Neurologie und Psychiatrie.

Sein Interesse galt der erforschbaren Natur der geistigen Leistungen des Menschen; seine wissenschaftliche Arbeit ging vom Bau des Gehirns und seinen krankhaften Veränderungen in Hinsicht auf die Geistestätigkeiten aus (funktionale Neuroanatomie und Neuropathologie) und führte konsequent zur Konzeption einer auf den Ergebnissen der neurosciences fußenden Neuroanthropologie.

Leitbilder auf diesem selbstorganisierten Weg waren ihm Philosophen der Erkenntnistheorie, medizinische Anthropologen und biologische Denker.

Die neuropathologischen Arbeiten erbrachten die Identifikation bisher nicht erkannter Nervengewebserkrankungen sowie Krankheitstypen und leiteten zur Auseinandersetzung mit dem Krankheitsbegriff im allgemeinen. Die Beschäftigung mit den Manifestationen des Gehirnalterns in struktureller und funktionaler Beziehung (Demenz) förderte ihn wesentlich in der Behandlung von Problemen der Erkenntnis-Gewinnung, Bewahrung und Nutzung, also Kognition und Intelligenz. Schließlich wurde auch der Versuch einer transdisziplinär-integrativen Deutung des Bewußtseinsphänomens unternommen und mit E. OESER publiziert.

Weitere Arbeitsthemen betreffen wissenschaftstheoretische und ethische Fragen der Medizin.

Seitelberger ist wirkliches Mitglied der Österreichischen Akademie der Wissenschaften, wissenschaftliches Mitglied der Max Planck-Gesellschaft, Mitglied der Deutschen Akademie der Naturforscher Leopoldina u.a.m. In Wien wurde er mit der Funktion des Dekans der Medizinischen Fakultät sowie des Rektors der Universität betraut.

Das Menschengehirn

TEIL I

Das Gehirnorgan: Evolution – Struktur – Funktion

FRANZ SEITELBERGER

Das Gehirn steht im Mittelpunkt der menschlichen Existenz, weil in ihm die Begegnung zwischen dem Lebewesen Mensch und seiner Welt tatsächlich stattfindet und dem Individuum in rätselhafter Weise in der Form innerlichen Erlebens von eigener und äußerer Wirklichkeit kundgetan wird. Ich und Welt, also der Kosmos, sind somit im Gehirn jedes Einzelnen nochmals für ihn vorhanden, und zwar nicht nur als Abbild zur Betrachtung, sondern als Erlebens- und Wirkfeld, als Stätte der Teilhabe und Teilnahme am kosmischen Geschehen. Dieses Sich-Gewahrwerden der Natur in einem ihrer Gebilde ist an sich ein einzigartiges Geschehen und besitzt grundlegende Bedeutung für die menschliche Wesensverfassung. Damit soll aber das Menschliche nicht auf das Gehirn reduziert werden: Im Gegenteil dient das Gehirn als vornehmstes Werkzeug dem ganzen Menschen, der sich seiner unschätzbaren Hilfe immerzu bedient. Nicht das Gehirn also ist der Mensch, sondern der Mensch hat dieses sein Gehirn und existiert als Mensch vermöge seines Gehirns. Die führende Rolle des Gehirns wurde zuerst dem griechischen Philosophen ALKMAION VON KROTON bewußt. PLATON kleidete diese Erkenntnis später in ein poetisches Bild. Er schreibt im Dialog Timaios: „Die runde Gestalt des Weltalls nachahmend schlossen die Götter die kosmischen Sphären in ein kugelförmiges Gebilde ein, nämlich in das Haupt des Menschen, welches nunmehr unser alles beherrschender Körperteil und unser göttlichster Besitz ist". Was PLATON hier als ein Zeugnis göttlichen Wirkens fast feierlich mitteilt, stellt sich uns heute als ein Bündel bewegender Fragen dar, die den unstillbaren Drang des Menschen zur Selbsterkenntnis aufs höchste herausfordern.

Die Hirnforschung ist jener vielgliedrige Bereich der Wissenschaften, der damit befaßt ist, die von PLATON angesprochene Weltbeziehung des Menschengehirns auf ihre Voraussetzungen, Formen und Leistungen nüchtern zu prüfen und allgemein gültig zu bestimmen. Das ist eine Aufgabe, die gerade erst in Angriff genommen werden konnte und deren Ende freilich nicht absehbar ist. Jetzt schon sei darauf hingewiesen, daß Hirnforschung nicht einfach auch einer der vielen interdisziplinären Forschungsbereiche ist, nicht ein bloßes Aggregat spezialisierter Wissenschaften, sondern eine Betrachtungsweise, die sich auf eine gestufte Ordnung von mehreren Seinskategorien richtet, deren Integration nur in einem transdisziplinären Vorgehen geleistet werden kann.

Im folgenden wird versucht, einen Begriff von dem Körperorgan Gehirn, seiner Arbeitsweise und seinen Erzeugnissen zu geben. Die Ausführungen werden naturwissenschaftlich begründet sein oder sich dort, wo es sich um Interpretationen handelt und handeln muß, auf naturwissenschaftliche Befunde zumindest beziehen. Der 1. Teil dieser Ausführungen wird sich mit dem Organ selbst und seiner organischen Physiologie, der 2. Teil mit seinen spezifischen Funktionen, den sogenannten höheren menschlichen Hirnleistungen und ihren Leistungsprodukten befassen.

Allgemeines

Das Leben auf der Erde tritt in Form von lebenden Individuen auf, deren Innenwelt durch eine Membran, eine Haut, von der unter anderen Bedingungen stehenden Außenwelt einerseits geschieden wird, andererseits aber mittels ihrer mit der Außenwelt in energetischem, stofflichem und informationellem Austausch steht. Der *Informationsaustausch* bei den *einzelligen Lebewesen* besteht darin, daß eine von außen eindringende Einwirkung, ein Reiz, zu einer Zustandsveränderung der inneren Situation und diese wieder zu einer passenden Reizantwort des Einzellers, z.B. in Form einer Änderung seiner Gestalt, einer Bewegung zur Reizquelle hin oder vom Reiz weg führt. Es handelt sich um eine *Kommunikation* zwischen dem Ökosystem der Umwelt und einem seiner Subsysteme, eben dem Lebewesen der Zelle, in Form von rekursiven Prozessen. Den im Individuum ablaufenden Teil dieses kommunikativen Vorgangs zwischen reizbedingter interner Zustandsänderung und Reaktion nach außen bzw. Bewegungsantwort bezeichnet man auch als *Verhalten.* Bereits Einzeller verfügen oft über ziemlich komplizierte Verhaltensweisen. Das nimmt nicht wunder, wenn man sich die ungemeine, noch gar nicht exakt beschreibbare Komplexität der zellulären Lebensvorgänge vergegenwärtigt. Man kann also von subzellulären Verhaltensbedingungen sprechen.

Bei den *mehrzelligen Lebewesen* kommt es im Rahmen arbeitsteiliger Organisation zur Ausbildung einer für die Aufgaben des Informationsaustausches spezialisierten Zelle, nämlich der *Nervenzelle.* In ihr erfolgen auf Reize aus der Umwelt und Innenwelt des Lebewesens jene Zustandsänderungen, man bezeichnet sie als neurale Erregung, die in die jeweils passenden Äußerungen des Organismus umgesetzt werden. Die Gestalt der Nervenzelle offenbart ihre Funktion: Die Reizaufnahme besorgen kurze Zellfortsätze, die Dendriten; die Reizverarbeitung der Zelleib; die Erregungsleitung über verschieden lange Distanzen, in der Richtung vom Zelleib weg, besorgt der lange Nervenzellfortsatz, das Axon; die Weitergabe dessen Endverzweigungen, die Terminalen. Die Erregungsübertragung geschieht punktuell in Kontaktstrukturen, den Synapsen, vermittels chemischer Substanzen, den Transmittern, und wird von elektrischen Veränderungen an der Nervenzellmembran begleitet und gefolgt. Dieses Bau- und Funktionsprinzip der Nervenzelle wird in den einfachsten wie in den höchst entwickelten nervösen Einrichtungen unverändert angetroffen.

Der Informationsaustausch, d.h. die Aufnahme von Merkmalen aus der Umwelt, erfordert zunächst die *Umsetzung* bzw. Transduktion der verschiedenen physikalisch-chemischen Umweltqualitäten (vielfältige elektromagnetische, chemische und mechanische Einwirkungen) in die davon völlig verschiedene Qualität der neuronalen Erregung, auf die später noch einzugehen sein wird. Die Verarbeitung der zu neuralen Erregungen gewandelten Umweltbefunde zu Verhaltensantworten des Organismus bedarf in einfachster Form zweier Nervenzellen: einer afferenten für die Informationsaufnahme des *Inputs,* der direkt auf die zweite efferente Nervenzelle für die Informationsinstruktion des *Outputs* übertragen wird. Als früheste *nervöse Organisationen* treten bei den radial symmetrischen Mehrzellern *nervöse Netzwerke* auf, die aus etlichen, durch ihre Fortsätze miteinander verbundenen Nervenzellen bestehen. Zwischen Input und Output tritt damit die Tätigkeit mehrerer anderer Nervenzellen, die aus der gegebenen Informationskonstellation ein angepaßtes Verhalten gestalten. Diese assoziativen oder intermediären Nervenzellen bilden auf den höheren Entwicklungsstufen dicht verbundene Zellanhäufungen: neurale Netze; Ganglien oder Kerne, in denen eine integrative Verarbeitung der eintreffenden Informationsvielfalt geleistet wird. Es kommt somit zur Bildung *zentraler Nervensysteme.* System ist dabei im technischen Sinn zu verstehen, da die Nervenzellen sämtlich miteinander zu einer Funktionseinheit verbunden sind, in der die Aktivität jedes einzelnen Systemelements vom Einfluß der anderen abhängt und ihrerseits Einfluß auf andere Elemente ausübt. Nervensysteme sind also im Wortsinn *Systeme der biologischen Informationsverarbeitung zum Zweck der Verhaltenssteuerung.* In der Phylogenese der Mehrzeller wurden für die selektive Aufnahme und Transduktion bestimmter Reizqualitäten die *Sinnesorgane* entwikkelt, die den afferenten Nervenzellen vorgeschaltet sind, und wurden zunehmend Reize als Input nicht nur aus der Umwelt, sondern auch aus dem eigenen Körper der zentralen Verarbeitung zugeleitet.

Die Tendenz zur *Zentralisierung* der neuralen Verhaltenssteuerung kennzeichnet auch den Verlauf der *Evolution des Nervensystems der Wirbeltiere,* die vor etwa 500 Mio. Jahren einsetzte und die Anpassung an kompliziertere Umweltbedingungen ermöglichte.

Der Körper der Wirbeltiere ist axial symmetrisch gebaut und polar zwischen Ein- und Ausgang des Verdauungskanals differenziert. Ihr *Zentralnervensystem (ZNS)* liegt in der Mittellinie und weist eine Konzentration von Steuerungsinstanzen am vorderen Pol in Verbindung mit dem sogenannten „oralen (vorderen) Relationsfeld" auf, in dem sich die Einrichtungen für das Erkennen, Ergreifen und Einnehmen der Nahrung, sowie für die Fortbewegung vereinigen. Jeder Evolutionsschritt in Zusammenhang mit dem Erwerb eines neuen Sinnesgerätes, eines Erregungs-, Freß- oder Verteidigungswerkzeuges geht mit der Bereitstellung einer komplexeren nervösen Integrationseinrichtung einher, die gemäß einem allgemeinen ökonomischen Evolutionsprinzip nicht etwa die älteren Strukturen ersetzt, sondern sie überbaut, wobei sie deren Funktion unverändert oder modifiziert in die höhere Leistungsstufe der neuen Integrationsebene mitaufnimmt. Diese Suprastrukturen wachsen also am vorderen Pol zu und fassen alle tieferen Ebenen mittels dichter nervöser Verbindungen kontrollierend zusammen. Man spricht dann vom ZNS als von einem *Gehirn,* wenn bei den höheren Wirbeltieren, den Säugern, die bisher entstandenen 5 Integrationsebenen als distinkte Hirnanteile ausgeprägt vorhanden sind. Diesen 5 Ebenen entsprechen im Bau des ZNS:

1. Das Rückenmark: Es dient dem reflexhaften Verhalten und als Informationsleitschiene.

2. Der Hirnstamm: Er besorgt die Steuerung lebenswichtiger Organfunktionen wie Atmung und Blutkreislauf.

3. Das Kleinhirn: Es koordiniert den Bewegungsablauf in raumzeitlicher Hinsicht.

4. Das Zwischenhirn wacht über das innere Milieu des Organismus und die Zeitstruktur (Rhythmen) der Lebenstätigkeiten.

5. Das Vorderhirn: Es enthält die umfassende Integrationseinrichtung der Großhirnrinde, an welche auch die sogenannten höheren Hirnleistungen gebunden sind.

Beim Menschen ist dieser vorderste Hirnanteil derart mächtig entwickelt, daß er die tieferen Hirnanteile weitgehend überwölbt. Der phylogenetische Prozeß der *Gehirnevolution* von der Kontrolle der primär lebenswichtigen Funktionen des Organismus bis zur Sammlung und Bewertung aller verfügbaren Daten aus dem Körper und der Umwelt spiegelt sich in der hierarchisch gestuften Struktur des Gehirns wider und wird in der individuellen Ontogenese des Gehirns, der sogenannten *Gehirnentwicklung,* prinzipiell wiederholt.

Evolution

Der evolutive Ausbau des ZNS geht mit Vergrößerung und äußerer Aufgliederung des Organs sowie mit Verdichtung und Differenzierung seiner inneren Einrichtung, d.h. der zwischen seinen Bauteilen bestehenden Verbindungen (Interkonnektivität) im Sinn einer Erhöhung der Komplexität des Organbaus einher. Diese Vorgänge entfalten sich am mächtigsten in der Anatomie des *Großhirns.* Von dieser höchsten und für die menschliche Seinsweise entscheidenden Integrationsstätte des Gehirns wird später noch ausführlicher zu handeln sein.

Vorher muß aber ein Abriß der *Gehirnentwicklung der Säugetiere* gegeben werden. Dabei wird die Evolution des Gehirns nicht isoliert als bloß morphologische Geschehensfolge betrachtet, sondern wird im Zusammenhang mit seinen Funktionen, d.h. mit den jeweiligen *Verhaltensmustern,* gesehen: Verhalten wird durch die jeweilige nervöse Organisation ermöglicht und ist in Wechselwirkung mit der veränderlichen Umwelt zugleich auch ein wichtiger Faktor im Selektionsvorgang, der die Richtung der Evolution bestimmt. Eine positive Rückkopplung zwischen Verhalten und Entwicklungsdynamik zeigt sich vor allem in der letzten Phase der Gehirnevolution und verstärkte sich zum Menschen hin gewaltig, sodaß es zu einer ungemeinen Beschleunigung von Entwicklungsschritten kam, für die es in der gesamten Evolution kein Vergleichsbeispiel gibt.

Ein entscheidender Schritt in der Gehirnevolution erfolgte vor ungefähr 200 bis 250 Mio. Jahren, als die reptilischen *Vorfahren der Säugetiere* sich anschickten, die neue Umwelt des Lebens auf dem Lande zu betreten, und sich als Nachttiere anpassen mußten, weil ihre übermächtigen Feinde in diesem Lebensraum, die Saurier, ausgesprochene Tagtiere waren. Dabei waren vor allem neue Einrichtungen für die räumliche Entfernungsmessung zu entwickeln.

Die Sinnesorgane des Hörens und des Riechens wurden für diesen Zweck ausgebaut, die erforderliche nervöse Verarbeitungseinrichtung im ZNS lokalisiert. Das bedeutete den wichtigen Schritt der *Enzephalisation* von Funktionen, d.h. die Verlagerung der Informationsverarbeitung aus dem Bereich der Sinnesorgane und des peripheren Nervensystems in das ZNS mit dem Resultat einer Vergrößerung desselben. Gleichzeitig damit wurde die Netzhaut des Auges durch den Erwerb des Stäbchenzellapparates für das Nachtsehen ausgestattet.

Ein weiterer Enzephalisationsschritt ereignete sich vor ca. 65 Mio. Jahren, als die *Säugetiere* in Tagesnischen eindrangen, wobei eine weitere Vervollkommnung ihres Sehapparates und eine erhöhte Zusammenarbeit mit dem Hör- und Riechsystem in neugebildeten Regionen der Großhirnrinde im Sinne der sogenannten *Kortikalisation* von Funktionen erfolgte. Im Zusammenwirken von Gesicht, Gehör, und Geruch wurde es möglich, von ein- und derselben Stelle im Raum verschiedene Arten von Informationen zu erhalten und auf einen gemeinsamen lokalisierten Eigenschaftsträger, einen *Gegenstand,* zu beziehen. Dank der zeitlich geordneten Organisation des Gehörs konnten ferner bestimmte Objekte nunmehr nicht nur im Raum, sondern auch als umschriebene *Zeitgestalten* festgestellt werden.

Erst in der Geschichte der *Primaten* aber, seit ungefähr 50 Mio. Jahren, wurde das Verhalten konsequent im ZNS zentralisiert, also enzephalisiert und vor allem kortikalisiert. Die Primaten entwickelten für das Leben im Wald, im dreidimensionalen Raum der Bäume, ein ausgeprägtes optisches Verhalten mit binokularem räumlichen Sehen und Farbensehen, sowie genauer Koordination von Auge und Hand. Hingegen wurde das *periphere Riechsystem* nicht weiter entwickelt, während das große *zentrale Riechhirn* andere Funktionen übernahm, die zu Emotion, Motivation und Gedächtnis Beziehung haben.

Von der Superfamilie der *Hominoiden* (menschlicher Affen) zweigte die Familie der *Hominiden,* der unmittelbaren Ahnen des Menschen, vor ungefähr 20-15 Mio. Jahren ab, verließ die Wälder und richtete sich in der neuen Umgebung einer offenen Landschaft ein. In diesem Raum stellte sich den Primaten als gruppenbildenden und in Gruppen jagenden Lebewesen die Aufgabe, die Orientierung und Verständigung in weitem flachem Gelände sicherzustellen. Dazu adaptierte sich ihr Gehör und ihre Lautgebung, sodaß zur Mitteilung über die eigene räumliche Position, die aktuelle Situation und den Ereignislauf zwischen den Mitgliedern der Gruppe Lautfolgen mit Handlungsanweisungen abgegeben, verstanden und lokalisiert wurden. Eine solche

Elementarsprache tauchte vermutlich bei den *Australopithecinen,* kleinen Vormenschen, bereits vor etwa 4 Mio. Jahren auf und dürfte der Ursprung der menschlichen *Sprache* gewesen sein. Schon aus diesen Entstehungsbedingungen erscheint es offensichtlich, daß sprachliche Kommunikation eher auf die Repräsentation und die Mitteilung von Sachwirklichkeit hinweist als auf eine Signalfunktion zur Auslösung emotionaler Reaktionen. Die Sprache ist vor allem der Erkenntnis im Sinn der Erfahrungssicherung *(Kognition)* gewidmet, wozu ausgedehnte kortikale nervöse Netzwerke erforderlich sind. Mit der Bildung der betreffenden Strukturen erreichte das Gehirn der Hominiden bereits ein höheres Gewicht, als es die heute lebenden menschenähnlichen Affen, die Pongiden, aufweisen, nämlich ca.300 g.

Die *Erhöhung des Hirngewichts* ist aber nur die eine Determinante der Menschwerdung. Die andere, vermutlich entscheidendere und frühere, ist die volle *Aufrichtung des Körpers,* die mit dem Eintritt der frühen Hominiden in eine offene Landschaft erfolgt war. Damit wurde die Aufgabe der Fortbewegung den Beinen überlassen. Die Arme wurden von dieser Aufgabe entlastet und für das Greifen und die Zubereitung der Nahrung freigemacht, sowie für andere Formen des Gebrauchs der Hände, also des Handelns, z.B. für die Erzeugung von Werkzeugen. In Verbindung damit wurde der Mund und das Gesicht von der Freßfunktion entlastet und schließlich für die kommunikativen Funktionen des mimischen Ausdrucks und der Sprache verfügbar gemacht. Diese Erschließung neuer Tätigkeitsgebiete für die Hand und das Gesicht mit einer riesigen Anzahl von Betätigungsmöglichkeiten, dadurch verbesserter Selbsterhaltung und Vermehrungsrate der Art, übte offenbar einen enormen selektiven Druck aus, unter dem sich in der im Vergleich mit anderen evolutionären Veränderungen sehr kurzen Zeit der letzten 4 Mio. Jahre das Hirngewicht der Hominiden auf das 4-fache erhöhte.

Der erste Repräsentant des Genus Homo, nämlich *Homo habilis,* erschien vor ca. 2 Mio. Jahren mit einem Hirngewicht von etwa 600 g. Vor ca. 1 Mio. Jahren erreichte der *Homo erectus* ein Hirngewicht von etwa 1.000 g. Die *Neandertaler,* die vor 100.000 Jahren lebten, hatten mit mehr als 1.500 g ein sehr schweres Gehirn. *Homo sapiens,* die gegenwärtige Spezies des Menschen, erschien vor etwa 40.000 Jahren mit einem mittleren Gehirngewicht von etwa 1.400 g und wurde das erste Lebewesen, das sich über die gesamte Erde ausbreitete.

Ein hervorstechendes Merkmal dieser Evolutionsphase des Menschen liegt darin, daß sich in ihr ein allgemeiner Trend der Evolution geradezu in sein Gegenteil verkehrte, nämlich der Trend zur *Spezialisierung* der organischen Ausstattung zwecks Anpassung an eine gegebene Umwelt. Die Entlastung der Hand und des Gesichts sind nämlich Ereignisse nicht der *Spezialisierung,* sondern der physischen *Entspezialisierung.* Andere Beispiele sind der Verlust des Haarkleides und die dauernde sexuelle Bereitschaft. Gleichzeitig gingen viele spezialisierte, genetisch gewährleistete Programme des Verhaltens progressiv verloren, sodaß das menschliche Verhalten nahezu vollkommen durch individuell erworbene, d.h. erlernte und sozial weitergegebene Programme beherrscht wird. Das ist der Grund, warum man den Menschen oft als ein „Mängelwesen" charakterisierte. Entspezialisierung jedoch erwies sich in diesem Zweig der Evolution nicht als ein negatives Moment, sondern im Gegenteil als eine höchst fruchtbare Quelle neuer Fähigkeiten, die durch ein Gehirn gewährleistet werden, das instandgesetzt ist, angemessenes Verhalten in selbstregulierten Instruktionen zu erlernen. Von Beginn der Evolution an kann man nämlich auch einen der Spezialisierung anscheinend entgegenwirkenden Trend, den des *Lernens,* identifizieren, d.h. des Gewinns von Modifikationen und Erweiterungen des individuellen Verhaltens durch die Einprägung von Instruktionen aus einzelnen, temporär erlebten Ereignissen und Situationen in die Verhaltensmuster. Lernen ist in diesem Sinn eine Eigenschaft aller Lebewesen, die aber in der Nervenzelle eine Spezialeinrichtung gewann. Durch die Evolution von Nervensystemen und besonders von *Gehirnen* wurde schließlich eine organische Struktur mit höchster Lernfähigkeit, geradezu ein *Lernorgan,* hervorgebracht. Lernen aus den wechselnden Situationen des individuellen Lebens bedeutet Offenheit, Flexibilität und vermehrte Anpassungsfähigkeit an die dauernden Veränderungen in der Umwelt. In dieser besonderen Hinsicht repräsentiert *Lernen* den evolutionären Trend zur *Entspezialisierung in funktionaler Hinsicht.* Spezialisierung bedeutet abgesehen von ihrer Wirksamkeit in einer definierten und stabilen Umgebung gleichzeitig oft eine Sackgasse, aus der keine weitere Entwicklung mehr erfolgen kann. Auf der anderen Seite stellt schon eine geringfügige oder relative Entspezialisierung Möglichkeiten für adaptive evolutive Veränderungen bereit. Das bewirkte in der Primatenevolution einen starken Selektionsdruck auf physische Entspezialisierung, verbunden mit Erhöhung der Lernfähigkeit. Es muß betont werden, daß das Lernen in der Bedeutung, wie es hier verwendet wird, nicht mit Wissenserwerb gleichgesetzt oder als Erkenntnis mißverstanden werden sollte. *Lernen,* d.h. die Einverleibung von Wirklichkeitsmustern in die nervösen Strukturen, bedarf prinzipiell keiner geistigen Funktionen und ist daher primär kein Erkenntnisprozeß. So wurde in einem einzigartigen Weg in der Evolution der Hominiden der Fortschritt zur optimalen Anpassung nicht durch generelle Hochspezialisierung, sondern durch Hereinnahme bestimmter *Entspezialisierungen als Voraussetzung einer generellen adaptiven Spezialisierungsfähigkeit* erstellt, quasi in einer Spezialisierung für das Mögliche, das Neue und Nichtvorhersehbare, wie sie in der vorwiegenden Benutzung der Lernfähigkeit der nervösen Systeme, besonders des Gehirns, gegeben ist. Die *Spezialisierung* in dieser Evolutionsphase konzentrierte sich in besonders wirksamer Weise auf die Struktur des Organs, auf den *Gehirnbau,* dessen jüngster Komplexitätszuwachs überhaupt als das spektakulärste Ereignis der Evolution angesehen werden darf. In diesem Zusammenhang soll auch betont werden, daß die dabei ermöglichte Entwicklung der *Sprache* ihrerseits die Lernprozesse enorm erleichterte wie ihre Effizienz erhöhte und so eine der Voraussetzungen für die menschlichen kulturellen Errungenschaften schuf.

Nunmehr möchte ich wieder zum Organ Gehirn zurückkehren und versuchen, einen Begriff davon zu gewinnen, wie das Gehirn für seine Funktion der Durchführung seiner höheren Leistungen, insbesondere des *intelligenten Verhaltens* strukturell organisiert ist. Dazu ist ein kurzer Exkurs in die *funktionelle Morphologie* des Gehirns erforderlich. Zunächst müssen die Umstände und Eigenheiten der *Informationsverarbeitung* im Gehirn etwas genauer ins Auge gefaßt werden, wobei die eigentümliche Natur der Hirnleistungen zum Vorschein kommen wird.

Informationsverarbeitung im Gehirn

Das Gehirn wurde bereits vorhin als System der Informationsverarbeitung zur Steuerung des Verhaltens charakterisiert. Wie ist nun das *biologische System Gehirn* als *Gerät* zur Informationsverarbeitung beschaffen? Es besteht aus 15 Milliarden miteinander dicht verbundener Nervenzellen. Die Nervenzelle, der elementare Bauteil des Systems, ist kein einfacher Schalter, sondern entspricht im technischen Vergleich einem aktiven Erregungsgenerator und komplizierten Analog-Computer. Im technischen Vergleich entspräche daher die Nervenzelle am ehesten einem Computer-chip aus hunderten logischverschalteten Transistoren. Die Verbindungsdichte, die Interkonnektivität, der Nervenzellen ist enorm: Eine einzelne Nervenzelle kann bis zu mehreren 10.000 signifikante Kontakte, sogenannte Synapsen, zu anderen Nervenzellen besitzen. Insgesamt dürfte es im Gehirn ca. 50.000 Milliarden Synapsen geben. Daraus ergibt sich, daß eine exakte Beschreibung des Schaltplanes und eine vollständige Darstellung der Erregungsabläufe nicht möglich ist und daher auch keine genauen Voraussagen, etwa zu Manipulationszwecken, gemacht werden können. Der Informationstransport im Gehirn wird durch elektrochemische Vorgänge, die Informationsübertragung zwischen den Nervenzellen durch den eigenen Stoffwechselbereich der Transmitter und Modulatoren gewährleistet. Die Schaltgeometrie und die Elektrochemie der Nervenzelle sind aber nur die organischen Träger des Informationsgeschehens. Die Annahme, daß Information letztendlich nur aus elektrochemischen Gehirnprozessen bestünde, ist daher für eine umfassende Informationstheorie unrichtig.

Was ist also die Information, mit der das Gehirn zu tun hat? Wir bezeichnen als *Information* in semantisch-pragmatischem Sinn eine Nachricht, die eine für den Empfänger belangvolle *Neuigkeit* enthält. Der *Informationsgehalt* einer Nachricht ist umso größer, je unwahrscheinlicher in statistischer Hinsicht der Eintritt neuer Ereignisse in der Zeiteinheit war. Daher kann man Information auch quantitativ als Neuigkeitsmenge behandeln. In der Biologie, im *Verhalten*, bedeutet die Information die Verbindung zwischen Lebewesen und Umwelt, bzw. das Vehikel dieser Verbindung in Form eines Austausches von *Wirklichkeitsmerkmalen* zwischen Umwelt und Organismus. Nur schmale Ausschnitte aus der Gesamtwirklichkeit der materiellen Welt werden uns als Information zugänglich, indem nur bestimmte physikalisch-chemische Merkmale, z.B. elektromagnetische Wellen eines begrenzten Frequenzbereiches, von den Sinnesorganen als Nachricht aufgenommen, in den Rezeptoren zu nervösen Signalen, bzw. zu Signalmustern umgewandelt und erst in dieser Form verarbeitet werden. Das heißt, das Nervensystem hat grundsätzlich nur mit Entsprechungen und Abstraktionen von Wirklichkeit und keineswegs mit dem Weltwirklichen selbst zu tun. Zur Umformung (Transduktion) zwischen Nachricht und Signal dient ein Zeichenschlüssel, ein sogenannter *Code.* Man spricht von *Codierung* und *Decodierung* der Information. Im Nervensystem sind alle Informationen und ihre Verarbeitungsprodukte in Signale verschlüsselt, die wieder aus verschiedenen Folgen wechselnder Gruppierungen *einer* einfachen Elementarerregung, nämlich eines Spannungspulses bestehen, dem sogenannten *Aktionspotential.* Man spricht von einer Intervall- bzw. Frequenzmodulation der Aktionspotentiale. Das einzelne Aktionspotential ist ein „Ja-Nein"-Ergebnis, also ein binäres oder *digitales Geschehen.* Es ist aber in das *Analogverfahren der Frequenzmodulation* aufgenommen, aus dem seine digitale Natur in den Verarbeitungsstätten erst wieder herausgesiebt werden muß. Die nervöse Information besitzt somit keine reine digitale Codierung, sondern eine gemischt analog-digitale. Diese Verbindung von Analog- und Digitaloperationen findet sich in allen Ebenen der Gehirnfunktion wieder. Die vielen kleinen Veränderungen der Zustandsbedingungen im multisynaptischen System der Nervenzelle rufen auf diese Weise keine „Alles oder Nichts"-Antworten hervor, sondern modifizieren die Wahrscheinlichkeit der Nervenzellentladungen in kontinuierlicher Weise. Das dürfte mit ein Grund für die geringe Störanfälligkeit des Gehirns und für die gleitende Anpassungsfähigkeit seiner Übergangswahrscheinlichkeiten sein.

Ein weiterer Grund ist die „redundante" Bestückung und damit Sicherung der wichtigen Informationskanäle, die soweit geht, daß zumeist erst nach einem Verlust von 2/3 der Kanalkapazität eine Störung der betreffenden Funktion, z.B. in Form einer Gefühllosigkeit oder Lähmung, in Erscheinung tritt. Im Gehirn wird auch das Prinzip der Parallelverarbeitung ausgiebig genutzt: Es besagt, daß ein primärer Input gleichzeitig von mehreren verschiedenen Subsystemen behandelt und damit einer Pluralität von Auswertungskriterien unterworfen wird, womit zur Weiterverarbeitung ein differenziertes Resultatsspektrum rasch verfügbar wird.

Der *Informationsdurchsatz* des menschlichen Nervensystems ist überaus groß: Man schätzt den Einstrom auf 10^9 bit/s (d.h. Elementarentscheidungen pro Sekunde) und den Ausstrom auf 10^7 bit/s. Der Großteil des Inputs geht in nicht bewußte Steuerungsvorgänge ein und nur der Bruchteil von 10^2 bit/s gelangt zum Bewußtsein.

Die große einströmende Informationsmenge erfährt sowohl eine breite Verteilung als auch insbesondere zum Bewußtsein hin eine extreme *Verdichtung,* deren Mechanismen mit technischen Modellen nur unzureichend erklärbar sind. Informationsverdichtung erhöht die Wahrscheinlichkeit treffsicherer Input-Output Beziehungen. Das Gehirnsystem handelt sich quasi für Vollständigkeit der Information, bzw. anstelle exakter Determination der Einzelsignale, mehr Sicherheit ein.

Informationsverdichtung steht offenbar auch in enger Beziehung zu den zentralnervösen Korrelaten der Lernvorgänge und des kognitiven Abstraktionsvermögens. Der hohe Informationsdurchfluß ermöglicht angesichts der geschilderten Komplexität des Organbaues eine unvorstellbare Vielfalt von möglichen verschiedenen örtlich-zeitlichen Erregungsmustern. Information, so auch die im Gehirn behandelte, besitzt kein organisch-materielles Substrat, sondern besteht in den *Mustern der im Trägerorgan ablaufenden codierten dynamischen Erregungsprozesse,* also in räumlich-zeitlichen Signalkonfigurationen, die man im technischen Sprachgebrauch als *Programme* bezeichnet. Grundsätzlich sind die Programme hinsichtlich ihrer Form und ihres Inhalts vom benutzten Gerät unabhängig, da sie allein durch die Verknüpfungsregeln der Signale, ihre Anordnung und ihre Abfolge bestimmt werden. Je mehr Verknüpfungsmöglichkeiten aber das tragende Verarbeitungsgerät erlaubt, desto schwierigere Programme kann es durchführen. Auf das Gehirn bezogen bedeutet „Programm“ lediglich die Form seiner spezifischen Tätigkeit als raumzeitliche Erregungskonstellation des neuralen Systems, von dem wir angesichts seiner Komplexität eine unfaßbare Vielgestaltigkeit und Vielfalt der ihm möglichen Programme und damit eine enorme *Leistungskapazität* voraussetzen müssen, gerade auch für die spezifisch menschlichen Verhaltensleistungen, deren exakte Beschreibung nur in höchst begrenztem Umfang möglich, in vollständiger Form aber offenbar unmöglich ist. Weiters folgt daraus, daß die menschlichen Verhaltensprogramme durch Untersuchungen des Trägerorgans Gehirn, weder durch anatomische Zerlegung des Gehirns und Erstellung eines Schaltplans der Nervenzellen, noch durch komplette Registrierung der neurophysiologischen Impulse voll erklärt werden können, weil alle diese Methoden nur das Gerät und seine apparative Tätigkeit beschreiben, nicht aber Einblick in seine eigentliche *Leistung* gewähren, die auf der dem Organischen enthobenen Ebene der *Dynamik der Programmstrukturen der Informationsverarbeitung* gelegen ist. Schon die bloße Programmaufzeichnung in einfach gebauten Hirnregionen ist eine noch ungelöste Aufgabe; umso mehr erscheint die Aufdeckung von Programmkonzepten und ihren Gestaltungsregeln schier unmöglich. Auch können die auf der ganzheitlichen (holistischen) Leistungsstufe dieser Supersysteme hervortretenden neuen Eigenschaften (emergent qualities) aus der Kenntnis seiner Subsysteme allein nicht abgeleitet werden: Sie sind, wenn überhaupt, nur teilweise reduzierbar. Ein Vergleich möge das verdeutlichen:

Wenn man das Gehirn mit einem Orchester vergleicht und die *Programme* der Hirnforschung mit der Partitur eines Musikstückes, etwa einer Symphonie, so kann man den Hirnforscher mit einem Menschen ohne Musikwissen vergleichen, der – mit der Aufführung einer Symphonie konfrontiert - auf empirischem Weg durch die genaue Aufzeichnung der akustischen Vorgänge jedes einzelnen Instruments selbst eine Partitur als *Spielanweisung* der Symphonie erstellen möchte. Wenn ihm das gelingt, hätte er aber noch keineswegs die musikalische Architektur, das *Kompositionsgesetz* einer Symphonie im besonderen entziffert, und es könnte sein, daß ihm das auch niemals gelänge.

Die *vollständige Beschreibung* des Verhaltens eines komplexen programmierbaren Objekts, wie die des Symphonieorchesters, umfaßt demnach zwei *kategorial verschiedene Aspekte:* Der eine sieht nach den Regeln der mechanischen Betätigung der Instrumente, der andere nach dem Gestaltungsplan des Tätigkeitsprodukts, also des Musikstükkes. Zwischen diesen beiden Aspekten besteht keine unmittelbare Beziehung oder Abhängigkeit, sie sind aber in einem miteinander gegeben. Man kann den einen Aspekt in die Kategorie der *Energie*, den andern in die der *Ordnung* einreihen, oder den einen Aspekt zu dem sprachlichen Begriff der *Syntax*, den anderen zu dem der *Semantik* in Analogie setzen.

Die Anwendung dieses Vergleiches auf das Gehirn, wenn wir es nach dem Modell eines Informationsverarbeitungsgerätes betrachten, ist eindeutig: Die naturwissenschaftliche Hirnforschung ist erfolgreich dabei, die Instrumente und Partituren der Hirntätigkeit, das organische Gerät Gehirn und seine physikalisch chemisch registrierbaren Tätigkeitsverläufe zu erforschen. Beim Erfassen und Verstehen der getätigten Programme des Verhaltens aber findet sie sich in einer höchst eingeschränkten Situation, da es keinen unmittelbaren Zugang zu den Plänen der Verhaltensprozesse gibt. Wir können mit objektivierenden Methoden das Gehirn untersuchen, auch das Verhalten anderer Menschen beobachten und gewisse Parameter ihrer Hirntätigkeit dabei registrieren, wobei wir auf die vorhin bezeichneten Grenzen stoßen. Wir können auch die leiblichen Äußerungen unseres eigenen Verhaltens einigermaßen beobachten, erfahren aber auch aus unserer Selbstbeobachtung im Bewußtsein nichts über die Vorgänge selbst und die Weise ihres Zustandekommens im Gehirn.

Wir können nunmehr die berührten Ebenen der Gehirntätigkeiten charakterisieren und sagen, daß im *Organ Gehirn* schlechthin und vor allem in seinem systemhaften *Aufbau* ein gewaltiges Maß an biologischer Information materiell als *strukturierte* Information vorhanden ist und daß die eigentliche *Leistung* des Systems im *Umgang mit aktueller, fluktuierender Information* in Form dynamischer Programme besteht. Wir konnten sehen, daß diese Programmebene keine substantielle, sondern eine *funktionale Realität* besitzt, die in der *Ordnung* des materiellen physikalisch-chemischen Organgeschehens repräsentiert ist. Was die *Form der Programme* anlangt, so sind sie in den Gehirnteilen mit strukturbedingt enger Erregungsführung also z.B. im Hirnstamm eher einförmig und reflexhaft starr, in anderen Hirnbereichen aber eher vielfältig variier- und konditionierbar, somit innerhalb gewisser Rahmenbedingungen fast beliebig unbestimmt, sodaß man von einer *Programmfreiheit als Funktionsmöglichkeit* sprechen kann.

Soweit die allgemeinen Merkmale der Informationsverarbeitung im Zentralnervensystem. Nunmehr ist auf jene *besonderen Bedingungen* in der natürlichen Beschaffenheit und Funktionsweise des Gehirns hinzuweisen, die als unverzichtbare Voraussetzungen seiner höheren menschlichen Leistungsstufe anzusprechen sind.

Das Gehirn läßt in seinem Aufbau und seinen Leistungen eine *hierarchische Organisation* zahlreicher Subsysteme in stufenförmiger Anordnung mehrere Integrationsebenen erkennen.

Diese Bauweise ermöglicht neben der *sequentiellen Input-Bearbeitung* auch die oben erwähnte *Paralellbearbeitung* der auf viele Subsysteme verteilten (sog. Degeneration) Eingaben bzw. Bearbeitungszwischenprodukte, wie auch die gleichzeitige Bearbeitung ein und derselben Eingabe nach alternativen Kriterien und die Zusammenführung aller verschiedenen Teilergebnisse auf der höchsten Organebene. Diese hocheffizienten Möglichkeiten stehen den heutigen technischen Datenverarbeitungssystemen, den Computern, nur in bescheidenen Ansätzen zur Verfügung, z.B. Parallellauf gleichartiger, einfach-strukturierter Programme in Mikroprozessoraggregaten.

Auf die enorme *Lernfähigkeit* des Gehirnsystems: d.h. die Aufnahme von Information in aktiver Auseinandersetzung mit der Umwelt im Sinne der *Selbstorganisation* mit Ausgestaltung des genetisch vorgelegten Strukturplanes und der vorhandenen Verhaltensprogramme zur Funktionsoptimierung wurde bereits hingewiesen.

Die funktionale Anatomie der Großhirnrinde

Es erscheint nun notwendig, auf die oberste und größte Integrationsebene, nämlich die *Großhirnrinde* (GHR) etwas genauer einzugehen, da sie ohne Zweifel im Sinne der zitierten Programmfreiheit für die sogenannten höheren bewußten menschlichen Hirnleistungen: Gedächtnis, Lernen, Denken, Sprache unentbehrlich ist und weil nur die

Kenntnis ihrer Struktur, d.h. u.a. der Arten von Nervenzellen, ihrer Anordnung und Verbindungsweise einschließlich der chemischen Anatomie der Transmitter ein Verständnis ihrer Arbeitsweise ermöglicht. Wenn man von der Großhirnrinde spricht, denkt man gerne an eine *Landkarte* von genau lokalisierten Zentren für bestimmte Funktionen; quasi an ein Mosaik von Spezialapparaten, wobei die betreffenden Apparate morphologisch verschiedenen Rindenfeldern der rechten oder linken Großhirnhemisphäre und die Funktionen den Sinnesmodalitäten, den Bewegungen sowie einzelnen höheren Hirnleistungen, z.B. Lesen, Rechnen etc. entsprechen. Tatsächlich konnte insbesondere die medizinische Hirnforschung solche regional fixierte Strukur-Funktions-Beziehungen bestätigen und immer genauer analysieren.

Dem entspricht im Feinbau der Großhirnrinde, daß ihr *Sechs-Schichten Bauprinzip* zwar allerorts erfüllt ist, aber von Region zu Region hinsichtlich der Nervenzell-, Dendriten-, Glia-, Vaso- und Chemoarchitektur modifiziert wird. Die Brodmansche Großhirnrindenkarte weist 52 histologisch deutlich unterschiedliche Rindenfelder auf, denen auch eigene Muster der elektrischen Spontantätigkeit im Eleketroencephalogramm zukommen (Elektroarchitektur).

Im Gegensatz zur strukturellen Lokalisation in der Großhirnrinde zeigte es sich, daß auf dem Niveau der einzelnen Nervenzelle eine fixe Beziehung zwischen anatomischem Substrat und physiologischem Verhalten nicht besteht und keine anatomisch-somatotopische, sondern eine *funktionale,* d.h. eine *verteilte,* in der Programmebene liegende *Lokalisation* von Hirnleistungen anzunehmen ist.

Das weist auf eine *Homogenität der allgemeinen Arbeitsweise der Großhirnrinde* hin, die u.a. auch die sogenannte Plastizität der Hirnleistungen und ihre Restitutionsfähigkeit nach schweren ausgedehnten Verletzungen erklären würde. Tatsächlich konnte in der GHR durch die Hirnforschung der letzten Jahrzehnte eine Struktur identifiziert werden, die den beiden anscheinend kontroversen Eigenschaften einer anatomischen und einer funktionalen Lokalisation als Träger dienen kann: der sogenannte *kortikale Modul.*

Man kann den Modul mit einem integrierten Schaltelement einer Datenverarbeitungsanlage oder einem Mikroprozessor vergleichen. Der Modul ist ein zylindrisches Gebilde, das senkrecht zur Rindenoberfläche angeordnet ist und bei bis zu 3 mm Höhe einen Durchmesser von 0,5 mm hat. Der Modul enthält bis zu mehreren Tausend Nervenzellen in einem bestimmten Schaltplan, gemäß dem der Input regelhaft verteilt und der Signaldurchsatz zum Output hin ebenso in bestimmter Form geordnet wird. Die menschliche Großhirnrinde, bestehend aus 2-4 Mio. solcher Module, gleicht somit einer riesigen Population von Mikroprozessoren. Jeder Modul ist mit denen seiner Umgebung, sowie mit entfernteren Modulen der gleichen Hemisphäre und über den Hirnbalken auch der kontralateralen Großhirnhemisphäre verbunden. Von Rindenfeld zu Rindenfeld variieren, wie oben erwähnt, Feingestalt und Fortsatzarchitektur der beteiligten Nervenzellen. Der Grundplan des Moduls bleibt aber unverändert. Daraus geht hervor, daß die Arbeitsweise der Großhirnrinde an jeder Stelle prinzipiell die gleiche ist, daß aber die örtlich differenzierten Gruppen von Modulen für bestimmte Modifikationen der Bearbeitungsprogramme eingerichtet sind. Der für die lokalen Funktionen der Großhirnrinde wesentliche Umstand besteht aber in der Verschiedenheit des Inputs, den die Module aus den tieferen Hirnanteilen, sowie zum größten Teil aus intrakortikalen Verbindungen, d.h. aus anderen Rindengebieten erhalten. Für die Leistungshöhe der menschlichen Großhirnrinde ist die Zahl ihrer Module, somit ihre Größenausdehnung, die hohe Feindifferenzierung ihrer arealen, also gruppenweisen Gliederung und das Maß ihrer Interkonnektivität, d.h. die Dichte und Vollständigkeit ihrer Verbindungen, von entscheidender Bedeutung.

Aus diesen Merkmalen der modularen Struktur der Großhirnrinde ist bereits zu entnehmen, daß in ihr nicht spezialisierte Funktionen wie in einem Mosaik angesiedelt sind, sondern daß es sich um eine Struktur handelt, die eine unglaublich *breite und dichte Verteilungsfunktion und eine Vielfalt von differenzierten Verarbeitungsweisen von Information* ermöglicht, und dies dadurch, daß der primäre Erregungszustand *eines* Moduls, also einer lokalen Nervenzellgruppe, in der vielfachen Verzweigung bzw. Degeneration (degeneracy) des Inputs an andere Gruppen weitergegeben wird, von denen er nach erfolgtem Arbeitsgang entsprechend modifiziert wieder vielfach weitergegeben und u.a. auch an die Primärgruppe selbst wieder zurückgespielt wird, um dort als Sekundärerregung neuerlich bearbeitet zu werden, usw. Jede Information an die Großhirnrinde wird somit in gleichartiger aber differenzierter Weise vielfältig, umfassend und repetitiv bearbeitet, wobei auch die im System selbst bereits vorhandene – strukturell fixierte – Information in die Bearbeitung eingebracht wird. Dadurch, daß in die menschliche Großhirnrinde alle Informationen, auch die aus der Sphäre der Vitalgefühle und Triebe einfließen, ist die umfassende Auswertung allen Inputs und die weitestgehende Ausschöpfung seines Informationsgehaltes gewährleistet. Da etwa 80% der Faserverbindungen der Großhirnrinde sogenannte intrakortikale, d.h. Verbindungen zwischen ihren Modulen sind, stammt die in der Großhirnrinde bearbeitete Information zum größten Teil aus ihr selbst. Die *Funktion der Großhirnrinde* ist demnach als eine *Eigenschaft der dynamischen Tätigkeit innerhalb des Systems* gemäß den Verarbeitungsmustern, d.h. den Programmen der ablaufenden Informationen zu betrachten. Es gibt also kein konkretes finales Produkt der Großhirnrindenfunktion, die ihren Ausdruck vielmehr in einer optimalen Verhaltensbereitschaft bzw. im jeweiligen Verhalten des Individuums selbst findet. In der gesamten Informationsmasse ist – wie schon angedeutet – die *kontinuierliche fluktuierende Inputinformation* aus Körper und Umwelt von der *strukturierten*, im Gehirn selbst fixierten *Information* zu unterscheiden. Diese fixierte Information besteht einmal aus der genetisch bedingten Information, die im Organbau, etwa auch in der Individualstruktur des Großhirnmoduls, repräsentiert ist, und ferner aus den *individuell erworbenen Informationen* in Form der molekularen Erinnerungsspuren, auf denen auch das bewußte *Gedächtnis* beruht.

In der Sicht der neuen Erkenntnisse über die Struktur nicht-linearer Prozesse kann man die neurophysiologische *modulare Organisation* der Großhirnrinde in der Gleichartigkeit ihrer Komponenten und der repetitiven Arbeitsweise als Gerät zur Erzeugung eines *deterministischen Chaos* betrachten. Demnach entsteht aus der unüberblickbaren unregelmäßigen Tätigkeit dieses aus zahllosen logisch arbeitenden Elementen (Nervenzellen; Nervennetze) gebildeten Systems *funktionale Ordnung höheren Grades* als *neue Information* im Verhaltensprozeß. Die Semantik dieser neuralen Informationsverarbeitungsstufe enthielte demnach das relevante Moment eines letztlich nicht-berechenbaren, unvorhersagbaren Geschehens.

Aus der modularen Organisation der Großhirnrinde wird auch die *Plastizität der Gehirnfunktion,* d.h. die Fähigkeit, gestörte Funktionen zu kompensieren, leichter verständlich: Manche Programme oder Programmteile können, falls sie nicht an bestimmte Strukturen gebunden sind, auch auf andere Modulgruppen übertragen werden.

Die funktionale Gliederung der Großhirnrinde

Die Tatsache, daß in der Großhirnrinde gewisse Funktionen, wie man sagt, *lokalisiert* werden können, was für die Neurologie von größter Bedeutung ist, hat seine Ursache nicht in der funktionellen Spezifität der betreffenden Hirnanteile, sondern in der lokalen Organisation einer bestimmten Input- oder Outputkonzentration oder einer Schaltorganisation höherer Ordnung. Wir bezeichnen Rindenregionen, in denen bestimmte Teile des Informationsflusses ein- oder austreten und primär bzw. endgültig bearbeitet werden, als *modale Rindenfelder.* Dazu zählen die Sehregion, die Hörregion oder die motorische Region.

Intermodale Rindenfelder

In der menschlichen Großhirnrinde nehmen die modalen Felder einen recht geringen Raum ein. Weitaus größere Anteile beanspruchen die sich zwischen ihnen ausspannenden *intermodalen Rindenfelder*, die große Teile der Scheitel-, Schläfe- und Stirnrinde einnehmen. In der Gehirnevolution stellt ihr Auftreten in dieser prominenten Form eines der organischen Kriterien der Menschwerdung dar. Da man ihnen lange Zeit keine spezifische Funktion zuschreiben konnte, nannte man sie „stumme“ Rindenregionen. Nun ist die Funktion der Modulen dieser Region zweifellos die gleiche wie überall in der Großhirnrinde, ihr Input ist aber überwiegend kortikaler Herkunft, d.h. er besteht aus den in modalen Gebieten bereiteten Informationsanteilen, die nunmehr auf einer weiteren höheren Stufe miteinander verarbeitet, verglichen und mit Beiträgen jeweils angesprochener anderer Gehirnregionen angereichert werden. Der repetitive Durchsatz von parallel angebotenen, verschiedenartigen Informationsmustern, z.B. aus verschiedenen Sinnesmodalitäten, ermöglicht das Aussortieren von zwischen ihnen bestehenden, statistisch belangvollen Koinzidenzen bzw. von festen Merkmalskonstellationen. Die Eigenleistung der Intermodalfelder ist demnach die Integration eines vielfältigen multimodalen Informationsangebotes.

Nun machen aber diese *multimodalen Komputationen* etwa der sensorischen Informationsmenge nicht die letzte Bearbeitungsstufe aus, da auch die dabei gewonnenen Informationsresultate einer noch weiter differenzierenden und konstruierenden Auswertung unterworfen werden, um schließlich aus der gesamten vorliegenden und aktuell aufgerufenen Informationsmasse eine umfassende Wirklichkeitserfassung im Sinne der *Kognition* und entsprechende *Verhaltensinstruktionen* zu gewinnen. Man bezeichnet diese höheren Stufen der Informationsverarbeitung als *supramodale Funktionen* und kann bestimmte Rindengebiete als ihre Werkstätten identifizieren.

Supramodale Rindenfelder

Unter diesen kommt den mit den *Sprachfunktionen* verbundenen Rindenregionen vorrangige Bedeutung zu:

Sprachvermögen und Sprachgebrauch sind die dem Menschen unter allen Lebewesen allein verfügbaren und seine Kulturfähigkeit begründenden natürlichen Leistungen. Im Rahmen der Modellvorstellung der neuralen Informationsverarbeitung stellt die Sprachfähigkeit eine neuartige Stufe dieses Prozesses dar, die später bei der Erörterung der höheren Hirnleistungen noch näher charakterisiert werden soll.

Andere supramodale Funktionen, die in ihrer vollen Ausprägung allerdings die Sprachfunktionen bereits voraussetzen, sind die sogenannten *Gnosien* (im Störungsfall Agnosien), d.h. kognitive Leistungen im Wahrnehmungsbereich: Erkennen und Benennen von gesehenen Gegenständen; Erkennen getasteter Objekte; Erkennen akustischer Gestalten (Rhythmen, Melodien); sowie auch die Konzeption planvoller komplizierter Leistungen im Bewegungsverhalten und Handeln: Die sogenannten *Praxien* (im Störungsfall Apraxien: Somit ist die motorische Aphasie die Apraxie der Sprachmotorik). Diese Leistungen lassen zumeist keine gleich-strikte lokale Beziehung erkennen, wie sie in den Aphasien zum Ausdruck kommt, was auf die verteilte räumliche Organisation der betreffenden Programme zurückzuführen sein dürfte, über deren konkrete neurophysiologische Form es noch kein Wissen gibt.

Während bei der Schilderung der Großhirnfunktion im allgemeinen von einer Parallelität der Tätigkeiten in beiden Hemisphären auszugehen ist, die sich in der ungefähren Symmetrie ihres anatomischen Baus und der spiegelbildlichen Lokalisation der Sinneseingänge und Bewegungskontrollstellen ausdrückt, erscheint auf der *Supramodalebene* eine *Seitenasymmetrie* der Funktionslokalisation. Man kann dazu allgemein feststellen, daß jede der beiden Großhirnhälften gleiches seitenbezogenes Informationsmaterial, jedoch in qualitativ modifizierter Weise bearbeitet und daß dadurch und durch den Austausch bestimmter Ergebnisse mittels der leistungsfähigen Verbindungsstruktur des Hirnbalkens die Vollständigkeit der Auswertung und die Möglichkeit der Ergebnisverwendung erheblich gesteigert wird. Die *funktionale* Spezialisierung der Großhirnrinde erstreckt sich somit nicht nur auf die spiegelbildliche Funktionswidmung innerhalb jeder der beiden Großhirnhemisphären, sondern auch auf die Funktionsverteilung zwischen beiden Hemisphären: Die sog. *Lateralisation* oder *Hemisphärenspezialisierung*.

Die Hemisphärenspezialisierung

Sie ist seit langem in Form der Dominanz der linken Hemisphäre des Rechtshänders für den Gebrauch der Hand und für die Sprachfähigkeit bekannt. Untersuchungen der letzten Jahrzehnte, insbesondere an sogenannten „split brain"-Patienten, deren Gehirn die Verbindung zwischen den beiden Großhirnhemisphären, der Hirnbalken, durch einen Entwicklungsdefekt oder infolge von operativen Eingriffen mangelt, ermöglichten die Identifizierung der Eigenleistungen der linken und rechten Großhirnhemisphäre. Es ergab sich, daß bestimmte Leistungskomplexe, wie eben vor allem Sprache, Händigkeit und Gestalterfassung, lateralisiert, d.h. auf die Tätigkeit jeweils *einer* Hemisphäre entscheidend angewiesen sind. Das bedeutet nicht, daß etwa die Sprache in der linken Hemisphäre oder die räumliche Ordnung der Umwelt in der rechten Hemisphäre als solche lokalisiert oder zentralisiert wären; es ist vielmehr so, daß die für die Sprache benötigte Informationsverarbeitung in jeder der beiden Hemisphären parallel aber in verschiedener Art und nach verschiedenen Kriterien stattfindet, die Sprache z.B. aber in der linken Hemisphäre für die manifeste Ausführung bereitgestellt wird. Die Tatsache, daß diese Vermögen – genetisch bedingt – jeweils an eine bestimmte Hemisphäre gebunden sind, spricht dafür, daß sie auf kollateralisierten Strukturmerkmalen beruhen dürften, die uns derzeit noch unbekannt sind. Gleiches gilt für die gestaltbezogenen Leistungen der rechten Hemisphäre. Für diese und die übrigen höheren Hirnleistungen gilt also allgemein, daß sie auf dem Zusammenwirken beider Hemisphären beruhen und dieses zu ihrer normalen Ausführung benötigen. So ist für die Sprache nicht nur die Abstraktionsleistung der linken Hemisphäre, sondern auch die Erkennung der sprachlichen Gestalten akustischer wie optischer Natur (Lesen) durch die rechte Hemisphäre erforderlich. Daher sind Simplifizierungen von Ergebnissen der split brain-Forschung, wie z.B. die „Sprachlosigkeit" der rechten Hemisphäre oder die „Blindheit" der linken Hemisphäre falsch und unbedingt zu vermeiden. Wenn man die besonderen Leistungsweisen der beiden Hemisphären charakterisieren möchte, muß man sich bewußt sein, daß zur Zeit nur vage deutende Hinweise, aber keine Erklärungen der höchst komplizierten wesentlichen Umstände möglich sind. In diesem Sinn muß die Aussage verstanden werden, daß die linke Hemisphäre des Rechtshänders eine analytisch-logische Funktion über der Zeitachse und die rechte eine synthetisch-perzeptive Funktion über den Raumkoordinaten ausübt; oder daß es sich um den Gegensatz zwischen rational und intuitiv, verbal und visuell, sequentiell und parallel, digital und analog etc. handle. Die *Hemisphärenspezialisierung* bedeutet also keine Arbeitsteilung im Sinne von Entweder-Oder, sondern eine potenzierende qualitative Erweiterung des Bearbeitungsspektrums der Großhirnrinde, der offenbar vom Standpunkt des evolutiven Fortschritts solche Wichtigkeit zukommt, daß dafür die mit ihr verbundene Einbuße an Betriebssicherheit in Kauf genommen werden konnte.

Die supramodale Leistungsstufe wird im Menschengehirn aber noch überstiegen: Ausgedehnte Gebiete in der Rinde des *Stirn- und Schläfenlappens* erscheinen ausschließlich dafür bestimmt, die Informationsverarbeitungsresultate der gesamten übrigen Großhirnrinde einschließlich der intermodalen und supramodalen Bearbeitungsprodukte einer total-integrativen modularen Neubearbeitung zu unterziehen, um damit offenbar dem Einzelergebnis die passende Stelle und Gewichtung im Gesamtbeziehungsgefüge zuzuweisen und ihm – in übertragender Redeweise – Bedeutung und Sinn zu verleihen. Der Verlust dieser Rindengebiete des Stirn- und Schläfelappens durch Verletzung oder Erkrankung bewirkt dementsprechend, daß den Betroffenen der Selbstbezug des Erlebten verlorengeht, daß z.B. einem erlittenen Schmerz der Charakter des persönlichen Erleidens fehlt, und daß eine allgemeine Bedeutungsentleerung, also ein Verlust der Sinnstiftung und der ethischen Dimensionen im Verhalten, zu Tage tritt. Man bezeichnet dieses höchste Niveau der objektiven Selbstbestimmung des Individuums innerhalb der durch Informationsprozesse vermittelten Erfahrungswelt und Verhaltensordnung als die *metamodale Stufe* der Informationsverarbeitung. Darauf wird im zweiten Teil noch näher einzugehen sein.

Hiemit erscheint in dieser Darlegung ein Punkt erreicht, wo wir die Frage nach dem *Wie* der Gehirnleistung – allerdings mit vielen offenen Problemen – hinter uns lassen können, um uns der Frage nach dem *Was*, also dem Wesen der Leistungsformen und Produkte der zentralnervösen Informationsverarbeitung zuzuwenden. Diese Leistungserzeugnisse sind natürlich ebenso wie Information an sich nicht-materieller Natur. Ihre physiologischen Korrelate bestehen in resultathaften nervösen Erregungskonstellationen, die letzten Endes als Instruktionen für Verhaltensäußerungen fungieren.

Die obigen Darlegungen abschließend möchte ich nur noch darauf hinweisen, daß auch die Gegenstände unserer bewußten Wahrnehmung hochkomplexe Produkte der Gehirnleistungen sind. Die sinnliche Erfahrung der Welt und unseres Lebens erscheint uns als etwas Einfaches und Selbstverständliches. Sie ist die *eine* der beiden Grundtatsachen unserer Existenz, die andere ist die innere Erfahrung unserer Existenz und Selbstverfügbarkeit im *Bewußtsein*. Diese naive Gewißheit der Gegebenheit einer äußeren Welt und unseres inneren Lebens erweist sich aber als ein höchst anspruchsvolles Problem, mit dem sich in der Vergangenheit vor allem die Philosophie beschäftigte, gegenwärtig aber auch mit größter Eindringlichkeit die Naturwissenschaften, insbesondere die biologische Hirnforschung.

Literatur

siehe am Ende von Teil II dieses Beitrags (Seite 260, 261).

Das Menschengehirn

TEIL II

Die Gehirnleistungen: Verhalten – Bewußtsein – Geist

FRANZ SEITELBERGER

Im I. Teil dieser Arbeit wurde versucht, den Rang des Menschengehirns als Ergebnis der Stammesgeschichte, sowie die einzigartigen Merkmale seiner organischen Natur hinsichtlich Bau und Tätigkeitsweise aufzuzeigen. Als wesentliches Ergebnis wurde herausgestellt, daß das Gehirn mit der Verarbeitung von Information im Dienste der zentralen Lenkung des individuellen Verhaltens befaßt ist. Art und Umstände der neuralen Informationsverarbeitung wurden dargelegt. Der vorliegende II. Teil nun wird sich mit den Möglichkeiten, Ergebnissen und Erzeugnissen des einzigartigen organischen Informationsgerätes *Gehirn* befassen: Seine kardinale Eigenschaft, die angesichts seiner Komplexität schier unbeschränkte abstrakte Programmierbarkeit, kennzeichnet es als eine Universalmaschine von unermeßlicher Kapazität und Potenz; als einen biologischen Supercomputer, dessen *Leistungsbereich* die *Steuerung des Verhaltens* ist. Unter *Verhalten* ist hier die Gesamtheit und Ordnung der beobachtbaren Äußerungen und Innerungen lebender Individuen in ihrer Auseinandersetzung mit äußeren und inneren Geschehnissen zu verstehen. Im Rahmen des rekursiven Kommunikationsprozesses zwischen dem Ökosystem, der Umwelt, und dem jeweiligen Subsystem, dem Lebewesen, bezeichnet Verhalten somit den im Subsystem ablaufenden und von dessen Gehirn gestalteten Anteil dieses Gesamtgeschehens.

Allgemeines

Die Grundmerkmale des *Verhaltens* wurden bereits im I. Teil dieser Arbeit kurz ausgeführt. *Bewußtes Verhalten* stellt einen Teilbereich besonderer Art des Gesamtverhaltens dar. *Bewußtsein* ist eine in der Evolution erworbene Eigenschaft von Lebewesen, die im Verhalten der höheren gehirntragenden Formen einen bestimmenden Rang einnimmt. Da Bewußtsein aber mit der Grundsituation animalischer Existenz zu tun hat, wenden wir uns zunächst den *allgemeinen Umständen* der Lebewesen zu, unter denen die folgenden hervorzuheben sind.

a) *Lebewesen* entsprechen *privilegierten Naturbereichen*, die in einfachster Form beim Einzeller durch eine semipermeable Membran, bzw. Haut, garantiert werden und ein inneres Milieu gegenüber der Außenwelt aufrecht erhalten. Diese Membran führt zugleich den *kontrollierten Austausch* von Energie, Stoffen und Information mit der Umwelt durch, der die für das Leben des Systems notwendige Bedingungen darstellt; nicht die hinreichenden, da die physikalisch-chemischen Bedingungen und Befunde allein noch nicht das Leben sind. Leben als Geschehen heißt nämlich, daß dieser Kreisprozeß vom organischen System Lebewesen aktiv und spontan aufrecht erhalten wird. Für dieses Phänomen gibt es keine kausalen Erklärungen, nur Umschreibungen: Lebenskraft, Eigenmelodie, Gestus der Einheit udgl.

b) *Lebewesen* sind auch in einfachster Form höchst *komplizierte Systeme.* Auch der Einzeller ist ein System aus vielen unterschiedlichen Elementen und deren Beziehungen in Form zahlreicher subzellulärer partialer Funktionen und Regulationen.

c) Die Primärfunktion des *Austausches von Information* in rekursiven Prozessen gemäß a) bewirkt ein *asymmetrisches Verhalten* gegenüber der Umwelt, dessen Organisation bereits bei den primitivsten Lebewesen einen afferenten Anteil (Informations-input), einen efferenten Anteil (Informations-output), sowie den für die internuntiale Informationsverarbeitung bestimmten Anteil umfassen. Diese Differenzierung gilt für alle Lebewesen, d.h. vom Einzeller bis zum Menschen.

Bei den höheren Lebewesen dienen der *Informationsaufnahme* vornehmlich die Wahrnehmungsvorgänge; der *Informationsausgabe in Form von Instruktionen* an die Umwelt vor allem das Bewegungsverhalten bzw. das Handeln. Die *Informationsverarbeitung* wird von einem dazu spezialisierten Organ, dem *Nervensystem,* vorgenommen. Bevor wir uns diesem zuwenden, soll aber die Elementarsituation der Lebewesen noch verdeutlicht werden.

Kürzliche Studien an einem Archaebacterium, dem Halobacterium Halobium, konnten generelle *Wesensmerkmale der Informationsverarbeitung* modellhaft auf dem molekularen Niveau klären; sie sollen hier in möglicher Kürze geschildert werden. Das *Halobacterium* ist auf Energiegewinnung aus dem Sonnenlicht ohne Photosynthese angewiesen. Dazu muß es in einem Lebensraum, nämlich salzreichen Gewässern, die energiereichen Bezirke gelbgrünen Lichtes aufsuchen und energiearme blaue vermeiden bzw. verlassen. Für die dazu erforderlichen Ortsveränderungen dient ein Geißelapparat aus Rotationsspindeln mit umkehrbarer und im zeitlichen Rhythmus veränderbarer Drehrichtung. Die Steuerung der Bewegung zu den Energiequellen der Umwelt, das lichtgesteuerte Verhalten dieses Bakteriums nun, stellt sich als kausaler Geschehnisablauf in einem komplexen molekularen Mechanismus mit mehreren spezifischen Teilprozessen dar. Die Informationsaufnahme, die Lichtempfindung, geschieht mittels mehrerer Typen von Rezeptoren für verschiedene Lichtwellenlängen in der Bakterienmembran. Die lichtempfindlichen Rezeptorpigmente (Bakterienrhodopsin) sind dem menschlichen Sehpigment chemisch nahe verwandt. Die durch die Lichtreize bedingten Veränderungen der Rezeptorproteine werden von Membrankomponenten miteinander verrechnet, bzw. integriert und zu Signalen umgewandelt, die auf einen molekularen Oszillator positiv oder negativ einwirken. Dieser formiert den Informationsausstoß, indem er über ein Schalterelement den Takt der Geißelrotationsumkehr entsprechend reguliert. Zu bemerken ist, daß die Lichtvermessung nicht der objektiven Feststellung von Wellenlängen, wie beim Farbensehen höherer Lebewesen, sondern der vergleichenden Feststellung von Lichtgradienten in der Umwelt dient. Die darauf ruhende zweckmäßige Verhaltensstrategie ist nicht auf ein wahrgenommenes Ziel hin orientiert, sondern wird quasi zufällig durch sukzessive Adaptationsschritte entlang des potentiellen Energiegradientengefälles in der Mikroumwelt erreicht. Auch dazu aber ist bereits eine Informationsspeicherung, eine Urform von Gedächtnis, erforderlich, das beim Halobacterium mit ca. 13 sec. Bewahrungsdauer vermessen wurde. In diesem Rahmen kann nur erwähnt werden, daß wichtige Funktionselemente dieser photosensorisch/motorischen Signalkette bereits molekular-chemisch identifiziert und die Programme ihrer spezifischen Schaltverbindungen rekonstruierbar sind.

Was kann man also aus den Studien am Halobacterium folgern:

1. *Sensorik und Motorik* (Wahrnehmung und Bewegung) sind im Verhalten und im neurobiologischen Prozeß untrennbar miteinander verbunden.

2. Die *senso-motorische Einheit* wird sowohl in der subzellulären Organisation des Einzellers als auch in den nervösen Organisationen der Vielzeller durch die *Informationsverarbeitung* in molekularchemisch/physikalischen Prozessen bewerkstelligt.

3. Die lückenlose *molekularbiologische Reaktionskette* ist notwendige Bedingung des *autonomen Verhaltens* organischer Systeme.

4. In der *primären Senso-motorik* verbinden sich die Entdeckung von Nahrungs- bzw. Energiequellen unmittelbar mit deren stofflichen bzw. energetischen Einschleusung.

5. Aus dem *primär integrierten Verhalten* emanzipiert sich bei den höheren Organismen sekundär die Sensorik als *Wahrnehmung* im engeren Sinne, d.h. als allgemeiner Informationszubringer und die Motorik zum *Handeln* als Instruktion an die Umwelt.

6. Die Grundvorgänge der *Signalverarbeitung* – Aktivierung, Hemmung, Rezeption, Transduktion, Oszillation, Synchronisation – sind im Einzeller und in komplexen Systemen (neuralen Netzwerken) prinzipiell gleich und weitgehend einander ähnlich.

Während man das Halobacterium als einfachstes *organisches Modell* von rekursiver Individuum/Umwelt-Beziehung annehmen kann, ist das einfachste *abstrakte Modell* dafür das eines *kybernetischen Regelkreises.* An ihm sind zu unterscheiden: Die Regelstrecke, d.h. der zu regulierende Bereich, in welchem eine Regelgröße gegenüber Störeinflüssen aufrecht zu erhalten ist; der in der Regelstrecke applizierte

Meßfühler; der Regler, der die korrigierende Stellgröße ermittelt, sowie das Stellglied, das die Korrektur in die Regelstrecke einbringt. Zum Unterschied von technischen Regelautomaten ist beim Lebewesen der Regler in die Regelstrecke selbst integriert; er regelt demgemäß nicht nur das System, sondern auch sich selbst.

Wenn man schon auf dieser primitiven Modellstufe das *Bewußtsein* in Form des dumpfen emotionalen Selbstempfindens unterbringen will, so kann man es mit der *Stellwertgebung* in Zusammenhang bringen und die Deutung vorschlagen, daß die bewußten Empfindungen von Behagen oder Unbehagen, Lust oder Unlust bzw. Schmerz, primär als *Sollwertanzeiger* dienen, ein Vermeidungs- oder Annäherungsverhalten nahelegen und auf die Verstärkung von positiv bewerteten Reaktionen hinwirken, worin man schon die Wurzel von Ereignisspeicherung, also Gedächtnis, und damit die Anbahnung eines evolutiven Adaptationsvorteiles erblicken kann.

Die Art der Komplexitätserhöhung zwischen Einzeller und etwa dem Menschen besteht insbesonders darin, daß bei diesem die *innere Umwelt* des eigenen Organismus in besonders extensiver und intensiver Weise als Vorfeld und Systempartner der äußeren Umwelt zur Explanation der Regelstrecke, d.h. als Meßfühler, bzw. als Lieferant von Meßwerten genutzt wird: Diese aus zahllosen Kontrolldaten gewonnene Erfahrung und „Kenntnis" des *eigenen Leibes* ist Voraussetzung zur „Erkenntnis" der Welt. Wenn dem zentralen Nervensystem allein die äußere Umwelt gegenüberstünde, befände es sich in der gleichen mißlichen Lage wie alle Computer und technischen Automaten, nämlich über kein Wissen von der ungemeinen Komplexität der Wirklichkeit zu verfügen.

Bei den Metazoen und insbesondere den gehirntragenden höheren Lebewesen stellt somit der eigene *Leib* des Individuums einen *Sonderbereich der Umwelt* dar, der aber im Gegensatz zur äußeren Umwelt der direkten zentralnervösen Steuerung teilhaftig und quasi eine vom Individuum okkupierte Provinz der Umwelt ist, oder sozusagen sein Partisan im Aktionsfeld der Außenwelt. Diese duale Rolle des Leibes ist im Gehirn selbst an der Eigenständigkeit der für ihn bestimmten Einrichtungen zu erkennen, die man auch als *„vegetatives Gehirn"* bezeichnet. Der leibliche Kontrollbereich umfaßt u.a. die Tätigkeit der inneren Organe und Systeme, sowie die Verhaltensäußerungen in der Elementarmotorik und den Triebhandlungen; als wenig differenzierte Indikatoren des jeweiligen körperlichen Zustandes gelangen Allgemeinempfindungen und Vitalgefühle, die sogenannte *Befindlichkeit,* auch in das Bewußtsein. Auf diesen Aufgabenbereich des Zentralnervensystems kann ich nicht näher eingehen, möchte aber das Eine betonen: Der Leib als Kernbereich des organismischen Lebens wird hinsichtlich seiner Bedeutung gerade für die menschliche Leistungsebene gern unterschätzt, da die Kontrolle und Regulation der zahllosen Einzelvorgänge in den Zellen, Organen und im Gesamtkörper nicht bewußt vollzogen werden, und als solche nicht zum Bewußtsein kommen. Jedoch wären ohne die gewaltige Infrastruktur der nicht-bewußtgetätigten Hirnvorgänge unsere bewußten Tätigkeiten überhaupt nicht möglich; denn erst auf der im Menschen erreichten Stufe der zentralnervösen Leibesorganisation bestehen die funktionalen Voraussetzungen für die sogenannten höheren bewußten Hirnleistungen. Objektiv gesehen bildet das *bewußte Verhalten* nicht den tragenden Grund, sondern die oberflächlichste Schicht unserer Lebensform. NIETZSCHE drückt das poetisch aus: Bewußtsein sei „das verführerische Goldaufblitzen am Bauch der Schlange Vita".

Insofern ist es daher zutreffend, daß SIGMUND FREUD dem, wie er es nannte, Unbewußten eine bestimmende Rolle einräumte; allerdings ist es falsch und irreführend, die nicht-bewußten Hirntätigkeiten als irrational und blind zu qualifizieren. Im Gegenteil ist die vitale Lebenssteuerung von einer systemologischen Höhe und finalen Perfektion, wie sie von keinem rationalen Kalkül oder kybernetischem Algorithmus je erreicht werden könnten. Die „Weisheit des Leibes" repräsentiert eine natürliche extrarationale Vernunft, die nur der beschränkten Fassungskraft unserer bewußten eindimensionalen Rationalität und simplifizierenden Logik als triebhafte Unvernunft erscheint.

Da die weitere Erörterung das *bewußte Verhalten* zum Gegenstand haben soll, muß vorweg der vieldeutige Begriff *Bewußtsein* in Hinblick auf unser Thema definiert werden.

Bewußtsein

Zunächst zum *Wort „Bewußtsein"*: In sprachlicher Hinsicht ist Bewußtsein ein sogenanntes *Abstrakt-Nomen* mit prädikativ-adjektivischer Bedeutung, dessen substantivische Form einer Scheinobjektivierung, bzw. einer *Nominal-Fiktion*, Vorschub leistet. Es gibt demnach zwar *bewußte Sachverhalte*, aber es gibt nicht *das* Bewußtsein als einen Gegenstand naturwissenschaftlicher Beschreibung und Untersuchung. FICHTE formuliert das äußerst klar: „In allem Bewußtsein ist etwas, dessen man sich bewußt ist, und das nicht das Bewußtsein selbst ist". Also: Bewußtsein ist immer Bewußtsein von etwas. Aus dieser wesensmäßigen Unbestimmtheit ergibt sich, daß es zahlreiche Definitionen von Bewußtsein geben kann, die beliebige Begriffe von Bewußtsein, aber keine existente Sache definieren und daher allesamt an dem Mangel solcher Begriffe leiden, den schon ARISTOTELES klar bezeichnet hatte, daß nämlich ihre Definition keineswegs auch die Notwendigkeit ihrer realen Existenz enthält.

Unser Definitionsversuch betrifft das *empirische Bewußtsein* oder *bewußt-Sein,* wie es richtiger stehen sollte. Ihr Ausgangspunkt ist unsere ursprüngliche und unentbehrliche Erfahrungsquelle, von der alle Rede vom und alle Theorien über das Bewußtsein ausgehen: Das individuelle Erleben unser selbst und von etwas außerhalb unser. Das für alle Formen von Bewußtsein, auch im weitesten Sinn, konstitutive *Urerleben* oder diese *Urerfahrung*, das *Phänomen des Psychischen* also, besteht in einem begleitenden Mitwissen all dessen, was uns bewußt wird oder was wir bewußt tun, mit anderen Worten, alles dessen, was man als Bewußtseinsinhalte und Bewußtseinstätigkeiten bezeichnet. In einfachster Form ist dieses Primärbewußtsein ein dumpfes *Selbstempfinden* und enthält in sich keimhaft schon das Element der *Reflexivität* unseres Erlebens, in welcher der Erlebende einem Erlebten gegenübersteht und sich auf das Gegenüber hin richtet, also auch das Moment primärer *Intentionalität.* Es ist sehr plausibel, daß man ein Bewußtsein dieser Art schon bei Lebewesen von sehr niederer Stufe annehmen darf und daher sein Auftreten in der Evolution des Lebens sehr früh ansetzen muß; vielleicht sogar noch vor dem Auftreten spezieller nervöser Organisationen, zumal *Intentionalität* ein Wesensmerkmal organischen Lebens ist und da im spontanen

Eigenverhalten auch einer einzelnen Zelle wie einfachster lebender Systeme ein ursprünglicher *Selbstbezug* des Verhaltens erscheint, das, was BALTHASAR GRACIAN „die instinktive Obhut seiner selbst" genannt hat.

Soviel von den *konstitutiven Merkmalen des Bewußtseins* im lebenden Individuum im Sinne des *empirischen Bewußtseinsbegriffes*. Empirisches Bewußtsein erscheint als eine *Qualität* individuellen organischen, d.h. leiblichen Lebens, als besondere Eigenschaft im Rahmen des Gesamtverhaltens, die mit der Grundsituation der Lebewesen zu tun hat, wie sie schon oben charakterisiert wurde.

Die nächstwichtige Gruppe von Merkmalen der *Lebensqualität Bewußtsein* ist beschreibender Art. Die *deskriptiven Merkmale* des Bewußtseins sind Gegenstand der introspektiven Psychologie. Sie seien hier nur stichwortartig behandelt:

Subjektivität des Bewußtseins meint seine ausschließlich auf das jeweils bewußte Individuum beschränkte, daher private und nicht vermittelbare Erfahrungsweise.

bewußte Erfahrung besitzt *Gegenwärtigkeit*: Als jeweils vorhandenes Gefühl, gefaßter Gedanke, Wunsch usw. Eine bewußte Erinnerung ist nicht etwas Vergangenes, sondern gegenwärtiges (Nach-)Erleben eines nicht mehr existenten, nämlich vergangenen Erlebnisses. Im Bewußtsein bedeutet *Gegenwart* auch nicht einen imaginären Durchgangspunkt zwischen Vergangenheit und Zukunft, sondern eine konkrete Zeitspanne, die sogenannte „subjektive Gegenwart". Ihre Ausdehnung beträgt durchschnittlich 4 Sekunden; sie korreliert mit dem sogenannten Kurzzeitgedächtnis in neuropsychologischer Hinsicht.

Bewußtsein erscheint als *Geschehen,* als Prozeß einer ununterbrochenen Aufeinanderfolge von bewußten Zuständen und Ereignissen: Man spricht vom Strom des Bewußtseins, der laufend Gegenwärtiges zu Vergangenem und Zukünftiges zu Gegenwärtigem macht und diese Verlaufsrichtung unumkehrbar beibehält: Bewußtseinspfeil.

Die *Inhalte* des Bewußtseins umfassen äußere und innere Zustände und Ereignisse, im besonderen den Stoff der eigenen Bewußtseinstätigkeiten wie Wahrnehmen, Erkennen und Wollen. Das schattenhafte Empfinden von etwas im Primärbewußtsein erlangt in der Individual- und Gesamtentwicklung erhöhte Deutlichkeit und gestaltliche Prägnanz. Diese Bewußtseinsinhalte sind als Objektivationen, m.a. W. als durch Gehirntätigkeit interpretierte bewußtseinspflichtige Ereignisse der äußeren oder inneren Welt zu verstehen.

Als *modale Merkmale* des Bewußtseins kann man u.a. das Verhältnis zwischen dem empfindungsartig unbestimmten und dem inhaltlich bestimmten Anteil des jeweiligen Bewußtseinszustandes oder bewußten Erlebnisses angeben; ein Umstand, der sich nicht mit der sogenannten Helligkeit oder Klarheit des Bewußtseins deckt, sondern den Anteilsbereich von *objekthaft strukturierten Bewußtseinsinhalten* gegenüber dem des *subjektiven Begleitempfindens* betrifft. Dieser letztere Anteil ist zwar im Sinne unserer Definition obligat und unverzichtbar, tritt aber in der ontogenetischen, wie wahrscheinlich auch in der phylogenetischen Bewußtseinsentwicklung gegen den objektivierten Anteil, der, wie erwähnt, im Verlauf beider Entwicklungsprozesse eine steigende Erweiterung und Differenzierung erfährt, zunehmend zurück.

Auf die *unterschiedlichen Arten bewußter Inhalte* wurde oben mehrmals hingewiesen. Zu betonen ist, daß sich die verschiedenen sukzessiven Bewußtseinszustände ausschließen: Im Aktualbewußtsein existiert jeweils nur *eine* bestimmte Erlebnissituation, die von einer anderen ohne Vermischung gefolgt wird. Außer der eben genannten *Helligkeit* oder *Klarheit* des bewußten Erlebens sind die *Weite* und *Tiefe* (Dimensionalität) zu nennen, in der objektivierte Inhalte erscheinen, sowie die *Intensität* der Erlebnisempfindung.

Bewußtsein ist kein Alles- oder Nichts-Phänomen: In Korrelation mit dem neurophysiologischen Gehirngeschehen gibt es verschiedene *Bewußtseinslagen.* Zunächst die Polarität zwischen *Wach- und Schlafzustand,* in der Bewußtsein in den Lebewesen auftritt. Zwischen Vollwachheit und Schlaf gibt es aber etliche neurophysiologisch unterschiedliche *Stadien* und Übergangszustände, wie Schläfrigkeit, Benommenheit und mehrere Schlafphasen selbst, sowie im Schlaf den *Traumzustand,* als definierte Sonderform von Bewußtsein. Übergänge bestehen zu pathologischen Formen des Bewußtseins in *Trance, Hypnose* und in sogenannten *Durchgangs-Syndromen.* Als definiert pathologisch sind schließlich *Bewußtlosigkeit* und *Koma* zu nennen. Alle diese Bewußtseinslagen korrelieren mit unterschiedlichen Tätigkeitsformen des Gehirns, denen charakteristische neurophysiologische Befunde (Electroencephalogramm, EEG) zugeordnet werden können.

Vom Bewußtsein in dem Sinn der innerlichen Erfahrungsweise von etwas, vom eigentlich *Psychischen,* können wir wissenschaftlich nicht weiter handeln. Exakt läßt sich nicht mehr darüber aussagen, als daß es bei gehirntragenden Lebewesen an die Tätigkeit des lebenden Organs gebunden ist, daß aber diesem Bewußtsein an sich kein bestimmter Ort und keine bestimmbare Art von nervöser Tätigkeit zugeschrieben werden kann. Weitergehende Aussagen gehören in den Bereich hypothetischer Interpretation oder wären reine Spekulation.

bewußte Hirnleistungen

Was aber die *Inhalte* des Bewußtseins betrifft, z.B. unsere Sinneswahrnehmungen sowie die Bewußtseinstätigkeiten, d.h. alle unsere *höheren Hirnleistungen:* Lernen, Erinnern, Sprechen, Denken und planvolles Handeln, so sind sie zwar kausal noch nicht vollständig behandelbar, weil uns die Kriterien ihres Erscheinens als bewußte Erlebnisse unzugänglich sind. Wir können aber ihre in den Leistungspotenzen der Strukturen und physiologischen Vorgänge des Gehirns liegenden *Bedingungen* beobachten und mit den wissenschaftlichen Werkzeugen der Neurobiologie rational untersuchen. Diese Forschungsaufgabe konnte in der zweiten Hälfte unseres Jahrhunderts erfolgreich in Angriff genommen werden und stellt gegenwärtig das zentrale Anliegen der Neurowissenschaften überhaupt dar.

Im folgenden soll das Gefüge dieser *Leistungspotenzen,* die als die *höheren bewußten menschlichen Hirnleistungen* bezeichnet werden, und die ihnen zugrunde liegenden Bedingungen in der Struktur/Funktionsbeziehung der neuralen Organisation etwas näher in Augenschein genommen werden. Die Modellvorstellung des informationsverarbeitenden Systems erweist sich auch dazu als fruchtbar. Daher sind dem folgenden die Ausführungen des I. Teiles dieser Arbeit über funktionale Anatomie und Informationsverarbeitung des Gehirns zugrundegelegt; auf sie wird verwiesen. Das Organisationsprinzip des Gehirns, nämlich das der vielseitigen und vollständigen Auswertung aller Information für ein optimales Verhalten des Individuums, steht offenbar auch im Zusammenhang mit der *Bewußtseinsfähigkeit* von Verhaltensbereichen.

In allgemeiner Hinsicht bestätigte sich, daß die neuronale Informationsverarbeitung in sich selbst eine mehrfache Stufung ihrer Komplexität und Produktordnung, also eine *funktionale Hierarchie* aufweist, die als Komplementär zur strukturellen Hierarchie, wie sie im Gehirnbau erscheint, imponiert. Wir haben also im funktionalen Supersystem Gehirn eine integrierte Einheit von mehreren verschiedenen funktionalen Partialsystemen vor uns. Die Struktur-Funktions-Beziehungen im einzelnen sind nur auf den tieferen hierarchischen Ebenen in annähterndem Zustand aufgeklärt; zum Verständnis der höheren Stufen werden Hypothesen noch für lange Zeit erforderlich sein.

Zur *Basisebene* der *hirngesteuerten nicht-bewußten leiblichen Vorgänge* wurde bereits gesagt, daß die immense Leistung des Zentralnervensystems in der Integration des Vegetativums die unabdingbare Voraussetzung für die bewußten Hirnleistungen aller Stufen auch bei den höheren Lebewesen einschließlich des Menschen darstellt.

In der darauf ruhenden *bewußten Verhaltensebene* wird auf der Grundstufe ein integrierter Befund der individuellen Binnensituation des Organismus als Befindlichkeit, Stimmung, Gefühl erlebt, und zwar als eine primäre dumpfe *Selbstempfindung.* Davon werden die *Bewußtseinsinhalte* aller Stufen begleitet, vom schattenhaften Eindruck eines anderen, äußeren Etwas bis zu deutlichen Gegenständen und klaren Vorstellungen. Den Bewußtseinsinhalten liegen – neurophysiologisch gesehen – ausnahmslos Abläufe von Signalmustern zugrunde, in die das Zentralnervensystem eine letztlich nicht zugängliche Wirklichkeit transformiert. Bei den Inhalten handelt es sich daher um bewußtseinsbegleitende organische Hirntätigkeiten, nicht um das

Psychische, das *bewußt-Sein* im eigentlichen Sinn. Im Bewußtsein werden uns diese Vorgänge und Tätigkeiten (z.B. Denkvorgänge) nicht als solche zugänglich, sondern nur Auszüge und Resultate dieser Tätigkeiten in einer Gestaltung, deren Kriterien uns nicht bekannt sind; ihr Wie, die Natur unserer inneren Welt, bleibt uns durchaus ebenso verborgen, wie die Natur der im Bewußtsein erlebten äußeren Welt. Auch das Selbsterleben jenseits der dumpfen Primärstufe gibt uns nur eine indirekte, vom Gehirn vermittelte und gestaltete Auskunft, also einen objektivierten und interpretierten Eigenbericht. Die Gehirnleistungen, die unserem bewußten Verhalten, z.B. dem Leistungskomplex der *Intelligenz,* zugrundeliegen, setzen aber auch Bewußtsein nicht als notwendig voraus; als Organtätigkeiten sind sie grundsätzlich wissenschaftlich erklärbar und kausal beschreibbar, was zugleich bedeutet, daß sie, soweit solche Erkenntnis reicht, auch technisch nachvollzogen und operational stimuliert werden können. Die sogenannte *künstliche Intelligenz-Forschung,* mit Computern instrumentiert, ist das Feld, auf dem sich die Einsicht in die intelligenten Organverrichtungen des Gehirns mit technischer Sophistikation und Modellkonstruktion verbindet, wo sich Hirnforschung und Hochtechnologie begegnen und wechselseitig fördern. Selbstverständlich wird das Psychische des Bewußtseins damit weder erklärbar noch technisch erzeugbar. Das „Bewußtsein" der Computer ist eine von menschlichen Schöpferwünschen getragene Fiktion.

Wenn ausgesagt wurde, daß die bewußte Verhaltenssphäre nur eine dünne, oberflächliche Zone sei, so stimmt das auch insoferne, als wir im Bewußtsein mit Äquivalenten einer ungemein verdichteten, d.h. reduzierten und simplifizierten Wirklichkeit konfrontiert werden, die es zugleich erlaubt, sie nach einfachen logischen Regeln zu behandeln, während sie selbst in ihrer Fülle und Beziehungsvielfalt jedem Versuch einer vollständigen Behandlung spotten würde. Die höchste Abstraktionsstufe von Hirnleistung und damit die größte Einfachheit erscheint in der *Mathematik* erreicht. Gerade diese radikale Reduktion ist es aber, mit der wir allmählich gelernt haben, die Welt, und was sie zusammenhält, einigermaßen zu verstehen, wenn auch ihr hochabstrakter Aussagenbereich, z.B. in der Quantentheorie, nur über Paradoxien erreicht werden kann.

Nun aber zurück zu den Leistungspotenzen und den *Stufen der höheren* Hirnleistungen, die als Anreicherungen und Ausgestaltung der vagen Objektivierungen auf der Primärstufe des Bewußtseins durch immer komplexere Inhalte und Tätigkeiten zu sehen sind. Man kann daher sagen, daß die Leistung des Bewußtseins im *Hervorbringen äußerer und innerer Objektivität im Medium von (miterlebender) Subjektivität* besteht: Das „Für-mich-Sein von etwas als etwas".

Im Bereich der *Wahrnehmung* in der Bedeutung von gegenständlichem Erfahren der äußeren Welt treffen wir auf das *modale* Hirnvermögen der Bildung von *Wirklichkeitsmodellen.* Von dem ungeheuren Informationsgehalt der materiellen Prozesse der Umwelt werden vom Individuum nur die schmalen, von den spezifischen Sinneskanälen zugelassenen Anteile aufgenommen. Beim Menschen beträgt dieser Input immerhin 10^9 bit/sec, wird aber bei der Codierung und der gestuften nervösen Verarbeitung stark reduziert. Wir sprachen von der extremen *Verdichtung* des Informationsdurchsatzes, die durch Auswahl wichtiger Wirklichkeitsmerkmale, also durch *Abstraktion,* erreicht wird. Abstraktion ist ein Grundzug der codierten Datenverarbeitung überhaupt: Die *Informationsverarbeitungsstufe 1. Ordnung.* Das Aussortieren von Strukturdetails, die sogenannte „feature extraction", ist auch Voraussetzung der Sinneswahrnehmung, bei der features aus verschiedenen Arbeitsgängen zur multimodalen Gestalt des *Wahrnehmungsgegenstandes* vereinigt werden. Das entspricht der nächsthöheren *intermodalen Rangstufe, der Informationsverarbeitung 2. Ordnung,* die sich derzeit noch nicht exakt erklären läßt, da die Kriterien der neuralen Konstruktion eines „Gegenstandes" nicht bekannt sind. Informationsverdichtung dieser Art steht offenbar aber auch in enger Beziehung zum Vermögen der Begriffsbildung, sowie zu den zentralnervösen Korrelaten der Lern- und Gedächtnisvorgänge. Die Informationsverarbeitung im Gehirn liefert also keine *Abbilder* der Wirklichkeit, sondern gemäß seinen eingebauten Verfahrensregeln gestaltete, abstrakte *Äquivalente* der Wirklichkeit, also *Real-Modelle.* So ist der wahrgenommene Baum oder der Entwurf einer bestimmten Bewegung ein aus vielen Informationsquellen gespeistes, autonomes Konstrukt der integrierenden Gehirntätigkeit. Wie alle sind auch diese abstrakten Produkte der Gehirntätigkeit in Form von nervösen Erregungsmustern, also von Programmen bzw. von Programmkompositionen, im Gehirn vorhanden. Man kann sich vorstellen, daß die weitere Verarbeitung solcher komplexer Gebilde unter Wahrung ihrer funktionalen Identität als Modelle bestimmter Wirklichkeit auch für ein Gerät von der Leistungsfähigkeit des Gehirns eine schwierige und vor allem in zeitlicher Hinsicht unter Umständen unerfüllbare Aufgabe darstellt. Hier dürfte auch die Leistungsgrenze der subhumanen Lebewesen liegen, nämlich in der Unfähigkeit, höhere Abstraktionsstufen hirntauglich zu kodieren. Das gelingt aber dem Menschen auf der *supramodalen* Verarbeitungsebene mittels der *Sprache,* in der die Abstraktionsfähigkeit das höchste Maß der Kristallisation von äußerer und innerer Wirklichkeit erreicht.

Symbolbildung - Sprache – Intelligenz

Ihr Wesentliches besteht darin, daß die komplexen neurophysiologischen Resultatprogramme der supramodalen Informationsverarbeitung, die als quasi selbständige Einheiten fungieren, z.B. als Modell eines Baumes, einer radikal vereinfachenden *nicht-neuralen Neucodierung mit sprachlichen Lauten* unterworfen werden. Das Wort Baum steht somit für ein neurophysiologisches Programm, das in seiner Komplexität nicht bewußtseinstauglich wäre, das aber als akustischer Input „Baum" überaus einfach ist und daher als solcher leicht und schnell die Bearbeitungskaskaden des Modulapparates durchlaufen kann. Dabei bleibt die Beziehungsfülle des Konstruktes Baum nicht nur erhalten, sondern sie erfährt durch die modulare Neubearbeitung eine enorme Erweiterung. Es handelt sich somit nicht nur um eine überaus ökonomische Neukodierung auf höchster Abstraktionsstufe, sondern darüber hinaus um die Potenz zur Kodierung unbeschränkter inhaltlicher Beziehungen zwischen sprachvermittelter Wirklichkeit unter dem Signum eines *Symbols,* verstanden als eigenwertiges *Produkt* über den abstrahierenden Hirnleistungen: *Informationsverarbeitung 3. Ordnung.* In diesem Zusammenhang mag an das im I. Teil erwähnte Grundkonzept der Großhirnrindenfunktion als Produzent eines deterministischen Chaos erinnert werden. Die dargelegte Art der *metaneuralen* Symbolbildung ist in allen höheren menschlichen Hirnleistungen enthalten; sie bedingt die Wesensverschiedenheit der menschlichen Sprache gegenüber allen tierischen

Kommunikationssystemen, sogenannten Tiersprachen, und stellt somit ein evolutionäres Novum dar. Sie geht über die Konstruktion abstrakter Modelle von realer Wirklichkeit weit hinaus: In Verbindung mit Lernfähigkeit und Gedächtnis gewinnt die konstruktive Hirntätigkeit Unabhängigkeit von aktuellen Situationen des Verhaltens und von konkreter Erfahrung; sie erweist sich quasi als ein unspezifisches Sinnesorgan, das selbsttätig realitäts-kompatible Objekte hervorbringt; sogenannte *Modell Objekte.* Diese *Vorstellungskraft* erlaubt es also, Modelle von möglicher Wirklichkeit und möglichen zukünftigen Ereignisfolgen zu erstellen und auszuwerten, wodurch der Fundus unserer Verhaltensdispositionen ungemein vergrößert und verbessert wird. Man bezeichnet diesen realitätsfreien, durch das Erlernte, die Erfahrung aus der Vergangenheit und um die Vorausschau in die Zukunft erweiterten Orientierungshorizont, der eine für die individuelle Existenz optimale Verhaltenssteuerung gewährleistet, auch als *Intelligenz* und seine Betätigung als *Denken.* Obzwar es auch sprachfreie Vorstufen von Intelligenz gibt und solche des Denkens geben dürfte, erscheinen Sprache und Denken in menschlicher Art miteinander unlösbar verbunden. Die *Sprachfähigkeit* ist durch die genetische Ausstattung des Gehirns und des Sprechapparates gewährleistet. *Sprache* aber und ihr Gebrauch sind keine natürlich-biologischen Phänomene, sondern kultureller Erwerb der geschichtlichen Menschheit, ebenso wie die Erfindung der *Schrift,* die Transformierung der Sprachgebilde in optische Symbole, wodurch die externe Speicherung von Erfahrung und ihre Weitergabe im überindividuellen Prozeß der kulturellen Tradition möglich wurde.

Die sprachliche Ebene der Informationsverarbeitung besitzt wesentliche Gemeinsamkeiten mit dem Bewußtsein: Sprachliche Inhalte wie Bewußtseinsinhalte sind vom Träger her auf etwas gerichtet: Sie sind *intentional.* Damit wird zugleich ein distanzierender Bezug zwischen Sprecher und Gesprochenem bzw. zwischen Bewußtseinsträger und Bewußtseinsgegenstand hergestellt. Diese Bezüglichkeiten oder *Ein-stellungen* zum jeweils *Vor-gestellten* sind Sprache und Bewußtsein inhärent und machen die *Bedeutung* ihrer Inhalte aus. Zwischen den organischen Bedingungen der Sprachproduktion wie der Bewußtseinstätigkeit und der *Bedeutung* ihrer Inhalte aber gibt es entsprechend den früheren Aussagen über die funktionale Realität der

Informationsstrukturen keine systematischen Korrelationen und daher keine kausale Abhängigkeit. Für Sprache und Bewußtsein gilt der Status des *metaorganischen Eigenbereiches* der symbolischen Produkte der Hirntätigkeit. Diese funktionale Welt der mentalen oder geistigen Ebene wird zwar von der Organtätigkeit getragen, sie wird jedoch nicht durch materielle Eigenschaften beschränkt und ist nicht auf physikalisch chemische Bedingungen reduzierbar.

In der vorstehenden Schilderung wurden *Bedingungen* für die höher bewußten Hirnleistungen diskutiert und ein Modell der hierarchisch gestuften zentralnervösen Informationsverarbeitung vorgeschlagen, das den Weg „vom Signal zum Symbol", bzw. von den Leistungspotenzen zu den Leistungsprodukten des Gehirns verdeutlichen sollte. Dabei blieben aber mehrere Teilprobleme der Neurobiologie des Bewußtseins unbehandelt. Daher seien noch einige Bemerkungen eingefügt.

Vorher ist noch darauf hinzuweisen, daß jüngst, insbesondere in der mit der sogenannten künstlichen Intelligenz-Forschung nah verbundenen Kognitionswissenschaft, die Rolle der parallelen, verteilten Informationsverarbeitung (PDP: parallel distributed processing) in neuralen, d.h. Nervenzellnetzen gegenüber der gestuften Symbol-manipulierenden Tätigkeitsweise des Gehirns in den Vordergrund gestellt und sogar als deren Alternative mit alleinigem Geltungsanspruch behandelt wird. Die in meinen Ausführungen wiederholt betonte Parallelverarbeitung ohne strukturelle Repräsentation codierter Elementardaten oder Datenaggregate hat zweifellos für die primären, subsymbolischen Verarbeitungsstufen, z.B. in der Mustererkennung als Kognitionsbedingung ihren notwendigen oder vermutlich sogar unverzichtbaren Platz; die kognitiven Leistungen auf den höheren Stufen erscheinen jedoch durch logisch-rationale, sprachbezogene Symbolverarbeitungsprozesse ermöglicht zu werden: Das Gehirn bedient sich offenbar beider Typen von Informationsverarbeitung.

Neurobiologische Bewußtseinskorrelate

Zunächst stellt sich die Frage: Läßt sich dem Bewußtsein eine bestimmte Gehirnstelle oder eine bestimmte *neuroanatomische Struktur* verbindlich zuordnen? Die Antwort ist: Bewußtsein ist eine Äußerung des intakten tätigen Gehirns; an den höheren Hirnleistungen ist die Großhirnrinde wesentlich beteiligt. Wir kennen im Gehirn Systeme, die mit der Steuerung des Schlaf Wach-Mechanismus, sowie der Bewußtseinshelligkeit und des Bewußtseinsumfanges in nachweislicher Beziehung stehen, z.B. das retikuläre aufsteigende Aktivierungssystem des Hirnstammes. Es gibt aber kein Zentrum *des* Bewußtseins, auch keine eigenen Bewußtseinsmodule, Ähnliches gilt für die *neurochemische Organisation:* Eine Reihe von Transmittersystemen ist an bewußten Leistungen beteiligt, aber nicht für *das* Bewußtsein verantwortlich.

Wie steht es mit den neurophysiologischen Korrelaten des Bewußtseins? Auch hier ist das Fehlen eines spezifischen Substrates des Bewußtseins festzuhalten. Die allgemeinen Bedingungen für Bewußtsein dürften in der auf der modularen Organisation der Großhirnrinde beruhenden umfassenden und repetitiven Verteilung von Information bestehen, die z.B. das Erkennen des laufenden sensorischen Inputs parallel mit der Gestaltung eines motorischen Outputs ermöglicht. Dabei könnte das innere Ablesen der gespeicherten strukturellen Information gegenüber der Kontinuität der Inputinformation *eine* der objektiven Bedingungen des Bewußtseins bereitstellen.

Im speziellen sind, wie erwähnt, die verschiedenen Bewußtseinslagen mittels des EEG sehr genau charakterisierbar. Darüber hinaus gibt es aber auch neurophysiologische Abläufe, die mit den bewußten Leistungen enger korreliert erscheinen. Diese Langzeitpotentiale kann man mit Hilfe des Computers aus dem EEG herausfiltern und nennt sie: *„Ereignisbezogene Potentiale“*. Dazu gehört die sogenannte Erwartungswelle mit dem wichtigen P 300-Potential sowie das motorische Bereitschaftspotential. Bei diesem handelt es sich darum, daß im Vollzug einer willkürlichen Bewegung ein betreffendes Erregungsmuster der Hirnrinde bereits ca. 1 sec vor dem subjektiven Entschluß zur Bewegung auftritt. Der Willensakt scheint also nicht erst die Bewegung auszulösen, also keine Intervention, sondern die nachträgliche Bestätigung der nicht-bewußt vorprogrammierten Handlung zu bedeuten.

Jüngere Fortschritte der Hirnforschung, nämlich die Analyse des sogenannten *Split-Brain-Syndroms* nach Durchschneidung oder bei Fehlen des Hirnbalkens, weisen auch darauf hin, daß es regionale bzw. *partiale Bewußtseinsformen* gibt, die vor allem der rechten oder der linken Großhirnhälfte zukommen und die unter besonderen Bedingungen in ihrer Eigenheit zum Vorschein kommen können: So die perzeptiv-synthetische Qualität des Bewußtseins der isolierten rechten Hemisphäre gegenüber der sprachmächtigen logisch-analytischen Qualität des Bewußtseins der isolierten linken Hemisphäre.

Man muß aber feststellen, daß auch diese neuen neurophysiologischen Erkenntnisse kein signifikantes Korrelat von bestehender bewußter Hirntätigkeit zutage gebracht haben. Offenbar fehlt uns die Kenntnis von kritischen Parametern. Da aber die spezifischen Hirnleistungen in der Ebene der Informationsprogramme und ihrer Produkte erfolgen, ist das Fehlen eines spezifischen neurophysiologischen Korrelates des Bewußtseins im Grunde nicht überraschend, womit aber freilich nicht geleugnet werden soll, daß in der Neurophysiologie der bewußten Hirntätigkeiten noch ein großes, kaum erschlossenes Forschungsgebiet vor uns liegt.

Die Gegenüberstellung von Gehirntätigkeit und Bewußtsein bringt etliche *Diskrepanzen* zum Vorschein: In *quantitativer* Hinsicht sei daran erinnert, daß der weitaus größte Anteil des einströmenden Inputs uns nicht bewußt wird. Dazu gehören auch die fundamentalen Lebensvorgänge der Atmung, des Blutkreislaufes, des Stoffwechsels und nicht zuletzt unserer eigenen Hirntätigkeit – auch Bewußtsein geschieht eigentlich nicht-bewußt – sowie die im Detail unglaublich komplizierte Durchführung von Bewegungen und das alltägliche Verhalten in der Umwelt: Man denke etwa an Autolenken oder gar an Sprechen. Die Durchführungsprogramme aller dieser Verrichtungen stehen anwendungsbereit und an verschiedenste Rahmenkonstellationen anpassungsfähig als *Dispositionen* zur Verfügung, werden meist automatisch aufgerufen und situationsgerecht modifiziert. Nervennetze aller Gehirnabschnitte sind daran beteiligt; die Großhirnrinde fungiert aber wie ein Kontrollgerät, das, wenn erforderlich, die Aufmerksamkeit auf kritische Punkte lenkt und gegebenenfalls Korrekturen vornimmt.

Asymmetrien zwischen Gehirn und Bewußtsein bestehen auch insoferne, als zeitlich inkongruente Hirnvorgänge, z.B. bei der Wahrnehmung, im Bewußtsein als zeitgleich erscheinen und daß, wie schon erwähnt, ereignisbezogene neuronale Erregungsmuster bereits vor dem betreffenden Bewußtseinserlebnis nachweisbar sind.

In *qualitativer* Hinsicht gewährt das Bewußtsein keinerlei Einblick in die organische Gehirntätigkeit, also in die Prozesse der Informationsverarbeitung selbst, sondern offeriert nur einige Ergebnisauszüge, sozusagen exklusive Eigenberichte, z.B. über Gegenstände, Orte und Ereignisse in Form eines kontinuierlichen, gerichteten zeitlichen Ablaufes, der auch als solcher vom bewußten Individuum als virtuelle Dimension individuellen Verhaltens miterlebt wird. Die Verknüpfung von Erlebnissen im Bewußtsein gehorcht nicht der physikalisch-chemischen Kausalität der Gehirnvorgänge, sondern den subjektiven Interpretationsbedingungen der sogenannten *Motivation*.

Bewußtsein ist daher *keineswegs ein Epiphänomen*, d.h. eine bloß zufällige Begleiterscheinung gewisser Formen von Hirntätigkeit, sondern Ausdruck einer auf hoher Stufe der Informationsverarbeitung in Gehirnen hervortretenden *besonderen Qualität*.

Als eine wesentliche Voraussetzung für das Bewußtsein ist die Entwicklung des *Zeitsinnes* im Zusammenhang mit dem Gedächtnis und der Vorstellungskraft anzusehen: Er ist eine späte Errungenschaft der Evolution und ein spätes Ereignis in der Ontogenese. Der Zeitsinn betrifft die Folgeordnung von Ereignissen als frühere oder spätere, sowie die Fähigkeit, die Zeitdauer von Geschehnissen als kurze oder lange zu bemessen. Gegenwart erleben wir als Zeitabschnitt und Konzentrat eines Zeithorizonts, in dem sich Vergangenes und Vergehendes mit dem eben Geschehenden und dem sich Ankündigenden oder zukünftig Erwarteten verbinden. Im inneren Zeitsinn werden wir uns auch der nicht umkehrbaren Richtung der Zeit aus der Vergangenheit durch das Jetzt in die Zukunft bewußt und nehmen damit am kosmischen geschichtlichen Prozeß teil.

Manchmal wird die Frage gestellt: *Ist Bewußtsein überhaupt notwendig?* Ist es eine auf die Komplexitätsstufe des Gehirns reduzierbare, d.h. regelhaft hervortretende Eigenschaft? Oder könnten gleiche Verhaltensleistungen auch ohne Bewußtsein erbracht werden?

Die Antwort lautet: Es gibt keinen zwingenden Grund für das Auftreten von Bewußtsein. Insoferne die bewußte Hirntätigkeit formale Informationsverarbeitung ist und gemäß apparatgerechten Programmen erfolgt, ist Bewußtsein keine conditio sine qua non für die Durchführung auch beliebig schwieriger Programme. Nach dem Theorem von TURING kann jede Denkaufgabe, also jedes logische Problem, das genau spezifiziert werden kann, auch von einem Automaten gelöst werden. Die heutigen kybernetischen Maschinen können, mit Computern ausgestattet, nicht nur Rechenaufgaben lösen, sondern sich auch im Rahmen definierter Vorgaben selbst programmieren, Fehler korrigieren, Voraussagen überprüfen etc.; sie vollbringen also *intelligente Leistungen.* Computer können sogar Teilbereiche von Programmen in Form von Symbolen zum Gegenstand weiterer Informationsverarbeitung machen, also quasi sprachlich verfahren und reflektieren. Man muß sich aber darüber im klaren sein, daß nicht die Maschine es ist, die denkt, sondern daß sie lediglich analog den Denkoperationen arbeitet. Dasselbe gilt aber auch für das Gehirn und seine Denkfunktion. Nicht das Gehirn ist es, das denkt, sondern der Mensch denkt mittels seines Gehirns, dessen physiologische Randbedingungen den logischen Gesetzen entsprechen.

Die betreffenden Vorgänge im Organ kommen selbst nicht zum Bewußtsein, sondern nur ihre erlebnismäßigen Korrelate. Intelligentes Verhalten allein, sofern darunter die gemäße Ausführung eines formalen Programmes gemeint ist, stellt also keinen ausreichenden Grund für das Auftreten von Bewußtsein dar. Das betrifft aber nur unser technomorphes Modell des Gehirns als Informationsverarbeitungsgerät, doch offenbar nicht das lebende Organ im Menschen, dem nicht nur die formale Syntax, sondern auch die inhaltliche Semantik und eine schier unbegrenzte Auswahl von Verhaltensmöglichkeiten (Willensfreiheit) zu Gebote steht.

Selbstbewußtsein – Geist

Die menschliche mentale Leistungsstufe ist überdies durch *Selbstbewußtsein* ausgezeichnet, das sich jeder technischen Modellierung entzieht. Vom *neurophysiologischen* Standpunkt kann Selbstbewußtsein prinzipiell aus der funktionellen Organisation der Großhirnrinde verstanden werden. Es ist dabei vorauszusetzen, daß der Prozeß der repetitiven modularen Bearbeitung des gesamten Inputs auf der den Tiergehirnen mangelnden *metamodalen Ebene* der sprachgetragenen Informationsverarbeitungsprodukte stattfindet. Das wird durch die großen Rindengebiete des Stirnlappens ermöglicht, die von der Evolution für neue Ebenen der Integration bereitgestellt wurden. Sinngemäß sind unter „reflektiven Schleifen" als Substrate des Selbstbewußtseins nicht zusätzliche nervöse Fasersysteme von spezifischer Funktion zu verstehen, sondern die Operationalisierung von Programmen zur Autoanalyse der eigenen Tätigkeiten und Zustände, also zur *Selbstreferenz.*

Im *Selbstbewußtsein* ist nicht nur die einfache Reflexion des Bewußtseins ohne Ich-Erlebnis, also des begleitenden subjektiven Gewahrens umweltlichen und leiblichen Geschehens enthalten, sondern jene *doppelte Reflexion,* in der sich das erlebende Subjekt als eigene Existenz, also objektives Selbst, begreift, das die Welt und sich selbst in seinem Bewußtsein erfährt, also über sein Bewußtsein bewußt reflektiert. Selbstbewußtsein ist daher sowohl subjektbezogen *reflexiv* als auch objektbezogen, d.h. *intentional.* Auf dieser höchsten Stufe der Reflexion erscheint die im Individualbewußtsein gegebene Dualität von Subjekt und Objekt durch die Erfahrung ihrer dialektischen Rückführung auf das selbstbewußte Individuum überwunden. Dieses bringt das *Ich* in seiner Weltbeziehung hervor und konstituiert, was ich eine *integrierte Dualität* von Subjekt und Objekt nennen möchte: *Die menschliche Person.*

Das *Selbstbewußtsein* ist daher nicht nur Spiegelung der individuellen Existenz, sondern zugleich wahrer Schauplatz der Welt: Es ist die Instanz der *Einheit* über der Vielheit von außen und innen, die man unter *Geist* versteht.

Das *Geistige* ist ebenso wie das Bewußtsein aus der Sicht seiner Bedingungen in der Gehirntätigkeit zu charakterisieren. Bewußtsein wie Geist sind Manifestationen bestimmter hoher Ergebnisstufen und Leistungsprodukte dieser Funktion.

Geist oder kollektive Vernunft bedeutet in dieser Sicht die Gesamtheit und den Inbegriff der symbolischen, d.h. der bedeutungsvoll-abstrakten Produkte der höheren Hirntätigkeit, von den Naturgegenständen bis zu den Gedankengebäuden. Geist setzt zwar Bewußtsein voraus, kann aber nicht auf Bewußtsein reduziert werden. Zwischen Geist und Bewußtsein besteht ein unlösbarer Zusammenhang, aber keine Abhängigkeit. Die geistigen Gebilde, d.h. die Produkte des Denkens und der Intuition wie jeder Art von Kreativität sind, wie schon mehrmals betont, durch unsere Sprachvermögen mitgestaltet und werden auch sprachlich vermittelt. Sie bilden einen eigenen *metabiologischen Bereich von funktionaler Realität*, eine eigene Seinsschicht, die dem Individuell-Seelischen entragt und es überbaut, und die wohl das Spezifikum der menschlichen Seinsweise ausmacht. Zum Unterschied vom Psychischen sind die mentalen Inhalte nicht Empfindungen, Gefühle und Strebungen privater Natur, sondern von überpersönlich-objektiver Art und daher allgemein mitteilbar.

Sie verbinden sich wieder nach eigenen Weisen der Selbstorganisation zu Gebilden höherer Ordnung, die wir als Formen des Gemeinschaftslebens, als Recht, Kunst, Wissenschaft und Religion kennen. Die geistigen Inhalte sind demgemäß keine übernatürlichen immateriellen Größen, keine abgehobenen außerweltlichen Ideen, sondern Bestandteile der realen Welt und teilen mit ihr die Endlichkeit und Zeitlichkeit. Sie entstehen im Gehirn als Produkte von Prozeßformen höchster Stufe: Wir sprechen hier von *Resultatprogrammen* der Informationsverarbeitung. Geist meint somit auch den *formalen Aspekt* dieser Produktebene der Hirnleistungen. Die geistigen Realien werden mit dem Gedächtnis auch im Gehirn bewahrt, mit Gehirn-geleiteter

Sprache ausgegeben und von anderen bewußten Existenzen wieder aufgenommen, um der Bearbeitung im jeweils eigenen Gehirn zugeführt, genutzt, erweitert und verändert zu werden, und so fort. Im Geist wird somit das flüchtige, individuell Erworbene durch ein kommunikatives Transzendenzgeschehen zum Gemeinbesitz oder besser der gemeinschaftlichen Verfügung anheimgegeben. Auf dieser Ebene der *Prozeßphase des Geistes* werden aus geistigen Elementarobjekten in eigengesetzlicher Weise die genannten *kulturellen Gebilde* ausgeformt, die sich ihrerseits wieder in verschiedenen sozialen Institutionen ihre Wirkungsstätten schaffen. Die Erfindung der Schrift vor einigen tausend Jahren ermöglichte die Generationen übergreifende Tradition geistiger Erzeugnisse und damit die potenzierte Nutzung und Vervollkommnung des in ihnen eingeschlossenen Erfahrungsschatzes der geschichtlichen Menschheit. Die überzeitlichen Manifestationen des Geistes verhalfen zur Entstehung von Zivilisation und Technik und zuletzt von Wissenschaft, die diese Entwicklung atemberaubend beschleunigt hat. Denn die geistigen Inhalte sind nicht nur von objektiver Art, sie sind auch objektivierbar. Sie lassen sich dinghaft gegenständlich realisieren. Jene zweite menschengeschaffene Natur, die uns durch die *Technik* bereitet wird, ist *objektivierter Geist* (NICOLAI HARTMANN). Allenthalben umstellen uns heute seine staunenswerten Gebilde und machen uns mehr zu schaffen als die originären Formen und Kräfte der Natur.

Wir haben es also im Geistigen mit Stufen von Transzendenz unserer Wirklichkeitsmodelle zu tun, die das Verhalten des Lebewesens Mensch zur äußeren gegebenen Wirklichkeit hin, dann zur Kenntnis seines Selbst und damit auch des Anderen, des Mitmenschen, und weiters zur Erfassung der Welt und ihres Werdens sowie schließlich zur Ansicht des Ganzen, des Kosmos, seiner Herkunft und zum Erahnen seines Sinnes hin öffnen. Menschheitsgeschichtlich gesehen geschah diese letzte, höchste Öffnung zum Umfassenden hin bereits mit dem ersten Menschen als Anmutung des Urgrundes und im religiösen Gefühl der Bindung an göttliche Wesen. Die anderen tieferen Stufen und ihre Übergänge wurden erst später gesehen und erst jüngst Gegenstand wissenschaftlicher Untersuchung: Sie kann zwar keine Ursachen aufdecken, aber durch vertiefte Einsicht das Staunen vor den Wundern der Welt erhöhen. Immer aufs Neue läßt aber erstaunen, daß alle Seinsebenen und die ganze Folge der Steigerungen vom Stoff bis zum lebendigen Geist in dem kleinen, verletzlichen Gehirnorgan beheimatet sind und getätigt werden, d.h. daß uns der Kosmos nur im Mikrokosmos des Gehirns und nur mittels seiner erreichbar ist.

Bewußtsein ist somit in allen seinen Manifestationen ein phänomenal autonomes, quantitativ und qualitativ anisomorphes Korrelat der Hirntätigkeiten als Träger der hierarchisch gestuften Informationsverarbeitung, deren „master-program" uns nicht bekannt ist. Manche haben für das Bewußtsein auch einen eigenen Code der Informationsverarbeitung, oder eine neue logische Dimension in Anspruch genommen. Zwischen Bewußtsein und Gehirn besteht aber keine kausal determinierte Abhängigkeit, sondern eine *interdependente Komplementarität.* NILS BOHR, der Schöpfer dieses Begriffs, bezeichnete Komplementarität als „eine Verschwörung der Natur", die uns daran hindert, eine vollständige deterministische Beschreibung physikalischer Objekte zu erhalten. Der Vergleich mit diesem Komplementaritätsbegriff ist jedoch unbefriedigend, weil beide komplementären Aspekte physikalischer Objekte derselben Ordnungskategorie angehören und gleicherweise exakt beschreibbar sind, während solcher Objektcharakter nur für bewußte Inhalte besteht, nicht aber für das Phänomen Bewußtsein zutrifft. Die neurophysiologische Gehirntätigkeit ist zwar die notwendige, aber keine hinreichende Bedingung des Bewußtseins. Eine vollständige naturwissenschaftliche Theorie des Bewußtseins ist auch deswegen unmöglich, weil infolge der Unabsehbarkeit künftiger Verhaltenssituationen und der Komplexität des Gehirns eine vollständige Bestimmung der Ausgangslage von Verhaltensakten grundsätzlich nicht gelingen kann. Eine vollständige Bestimmung aber würde, falls sie möglich wäre, den Systemzustand diskret verändern und damit wieder eine exakte Voraussage unmöglich machen: Somit scheitert die subjektive Selbstanalyse des Bewußtseins an ihrem Informationsdefizit, und es erreicht die objektive physikalisch-chemische Bewußtseinsanalyse nicht ihr Ziel, weil sie sozusagen immer zu spät kommen müßte. Zwischen Gehirn und Bewußtsein besteht somit *keine Identität*, sondern die oben geschilderte Anisomorphie. Die *Identität des Individuums* besteht vielmehr in seiner dualen, nämlich sowohl objektiven wie subjektiven Erscheinungs- und Erlebensform. In nur scheinbar paradoxer Formulierung kann man sagen, daß das Individuum die Einheit seiner Existenz nur in dualer Weise durch das Erlebnis der Welt im eigenen Bewußtsein erfahren kann.

Als treffende Interpretation des Verhältnisses von Gehirn und Bewußtsein erscheint die Beziehung gemäß einer *kategorialen Transformation:* Sie ist als die Potenz des lebenden neuralen Informationssystems zu verstehen, bestimmten Anteilen der neurophysiologischen Tätigkeiten in der Miterlebensqualität einen prinzipiell andersartigen ontologischen Charakter, nämlich den des Psychischen, zu Teil werden zu lassen; quasi das Privileg eines von innen her selbsterleuchteten Bezirkes individuellen organischen Lebens als höchstes Verhaltensinstrument.

Literatur

BRAITENBERG, V., (1986). Was das Gehirn mit Information zu tun hat. In: O.G. FOLBERTH und C. HACKL (Hg.): Der Informationsbegriff in Technik und Wissenschaft. München-Wien.

BRENTANO, F., (1984). Psychologie vom empirischen Standpunkt. Band I. Wien.

CHURCHLAND, P.S., (1986). Neurophilosophy. Toward a Unified Science of the Mind-Brain. Cambridge-Mass., London.

CREUTZFELDT, O.D., (1986). Gehirn und Geist. Bursfelder Universitätsreden. Göttingen.

GRÜSSER, O.J., (1983). Zeit und Gehirn. Zeitliche Aspekte der Signalverarbeitung in den Sinnesorganen und im Zentralnervensystem. In: Die Zeit. München-Wien.

KANT, I., (1922). Anthropologie in pragmatischer Hinsicht. Sämtliche Werke. Großherzog Wilhelm-Ernst Ausgabe. Im Inselverlag zu Leipzig.

KANT, I., (1964). Über das Organ der Seele. Königsberg 1796. In: W. WEISCHEDEL (Hg.): Kants Werke, Bd. 6. Frankfurt/Main.

MCKAY, D.M., (1980). Brains, Machines and Persons. London: Collins.

MOUNTCASTLE, V.B. & EDELMANN, G.M., (1978). An organizing principle for cerebral functions: The unit module and the distributing system. In: The mindful brain. The MIT-Press Cambridge (Mass.) and London (England).

OESER, E., (1976). Wissenschaft und Information. 3 Bde. Wien-München.

OESER, E., (1988). Das Abenteuer der kollektiven Vernunft. Evolution und Involution der Wissenschaft. Berlin-Hamburg.

OESER, E. und SEITELBERGER, F., (1988). Gehirn, Bewußtsein und Erkenntnis. Dimensionen der Modernen Biologie, Band 2, W. NAGL. und F.-M. WUKETITS (Hg.). Darmstadt: Wissenschaftliche Buchgesellschaft.

PÖPPEL, E., (1985). Grenzen des Bewußtseins. Stuttgart.

POPPER, K. R. & ECCLES, J.C., (1982). Das Ich und sein Gehirn. München Zürich.

REININGER, R., (1930). Das psychophysische Problem. 2. Aufl., Wien-Leipzig.

ROTH, G., (1987). Erkenntnis und Realität: Das reale Gehirn und seine Wirklichkeit. In: S.J. SCHMIDT (Hg.): Der Diskurs des Radikalen Konstruktivismus. Frankfurt/Main.

RYLE, G., (1943). The Concept of Mind. London. dt. 1969: Der Begriff des Geistes. Stuttgart.

SCHRÖDINGER, E., (1958). Mind and Matter. Cambridge, at the University Press.

SEARLE, J.R., (1986). Geist, Hirn und Wissenschaft. Frankfurt/Main.

SEITELBERGER, F., (1980). Raum und Zeit im Blickpunkt der Hirnforschung. In: J. H. SCHARF (Hg.): Raum und Zeit. Nova Acta Leopoldina, Bd. 54, Nr. 244. Vorträge anläßlich der Jahresversammlung vom 9. – 12.4. 1980, Halle/Saale: 327-344.

SEITELBERGER, F., (1983). Neurobiologische Aspekte der Intelligenz. In: K. LORENZ und F.-M. WUKETITS (Hg.): Die Evolution des Denkens. München-Zürich.

SEITELBERGER, F., (1984). Das Zeitproblem – Neurobiologische Aspekte. In: M. HORVAT (Hg.): Das Phänomen Zeit. Wien: 182-195.

SEITELBERGER, F., (1986). Informationsverarbeitung im Nervensystem. Funktionell-anatomische Grundlagen. Biblos, Österr. Zeitschr. f. Buch- und Bibliothekswesen, Dokumentation, Bibliographie und Bibliophilie, 35: 27-35.

SEITELBERGER, F., (1987). Wie geschieht Bewußtsein? Die neurobiologischen Voraussetzungen. Psychologie in Österreich. 7, 6-19.

SEITELBERGER, F., (1988). Hierarchies and structure function relation in the neuroscience. In: L. DEECKE ET AL. (Ed.): Handbook of Clin. Neurology, Vol. 4. Amsterdam-New York: North Holland Publishing Company.

SZENTAGOTHAI, J., (1985). Theorien zur Organisation und Funktion des Gehirns. In: Naturwissenschaften. 72, 303-309.

WIENER, N., (1961). Cybernetics or Control and Communication in the Animal and the Machine. MIT-Press and Wiley, Inc. N.Y., (2nd. ed.).

YOUNG, J.Z., (1987). Philosophy and the Brain. Oxford-New York.

GISELHERR GUTTMANN, Jahrgang 1934, immatrikulierte im Jahre 1955 an der Universität Wien mit der Absicht, Philosophie und Zoologie zu studieren. Motiv dafür war eine in frühe Kindheit zurückreichende Begeisterung für Biologie, sowie ein besonderes Interesse für philosophische Fragen, vor allem in Hinblick auf die Realitäts- und Bewußtseins-Problematik.

ROHRACHERS Vorlesungen mit ihrem bemerkenswerten Brückenschlag zwischen naturwissenschaftlich-biologisch orientierter Hirnforschung und Erlebnisspsychologie bewirkten eine Rochade der Fachwahl.

Seit der Anstellung bei ROHRACHER im Jahre 1959 wechselten zwar mehrmals die Aufgabenschwerpunkte, doch standen während der letzten 25 Jahre neuropsychologische Untersuchungen im Vordergrund, wobei Arbeiten zur Neuropsychologie des Bewußtsein sowie vom „Altered States of Consciousness" schließlich zu einer unerwarteten Synthese der philosophischen und neuropsychologischen Blickrichtungen führten.

Zur Psychophysiologie des Bewußtseins

GISELHER GUTTMANN

„Bewußtsein – spezifisch menschliche ideelle Widerspiegelung der objektiven Realität vermittels des Zentralnervensystems" – so ist, wenn man sich auf die Suche nach Begriffsbestimmungen macht, beispielsweise in einem philosophischen Wörterbuch (KLAUS & BUHR, 1974) zu lesen. Wer sich in der Psychologie vorwiegend mit handfesten Nutzanwendungen beschäftigt, wie beispielsweise ein Therapeut, der an der Entwicklung von wirksamen lernpsychologischen Rezepten interessiert ist, mit denen er seinen Klienten helfen kann, der wird (zu Recht) mit dieser Feststellung zufrieden sein. Realismus ist ohne Zweifel eine ungemein praktische Haltung und man findet auch unter den „professionellen" Denkern genügend klangvolle Namen, die man als Zeugen dafür bemühen kann, daß diese Position nicht verboten ist. Man kann die Dinge freilich auch anders sehen.

„Alle Erscheinungen sind in gewissem Sinne Bewußtseinserscheinungen" sagt ROBERT REININGER in seinem bemerkenswerten Werk „Das Psychophysische Problem" und fährt, an anderer Stelle fort: „In diesem erkenntnistheoretischen Sinne bedeutet Esse = Percipi ... die fundamendalste und unzweifelhafteste Entdeckung der Philosophie überhaupt." (REININGER, 1916).

Und wer seine realistische Realitätsauffassung bedroht sehen sollte, wer sich darüber beunruhigt fühlen könnte, daß es vielleicht nicht „wirklich" „da draußen" eine materielle Außenwelt geben sollte, für den wird unmißverständlich präzisiert: Denkt man diese Voraussetzung zu Ende, so ergibt sich die unvermeidliche Folgerung, daß „das Psychische und das Materielle letzten Grundes zusammenfallen und identisch sein müßten." (REININGER, 1916).

Würden Sie, um die Probe aufs Exempel zu stellen, beispielsweise zustimmen, daß auch Tiere ein Bewußtsein besitzen? Und sind Sie mit noch größerer Evidenz geneigt, Ihrem Nachbarn eines zuzutrauen? Wenn ja, warum fällt es doch den meisten Menschen sehr viel leichter, ihren Mitmenschen Erlebnisfähigkeit zuzugestehen als dem Haushund (wobei sich bei letzterem bereits eine erkenntnistheoretische Kluft zwischen Hundebesitzern und Heimtierfeinden zu bilden pflegt)?

Als eine der Möglichkeiten, sich den verschiedenen Problemen zu nähern, die uns rund um den Begriff „Bewußtsein“ begegnen, ist schon seit langem die Betrachtung seiner „biologischen Grundlagen“ angesehen worden: Gibt es Nervenzellen, deren Erregungsaktivität für unser Erleben entscheidend ist? Kann man ein „biologisches Substrat“ auffinden, das als materielle Grundlage des Bewußtseins anzusehen ist? Obgleich all diese Fragen duchaus beantwortbar erscheinen - und die allgemein akzeptierten Antworten auch weithin bekannt sind - hat sich nicht die geringste Klärung für auch nur eine der oben genannten wissenschaftstheoretischen Leib-Seele-Quizzfragen abgezeichnet (eine hübsche populäre Übersicht gibt beispielsweise HOFSTADTER, 1986; eine umfassende Darstellung der gegenwärtigen philosophischen Positionen findet sich bei SEIFERT, 1989). Der Grund hiefür scheint mindestens ebenso interessant, wie die Fragen selbst. Und um ihn aufzufinden wollen wir im folgenden sorgfältig trennen zwischen den Antworten auf diese Grundfrage und der Einschätzung, welchen Erkenntnisgewinn die Antworten uns eigentlich erbringen.

Auf der Suche nach dem „Bewußtseinszentrum“

Vor 40 Jahren studierten MORUZZI und MAGOUN (1949) die Auswirkungen von Kleinhirnerregungen auf die motorische Großhirnrinde und fanden – wie so oft in der Geschichte der Neuropsychologie – was sie gar nicht gesucht hatten. Es traten nämlich bei Reizungen in den vermuteten Schaltstellen Veränderungen des Elektroenzephalogramms (EEG) auf, wie sie für ein Ansteigen des Aktivierungsniveaus – beispielsweise nach einem unerwarteten Schreckreiz – typisch sind, also schnelle, kleine Wellen. Diese liefen in allen Regionen der Endhirnrinde ab und ließen somit erkennen, daß die Stimulation eines winzig kleinen, subkortikalen Kerngebietes Auswirkungen auf den Funktionszustand des gesamten Kortex hatte.

Noch dramatischer war die drei Jahre später von FRENCH und MAGOUN (1952) vorgenommene künstliche Ausschaltung desselben

Areals: Nach einer Zerstörung dieses vergleichsweise winzig kleinen Gebietes verfiel das Versuchstier in einen stuporartigen Dauerschlaf, aus dem es nie wieder geweckt werden konnte. Die Fähigkeit zum bewußten Erleben war also an das intakte Funktionieren eines kleinen Zellgebietes im Mittelhirn mit dem Namen Formatio Retikularis gebunden. Sein Ausfall hatte zur Folge, daß auch das Bewußtsein erloschen war – so wie es aus medizinischen Beobachtungen schon lange nach Störungen in dieser Region (Blutungen, Erweichungsherde) bzw. der Economo'schen Schlafkrankheit (Enzephalitis lethargica) bekannt ist, deren Erreger besonders Zellen der Formatio Retikularis beeinträchtigt.

Auf diesen Grundlagen aufbauend postulierte LINDSLEY die Existenz eines „aufsteigenden retikulären Aktivierungssystems“ ARAS (= Alerting System, Activating System): Ein kleines Kerngebiet, über das in gar nicht allzu alten Lehrbüchern noch zu lesen war, daß es eine Region mit unbekannter Funktion – vermutlich bedeutungslos – sei, hatte sich als zentrale Schaltstelle des Bewußtseins erwiesen. Sie stellt offenbar das lang gesuchte „Bewußtseinszentrum“ dar, das dafür verantwortlich ist, daß wir die Umwelt mit hellwachem Ich-Bewußtsein erleben. Die Drosselung der Erregungsaktivität dieser Zone führt zu einer Absenkung des Wachheitszustandes bis zur tiefen, erlebnisfreien Bewußtlosigkeit. Die stillschweigende Implikation ist dabei die Annahme eines eindimensionalen Kontinuums, auf dem Bewußtseinslage und Ich-Erleben liegen.

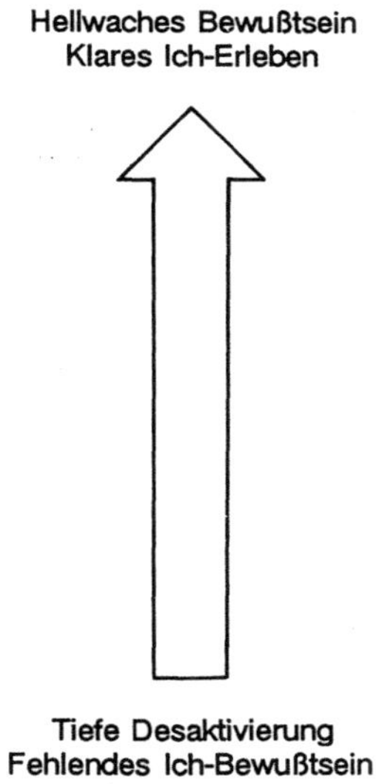

Abb.1: Aktivierung und Ich-Erleben

Diese „Zentralbatterie“ unseres Bewußtseins holt sich ihre Energie selbst aus allen afferenten und efferenten Informationen: Jedes Sinnessystem bildet Kollateralen in die Formatio Retikularis aus und jede motorische Bahn besitzt analoge Verzweigungen zu dieser. Dadurch beeinflußt jeder Reiz wie auch jede aktive Handlung unsere Bewußtseinslage.

Der Grad unserer aktuellen Wachheit kann auch an physiologischen Kennwerten abgelesen werden, an denen schon die kleinsten Schwankungen der Aktiviertheit erkennbar werden. Den wichtigsten hat HUBERT ROHRACHER schon in den Dreißigerjahren untersucht, als er erstmals die psychologische Bedeutung des eben erst entdeckten Hirnstrombildes, des Elektroenzephalogramms (EEG) untersuchte. Er konnte bei seinen Untersuchungen das erste Schlaf-EEG beobachten, das durch ein Auftreten großer, langsamer Wellen die eingetretene Aktivierungssenkung erkennen läßt. (ROHRACHER, 1935, 1937a, 1939).

Als noch feinerer Indikator erwies sich später die von der Wiener Schule besonders eingehend untersuchte Gleichspannungskomponente: Unser Gehirn ist nämlich auch, einer Batterie vergleichbar, elektrisch aufgeladen: Die Kortex-Oberfläche zeigt ein elektronegatives Bestandspotential (Gleichspannungspotential, DC-Potential – von **D**irect **C**urrent). Seine Registrierung wirft eine Reihe von überaus schwierigen Problemen auf, die bei uns, vor allem durch die Ideen von HERBERT BAUER, gelöst werden konnten, sodaß nunmehr Meßanordnungen zur Verfügung stehen, durch die Veränderungen des Bestandspotentials von einem Millionstel Volt (!) registriert werden können.

Derartig kleine Schwankungen des DC-Potentials, die gleichsam mikroskopische Veränderungen der Aktiviertheit abbilden, können überraschenderweise psychologisch durchaus bedeutsam sein, da beispielsweise die Lernleistung nach einer spontanen Negativierung deutlich verbessert ist. Diese Beobachtung führte zu zahlreichen praktischen Nutzanwendungen, vor allem aufgrund der Möglichkeit, solche „lernbereiten Zustände“ durch Biofeedback-Training oder durch Skelettmuskelspannung willkürlich herbeizuführen (GUTTMANN, 1977, GUTTMANN & BAUER, 1980).

Größere Aktivierungsänderungen werden erwartungsgemäß von wesentlich stärkeren DC-Potentialänderungen begleitet: So sinkt nach dem Einschlafen das kortikale Bestandspotential um nicht weniger als 3000 – 4000 Mikrovolt, wie vor kurzem bei uns in der ersten DC-Schlafstudie gezeigt werden konnte.

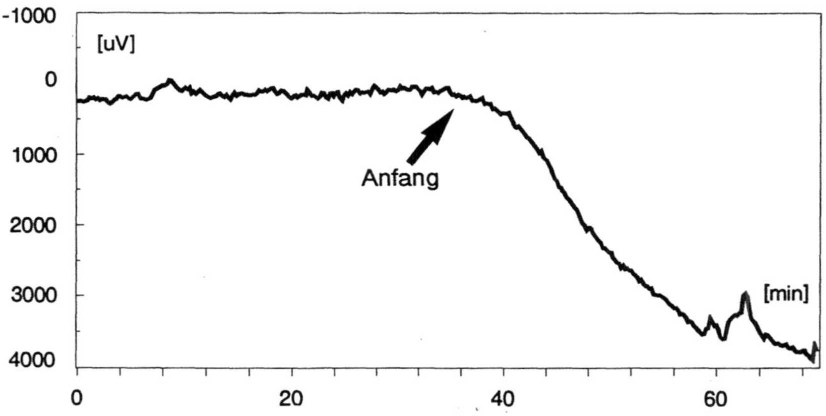

Abb. 2: Die Verschiebung des DC-Potentials im Schlaf: Während im Wachzustand (linker Teil der Kurve) nur kleine DC-Schwankungen auftreten, verschiebt sich das Potential nach dem Einschlafen (Pfeil) um rund 4000 Mikrovolt in elektropositiver Richtung.

Die Bewußtseinslage mit ihren kleinen oder großen Schwankungen wird somit an einem sensiblen physiologischen Indikator, dem DC-Potential, erkennbar, der zeigt, daß die Aktivität des unspezifischen Aktivierungssystems dauernden Schwankungen unterworfen ist.

An der Formatio Retikularis greifen auch die wichtigsten Psychopharmaka an: Eine Blockierung der Weitergabe ihrer Erregungen, wie sie von den Tranquillizern bewirkt wird, führt zu einer Dämpfung der Aktivierung. Eine Abschirmung des oben genannten Erregungszustroms aus dem afferenten und efferenten System hat eine noch dramatischere Aktivierungssenkung zur Folge und tritt nach einer Verabreichung von Neuroleptika auf. Neuroanatomische, physiologische und pharmakologische Befunde scheinen also die Korrektheit der These zu untermauern:

Es gibt ein „Bewußtseinszentrum". Sein Erregungsniveau ist für unsere Bewußtseinslage entscheidend.

Der Blick ins „Fremdpsychische"

Halten wir an dieser Stelle kurz inne und nehmen wir einmal genauer unter die Lupe, welche Ebenen wir bei den bisherigen Überlegungen eigentlich betrachtet haben und worin der Erkenntnisgewinn der genannten These besteht. Die Übersicht läßt sich erleichtern, wenn wir mit FEIGL die Gesamtheit aller Phänomene in zwei große Klassen teilen, nämlich den Bereich des Psychischen – PSI – und den Bereich der neurophysiologischen Phänomene – PHI – und die von ihm ausgesprochene Hoffnung teilen, daß „... the Psi-Phi (i.e. psycho-neurophysiological) relations or correspondences can be empirically investigated; and that mental states (raw feels) may be analogy be ascribed to other human beings (and higher animals), even if in the case of those „others" they are inaccessible to *direct* confirmation" (FEIGL, 1958, S. 380).

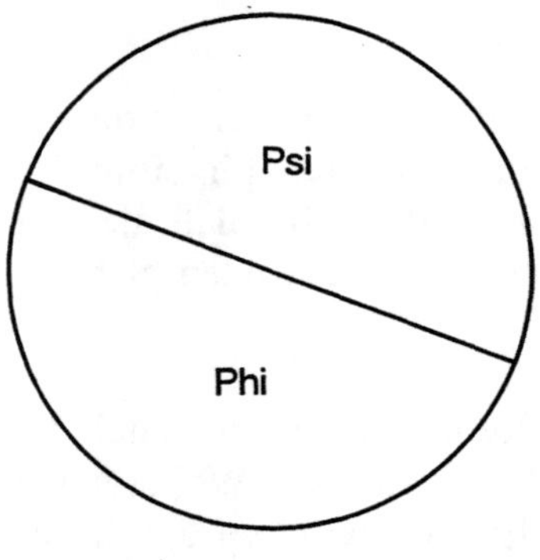

Abb. 3: Feigls Trennung in Psi und Phi

Wir sind also im Grunde auf der Suche nach biologischen Korrelaten von *spezifischen Erlebnisinhalten!* Nicht die Entdeckung eines „Wachheitszentrums“, das für unsere aktuelle Bewußtseinslage verantwortlich ist, hilft uns, auch nur eine einzige Teilfrage des Leib-Seele-Problems in Angriff zu nehmen. Vielmehr müßten wir auf einen physiologischen Kennwert stoßen, der uns gleichsam – um mit ROHRACHER zu sprechen – „einen Blick ins Fremdpsychische“ zu werfen erlaubt. Wir können dieses Anliegen mit STEGMÜLLER terminologisch genauer präzisieren:

Er unterscheidet in einer Weiterführung des FEIGEL'schen Ansatzes in Phi zwei Teilbereiche: Phi-mikro und Phi-makro. Unter Phi-makro versteht er alle Verhaltensweisen, die als Hinweis auf einen bestimmten psychischen Zustand dienen können, also nicht zuletzt auch sprachliche Mitteilungen. Phi-mikro hingegen sind die von uns letztlich gesuchten mit einem spezifischen Erlebniszustand korrelierenden nervösen Prozesse. Erregungen also, deren Auftreten streng gesetzmäßig von ganz bestimmten Erlebnisinhalten begleitet wird wie jenem legendären Schmetterling, den der von FOERSTER beschriebene Patient während eines hirnchirurgischen Eingriffs sah, sobald eine bestimmte Hirnregion stimuliert wurde. (FOERSTER, 1936; nähere Hinweise in GUTTMANN, 1988).

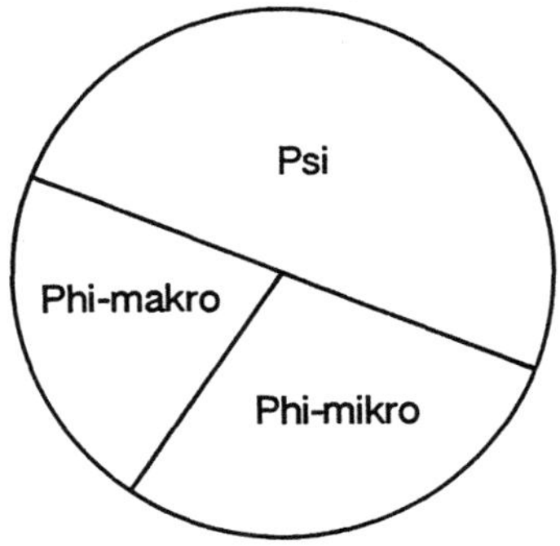

Abb. 4: Die Differenzierung in Phi-mikro, Phi-makro

Der Bereich Phi-makro ist ganz offensichtlich für unser Hauptanliegen völlig bedeutungslos: Das Berichten über Erlebnisinhalte bringt uns nicht der Kernfrage näher und wir können nur mit DUBOIS REYMOND sagen: „Ignorabimus". Was aber hat die moderne Neurophysiologie über Phi-mikro zu sagen? Gibt es neuronale „Korrelate des Psychischen"?

Schon in einer der ersten Publikationen ROHRACHERs berichtet er von seinen Versuchen, EEG-Veränderungen im Anschluß an Sinnesreize aufzufinden, also „einen Blick ins Fremdpychische" zu werfen: Er stimulierte mit verschiedenen Reizen zu genau festgelegten Zeitpunkten und suchte im Wellenmuster des Hirnstrombildes nach charakteristischen Erregungsantworten. (ROHRACHER 1937b).

Zu seinem Bedauern fand er keine solchen – die kühne Idee war den damals verfügbaren technischen Möglichkeiten vorausgeeilt. Denn einige Jahre später gelang es sehr wohl, derartige Erlebniskorrelate aus dem EEG herauszuschälen. Die Schwierigkeit lag einfach darin, daß diese Erregungskomponenten überaus schwache Spannungssignale darstellen, deren Intensität nur einige Millionstel Volt beträgt und daß diese zudem in der um ein Vielfaches stärkeren Erregungsaktivität von Millionen anderer Nervenzellen untergehen, die gleichzeitig aktiv sind, aber nichts mit dem gerade interessierenden Erleben zu tun haben.

Die Trennung eines schwachen Signals von einem starken Rauschpegel ist aber ein Problem, das sich auch in anderen Forschungsbereichen gestellt hatte (Empfang schwacher, verrauschter Funksignale, Messungen in der Teilchenphysik usw.) und gelöst worden war: Wenn das Signal *oftmals* zu *genau bekannten* Zeitpunkten auftritt, kann man eine Mittelung des Prozesses in dem darauffolgenden Zeitabschnitt vornehmen, bei der sich der Zufallsanteil mehr und mehr „wegmitteln" wird, das Signal aber immer deutlicher zum Vorschein kommt (für eine detailliertere Beschreibung der Methode siehe z.B. GUTTMANN, 1982).

Dieses Phi-mikro wurde sehr bald für eine praktische Anwendung genützt, die geradezu eine Modellsituation für die „Objektivierung psychischer Zustände“ darstellt, nämlich die objektive Sinnestüchtigkeitsprüfung im akustischen Bereich. Eine konventionelle Audiometrie erfordert einige Kooperationsfähigkeit (und Bereitschaft) des Untersuchten. Es ist daher beispielsweise unmöglich, den genauen Verlauf der Hörschwelle bei einem Säugling festzustellen.

Mit Hilfe der akustisch evozierten Potentiale gelingt dies jedoch sehr wohl, wobei diese tatsächlich den *psychischen Bereich* abbilden: Werden nämlich beim Anhören einer längeren Reizserie bei objektiv völlig gleichbleibendem Schalldruck der Reize, einzelne als lauter, andere als leiser erlebt, so verändert sich die Größe der entsprechenden Potentiale und stimmt mit dem subjektiven Erleben überein (GUTTMANN, 1968, 1969). Phi-mikro wurde also gefunden – und auch bald in den verschiedensten Anwendungsbereichen erfolgreich eingesetzt: Man kann das Schmerzerleben eines Menschen ebenso objektivieren wie seine Farbtüchtigkeit, sein Geruchs- oder Geschmacksvermögen, ja mit einiger Mühe sogar Erregungskorrelate von Vorstellungen ... Was will man mehr?

Doch, etwas wünschen wir uns noch: Zu wissen, welche Einsicht uns diese wundersamen Potentiale in die Bewußtseinsproblematik liefern, auf welche Weise sie uns helfen, wenigstens eine der Fragen – etwa die nach der Beziehung des Psychischen zur „realen Welt“ - zu klären! Was wissen wir vom *Erleben* eines Säuglings, der bei einem 1000 Hz Ton genau dasselbe Potential erkennen läßt wie ich selbst? *Wissen* wir nun etwas über sein Erleben – oder müssen wir bloß wieder zurückblättern zu DUBOIS REYMOND?

Was sagt uns beispielsweise die Betrachtung eines Schmerzpotentials über eine Person, die glaubwürdig versichert, keinen Schmerz zu spüren? Können wir mit seiner Hilfe entscheiden, ob es sich bei diesem Menschen um den Super-Stoiker oder Super-Spartaner handelt, mit dem uns PUTNAM in seinem Science-Fiction Gedankenspiel vertraut macht und der Schmerzen erlebt, sich aber so zu beherrschen versteht, daß er alle unwillkürlichen Schmerzreaktionen unterdrücken kann. Oder gar seine Steigerungsstufe in der X-Welt, in der die „Super-Super Spartaner“ nicht einmal mehr über Schmerz *sprechen*? (PUTNAM, 1979, S. 332 f.).

Kein Zweifel: Wir haben nicht die Grenzlinie zwischen Psi und Phi überschritten; wir haben lediglich Korrelationen zwischen Phi-mikro und Phi-makro festgestellt. Korrelationen von höchster praktischer Bedeutung – jedoch für unsere Hauptfrage offensichtlich ebenso bedeutungslos wie eine Blutdruckmessung!

Das zentrale Bemühen jedes philosophisch-wissenschaftstheoretischen Denkens ist offensichtlich das Auffinden einer möglichst voraussetzungslosen Ausgangsposition. Auch dieser These darf selbstverständlich widersprochen werden. Wer aber bereit ist, eine unterschiedliche Wertigkeit zwischen Phlogistontheorie und Quantenphysik anzuerkennen, wird dem Ideal der möglichst weitgehenden Voraussetzungslosigkeit wohl beipflichten können. Sehen wir uns einmal um, was verschiedenste Denker zu dieser Idee sagen.

Auf der Suche nach dem Fundament der Erkenntnis

Mit einer Selbstverständlichkeit, die selbst diese Erörterung zunächst zur Trivialität zu stempeln droht, wurde die erstrebte, voraussetzungslose Basis im *Eigenerleben* gesucht, aufbauend auf der Gewißheit, daß *Ich* in diesem Augenblick hier und jetzt *existiere.* So hat, wenn wir zu den Wurzeln dieser „Selbstverständlichkeit" zurückblicken, schon DESCARTES als Resultat seines methodischen Zweifels („...so hielt ich es für notwendig ... als unbedingt falsch all das zurückzuweisen, woran ich nur im mindesten zweifeln konnte.." – Abhandlung über die Methode, S. 30), letztlich mit seinem „Cogito, ergo sum" als die einzig tragfähige Gewißheit, von der auszugehen ist, das Erleben eines Ich, also das Eigenpsychische, als Fumdament vorschlagen können (DESCARTES, 1913). Es bleibe dahingestellt, daß er durch einige kompliziertere Überlegungen auch etwa den Gottesbegriff als ein solch unbezweifelbares a priori einführen konnte. Bleiben wir besser bei der ersten Station seines methodischen Zweifels stehen und halten fest, daß das *aktuelle* Ich-Erleben als die so dringend gesuchte Basis angeboten wird.

Auf seinen Überlegungen aufbauend finden wir recht ähnliche Gedanken bei JOHN LOCKE: „For nothing can be more evident to us, than our own Existence ... If I doubt of all other Things, that very Doubt makes me perceive my own Existence, and will not suffer me to doubt on that" (LOCKE, 1760).

Und ebenso unmißverständlich sagt BERKELEY über die „Dinge" unserer Welt: „Das Sein (*esse*) solcher Dinge ist Percipiertwerden (*percipi*)" (BERKELEY, 1912). Sie legten das Fundament für alle weiteren Überlegungen immer durch ein einfaches Denkspiel: Alles auszuklammern, was nicht sichere Ausgangsbasis, sondern möglicherweise bereits (mehr oder weniger *stillschweigend* getroffene) Zusatzannahme sein könnte.

Wagen wir einen Sprung ins 20. Jahrhundert, um aufzuzeigen, daß offensichtlich bis in die Gegenwart in höchst heterogenen Konzepten genau diese Startposition als einzig legitime Möglichkeit angesehen wurde:

So finden wir bei FRANZ BRENTANO den Aufruf zu einer Suche „nach dem Bezug der Wahrheit zur Realität" (BRENTANO, 1930, S. 25), der geklärt sein müsse, ehe man darangehen kann, das Wahrheitsproblem zu diskutieren: Für welchen Bereich der Phänomene hat der Begriff „Wahrheit" überhaupt Gültigkeit? Ein Gleichspannungspotential ist nicht wahr oder falsch. Wahr oder falsch können nur ganz bestimmte Teilbereiche unseres Erlebens, nämlich *Aussagen* sein. Und bei dieser Suche nach dem Ort der Wahrheit kommt er schießlich zur Erkenntnis, daß *nur psychischen Phänomenen* echte Existenz zukommt: „Es gibt keine Farben und Töne, sondern nur Farbensehende und Tonhörende" *resümiert* STEGMÜLLER (1978, S. 15) BRENTANOs Position (vielleicht hätten wir allerdings noch lieber eine Formulierung gelesen, in der das *Erleben* und nicht der *Erlebende* im Vordergrund steht!?).

HUSSERL erörtert auf der Suche nach der Basis des Unbezweifelbaren sogar die Technik, die Handlungsanweisung, durch die man zur erwünschten Einsicht gelangen kann: Es ist das Weglassen alles nicht mit Sicherheit Gegebenen. Durch derartige „Reduktionen", „Einklammerungen" können wir in einem ersten Schritt von den Phänomenen, die uns bei naiv-realistischer Betrachtung zunächst als unbezweifelbare Realität begegnen, alles weglassen, was wir nicht aktuell erleben, sondern nur wissen, gelernt haben, was auf Grund der Erfahrung das aktuell Gegebene gestaltet („Historische Einklammerung").

Wir können aber noch weiter gehen und außer Acht lassen, ob etwas real existiert und alles einschließen, was nur vorgestellt, was Phantasiegebilde sein mag („Existentiale Einklammerung"). Schließlich können wir bei einem Sachverhalt von allen konkreten Gegebenheiten absehen und auf das Wesentliche übergehen, also den Sprung von einem konkreten Rot und all seinen Schattierungen auf das Rot-Sein vollziehen („Eidetische Reduktion"). Und endlich können wir (leger ausgedrückt) die Grenze real – irreal aufheben und auch alle irrealen Phänomene zulassen („Transzendentale Reduktion"). Mögen diese Etappen des Husserlschen Denkspiels auch nicht ganz leicht nachvollziehbar sein – sein Endergebnis stellt STEGMÜLLER höchst einfach dar: Was nach der durch die phänomenologische Reduktion bewirkten gedanklichen „Weltvernichtung" übrigbleibt, ist die Absolutsphäre des *reinen Ichs* oder des *reinen Bewußtseins* (STEGMÜLLER, 1978, S. 72).

Auch ROBERT REININGER gelangt auf seiner Suche nach einer voraussetzungslosen Metaphysik zu einer übereinstimmenden Position: Ausgangspunkt und über allen Zweifel erhaben ist ausschließlich das *gerade erlebnismäßig Vorhandene.* Erleben und Erlebtes bilden eine Einheit, das „Urerlebnis". Der Weg eines „methodischen Solipsismus" führt ihn *zum* primären Ich, das eine Reihe von Transformationsstufen durchläuft: Die Ich-Aufspaltung in *Einzelerlebnisse,* das Gewahrwerden eines *Eigenleibes* und schließlich die Entstehung von *Selbstbewußtsein,* die Ausbildung des *sekundären Ichs.*

Es gibt nach REININGER, streng genommen keine Vielfalt von Erlebnissen, sondern nur das *Gegenwartserlebnis,* in dem auch die Zeitdimension ihre Realität verliert. Denn das Urerlebnis ist zeitlos – auch die Zeit muß als unwirklich angesehen werden. So wird die Unterscheidung einer Außenwelt und ihrem Bild im Bewußtsein fiktiv und das Leib-Seele-Problem zum Scheinproblem, da sowohl Physisches wie auch Psychisches *konstruierte Grenzbegriffe* darstellen.

Einen zwingenden Grund für die Annahme eines real Fremdseelischen gibt es ebenso wenig wie eine absolute Wahrheit. Wahr ist vielmehr für jeden, was ihm gerade als wahr erscheint. Was bleibt ist die These eines *Bewußtseinsmonismus,* die Existenz des Ich im Urerlebnis, das sich über die gesamte Bewußtseinswirklichkeit ausbreitet. (REININGER, 1947).

Lassen wir zuletzt noch einen Vertreter zu Wort kommen, dem bei der Suche nach dem archimedischen Punkt, an dem eine logisch aufgebaute Welt verankert werden kann, keine Tendenz zu romantischen Ideen unterstellt werden kann: CARNAP wählt in seinem Werk „Der logische Aufbau der Welt" gleichfalls als fundamentales Bezugssystem das Eigenpsychische als Basis. Aus diesem „Erlebnisstrom", den er auch „das Gegebene" nennt, werden alle übrigen Phänomene abgeleitet: Nach der Konstitution der *eigenpsychischen Gegenstände* wird die *Wahrnehmungswelt,* die *physikalische Welt* und schließlich offenbar als merkwürdiger Ausschnitt aus der physikalischen Welt – die Welt des *fremden Bewußtseins* konstituiert. Als höchste Stufe folgt die Welt der *geistig-kulturellen Gegenstände* (ein Wetterleuchten von Poppers Welt 3!). All diese Begriffe stellen aber immer nur *Relationen zwischen Eigenpsychischem* dar. Ihr Kern bleibt das *Elementarerlebnis* (CARNAP 1961).

So läßt sich ein einfaches Resümee aus diesem kleinen Rundgang durch einige im übrigen recht heterogene Denksysteme bilden:

Das *Eigenerleben* wird als unumstrittene Basis angesehen. Das Ich ist eine stillschweigend vorausgesetzte und akzeptierte Realität! *Wirklich* ist nur, was Ich aktuell *erlebe,* das in *meinem* Bewußtsein hier und jetzt vorhandene ...

Über „Quantenpsychologie"

Der Sinn der Frage nach der Existenz einer bewußtseinsunabhängigen Realität quält aber keineswegs nur die Psychologie. Sie spitzte sich vielmehr in einem Gebiet zu, in dem man sie bis vor kurzem zu allerletzt gesucht hätte: Nämlich in der *Physik!* Es war dies eine Folge des Verlassens der Newtonschen Welt, in der „wirklich“ existierende Objekte beobachtet wurden, „draußen“, in einer Welt, die als unabhängig vom Beobachter angesehen wurde.

Merkwürdigerweise war gerade der Denker, dem wir die Demontage dieser heilen physikalischen Welt verdanken, ALBERT EINSTEIN, nie bereit gewesen, die Konsequenzen seiner Revolution zu unterschreiben und akzeptierte weder die akausale Formulierung der Quantenphysik noch das Bohr‘sche Komplementaritätsprinzip. Ist es aber nicht auch wirklich eine verwegene Denk-Etüde, zur Kenntnis nehmen zu müssen, daß es keine vom Beobachter unabhängige Realität geben soll? Daß uns gerade *physikalische* Überlegungen, die für uns nach wie vor das Flair des Präzisen und Unspekulativen tragen, zwingen sollten, damit zu leben, daß die Wirklichkeit vom Beobachter erzeugt wird?

Die meist zitierten konkreten Anlässe für die Notwendigkeit dieses radikalen Umdenkens – Doppelspaltexperiment, Reduktion der Wellenfunktion, Schrödingers Katze, EPR-Paradoxon und Bell-Theorem - sollen hier nicht diskutiert werden. Als gut lesbare Einführungen kann verwiesen werden auf BAUMANN & SEXL (1986), SELLERIE (1984) und vor allem auf das wunderbare Tribunal von JOHN L. CASTI (1990), vor dem sich unter anderem auch die Quantenmystiker zu verantworten haben. Greifen wir nur ein Beispiel heraus, um die Zentralproblematik anklingen zu lassen:

Stellen wir uns ein Elektron mit Spin vor, so kann seine Spin-Achse im einfachsten Fall in eine von zwei gegeneinander um 180 Grad versetzte Richtungen weisen, z.B.: hinauf – hinunter. Die Schrödingersche Wellenfunktion gibt uns eine höchst präzise Auskunft darüber, wohin die Spin-Achse gerichtet sein wird, wenn wir sie beobachten - allerdings teilt sie uns nur die *Wahrscheinlichkeit* mit, sie bei einer tatsächlich vorgenommenen Beobachtung in der einen oder anderen Richtung anzutreffen. Solange wir nicht wirklich hinschauen, ist unser Elektron eine „Wahrscheinlichkeitswelle“. Für jede der beiden Spin-Richtungen läßt sich nur die Chance errechnen, sie bei einer Beobachtung tatsächlich festzustellen.

Wird die Beobachtung jedoch wirklich durchgeführt, so verschaffen wir uns dadurch Klarheit, in welcher der beiden möglichen Richtungen der Spin orientiert ist – die Wahrscheinlichkeit dieser Alternative wird 1.0, Gewißheit, die der anderen „kollabiert" zu Null. Das also ist die vielzitierte „Reduktion der Wellenfunktion", in der durch den Akt der Beobachtung „Realität erzeugt" wird.

Was ist daran so bemerkenswert? Was unterscheidet diese Situation vom Werfen eines Würfels, den wir – um die Spannung zu erhöhen – sogleich mit der Hand verdecken? „Reduzieren" wir nicht auch im Augenblick des Aufdeckens 5 Wahrscheinlichkeiten von je 1/6 zu Null? Welche „Realität" kommt der geworfenen Augenzahl zu, wenn wir *ohne aufzudecken* den Würfel unter der abschirmenden Hand verdrehen, sodaß niemand jemals die Augenzahl wissen wird und wissen kann, die zuvor gefallen war?

Bemerkenswert wird dieses Phänomen, wenn wir in einem „Elektronen-Generator" *Paare* von Elektronen erzeugen, die geradlinig auseinanderfliegen und dabei – einem Erhaltungssatz zu Ehren – einen *spiegelbildlich* orientierten Spin aufweisen müssen. Dann sind wir nämlich mitten im EINSTEIN-PODOLSKI-ROSEN-Paradoxon, das ersonnen wurde, um die Unzulänglichkeit der Quantentheorie zu zeigen – und zum Schrecken der Erfinder das Gegenteil bewirkte.

Denn genau im Augenblick der Beobachtung des *einen* Elektron-Spins wird auch der andere festgelegt – selbst wenn das Partnerelektron auf seiner Reise bereits Lichtjahre entfernt dahinfliegt. Wie erfährt es die Spin-Orientierung, die wir an seinem Zwillingsbruder beobachtet haben und die ihm (mit Überlichtgeschwindigkeit?) die andere Alternative aufzwingt?

Widmen wir uns den Konsequenzen derartiger (Gedanken-)Experimente, die etwa von WIGNER so folgenschwer eingeschätzt werden, daß er einen „Vorrang des Bewußtseins gegenüber der Materie" postuliert und die Konstruktion einer „psychoelektrischen Zelle" vorschlägt, mit deren Hilfe Bewußtseinsauswirkungen auf die Materie objektiviert werden können.

Noch näher zu unserem Thema rücken LONDON und BAUER, die explizit das *„Ich"* zitieren, durch welches die Reduktion der Wellenfunktion vorgenommen und dadurch „neue Objektivität konstruiert" wird. Und COCHRAN schlägt gar vor, den Elementarteilchen eine rudimentäre Form von Bewußtsein zuzuerkennen. Man mag derartige Standpunkte mit einem Ausdruck von CASTI auch als Verkündung von „romantischen Realitäten" einstufen. Die Konsequenzen der quantenphysikalischen Paradoxa sind aber jedenfalls so folgenschwer, daß REICHENBACH schon 1960 schreiben konnte:

„Sie behaupten, daß Ihr Haus unverändert auf seinem Platz steht, während Sie im Büro sind. Woher wissen Sie das? ... Falls Sie nicht eine bessere Antwort auf diese Frage finden, als sie der Hausverstand gibt, werden Sie nicht in der Lage sein, das Problem zu lösen, ob Licht und Materie aus Teilchen oder Wellen bestehen." (Zit. nach SELLERI, 1984, S. 118).

Und ERNST SCHROEDINGER schrieb 1953 über die idealistische Auffassung der Quantenphysik: „Es muß für DE BROGLIE den gleichen Schock bedeutet haben wie für mich, zu lernen, daß eine Art transzendentaler, fast psychischer Deutung der Wellenphänomene gegeben wurde, die von einigen führenden Theoretikern bald als die einzige mit dem Experiment verträgliche Deutung verkündet wurde und die nunmehr den orthodoxen Glauben darstellt ..." (Zit. nach SELLERI, 1984, S. 128).

Beschränken wir uns auf die in unserem Zusammenhang entscheidende Frage nach der „Wirklichkeit" eines Phänomens, das wir nicht - hier und jetzt – aktuell *erleben* indem wir zum Modellfall des Doppelspaltexperiments NIELS BOHR zitieren:

„... denn nur der Umstand, daß wir vor der Wahl stehen, *entweder* den Weg eines Teilchens zu verfolgen *oder* Interferenzwirkungen zu beobachten, gestattet es uns, dem paradoxen Schluß zu entgehen, daß das Verhalten eines Elektrons oder Photons von dem Vorhandensein eines Schlitzes abhängen soll, durch den es nachweisbar nicht hindurchgegangen ist." (Zit. nach BAUMANN und SEXL, 1986, S. 15).

Oder um mit BAUMANN/SEXL die resümierende Konsequenz anzuschließen:

„Solange man nicht beobachtet, durch welchen Spalt das Elektron (oder Photon) hindurchgetreten ist, hat es – nach HEISENBERG – auch keinen Sinn, zu fragen, welche Bahn es eingeschlagen hat" (BAUMANN & SEXL, 1986, S. 15).

Und so führt uns auch die Physik zu derselben Zentralaussage: Nur auf Phänomene, die hier und jetzt gegeben sind, ist die Aussage einer „realen Existenz" anwendbar. „Wirklich" ist ausschließlich, was ich eben erlebe!

Altered States of Consciousness

Erst die *Veränderung* macht viele Phänomene beobachtungswürdig und faßbar. Eine Variable ohne Varianz ist nur selten von Interesse. So wird uns im Grund auch das Phänomen „Bewußtsein" erst durch seine Veränderungen bewußt. Könnte es uns daher vielleicht einen entscheidenden Schritt weiterbringen, wenn wir „veränderte Bewußtseinszustände" – Altered States of Consciousness – beobachten, also die Streubreite des „Normalbereichs" verlassen und uns in jene seltsame Übergangszone begeben, die ebenso unklar verläuft, wie die Abgrenzung des Begriffs selbst.

Denn unter Altered States of Consciousness versteht man keineswegs die „üblichen" Veränderungen der Bewußtseinslage wie etwa den „normalen" Schlaf, das Dösen, oder Phasen hellwacher Aufmerksamkeit. Ebensowenig sind aber gar pathologische Veränderungen der Bewußtseinslage gemeint wie ein Delier oder Dämmerzustand. Es sind vielmehr jene nicht abnormen und doch vom Alltäglichen abweichenden Bewußtseinslagen, wie man sie beispielsweise in Hypnose, in Trance, oder während einer Meditation erleben kann. Lassen wir offen, welche Gemeinsamkeiten diese unterschiedlichen Zustände aufweisen mögen. Durchwandern wir lieber zunächst einmal einige von ihnen und suchen wir nach physiologischen Begleiterscheinungen, welche ihre Klassifikation erleichtern könnte.

Ist die Definition der „Veränderten Bewußtseinszustände" insgesamt unscharf, so trifft dies in gleichem Ausmaß für ihre verschiedenen Teilbereiche zu: So wird der Begriff „Trance" ebenso für den in Hypnose erzielten Zustand verwendet wie auch – im engeren Sinn – für die bei vielen Naturvölkern durch besondere Strategien herbeigeführte Bewußtseinslage. Wir haben beide Phänomene untersucht und erstmals hirnelektrische Gleichspannungsregistrierungen vorgenommen, die zumindest für diese begriffliche Klarstellung nützliche Informationen lieferten und uns auch in der eigentlichen Kernfrage weiterbringen mögen.

Oft besteht der entscheidende Fortschritt in einem Forschungsbereich darin, daß man eine Selbstverständlichkeit als zweifelhaft erkennt, oder daß zwischen verschiedenen Phänomenen – jedes für sich längst bekannt und eingehend untersucht – eine neue, unerwartete Beziehung hergestellt wird. Eine solche Brücke sah und schlug FELICITAS GOODMAN, eine Ethnologin, der bewußt wurde, daß genau dieselben Körperhaltungen, die schon auf vielen prähistorischen Darstellungen zu sehen sind, auch von Naturvölkern eingenommen werden, wenn sie jene Veränderung der Bewußtseinslage herbeiführen wollen, für die wir den Begriff „Trance" verwenden. Charakteristisch ist für die meisten von diesen eine starke, isometrische Kontraktion einzelner Skelettmuskelpartien, die bewegungslos längere Zeit beibehalten wird (GOODMAN, 1989).

Gleichzeitig wird eine massive rhythmisch-akustische Stimulation mit einer Rassel (ursprünglich ein mit Steinchen gefüllter, ausgehöhlter Zierkürbis) mit einer Frequenz von etwa 200 – 210 Schlägen pro Minute mit hoher Intensität vorgenommen. Nach einiger Zeit können sich sehr eindrucksvolle Erlebnisse einstellen, von einfachen subjektiven Farbeindrücken, die oft dem Rhythmus der Rassel folgen bis zu dramatischen bildhaft erlebten Geschichten. Deren Inhalte sind nach GOODMANs Erfahrung von der eingenommenen Position abhängig und führen unerwartet wiederum in einen ganz anderen Bereich, nämlich den uralter Mythen, wie sie uns – zum Teil in verblüffender Übereinstimmung – in verschiedensten Kulturkreisen begegnen.

Wir haben, ohne uns in diese inhaltlichen Fragen einschalten zu wollen, in einer kleinen Pilotstudie zu klären versucht, ob die auf diese Weise induzierte Trance von besonderen hirnelektrischen Veränderungen begleitet wird. Und obgleich die Ergebnisse dieser an nur 10 Probanden vorgenommenen Studie lediglich als erster Hinweis gewertet werden sollten, sind sie höchst bemerkenswert:

Unmittelbar nach Einsetzen der Tranceinduktion begann sich das DC-Potential (das wie erinnerlich im Wachzustand höchst stabil ist und nur kleine Schwankungen von rund 20 Millionstel Volt erkennen läßt, im Schlaf hingegen um einige 1000 Mikrovolt *abnimmt*) in Richtung *Negativität* zu verschieben. Es *erhöhte* sich also und erreichte schließlich einen Pegel, der etwa um denselben Betrag *über* dem Ausgangszustand lag, um den dieser beim Einschlafen reduziert wird.

Dieses Phänomen allein wäre nicht allzu überraschend, da durchaus zu erwarten ist, daß eine derart verspannte Körperhaltung gemeinsam mit dem „Acoustic Driving" einen überaktivierten Zustand herbeizuführen vermag, wie er in der beobachteten DC-Verschiebung zum Ausdruck kommt.

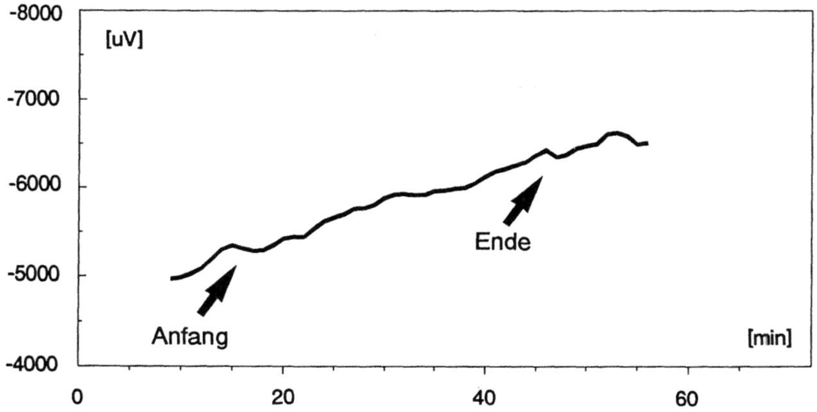

Abb. 5: In Trance steigt das DC-Potential um einige 1000 Mikrovolt an.

Ganz unerwartet war hingegen die Beobachtung, daß am Höhepunkt der Trance bei einigen Probanden phasenhaft *langsame Wellen* im EEG auftraten, wie sie sonst ausschließlich bei extremer *Desaktivierung* zu sehen und als Hinweis auf einen mindenstens mitteltiefen Schlafzustand zu werten sind. Interessanter Weise korrelierten diese Theta-Phasen mit Perioden, in welchen die betreffenden Probanden (wie die später vorgenommenen Befragungungen ergaben) besonders eindrucksvolle Szenen erlebt hatten.

Wir haben später für diesen seltsamen Mischzustand einer „entspannten Hochspannung" die Bezeichnung „Paradoxical Arousal" vorgeschlagen und ich stelle diese Ergebnisse trotz der Vorläufigkeit aller Befunde deswegen dar, weil sie für mich der erste Hinweis darauf waren, daß eine der selbstverständlichsten Annahmen der Aktivierungsforschung revisionsbedürftig sein könnte: Die Annahme nämlich, daß alle unterschiedlichen Bewußtseinslagen durch Veränderungen *einer einzigen* Dimension erklärbar sein müssen. Werfen wir aber – ehe wir diesen Gedanken weiterverfolgen – zunächst einen Blick auf die hypnotische Trance.

Der Begriff „Hypnose" geht auf JAMES BRAID (1795–1860) zurück, der als Begründer der wissenschaftlichen Hypnoseforschung gilt und – die Magnetismus-Theorie FRANZ ANTON MESMERS (1734–1815) verlassend – die Hypnose als schlafähnliches Verhalten ansah. Dies postulierte auch der russische Physiologe BECHTEREW, der feststellt, Hypnose sei „... eine spezielle Modifikation des normalen Schlafes, die sowohl durch physische als auch psychische Mittel bewirkt werden kann" (Zit. nach KOSSAK, 1989, S. 47).

Dieselbe Deutung gibt auch IWAN PETROWITSCH PAWLOW (1849–1936), der Schlaf – hypnotischen wie natürlichen – als Folge einer erhöhten kortikalen Hemmung, also Inhibition, versteht.

Demgegenüber hat schon zu Ende des 19. Jahrhunderts die Schule von Nancy mit HIPPOLYTE BERNHEIM (1840-1919) die Bedeutung der Suggestion, also der kognitiven Komponente, betont und damit eine Deutungsmöglichkeit geliefert, die uns – in unterschiedlichsten Ausgestaltungen – immer wieder begegnet: So bei CLARK HULL (1884–

1952), der eine lerntheoretische Interpretation versuchte oder in THEODORE X. BARBERs kognitiv-behavioralen Theorie.

Es liegt natürlich nahe, mit Hilfe geeigneter physiologischer Kennwerte, vor allem dem Hirnstrombild, zu überprüfen, ob Hypnose tatsächlich zu Recht nach „Hypnos" – griechisch: Schlaf – benannt wurde. Schon in den ersten Studien fiel die beachtliche Diskrepanz zwischen den oft dramatischen *subjektiven* Erlebnisänderungen und den vergleichweise geringfügigen EEG-Veränderungen auf. Jedenfalls finden sich niemals die für den Schlafzustand typischen Wellenformen, sodaß die übereinstimmende Ansicht ist, daß hirnelektrisch der Zustand der Hypnose eher dem Wachzustand ähnlich ist als höhergradig desaktivierten Zuständen.

Besonders eindrucksvoll ist die hypnotische Ausschaltung der Wahrnehmungsfähigkeit, die bei suggerierter Analgesie ja sogar die Durchführung von kleinen chirurgischen Eingriffen ohne den Einsatz von konventionellen Analgetika erlaubt. Es lag nahe, diese Effekte am sensorisch evozierten Potential, also dem oben besprochenen „Erlebniskorrelat" zu überprüfen.

Ich selbst habe gemeinsam mit BAROLIN und GESTRING eine der ersten Arbeiten dieser Art durchgeführt und vor einer Stimulation mit objektiv genau gleichbleibenden akustischen Reizen herabgesetzte bzw. gesteigerte Hörfähigkeit suggeriert („Sie werden die folgenden Töne sehr viel lauter (leiser) erleben").

Obgleich alle Personen in der anschließenden Befragung versicherten, diese Lautstärkeänderungen erlebt zu haben, ließen die evozierten Potentiale nicht die geringsten Amplitudenveränderungen erkennen (BAROLIN et al., 1968), ein Ergebnis, das später in zahlreichen anderen Arbeiten bestätigt werden konnte. Die hypnotische Suggestion bewirkt also offensichtlich keine „wirkliche" Erlebnisveränderung. Es werden nicht die afferenten Informationen, sondern erst deren nachfolgende kognitive Verarbeitung (auf höherem Komplexitätsniveau) beeinflußt.

Auf der Grundlage unserer oben beschriebenen DC-Studien über Trance und Schlaf nahmen wir 1989 auch die erste hirnelektrische

Gleichspannungsregistrierung unter Hypnose vor und verbanden sie mit einer Fragestellung, bei der vielleicht eher eine suggestionskonforme EEG-Veränderung erwartet werden könnte als bei Betrachtung der ereigniskorrelierten Potentiale. Das Hirnrindenpotential verschiebt sich nämlich auch in Abhängigkeit vom Ausmaß der Überraschung, die ein Ereignis auslöst: Unerwartete Reize lösen eine starke Negativierung aus, solche, mit deren Eintreten der Proband rechnet, wesentlich kleinere.

Dies läßt sich recht präzise in einer Modellsituation erfassen, in der ein Ankündigungsreiz (S1) zum Bereitmachen für eine Reaktion auffordert, die sodann möglichst rasch nach Darbietung des zweiten Reizes (S2, „imperativer Reiz") ablaufen soll. In einer solchen Versuchsanordnung tritt zwischen S1 und S2 eine große negative Welle (Contingent Negative Variation, CNV, Erwartungswelle, Expectancy Wave) auf, deren Amplitude eben vom Überraschungswert des Ankündigungsreizes abhängt.

Wählt man nun *zwei* verschiedene S1 – z.B. einen hohen und einen tiefen Ton, die mit *unterschiedlicher Häufigkeit* geboten werden und auf die durch das Drücken von entsprechenden Tasten reagiert werden muß, evoziert der häufige S1 eine kleinere CNV als der seltenere. Bei einer systematischen Variation der Eintrittswahrscheinlichkeiten entsprechen die Potentialamplituden diesen mit bemerkenswerter Präzision: Ein S1 mit einer Wahrscheinlichkeit von 10% löst ein größeres Potential aus als einer von 20% usw. Diese Anordnung, welche BAUER bei uns entwickelt und für sie die Bezeichnung „Oddball-CNV" geprägt hatte, wurde bereits erfolgreich in Experimenten mit wachen, motivierten Probanden erprobt.

Dabei zeigte sich auch, daß eigenartigerweise die Amplitudensumme der zwei entsprechenden Potentiale (also 10% + 90%, oder 20% + 80% usw.) immer *denselben Gesamtwert* ergeben und damit einen „Erhaltungssatz der Mentalenergie" anzudeuten scheinen.

Dieses Versuchsdesign setzten wir nun erstmals in einem Experiment ein, indem gut hypnotisierbaren Versuchspersonen in Hypnose suggeriert wurde, daß die beiden (objektiv gleich häufigen)

Ankündigungsreize mit deutlich unterschiedlicher Häufigkeit auftreten würden, nämlich der hohe Ton sehr oft, der tiefe wesentlich seltener. Im Wachzustand wurden zu Kontrollzwecken sodann wiederum beide Reize gleich häufig und abschließend mit den Wahrscheinlichkeiten: hoher Ton = 20%, tiefer Ton = 80% dargeboten.

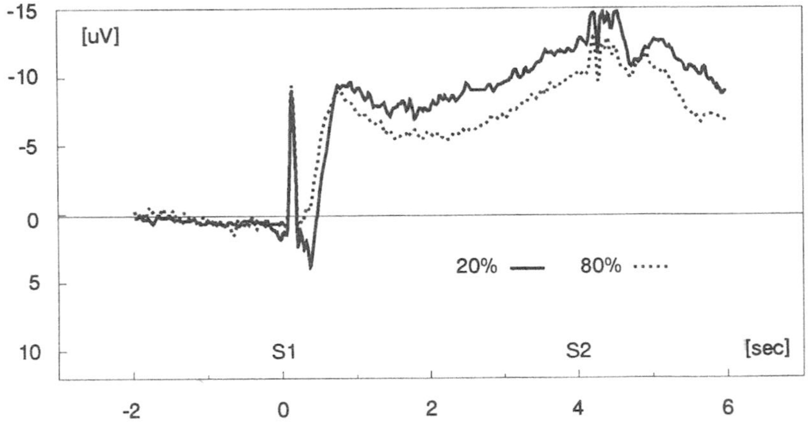

Abb. 6: Oddball-CNV: Der häufige Ankündigungsreiz löst eine wesentlich kleinere Negativierung aus als der seltene (Häufigkeiten 80% zu 20%).

Die Auswertung erbrachte – wie so oft bei Hypnosestudien – zwar erhebliche interindividuelle Unterschiede, aber bei einigen der untersuchten Personen einen Potentialverlauf, der ganz eindeutig der *suggerierten* Eintrittswahrscheinlichkeit entsprach: Die als häufig angekündigten hohen Töne lösten eine merklich kleinere Erwartungswelle aus – und zwar in guter Übereinstimmung mit dem Verlauf bei *tatsächlich* häufigerer Darbietung.

Die kortikale Aktivierung entspricht also – im Gegensatz zu den ereigniskorrelierten Potentialen, die Ausdruck der spezifischen, afferenten Informationsverarbeitung sind – den in Hypnose suggerierten Bedingungen und schaltet entsprechend den *subjektiven Erwartungen* die Großhirnrinde in einen Zustand erhöhter Erregbarkeit. Damit ist (endlich) ein hirnelektrischer Kennwert gefunden, der dem hypnotisch suggerierten Erleben entspricht.

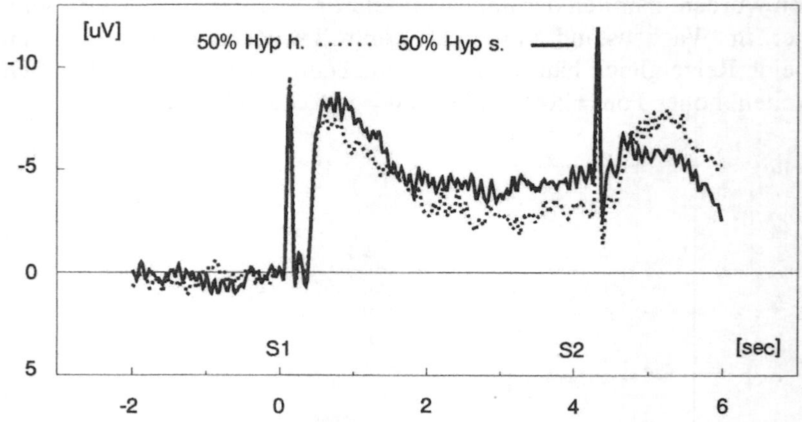

Abb. 7: Bei tatsächlich gleich häufigen Reizen, für die jedoch die Suggestion einer unterschiedlichen Häufigkeit gesetzt wurde, tritt eine suggestionskonforme Potentialänderung auf.

Doch wichtiger für unser Zentralproblem ist die Betrachtung des DC-Verlaufs beim Übergang vom Wachzustand in Hypnose bzw. der Rückkehr in die normale Aktivierung nach Beendigung der Hypnose. Ein derartiger Langzeit-Potentialvergleich wirft zwar eine Reihe von technisch-methodischen Problemen auf, ist aber, sobald man diese beherrscht, unschwer durchführbar. Und die Antwort war klar und unmißverständlich:

Weder nach Einsetzen der Hypnose noch nach deren Beendigung traten deutliche DC-Potentialverschiebungen auf. Insgesamt zeigte sich wohl eine leichte Tendenz zu einer Verringerung der Negativierung, die aber statistisch nicht zu sichern war. Wenn wir an die riesigen Potentialverschiebungen im Schlaf und in Trance denken, kann ganz eindeutig festgestellt werden, daß Hypnose weder dem einen noch dem anderen Bewußtseinszustand gleicht, sondern vielmehr als *entspannter Wachzustand* aufzufassen ist. Nicht einmal die leichte Tendenz zur Verminderung des Aktivierungsniveaus kann als generalisierbarer Befund angesehen werden, sondern ist wahrscheinlich lediglich Folge und Ausdruck der betont relaxierenden Hypnoseeinleitung, bei der durch entspannende Vorstellungsbilder eine überaus ruhige Ausgangslage geschaffen wurde.

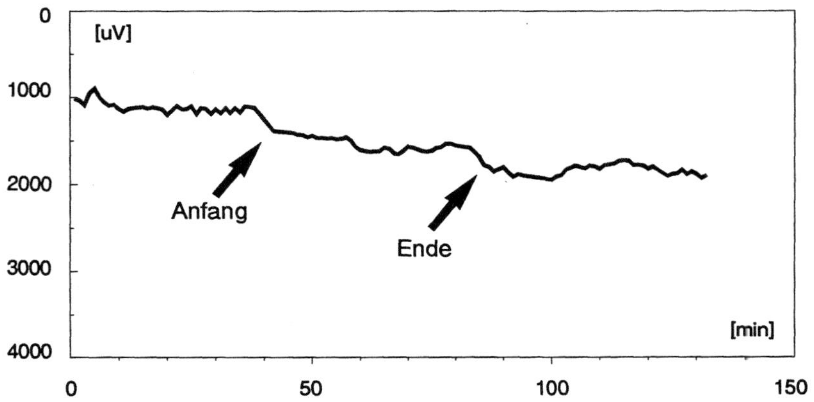

Abb. 8: Die elektronegative Aufladung der Großhirnrinde verändert sich in Hypnose nicht signifikant gegenüber dem normalen Wachzustand.

Wo ist das „Ich" im Schlaf?

Die Möglichkeit, die jeweilige Schlaftiefe sowie Beginn und Ende einer Traumphase durch das Wellenbild des Elektroenzephalogramms zu objektivieren, hat schon früh zu einer Fülle von interessanten Nutzanwendungen geführt. So konnte man etwa durch Arbeiten sichern, die – vor allem – im Schlaflaboratorium von DEMENT an der Stanford University durchgeführt worden waren, daß auch Tiere träumen – Verzeihung: dieselben Phi-mikro erkennen lassen, die auch Menschen zeigen, wenn sie, nachher befragt, (Phi-makro), über Träume berichten. Man konnte feststellen, daß das Unterbinden von Traumaktivität (durch den objektiven EEG-Indikator präzise möglich!) bei Mensch und Tier zu erheblichen Verhaltensstörungen führt und noch viele andere Erkenntnisse sammeln, die auch für die Problematik der Schlafstörungen höchst relevant waren.

DEMENT und KLEITMAN schlugen daher schließlich vor, neben Wachzustand und Schlaf die Existenz einer *dritten* Bewußtseinslage anzunehmen, in der wir desaktiviert aber erlebnisreich existieren. Gleichwohl bringen uns jedoch alle neurophysiologischen Beobachtungen (wir bleiben mit ihnen auf der Ebene von Phi-mikro!) keine Erkenntnisse, welche die Bewußtseinsproblematik in einem anderen Licht erscheinen ließe. Mit einer bemerkenswerten Ausnahme, die im folgenden kurz dargestellt sei:

Haben Sie schon einmal geträumt und dabei *gewußt,* daß Sie träumen? Konnten Sie vielleicht sogar den Ablauf der Traumhandlung steuern und beeinflussen? Wenn ja, dann kennen Sie das seltsame Phänomen, an dem im Labor von DEMENT seit langem LABERGE arbeitet: das lucide Träumen („Lucid Dreaming").

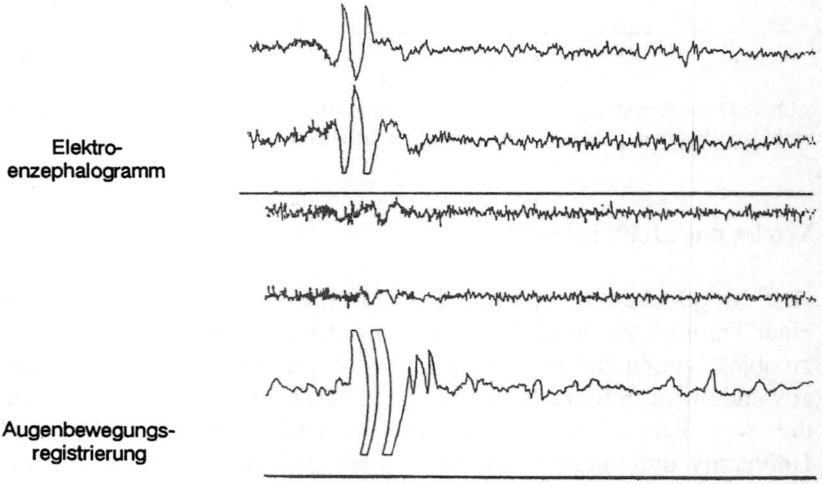

Abb. 9: Lucides Träumen

Daß es sich dabei wirklich um einen echten Schlafzustand handelt, hat bei uns in Zusammenarbeit mit LABERGE HOLZINGER nachweisen können, indem sie EEG Registrierungen an Personen durchführte, die nicht nur mit so großer Wahrscheinlichkeit lucid träumen können, daß es lohnt, sie in ein Schlaflabor einzuladen. Die von HOLZINGER untersuchte Sondergruppe besaß darüber hinaus die bemerkenswerte Fähigkeit, den Beginn eines luciden Traumes durch eine vorher vereinbarte *Augenbewegung* zu signalisieren! Das Ergebnis einer solchen Registrierung ist in der vorhergehenden Abbildung zu sehen, in welcher der Beginn einer luciden Traumphase dargestellt ist.

Diese Beobachtungen sind für uns weit mehr als nur ein Kuriosum der Traumforschung. Denn sie zeigen, daß die Grenze zwischen Wachheit und Schlaf nicht so klar und unverrückbar gezogen ist, wie wir in der Abb. 1 dargestellt haben und jedenfalls auch in tiefer Desaktivierung ein erheblicher Rest von „Ich" erhalten bleiben kann. Ein Rest, der aktiv handelt, und Entscheidungen treffen kann ...

Im Grunde hätten wir aber zu der Erkenntnis, daß auch im Schlaf ein „Teilrapport" zur Umwelt erhalten bleiben kann, nicht dieser Studie bedurft. So kennen wir beispielsweise aus Alltagsbeobachtungen den „Ammenschlaf", bei dem der leiseste Laut des Kindes die übermüdet schlafende Mutter weckt, auch wenn ihr Schlaf nicht durch den lautesten Lärm anderer Art zu stören ist. Auch in ungewohnter Umgebung wie beispielsweise beim Bergsteigen im Biwak kann dem übermüdet Schlafenden für bestimmte relevante Signale der Umwelt gleichsam eine partielle Wachheit erhalten bleiben, so daß er notfalls blitzschnell hellwach und handlungsbereit ist, obgleich sein Schlaf durch andere Weckreize kaum zu unterbrechen ist.

Ist es nicht überhaupt ein Luxus, den sich der Mensch – ohne seine Existenz zu gefährden – erst in einer hochzivilisierten Umwelt leisten konnte: Sein Bewußtsein für Stunden völlig „auszuschalten" und alle Kontaktmöglichkeiten zur Umwelt abzubrechen? Ist nicht die biologisch sinnvollere, ursprünglichere Reaktion, auch im desaktivierten Schlafzustand gleichsam einen „Ich-Rest" zu erhalten?

Für derartige Formen einer partiellen Wachheit sei noch kurz ein anderes Phänomen angeführt, das erst in jüngster Zeit in die Gruppe der wissenschaftlich „beforschungswürdigen" Tatsachen aufgenommen wurde. Ausgangspunkt waren Berichte von Patienten, die offensichtlich in tiefer Narkose liegend Gespräche der operierenden Chirurgen (nicht immer zu ihrer Freude) hören konnten und nachher darüber berichteten. Die Wissenschaft dürfte nicht zuletzt eingeschaltet worden sein, weil (in Amerika) einige Patienten vor Gericht gingen und damit diese episodischen Beobachtungen von der wissenschaftstheoretischen auf die legistische Ebene gehoben wurden.

Auch wir haben diesem Phänomen, das nun als „Awareness" bezeichnet wird, eine Untersuchung gewidmet, die mit unserer Hypnoseforschung in Zusammenhang stand. Denn es wurde eine Beziehung zwischen der Hypnotisierbarkeit einer Person und ihrer Bereitschaft zu Awareness vermutet. Noch wichtiger aber war uns, zu überprüfen, ob eine positive Beeinflussung des Patienten in Narkose – z.B. durch Darbietung entspannender Musik - einen nachweisbaren Effekt hat.

In einem großangelegten Versuch wurden von KORUNKA, SCHLEINITZ und HILPERT 163 Patienten auf ihre Hypnotisierbarkeit untersucht und während der Operation einer von drei Bedingungen ausgesetzt:

Normale OP-Geräusche, totale akustische Abschirmung, und Darbietung von Entspannungsmusik. Das bemerkenswerte Ergebnis war ein (im Doppelblindversuch) statistisch gesicherter Effekt der Musik, der sogar zur Folge hatte, daß diese Gruppe nach der Operation signifikant *weniger Analgetika* nahm!

Einige der Patienten zeigten jedoch auch unter kontrollierten, experimentellen Bedingungen Awareness und konnten sich an bestimmte Ereignisse, die während ihrer Narkose abgelaufen waren, korrekt erinnern. Sie hatten diese, als bewußt erlebendes Subjekt, mit Ich-Bewußtsein und Realitätsevidenz wahrgenommen!

All diese Daten sprechen also dafür, daß sich das Ich nicht notwendigerweise im desaktivierten Zustand auflösen muß, daß auch in extrem herabgesetzter Wachheit das Ich-Bewußtsein erhalten bleiben kann.

Meditation – der uralte „Hebel zur Selbstkontrolle“

Schon die ältesten Dokumente der Menschheitsgeschichte berichten von Versuchen, das eigene Bewußtsein zu steuern und zu kontrollieren, die Zügel zu ergreifen, um einen Zustand der Ruhe und Ausgeglichenheit herbeiführen zu können, in welchem man sich im „normalen“ Wachzustand offenbar nur selten befindet. Es scheint fast, als wäre dem Menschen mit seinem Erwachen zum Bewußt-Sein ein Paradies verloren gegangen, in welchem er noch in unreflektiertem, spontanem Handeln existiert hatte, ohne die Last des permanenten Erlebens eines „Ich“, das vom Drang zu unentwegter Aktivität erfüllt ist.

Und die Rückkehr in dieses verlorene Paradies, in dem noch nicht die Intentionalität, nicht ein andauerendes, bewußtes Wollen und Streben Motor jeglicher Aktivität gewesen war, ist offenkundig das deklarierte Ziel von Bemühungen, auf die wir zu allen Zeiten und an allen Orten stoßen. So lesen wir beispielsweise in der Bhagavad Gita, deren Abfassung zwar ins 2. bis 3. nachchristliche Jahrundert datiert wird, die aber unzweifelhaft uraltes Gedankengut des vorchristlichen Indien abhandelt, gleichnishaft über das Ziel einer bestimmten Yoga-Praktik:

Wie eine Lampe, die an einem windstillen Platz steht, nicht flackert,
genau so ist der Yogin vorzustellen,
der mit kontrollierten Gedanken
das Yoga des Selbst praktiziert.

(Bhagavad Gita VI:19)

Bemerkenswert ist, daß hier wie in vielen anderen Schriften auch ganz konkrete Handlungsanweisungen vermittelt werden, durch welche der erwünschte Bewußtseinszustand herbeigeführt werden kann.

Eine von diesen Methoden verwendet die Konzentration auf eine Lautfolge, ein Mantra, das unentwegt wiederholt werden muß – eine Strategie, der wir auch bei der sogenannten Transzendentalen Meditation (TM) begegnen, einer „Gegenwartsvariante“, der besonders zahlreiche Kontrolluntersuchungen gewidmet wurden. Bei dieser wird jedem Übenden ein Sanskritwort mitgeteilt, das er zweimal täglich 20

Minuten lang konzentriert repetieren muß. Dabei wird, im Gegensatz zu den meisten anderen Methoden, weder auf Körperhaltung noch auf Atemverlauf geachtet. Aus der TM wurde von PATRICIA CARRINGTON auch eine psychotherapeutisch einsetzbare Klinikvariante als Clinical Standardized Meditation (SM) entwickelt, in die man jemanden gar in nur 2 Stunden einführen kann (CARRINGTON, 1987).

Mehr Zeit- und Energieeinsatz verlangt vom Übenden die andere Gruppe von Meditationstechniken, in welcher der Atem das wesentliche Hilfsmittel zur Bewußtseinssteuerung darstellt. Auch das bewußte Beobachten der Ein- und Ausatmung begegnet uns als Anapanassati bereits in vielen uralten buddhistischen Schriften, so etwa dem im 5.Jahrhundert n. Chr. verfaßten *Visuddhi-Magga* (Ausgabe 1985). Aber auch die Atemkontrolle ist wiederum nur das Werkzeug, durch welches eine veränderte Bewußtseinslage erzielt werden soll.

Und für sie wurde eine betont nicht-esoterische Gegenwartsfassung entwickelt, und zwar von dem Bostoner Kardiologen HERBERT BENSON, der eine Atemmeditation einsetzt, die nichts anderes erfordert, als in tiefer Entspannung während jeder Ausatemphase an ein bestimmtes Wort zu denken. Offensichtlich ist aber auch bei dieser „Benson-Methode" nicht das Ritual selbst entscheidend, sondern vor allem die starke Fokusierung der Aufmerksamkeit.

Zu dieser kann auch das konzentrierte Betrachten eines Objektes (schon im *Visuddhi-Magga* wird die Herstellung von derartigen Meditationsobjekten – Kasinas – beschrieben) oder auch das repetitive Durchführen von monotonen Bewegungen führen (wie etwa Kinhin im *Zen*).

Das Bemühen, eine solche Selbstkontrolle zu erzielen, hat freilich auch seltsame Wege eingeschlagen: Kasteiung – bis zur Selbstvernichtung - meinten die Jainas auf sich nehmen zu müssen. MAHAVIRA, der in derselben Gegend wie der historische BUDDHA lehrte (ob wirklich zur gleichen Zeit wie dieser ist eine offene Frage) begründete, auf jahrhundertealtem Gedankengut aufbauend, die Religionsgemeinschaft des *Jainismus*. Die von dieser in der Frühzeit eingesetzte

Meditation trägt nicht die Züge einer friedlich-beruhigenden Selbstkontrolle.

Als extremste Variante begegnet uns die Aufforderung, an einem ruhigen Platz bewegungslos zu verharren, keine Nahrung zu sich zu nehmen und den Tod abzuwarten. So zitiert BRONKHORST in seiner Darstellung „The Two Traditions of Meditation in Ancient India“ eine Passage des *Ayaramga-Sutra,* in der eine solche Selbstzerstörung als „der beste Weg“ vorgestellt wird:

„Having reached a place free from living beings, he should place himself there. He should renounce his body; thinking ‚there are no afflictions in my body, afflictions and troubles (last) as long as life‘, he should bear them, being restrained, realizing that they lead to the destruction of the body.“ (BRONKHORST, 1986, S. 30-31).

Es war offenbar die Vorstellung, Ruhe im Bewußtsein durch Ruhe des Körpers herbeizuführen, die zu den selbstquälerischen Strategien führte, denen sich auch Buddha vor seiner Erleuchtung verschrieben hatte: Von der Verweigerung jeglicher Nahrungsaufnahme bis zur „Meditation zur Anhaltung des Atems“, wie sie nach einer Schilderung im Ekottara Agama BUDDHA selbst einmal versucht hatte:

„Then again I thought: ‚Now again I can sit down and meditate (such that) my breath cannot go out or in.‘ Then I blocked my exhalations and inhalations.“ (BRONKHORST, 1986, S. 8).

Diese Beispiele mögen genügen, um die qualvoll-unlustbetonte Komponente derjenigen Meditationstechniken zu illustrieren, die in den verschiedensten frühen Jaina- und Hinduschriften beschrieben werden und offenbar ein und derselben Tradition entstammen, sodaß BRONKHORST von der „Main Stream Meditation“ sprechen kann.

Ganz anders stellt sich freilich die buddhistische Meditation dar, in der das Erleben eines glückerfüllten Friedens im Vordergrund steht und die nach Ansicht von BRONKHORST der historische BUDDHA selbst entdeckt und entwickelt hat:

„... the Buddhist scriptures contain no reliable information that the Buddha got his meditational techniques from someone else, they contain some very clear passages that claim that the Buddha discovered these techniques himself." (BRONKHORST, 1986, S. 116).

Auf der Suche nach dem Weg zur Erleuchtung stieg in BUDDHA, wie im Majjhima Nikaya erzählt wird, eine Jugenderinnerung auf: Er saß, während sein Vater auf dem Feld arbeitete, im Schatten eines Baumes, fern von allen Dingen die Verlangen erwecken könnten, fern von allem, das leidvolle Empfindungen verursachen könnte, als er plötzlich, in die Landschaft blickend, von einem Gefühl des Glücks und der Freude erfüllt wurde. Und er wurde von der Gewißheit erfüllt, daß dies der richtige Weg zur Erleuchtung sei.

Diese Impression – nach VETTER „one of the most trustworthy passages of the BUDDHA's biography" (VETTER, 1988, S. 3) – spiegelt ganz trefflich die friedvolle Grundstimmung der Dhyana-Meditation wieder (wobei wir damit freilich nur die erste von insgesamt vier Stufen betrachtet haben, die zum ersehnten Ziel führen).

Auf dem langen Weg des Dhyana über China (wo es zu „*Ch'an*" wurde) nach Japan („*ZEN*") durchliefen die eingesetzten Strategien vielerlei Wandlungen. Doch das Leitmotiv blieb unverändert: Das Herbeiführen eines Bewußtseinszustandes, der in einer Art von hellwacher Entspanntheit zu dem mit Worten schwer beschreibbaren Erleben einer „Erleuchtung" – *Satori* – führen kann.

Von „dem" buddhistischen System zu sprechen ist ebenso gewagt und problematisch, als wollte man von „der" abendländischen Philosophie reden! Die Vielzahl von Positionen, die im Laufe von Jahrhunderten bezogen wurden, läßt es mehr als fraglich erschienen, ob überhaupt ein einziger Oberbegriff für sie sinnvoll ist.

So will ich denn auch wieder nur *einen* Gedanken herausgreifen, der freilich von ganz zentraler Bedeutung ist und vor allem in einer späteren Entwicklungslinie, dem Zen-Buddhismus zweifellos als der wesentliche Kern aller Bemühungen angesehen werden kann. Er liefert zudem für die hier abzuhandelnde Frage Denkanstöße, die wir in der abendländischen Philosophie nur mit großer Mühe finden.

Es ist die sehr einfache Aufforderung, an der fundamentalsten Selbstverständlichkeit zu zweifeln, nämlich der schon eingangs diskutierten und in vollem Konsens von DESCARTES bis REININGER unbestritten akzeptierten Basisaussage: Sicheres Fundament für jegliche weitere Überlegung, das dem schärfsten methodischen Zweifel standhält, ist die Aussage, daß *ICH* hier und jetzt *bin*. Und gerade diese Selbstverständlichkeit soll in Zweifel gezogen werden. Weit mehr: Sie soll als fundamentaler *Irrtum* erkannt werden.

Zur Geburtsstunde des Buddhismus stand dieses Problem freilich noch nicht zur Diskussion. Im Gegenteil; der historische GAUTAMA SIDDHARTA BUDDHA hat sich zu diesem Problem niemals geäußert. Er hielt sich überhaupt von Fragen, die wir als „philosophisch" bezeichnen würden, fern, da sie ihm nur als Irrweg schienen, der vom eigentlichen Ziel ablenken könnte: Der Verkündung einer Erlösungslehre mit dem Ziel, das Leid des Daseins zu überwinden. (Für eine ausgezeichnete, allgemeinverständliche Kurzfassung dieser Problematik sei auf STEINKELLNER 1988, verwiesen!).

Seine Nachfolger freilich entwickelten bald eine „Erlösungsscholastik", wie FRAUWALLNER (1969) anmerkt, und wichen auch der Frage nach dem wahren Ich nicht aus. Die ersten Anfänge dieser Entwicklung sind nur schwer rekonstruierbar, sodaß VETTER feststellen muß: „Here I merely want to say a few words about the fact that the majority of Buddhist tradition has chosen the theory of nonexistence of a self. We have nearly no documents on the beginning of this matter, so most of what I shall say about the possible development is a guess." (VETTER, 1988, S.42).

Eine der bedeutsamsten Hinayana-Schulen – Sarvastivada - setzte sich jedoch bereits in vielen Sutren explizit mit der Ich-Problematik auseinander und leitete über verschiedenste Überlegungen die Nicht-Existenz des Ich her.

Die älteste einschlägige Stelle sind wohl die „Fragen des MENANDROS“: In einem Dialog zwischen dem griechischen König MENANDROS und dem buddhistischen Mönch NAGASENA läßt sich dieser vom König den Wagen schildern, von dem dieser behauptet, mit ihm zur Unterredung vorgefahren zu sein. „Ist, oh Großkönig, die Deichsel der Wagen? ... die Räder ... der Wagenkasten ... das Joch? ...“. Die notwendige Verneinung zwingt den König schließlich dazu, vorzuschlagen, daß auf die Gesamtheit all dieser Einzelteile, die keines für sich der Wagen sind, „... der Ausdruck, die Benennung, die Bezeichnung, die Redeweise, der Name ‚Wagen‘ gebraucht ...“ wird.

Diese Auffassung akzeptiert NAGASENA – um sie analog auf den Begriff seiner eigenen Individualität anzuwenden: „Ebenso, oh Großkönig, wird nun auch bei mir gestützt auf Haupthaar, Körperhaare, Nägel, Zähne, Haut, Fleisch ... Empfindung, Bewußtsein ... der Ausdruck, die Benennung, die Bezeichnung, die Redeweise, der bloße Name ‚Nagasena‘ gebraucht. In Wirklichkeit aber ist hier eine Persönlichkeit nicht wahrzunehmen“ (FRAUWALLNER 1969, S.68 f.).

Könnte man versucht sein, diese Argumentation vielleicht auch aus einem anderen Blickwinkel zu interpretieren und in ihr eine Vorwegnahme des rund 2 Jahrtausende später von der Gestaltpsychologie beschriebenen Prinzips erblicken, daß das Ganze mehr ist als die Summe der Teile, begegnen uns Zitate, die eine unmißverständliche Ich-Leugnung aussprechen, jahrhundertelang in Sutren der verschiedensten Schulen.

So spricht beispielsweise schon VASUBANDHUS in seinem „Kommentar zum Sutra vom abhängigen Entstehen“ vom „... Durst nach dem Vorhandensein des Ich, welcher vom angeborenen Ich-Wahn begleitet...“ wird (FRAUWALLNER, 1969, S. 44).

Und SANTIDEVA, der Legende nach ein indischer Königssohn des 8. nachchristlichen Jahrhunderts, macht uns im Bodhicaryavatara („Vollkommenheit der Versenkung“), die in einer wunderschönen Übersetzung von ERNST STEINKELLNER vorliegt (Santideva, Ausgabe STEINKELLNER 1981), mit den Meditationsübungen der Paratmasamata – Gleichheit des Anderen und des Selbst – und der Paratmaparivartana – Austausch des Anderen und des Selbst – bekannt. Die erstgenannte vielleicht (auch) als Altruismus-Etüden aufzufassen, wird SANTIDEVAS Ich-Ansicht spätestens aus unmißverständlichen Formulierungen klar, die sich im Teil 8 dieses Werkes finden:

„Aus Gewohnheit gibt es die Erkenntnis „ich" ... obgleich es kein Wirkliches gibt, [das Grund für diese Erkenntnis sein könnte]" (SANTIDEVA, S. 104).

Auf der Reise, die das buddhistische Gedankengut über China nach Japan antrat, scheint die Ich-Problematik immer stärker ins Zentrum gerückt zu sein, um im Zen schließlich zum unbestrittenen Kernproblem zu werden. Bei seiner Besprechung stehen wir freilich vor einem ganz besonderen Problem:

Die wesentlichste, entscheidende Erfahrung läßt sich nicht durch die Sprache vermitteln. Die „wortlose Übertragung" – Ishin-Denshin - ist von Anfang an das wichtigste Charakteristikum der Zen-Praxis, wunderschön illustriert durch die Legende von Buddhas wortloser Predigt:

Eines Tages kam GAUTAMA SIDDHARṬA zu einer großen Zahl von andächtig Wartenden. Doch als er vor sie trat, nahm er nur lächelnd eine Blume aus einer ihm gereichten Girlande und zwirbelte sie schweigend in der hoch erhobenen Hand.

Die Legende berichtet uns nichts über die mutmaßliche Enttäuschung des Auditoriums – doch sie erzählt von Buddhas Schüler KASHYAPA, der angesichts dieses Geschehens schlagartig *Erleuchtung* erfuhr: Diese wortlose Demonstration – Nenge-Misho – hatte ihm eine Erfahrung zu vermitteln vermocht, der man eben durch noch so bemühtes Reden nicht näher kommen kann. So blieb die „Darlegung ohne begriffliches Denken" ein wesentliches Charakteristikum des Zen, dessen Schriften immer wieder unser Mißtrauen gegenüber der Sprache wachrütteln. So sagt der Zen-Meister MUMON, der im 13. Jahrhundert gelebt hatte, in einem seiner Gedichte:

Worte geben keine Wirklichkeit wieder;
Schriftzeichen enthalten nicht den Geist des Inneren.
Wer sich an Worte klammert, ist verloren;
Wer an Schriftzeichen festhält,
wird in Unwissenheit verbleiben.

(Zitiert nach SHIBAYAMA, 1986, S. 316).

Es ist dabei nicht zu übersehen, daß eine riesige Zen-Literatur sehr wohl wortgewaltig Einsichten zu vermitteln sucht. Dies ist offensichtlich ebenso legitim wie hilfreich. Nur ist das entscheidende Erlebnis, die wesentliche Erfahrung – Satori – eben *nicht* auf diesem Weg erreichbar.

Der Weg, der zu ihr führt, mutet unserem begriffsorientierten Denken seltsam an. Lediglich stilles Sitzen in einer Haltung, welche die uns schon bekannte „entspannte Spannung" ermöglicht, nämlich eine kerzengerade durchgestreckte Wirbelsäule bei im übrigen entspannter Körpermuskulatur, eine ruhige, die Expiration betonende Atmung und ein Ausschalten jeglichen Denkens, das ist alles. Und genügend Ausdauer, um über Monate, Jahre, Jahrzehnte durchzuhalten ... BODHIDHARMA jedenfalls, so berichtet die Legende, der Zen nach China brachte, setzte sich nach einer kurzen Unterredung mit dem Kaiser von China - in der dieser eine Kostprobe der ruppig-eulenspiegelhaften Zen-Attitüde erhielt – 9 Jahre in eine Höhle und blickte still auf deren Wand ...

Es soll dabei nicht verschwiegen werden, daß sich eine Vielzahl von Schulen bildete, die sehr wohl Unterschiede in der Wahl der Strategien zur Erlangung von Satori machten. So ist die genannte Beschränkung auf das ruhige Sitzen – Zazen-Charakteristikum der Soto-Schule, einer der Richtungen der sogenannten „Südlichen Schule", in der das Erreichen einer plötzlichen Erleuchtung angestrebt wird. Die heute nicht mehr existierende „Nördliche Schule" strebte durch eine stark intellektuell geleitete Schulung eine *allmähliche* Erleuchtung an. (Für eine überaus detailreiche Einführung der indischen „Vorgeschichte" des Zen und seiner Weiterentwicklung in China sei auf DUMOULIN (1988) verwiesen).

Eine andere Richtung der „südlichen Schule", die wie Soto auch heute noch weit verbreitet ist, die Rinzai-Schule, sucht das gewohnte logisch-begriffliche Denken auszuschalten, indem der Übende sich auf ein (rational unbewältigbares) Denkproblem - ein Koan – konzentriert und in der verbissenen Auseinandersetzung dieses Nicht-Denk-Spiels Satori erlangen kann.

Hiezu ein Koan-Beispiel aus dem Mumonkan, einer Sammlung von 48 Koans sowie Kommentaren des schon zitierten Zen-Meisters MUMON (das aber nicht zum Nach*denken* verleiten soll):

Meister BASHO sagte zu den Mönchen:
„Wenn ihr einen Stock habt, werde ich euch einen geben.
Wenn ihr keinen Stock habt, werde ich ihn euch wegnehmen."

(Zitiert nach SHIBAYAMA, 1986, S. 369).

Das Erlebnis des Satori vermittelt – soweit es sich überhaupt in Worte fassen läßt – die Erkenntnis der Fragwürdigkeit der Unterscheidung: Ich – Außenwelt, also des Subjekt-Objekt-Dualismus. Dieses Erfassen der ursprünglichen Einheit des gesamten Seins, das Gewahrwerden der Tatsache, daß gerade die fundamentale Selbstverständlichkeit: „Es gibt ein Ich" keine primäre Gegebenheit darstellt, sondern bereits Folge eines sekundären, analytischen Verarbeitungsprozesses ist, hat (unter anderem) die mit überwältigender Evidenz erlebte Erkenntnis zur Folge, daß das Ich jedenfalls nicht die in vielen abendländischen Systemen ersehnte „sichere Ausgangsbasis" für weitere Überlegungen darstellen kann.

Diese Aufhebung der Subjekt-Objekt-Dualität, dieses Auflösen des Ich-Erlebens wird auch in den (höchst selten tradierten) Berichten über die subjektiven Empfindungen bei Satori geschildert, so etwa in KAPLEAUs Darstellung von 8 Erleuchtungserlebnissen (Zit. nach KAPLEAU, 1975, S. 366):

„Ich brach in Tränen aus und fühlte mich so geschwächt, daß ich mich hinlegen mußte. Dabei hatte ich jedoch ein tiefes Glücksgefühl.

Langsam veränderte sich mein Blickpunkt: „Ich bin tot! Es gibt nichts, was man *Ich* nennen kann! Niemals gab es *mich*!" Das ist eine Allegorie, ein verstandesmäßiges Abbild, ein Entwurf, nach dem nie etwas gebildet wurde! „Mir wurde schwindlig vor Entzücken. Feste Gegenstände erschienen mir als Schatten, und alles, worauf mein Blick fiel, war strahlend schön."

Shikantaza – „nichts als treffend sitzen" – ist aber nur einer von vielen Wegen, sich Zen zu nähern. Zu ihm führt ebenso der Weg – DO – des Bogenschießens (Kyudo), über den HERRIGEL (1986) eine weithin bekannte Einführung schrieb, der des Schwertfechtens (Kendo), der Blumenweg (Kado), der Tee-Weg (Chado = cha-no-yu) und viele andere Pfade. Sie alle münden in einer für unser westliches Denken beunruhigenden Einsicht:

Das Ich ist ein Irrtum!

Zur Physiologie und Epistemologie des Ich-Bewußtseins

Man darf nach so viel experimentell belegbaren Aussagen auch ein wenig spekulieren, noch dazu, wenn auch diese Vermutungen zumindest teilweise empirisch belegbar sind und ganz nahtlos ins Gefüge der „harten Daten" passen. Der Vorschlag, den ich unterbreiten möchte, ist nämlich eine Revision unseres eindimensionalen Aktivierungskontinuums, wie wir es in Abbildung 1 vorgestellt haben. Eine Abkehr von der Vorstellung, daß sich mit einer Abnahme unserer Aktivierung zunehmend auch das Ich-Bewußtsein auflöst.

Der Vorschlag lautet, *zwei* voneinander unabhängige Dimensionen zu postulieren, von denen die eine die *reine Aktivierung,* also die unterschiedlichen Bewußtseinslagen von hellwach-konzentrierter Aufmerksamkeit bis zur tiefsten Bewußtlosigkeit darstellt. Die andere hingegen stellt die Klarheit des Ich-Erlebens dar und reicht vom evidenten Erleben einer Subjekt-Objekt-Dualität (wie sie für unser alltägliches Leben üblich und auch überaus nützlich ist) bis zur völligen Auflösung des Ichbewußtseins. Wenn wir auf die oben vorgestellten Befunde zurückblicken, so finden wir für *alle vier* Quadranten Beispiele:

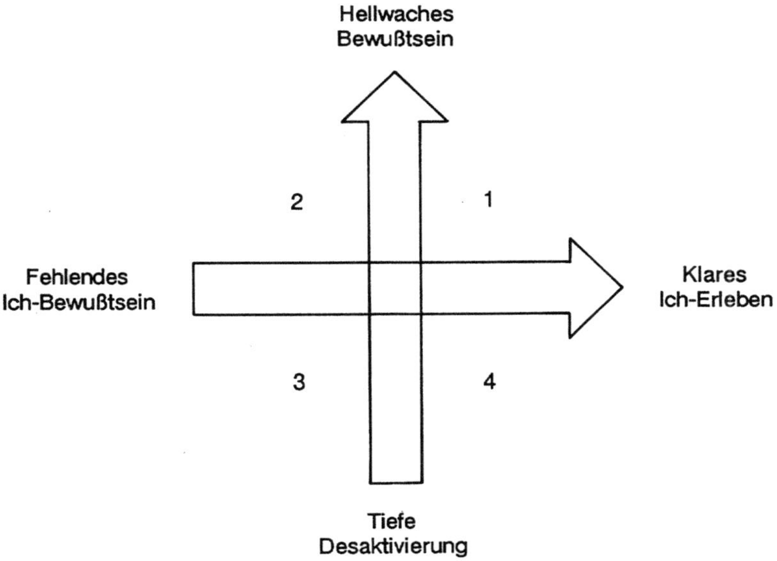

Abb. 10: Aktivierung und Ich-Erleben – zwei unabhängige Bewußtseins-Dimensionen

Im ersten Quadranten (1) liegt der „normale Alltag“: Das mindestens mittelhohe Aktivierungsniveau des reaktionsbereiten Wachzustandes mit der handlichen Grundhaltung des naiven Realismus.

Auch der dritte Quadrant (3) ist uns wohlvertraut. Es ist der „bewußtlose“ Zustand des Tiefschlafes, der (natürlichen oder pharmakologisch herbeigeführten) Bewußtlosigkeit: Desaktiviert und ohne jegliches Ich-Erleben.

Die beiden übrigen Felder bleiben aber nicht unbesetzt: Im vierten Quadranten (4) liegen das lucide Träumen oder die Awareness – also Zustände hochgradiger Desaktivierung mit erhaltenem Ich-Bewußtsein.

Der zweite Quadrant (2) beherbergt schließlich das nur schwer nachvollziehbare psychische Zustandsbild einer hohen Aktiviertheit ohne Ich-Erleben, also einer gespannten, hellwachen Aufmerksamkeit gekoppelt mit jenem vollkommen nicht dualistischen Bewußtseinszustand, der im Zen mit „Satori" bezeichnet wird.

Damit haben wir also auch rein psychologisch das Ich in Frage gestellt. Es ist keine primäre Gegebenheit, sondern bereits Folge eines Differenzierungsprozesses, den wir in einem weiteren Gedankenspiel in umgekehrter Richtung zurückzuspulen versuchen können, indem wir gewissermaßen eine *methodische Regression* vornehmen.

Sie führt uns offensichtlich zu einem prädualistischen, in Worten schwer artikulierbaren Urzustand, einem Frühstadium des Seins, für dessen Charakteristik nur sehr allgemeine, vorsichtige Umschreibungen verwendet werden dürfen. Denn schon der naheliegende Begriff „Erleben" würde bereits stillschweigend eine Dualisierung in ein Ich und ein Nicht-Ich erzeugen.

Man könnte allenfalls von einem Ereignisfluß sprechen, in dem sich allmählich Ordnungsstrukturen abzeichnen, bestimmte Elemente enger zusammenhängen, häufig gemeinsam aufzutreten pflegen, Cluster bilden ...

Sollte der Eindruck entstanden sein, daß diese Überlegungen eine wissenschaftstheoretisch fragwürdige psycho-buddhologische Amalgamierung darstellen, darf wieder einmal auf CARNAP verwiesen werden, dem derartige Tendenzen sicher nicht unterstellt werden können. Er sagt im „logischen Aufbau der Welt" anläßlich der Diskussion der Konstitutionsstufen zur Ich-Auflösung unmißverständlich:

„Die Existenz des Ich ist kein Ur-Sachverhalt des Gegebenen. Aus dem cogito folgt nicht sum; aus dem „ich erlebe" folgt nicht, daß ich bin, sondern daß ein Erlebnis ist. Das Ich gehört gar nicht zum Ausdruck des Grunderlebnisses, sondern wird erst später konstituiert, wesentlich zum Zwecke der Abgrenzung gegen die „Anderen", also erst auf hoher Konstitutionsstufe, nach der Konstitution des Fremdpsychischen" (CARNAP, 1961). Und an anderer Stelle:

„Nicht ‚ich denke', sondern ‚es denkt in mir', sagt RUSSELL (mit 18), und wir würden auch noch wie LICHTENBERG ... das ‚in mir' streichen" (CARNAP, 1961).

Stellt sich freilich die Frage: Cui bono? Wen kümmert das? Was nützt uns diese Einsicht? Ist doch diese tatsächlich voraussetzungslose Basis, jener in Worten unausdrückbare, prädualistische Ereignisfluß, ohne Konsequenz für unser alltägliches Handeln, welches sich – gefüllt mit Setzungen, deren Nützlichkeit außer Frage steht – nicht um dieses Gedankenspiel kümmert? War der einzige Gewinn dieser Überlegungen, daß wir uns in WITTGENSTEINs 7. Postulat gefangen haben, mit der alleinigen Konsequenz, es befolgen zu müssen?

Was folgt also wirklich daraus? Ja nun, für den Alltag so viel und so wenig, wie etwa aus der quantenphysikalischen Auflösung des klassischen Kausalitätsbegriffs für das „normale Leben": Auch der Physiker wird Billard spielen oder einen Nagel einschlagen, in der sicheren (und zumeist auch tatsächlich bestätigten) Überzeugung, daß seine eingesetzte Kraft kausalitätskonforme Effekte zeigen wird.

Für die wissenschaftstheoretische Einschätzung der *Legitimität* von Fragen folgt freilich einiges daraus, nämlich daß ein beachtlicher Teil aller „Klassiker" des Leib-Seele-Problems schlechthin sinnlos ist. Sie werden nicht zu „Scheinproblemen" (es hat mich immer gestört, daß man vorschreiben will, was jemand als Problem erleben darf). Kein Problemverbot wird erlassen – es fällt vielmehr die Problemhaftigkeit selbst weg – und zurück bleibt nur der Schein! Denn wir erkennen schlagartig, sobald wir eines dieser „Als-ob-Probleme" aus der richtigen Perspektive betrachten, daß jedes von ihnen der von CARNAP als wunderschönes Modellbeispiel verwendeten Aussage gleicht: „Caesar ist eine Primzahl". Und wir können uns dem berühmten angeblich „letzten Satz" GERTRUD STEINs anschließen: „Now I know the answer – what was the question?"

Mit der Aufhebung der Sinnhaftigkeit der Begriffsdualitäten Ich – Außenwelt, Objekt – Subjekt usw. verlieren alle üblichen Fragen des Leib-Seele-Problems ihre Bedeutung. Nicht einmal über die Beziehungskonstellationen Phi-mikro, Phi-makro und Psi lassen sich sinnvolle Überlegungen anstellen.

Doch diese negative Aussage hat höchst positive, fruchtbare Konsequenzen. Denn wenn wir uns von der prädualistischen Ausgangsbasis nur dadurch wegbewegt haben, daß wir bestimmte Setzungen vorgenommen haben, dann müssen wir uns eben diese Setzungen bei jeder Frage vor Augen führen. Wir sind verpflichtet, jede Frage an ihnen zu messen, um sicher zu gehen, daß wir nicht nach der Existenz einer Gegebenheit fragen, die es nur gibt, weil wir ihr durch entsprechende Setzungen Existenz verliehen haben!

Akzeptieren wir die prädualistische Ausgangslage als die allgemein angestrebte möglichst voraussetzungslose Basis aller weiteren Überlegungen, ist von dieser aus jede beliebige Position beziehbar und haltbar – keine Weichenstellung ist vorgeschrieben, ob sie nun in Richtung eines naiven Realismus oder eines Ideenrealismus weisen mag. Jede von ihnen wird jedoch durch ganz bestimmte Setzungen erreicht, Annahmen, durch die wir das voraussetzungslose Niveau der prädualistischen Ausgangslage verlassen und *an die wir uns von da an zu halten haben!*

Denn gerade die klassischen Fragen der Realitätsproblematik kommen letztlich nur durch einen *Ebenensprung* zu Stande. Dadurch, daß wir die Setzungen vergessen, die wir selbst vorgenommen und durch die wir die Ebene festgelegt haben, auf der wir uns gerade bewegen. Ich möchte mit denselben Zeilen schließen, mit denen das Büchlein Ich sehe, denke, träume, sterbe (GUTTMANN & BESTENREINER, 1991) endet:

„Und wer, aus welchem Grund auch immer, das Regelwerk seiner Ebene verläßt, der erinnert an einen Schachspieler, der flehentlich bittet, seine Dame einmal, nur dieses einzige Mal wie einen Springer ziehen zu lassen. Denn dann würde sich eine so wunderschöne Endspielstellung ergeben, daß man das einfach ausnahmsweise zulassen müßte!

So bleibt uns als entscheidendste Erkenntnis, daß viele wissenschaftstheoretische Probleme (vor allem für die Psychologie) erst daraus entstehen, daß wir von uns selbst geschaffene Setzungen für primäre Gegebenheiten halten. Und deshalb geht es uns, mit CARNAPs wunderbarer Formulierung ausgedrückt, schließlich so „... daß einer, der sich gewöhnt hat, bei jedem Donnerrollen sich einen grollenden Zeus vorzustellen, schließlich die Frage aufwirft, wie es wohl zu erklären sei, daß Zeus' Zorn und der Donner jedesmal zugleich auftreten".

Literatur

BAROLIN, G., GESTRING, G. & GUTTMANN, G. (1968). The effects of hypnotic suggestion on the acoustic evoked potential. Electroencephal. clin. Neurophysiol., 24, 93.

BAUER, H., (1984). Experimentelle Elektroencephalographie. Bern: Huber.

BAUMANN, K. & SEXL, R. (1986). Die Deutungen der Quantentheorie. Wiesbaden: Vieweg.

BERKELEY, G. (1912) (Ersterscheinung: 1710). Abhandlung über die Prinzipien der menschlichen Erkenntnis. Leipzig: Felix Meiner.

BHAGAVAD GITA, übersetzt von SARGEANT W, (1984). State University of New York Press, Albany.

BRENTANO, F. (1930). Wahrheit und Evidenz. Leipzig: Felix Meiner.

BRONKHORST, J. (1986). The Two Traditions of Meditation in Ancient India. Stuttgart: Franz Steiner Verlag Wiesbaden GmbH.

CARNAP, R. (1961). Der logische Aufbau der Welt. Scheinprobleme in der Philosophie. Hamburg: Felix Meiner.

CARRINGTON, P. (1987). Das große Buch der Meditation. München: Heyne.

CASTI, J.L. (1990). Verlust der Wahrheit. München: Droemer Knaur.

DESCARTES, R. (1913). Meditationen über die Grundlagen der Philosophie. Leipzig: Felix Meiner.

DESCARTES, R. (1980). Abhandlungen über die Methode. Leipzig: Philipp Reklam.

DUMOULIN, H. (1988). Zen Buddhism: A History. New York: Macmillan Publishing Company.

FEIGL, H. (1958). The „Mental" and the „Physical". In: Minnesota Studies in the Philosophy of Science, Vol. 2. Univ. of Minnesota Press, Minneapolis.

FOERSTER, O. (1936). Handbuch der Neurologie. Bd. 6, Springer Vlg., Berlin.

FRAUWALLNER, E. (1969). Die Philosophie des Buddhismus. Berlin: Akademie Verlag.

FRENCH, J.D. & MAGOUN, H.W. (1952). Effects of chronic lesions in central cephalic brain stem of monkeys. Arch.Neurol.Psychiat., 68, 591-604.
GOODMAN, F. (1989). Wo die Geister auf den Winden reiten. Freiburg i. Breisgau: Hermann Bauer.
GUTTMANN, G. (1968). Hirnelektrische Korrelate einfacher Wahrnehmungen. Stud.Psychol.,10, 200-213.
GUTTMANN, G. (1968). Evoziertes Potential und Erleben. Ber. 26. Kongr. Deutsch. Ges. Psychol., Göttingen.
GUTTMANN, G. (1977). Neuropsychologie des Lernens. In: G. NISSEN (Ed.): Intelligenz, Lernen und Lernstörungen. Springer.
GUTTMANN, G. & BAUER, H. (1980). Learning and information processing in dependence on cortical DC-potentials. Symposium 25. Int.Congr.Psychol., Leipzig.
GUTTMANN, G. (1982). Lehrbuch der Neuropsychologie. Bern: Hans Huber.
GUTTMANN, G. (1988). Neurobiologische Korrelate des Psychischen. In: E.OESER & E.M. BONET (Hg.). Das Realismusproblem. Wiener Studien zur Wissenschaftstheorie 2. Edition S. Österr. Staatdesdruckerei.
GUTTMANN, G. & BESTENREINER, F. (1991). Ich sehe, denke, träume, sterbe. München: Ehrenwirth.
HERRIGEL, E. (1984). Zen in der Kunst des Bogenschießens. Scherz für Otto. Bern-München-Wien: Wilhelm Barth.
HERRIGEL, E. (1986). Der Zen-Weg. München: Otto Wilhelm Barth.
HOFSTADTER, D.R. & DENNETT, D.C. (1986). Einsicht ins Ich. Stuttgart: Klett-Cotta,
HUME, D., o.J. (Ersterscheinung: 1739). Eine Untersuchung über den menschlichen Verstand. Hamburg: Felix Meiner.
KAPLEAU, Ph. (1975). Die drei Pfeiler des Zen. Scherz für Otto Bern-München Wien: Wilhelm Barth.
KLAUS, G. & BUHR, M. (Hg.) (1974). Philosophisches Wörterbuch. DEB, Westberlin.
KOSSAK, H-Ch. (1989). Hypnose. München: Psychologie Verlags Union.
KRIPKE, S.A. (1980). Naming and Necessity. Oxford: Basil Blackwell.
LINDSLEY, D.B. (1951). The reticular activating system and perceptual integration.
LOCKE, J. (1760). Essay concerning Human Understanding. London.
MUNSTERBERG, H. (1978). Zen-Kunst. Köln: DuMont.
MORUZZI, G. & MAGOUN, H.W. (1962). Brain stem reticular formation and activation of the EEG. EEG clin. Neurophysiol., 14, 724-730.
OESER, E. & SEITELBERGER, F. (1988). Gehirn, Bewußtsein und Erkenntnis. Darmstadt: Wissenschaftliche Buchgesellschaft.
PUTNAM, H. (1979). Mind, Language and Reality. Cambridge: Cambridge University Press.
REININGER, R. (1947). Metaphysik der Wirklichkeit. Wien: Braumüller.
REININGER, R. (1916). Das psycho-physische Problem. Wien: Braumüller.
ROHRACHER, H. (1935). Die gehirnelektrischen Erscheinungen bei geistiger Arbeit. Z.Psychol., 136, 308-324.
ROHRACHER, H. (1937a). Die gehirnelektrischen Erscheinungen bei verschiedenen psychischen Vorgängen. Pont. Acad. Sci. „Commentationes“, 1, 89-133.

ROHRACHER, H. (1937b). Die gehrinelektrischen Erscheinungen bei Sinnesreizen. Z.Psychol., 140, 274-308.
ROHRACHER, H. (1938). Experimentelle und theoretische Untersuchungen über die gehirnelektrischen Vorgänge. Pont. Acad. Sci. „Commentationes", 2,225-273.
SANTIDEVA, übersetzt von STEINKELLNER, E. (1981). Eintritt in das Leben zur Erleuchtung (Bodhicaryavatara). Düsseldorf-Köln: Diederichs.
SEIFERT, J. (1989). Das Leib-Seele-Problem und die gegenwärtige philosophische Diskussion. Darmstadt: Wissenschaftliche Buchgesellschaft.
SELLERI, F. (1984). Die Debatte um die Quantentheorie. München: Vieweg.
SHIBAYAMA, Z. (1986). Zu den Quellen des Zen. München: Wilhelm Heyne.
STEGMÜLLER, W. (1978). Hauptströmungen der Gegenwartsphilosophie, Band I. Stuttgart: Kröner.
STEGMÜLLER, W. (1986). Hauptströmungen der Gegenwartsphilosophie, Band II. Stuttgart: Kröner.
STEINKELLNER, E. (1988). Von der Erkenntnis des Leides. Wien: Picus
VETTER, T. (1988). The Ideas and Meditative Practices of Early Buddhism. Brill, Leiden-New York-Kobenhavn-Köln.
WITTGENSTEIN, L. (1984). Tractatus logico-philosophicus. Frankfurt: Suhrkamp.
ZUZUKI, D.T. (1985). Essays in Zen Buddhism. London: Rider.
ZUZUKI, D.T. (1988). Zen and Japanese Culture. Vermont & Tokyo: Tuttle.

Wolfgang Schleidt, Abteilungsleiter am Konrad Lorenz-Institut für Vergleichende Verhaltensforschung der Österreichischen Akademie der Wissenschaften und ao. Professor für Ethologie an der Universität Wien, wurde in Wien (1927) geboren, studierte Zoologie, Botanik, Anthropologie und Medizin und promovierte 1951 in Zoologie in Wien.

Sein Interesse galt zunächst der Sinnesphysiologie und der quantitativen Verhaltensforschung, insbesondere von Kommunikationsprozessen. Die Entdeckung der Kommunikation mittels Ultraschall bei Mäusen (1948) machte ihn früh mit dem Problemkreis „arteigener Welten" bekannt. Als Assistent von Konrad Lorenz (1950 bis 1965) nahm er aktiv an der Entwicklung der Ethologie als selbständige Wissenschaft teil. Als Leiter einer ethologischen Arbeitsgruppe und „Professor of Zoology" an der University of Maryland (1965 bis 1985) trug er wesentlich zur Verbreitung dieser Forschungsrichtung in den USA bei. Seine besonderen Erfolge in der experimentellen und quantitativ-beschreibenden Ethologie ermutigten ihn, sich den Problemen des Bewußtseins bei Tieren nicht zu verschließen.

Bewußtsein bei Tieren –

Eine besondere Art der Wahrnehmung

WOLFGANG M. SCHLEIDT

Einleitung

Zunächst zur Abgrenzung meines Themas gegen die Domänen der anderen Redner im Rahmen dieser Vortragsreihe: Für mich ist der Mensch ein Superprimat; er ist nicht nur, *aber auch* Tier. Daher erlaube ich mir, einzelne Menschen (z.B. mich selbst) genauso in meine Betrachtungen einzuschließen, wie einzelne Hunde (z.B. den mir eng befreundeten Hund Oliver). Für mich ist der Mensch ebenso ein Untersuchungsobjekt wie besagter Hund Oliver, mit dem ich gewisse Gedanken teile und auch Aspekte der Weltanschauung, nämlich daß ich die Welt mit ähnlichen Augen sehe, mit ähnlichen Ohren höre. Mit der Nase ist es dagegen anders: Oliver hält seine Nase meist nahe am Boden und so fällt ihm manches eher auf als mir, der ich die Nase sehr viel höher trage. Ich werde aber versuchen, auf das Bewußtsein der Menschen nur so weit einzugehen, als es dem Bewußtsein „höherer Tiere" entspricht. Die Beziehung zwischen Bewußtsein und Sprache, insbesondere bei nicht-menschlichen Primaten, berühre ich nicht.

Unter höheren Tieren verstehe ich hier in erste Linie Säugetiere und Vögel, z.B. Primaten, Hunde, Katzen, Ratten, Mäuse, auch Gänse, Hühner und Truthühner, aber sicher nicht Bienen, Ameisen und Termiten. Dazu ist anzumerken, daß „höher" im Sinne von menschenähnlich zu verstehen ist und nicht im Sinne einer biologischen Rangordnung. Auch besagt der Oberbegriff „höhere Tiere" keineswegs, daß ich glaube, daß alle die genannten Arten die gleiche Form von Bewußtsein verwenden; wahrscheinlich ist das Bewußtsein verschiedener Tierarten in sehr verschiedener Weise spezialisiert.

Die Abgrenzung nach unten, im obigen Sinne also zu den uns ferner stehenden Organismen wie Insekten, Einzellern, Pflanzen, Bakterien, ist unscharf. Selbst unter den Säugetieren und Vögeln gibt es solche, mit denen wir wenig gemein haben, während uns mancher Fisch, etwa ein Blenniide, unerhört intelligent erscheint. Da bekanntlich menschliches Bewußtsein eng mit der menschlichen Sprache zusammenhängt, ist es verständlich, daß bei den wegen ihrer „Sprache" berühmten Bienen auch ein „bienliches" Bewußtsein vermutet wurde. Darauf werde ich aber hier, wegen der Entfernung vom menschlichen Bewußtsein, nicht weiter eingehen.

In meinem Fachbereich, der Ethologie, auch vergleichende Verhaltensforschung genannt, spricht man selten von Bewußtsein, „Bewußtsein" als Stichwort fehlt in führenden Lehrbüchern der Ethologie (z.B. TINBERGEN, 1952; IMMELMANN, 1976; LORENZ, 1978; HINDE, 1982; EIBL-EIBESFELDT, 1987). Wie G. GUTTMANN vor einigen Wochen so treffend gesagt hat, ist Bewußtsein „ein gefährlicher Oberbegriff von vielem, das wahrscheinlich wenig miteinander zu tun hat". Ich werde diesen Oberbegriff daher zunächst soweit einengen, daß er auch auf höhere Tiere anwendbar ist und dann versuchen, den für das Verständnis der Evolution wichtigen Teilbereich zu definieren.

Ich sehe meine Aufgabe im Rahmen dieses Symposions in erster Linie in der Klärung der Frage: Dürfen, können, oder müssen wir Bewußtsein bei „Nicht Menschen" als wissenschaftliches Konzept annehmen?

Der Pionier dieser Frage ist DONALD R. GRIFFIN, berühmter Verhaltensphysiologe, Mitentdecker der Echolotung der Fledermäuse, Fachmann der Orientierung und des Heimfindevermögens von Tieren, durch sein Buch „The question of animal awareness - Evolutionary continuity of mental experience" (1976, 2nd., 1981). Wissenschaftsgeschichtlich ist hier anzumerken, daß das Wort eines etablierten Fachbiologen über das strittige und verfemte Thema „Bewußtsein bei Tieren" innerhalb der Wissenschaft ernster genommen wird, als wenn sich ein Fachfremder zu diesem Thema äußert; etwa, wenn ein Mensch aus der Sicht seiner persönlichen Bindung an einen befreundeten Hund behauptet, auch der habe eine Seele. GRIFFIN (1984, S. 58) ist sich der kontroversiellen Natur seiner Überlegungen durchaus im klaren und versucht dies in einem Gradienten der wissenschaftlich diskutablen Begriffe darzustellen, vom Akzeptablen (*O.K.*) zum Anrüchigen (*TABOO*):

O.K.	PATTERN RECOGNITION	MUSTERERKENNUNG
	NEURAL TEMPLATE	NEURALE SCHABLONEN
	SOLLWERT	SOLLWERT
	SEARCH IMAGE	SUCHBILD
	AFFECT	AFFEKT
	SPONTANEITY	SPONTANEITÄT
	EXPECTANCY	ERWARTUNG
	COVERT VERBAL BEHAVIOR	SUBVOKALISATION
	INTERNAL IMAGE	VORSTELLUNG
	CONCEPT	BEGRIFF
	UNDERSTANDING	VERSTEHEN
	INTENTION	ABSICHT
	FEELING	GEFÜHL
	AWARENESS	GEWAHR WERDEN
	MENTAL EXPERIENCE	MENTALE ERFAHRUNG
	MIND (MENTAL)	GEIST (MENTAL)
	THOUGHT	GEDANKE
	CHOICE	WAHL
	FREE WILL	FREIER WILLE
TABOO	CONSCIOUSNESS	BEWUSSTSEIN

GRIFFIN bringt eine umfassende Übersicht, besonders im Bereich der Kommunikation, und weist immer wieder auf die methodischen Schwierigkeiten der wissenschaftlichen Beweisführung hin. Sein Lösungsvorschlag, die Tiere in ihrer eigenen Sprache nach ihrem Bewußtsein zu befragen, ist für mich wenig überzeugend, etwa, wenn er sich erhofft, mehr über das Bewußtsein der Bienen dadurch zu erfragen, daß man mit bienengroßen, beweglichen, tanzenden, nektarspendenden Bienenattrappen in den Bienenstock eindringt. Für die Erforschung menschlichen Bewußtseins ist unsere Sprache in Wort und Schrift unentbehrlich. Wenn man bedenkt, wie gering letztlich unsere Fähigkeit ist, sich mit Menschen aus anderen Wissenschaftszweigen oder gar aus anderen Kulturen über Konzepte und Probleme des Bewußtseins zu einigen, wenn man bedenkt, daß wesentliche Begriffe, wie z.B. „das Bewußtsein“ selbst, in vielfältigster Weise, aber doch sehr ungenau in andere Sprachen übersetzt werden können, dann schwindet das Vertrauen in die Möglichkeiten, durch direkte Kommunikation etwas über das Bewußtsein anderer Tierarten zu erfragen.

GRIFFIN bringt aber auch viele Beobachtungen von besonderen Fähigkeiten im sensorischen und kognitiven Bereich, einen Aspekt des Bewußtseins, den ich hier als „erweiterte Wahrnehmung“ herausstellen will. „Wahrnehmung“ möchte ich hier verstanden wissen im Sinne der Fähigkeit eines Organismus, Information aus der Umwelt aufzunehmen, zu verarbeiten und zu speichern. Dieser Begriff geht über die alte Vorstellung der „Reizbarkeit“ weit hinaus. Zum Beispiel sehe ich in der optischen Wahrnehmung nicht bloß eine Leistung des Auges als Kamera (wie es sich DESCARTES vorgestellt hatte), sondern als einen Prozeß, in dem die Umwelt abgetastet wird nach Gegenständen und deren Beziehungen im Raum: Auf Grund meiner Wahrnehmung bin ich auch dessen gewahr, was ich nicht gerade im Zentralbereich meiner Fovea abgebildet sehe, auch, was sich in diesem Augenblick hinter meinem Rücken befindet. Bewußtsein als erweiterte Wahrnehmung geht in Raum und Zeit darüber hinaus, indem ich mir von meinem derzeitigen Ort aus prinzipiell Unsichtbares vorstellen kann, etwa meinen Garten in Moosbrunn, oder Vergangenes oder Zukünftiges.

Bewußtsein als „erweiterte Wahrnehmung“ kann als Spezialprogramm gesehen werden, welches der Steuerung komplexer Verhaltensabläufe dient und ihnen mehr Flexibilität verleiht. Auch dieser motorische Bereich des Bewußtseins müßte bei Tieren zur weiteren Analyse geeignet sein, etwa in jenen Fällen, in denen bei der Steuerung komplexer Verhaltensabläufe Entscheidungen über alternative Verhaltensprogramme möglich sind. Wenn es zum Beispiel alternative Wege zur Erreichung eines vorrangigen Zieles gibt, sollte es möglich sein, den Entscheidungsprozeß des Tieres dadurch zu beeinflussen, daß man die Information über die Alternativen manipuliert. Man ist geneigt anzunehmen, daß bei Tieren ebenso wie beim Menschen die vordringlichsten Verhaltensabläufe, die Überleben und Fortpflanzung steuern, einschließlich des emotionalen Bereiches, unbewußt arbeiten und Entscheidungen dann in den Bereich des Bewußtseins „gehoben" werden, wenn komplexere Sachverhalte zu berücksichtigen sind, etwa einen Weg oder die Nutzung einer Quelle zu optimieren. Wenn auch der Mensch im Bereich der Partnerwahl oder in lebensbedrohlichen Momenten weitgehend unbewußt bzw. unterbewußt handelt, ist es doch durchaus möglich, daß sich ein anderes Wesen in seinem Handeln gerade in so wichtigen Entscheidungen von bewußten Einsichten leiten läßt.

Definitionen

Da sich in einer interdisziplinären Diskussion des so heiklen Themas Bewußtsein eine Vielzahl möglicher Mißverständnisse ergibt, schließe ich meine Einleitung mit einer kurzen Erläuterung grundlegender Begriffe:

Den Begriff *Evolution* verwende ich ganz im Sinne von DARWIN/LORENZ/RIEDL. Ich beziehe ihn auf den gesamten Zeitraum vom Urknall, oder zumindest von ersten Lebensspuren, bis zum heutigen Zustand der Welt, und nicht etwa nur auf die „Hominisation", auf die Abstammung des Menschen von einem fossilen Primaten. Ich unternehme aber hier keinen Versuch, dem Bewußtsein oder dessen Merkmalen bestimmte Entwicklungsstufen zuzuordnen; der Schichtenbau der Welt, wie er von RIEDL in einem der vorstehenden Kapitel beschrieben wurde, ist Grundannahme. Evolution kann nur aus dem Zusammenwirken von Systemen auf mehreren Schichten verstanden werden (SCHLEIDT, 1981).

Der *Organismus* (das Individuum) ist ein System, existent in den drei Dimensionen des Raumes und der Zeit, in der organismischen Schicht des oben genannten Schemas (SCHLEIDT & CRAWLEY, 1980). Wenn wir von menschlichem Bewußtsein reden, ist klar, daß wir uns dabei zunächst nicht auf die Menschheit als Ganzes beziehen, sondern auf eine Eigenschaft eines einzelnen Menschen. Für meine Betrachtungen über das Bewußtsein bei Tieren sehe ich keine Veranlassung, den Bewußtseinsbegriff auf andere Schichten auszudehnen; z.B. ist „Standesbewußtsein" nicht etwa eine Eigenschaft einer übergeordneten Schicht (etwa der Population), sondern ein Begriff aus einem anderen Bezugssystem, das außerhalb meiner Betrachtungen bleibt.

Umwelt bezieht sich hier ausschließlich auf das einzelne Individuum, und zwar als Raum zwischen Oberfläche des Individuums, dessen Substrates und einer fernsten Begrenzung, die durch Wahrnehmung und Reichweite bedingt ist. Dieser Raum beinhaltet „Einrichtungsgegenstände" (Raum-Zeit-Wesenheiten), Objekte, Ereignisse, Orte und Situationen, die vom Organismus als diskrete Einheiten behandelt werden (SCHLEIDT, 1985).

Verhalten ist für mich „eine Veränderung in der Zeit von Ort, Orientierung oder Oberflächenstruktur eines Organismus" (SCHLEIDT & CRAWLEY, 1980). Ein Verhaltenszustand (behavioral state, WOLFF, 1969) ist ein über einen gewissen Zeitabschnitt hinweg aufrechterhaltener Zustand eines Organismus, in dem einzelne Verhaltensweisen mit gewisser Regelmäßigkeit auftreten. Der „Zustand der Wachheit" ist zum Beispiel beim Menschen im allgemeinen durch geöffnete Augen und Lidschlagbewegungen gekennzeichnet, als Alternative zu Schlaf (in Anlehnung an PRECHTL, 1977 und WOLFF, 1987).

W*ahrnehmung* ist der Prozess der Aufnahme von Information betreffend die Umwelt durch einen Organismus. Wie bereits ausgeführt, ist Wahrnehmung hier nicht als Cartesische „Laterna Magica" gedacht, als Leistung eines einzelnen Sinnesorganes, das die Umwelt unreflektiert in das Gehirn projiziert, sondern als komplexe Leistung eines „Weltbildapparates" (LORENZ, 1973), der dem wachen Organismus dessen Lage in Bezug auf seine durch die Sinne erfaßbare Umwelt offenlegt. Diese wahrgenommene Situation gilt für den gegenwärtigen Augenblick (mit der „psychologischen Dauer" der Aufmerksamkeitsspanne), und sie ist insofern von der Vergangenheit abhängig, als wir aus Versuchen mit Erfahrungsentzug (LORENZ, 1961) wissen, daß selbst bei höheren Tieren (etwa bei der Katze) die Wahrnehmung komplexer optischer Reize und Gestalten erst nach Ablauf bestimmter Entwicklungsprozesse möglich ist. Daher ist es gerechtfertigt anzunehmen, daß von einem Individuum Wahrgenommenes in jedem Augenblick von in der Vergangenheit Wahrgenommenem abhängt.

Bewußtsein ist für mich ein Sonderbereich der Verhaltenssteuerung, den ich zunächst in erster Annäherung als erweiterte Wahrnehmung verstehe, Wahrnehmung im oben definierten Sinne, erweitert in Zeit (Vergangenheit, Zukunft; „Pläne", MADERTHANER in seinem Kapitel) und ebenso erweitert in Raum (Räume der Vergangenheit, einschließlich nicht mehr existenter Räume, deren Existenz in die Gegenwart projiziert wird, ebenso wie Räume der Zukunft, noch nicht wahrnehmbare Räume).

Historischer Überblick

Erste präevolutionäre Ansätze zum Problem des tierischen Bewußtseins finden wir bei GOETHE:

„Bei der Psychologie des Menschen haben wir es immer nur mit einer und derselben Seele zu tun, bei der Tierpsychologie verlangen die Seelen der Vierfüßer, der Vögel, der Fische, der Insekten, bis zu den Infusorien herab, eine jede eine besondere Wissenschaft. Mit der herkömmlichen Bezeichnung Instinkt kommen wir nicht mehr aus".

(J.W. von GOETHE zu F. FÖRSTER, Mai 1829, Goethes Gespräche 1910, S. 117, zitiert nach HEDIGER, 1980).

DARWIN (1871) erkennt als erster das evolutionäre Problem ebenso wie die Vielgestaltigkeit des Bewußtseins, selbst beim Menschen:

„Können wir sicher sein, daß ein alter Hund mit ausgezeichnetem Gedächtnis und einiger Vorstellungskraft sich nicht des früheren Vergnügens einer Jagd erinnert, wie man aus seinen Träumen sehen kann? Dies wäre eine Art Bewußtsein. Andererseits, wie Büchner schrieb, wie wenig kann die abgearbeitete Frau eines erniedrigten australischen Ureinwohners, die kaum abstrakte Begriffe gebraucht und nicht bis fünf zählen kann, ihr Bewußtsein anwenden und über die Natur ihrer Existenz nachdenken?" (S. 62).

„Wenn man daran festhält, daß gewisse Fähigkeiten wie Bewußtsein *(self-consciousness)*, Abstraktion (*abstraction)* etc. eine Eigenheit des Menschen seien, so kann es wohl sein, daß diese ein zufälliges Resultat anderer hochentwickelter intellektueller Fähigkeiten sind; und diese sind wiederum in erster Linie das Resultat des andauernden Gebrauches einer hochentwickelten Sprache" (S. 105).

„... denn das Gewissen schaut zurück und beurteilt getane Taten und ruft die Art der Unzufriedenheit hervor, die wir Bedauern nennen, wenn sie schwach, und Reue, wenn sie stark ist" (S. 91).

„...die verschiedenen geistigen und moralischen Fähigkeiten des Menschen allmählich sich entwickelt haben. Daß dies zumindest möglich ist, kann nicht verleugnet werden, sehen wir doch täglich deren Entwicklung in jedem Kind und sehen es, wenn wir die vollkommen fließenden Übergänge zwischen dem Geist eines Idioten, niedriger als das niedrigste Tier, und dem Geist eines NEWTON nachvollziehen" (S. 106).
CHARLES DARWIN (1871, meine Übersetzung).

Diese Zitate sprechen für sich. Ich möchte aber doch auf den Vergleich zwischen der vermuteten Vorstellungskraft eines alten englischen Jagdhundes und der einer „abgearbeiteten Frau eines erniedrigten australischen Ureinwohners" hinweisen, ebenso wie auf die „vollkommen fließenden Übergänge zwischen dem Geist eines Idioten, niedriger als das niedrigste Tier, und dem Geist eines Newton". Wir sehen ein weites Spektrum möglicher Bewußtseinsinhalte und enorme Verschiedenheiten in deren Anwendungsmöglichkeiten, und zwar nicht nur im Vergleich Tier-Mensch, sondern auch innerhalb der menschlichen Bevölkerung. Es irritiert mich, wenn im Rahmen unseres Symposiums von den philosophischen Grundlagen menschlichen Bewußtseins gesprochen und höchst Abstraktes als Allgemeingut menschlichen Geistes präsentiert wird, obwohl offenkundig ist, daß etlichen Zuhörern in diesem Raum und sicher der Mehrheit der Bevölkerung dieser Stadt dies unverständlich bleibt, und ganz sicher einer großen Mehrheit anderer Kulturen. Spezielle Feststellungen eines Philosophen oder eines Neurologen über seine Sicht des Bewußtseins mögen auf einige Fachgelehrte zutreffen, aber sicher nicht auf die gesamte Menschheit.

Bewußtseinsforschung an der Grenze eines Taboos

Fragen des Bewußtseins wurden bald nach DARWIN zu einem Taboo für seriöse Wissenschafter. Unter dem Einfluß von PAWLOWs Reflexologie versuchte man alle Aspekte des Verhaltens auf ein einfaches Reiz-Reaktions-Paradigma zurückzuführen. Behavioristen und Ethologen stellen sich auf den Standpunkt, daß „Bewußtsein" mit den ihnen bekannten Methoden nicht wissenschaftlich bewiesen und daher auch nicht untersucht werden kann. Die Gestaltpsychologen waren die ersten, die die einfältige Reiz-Reaktionsvorstellung in Frage gestellt und auf die Möglichkeiten hingewiesen haben, „daß ein Tier in irgendeiner Weise ein Sinnesmuster oder eine Verhaltenssituation als Ganzes versteht, und nicht durch das Zusammenflicken seiner sensorischen oder motorischen Bestandteile" (MEDAWAR, 1965, S. 1329).

HEDIGER und TOLMAN, die beide keiner dieser Schulen zugeordnet werden können, geben uns aber interessante Hinweise, daß Bewußtsein von Tieren doch Gegenstand wissenschaftlicher Forschung sein kann. HEDIGER (1947) gibt zu bedenken, daß wir bei einem Menschen in Narkose, ebenso wie bei einem Tier, „ganz selbstverständlich von einem Schwinden des Bewußtseins und von seinem allmählichen Wiederkehren, wenn die Narkosewirkungen sich ... wieder verflüchtigen" sprechen.

Ebenso wichtig erscheint mir HEDIGERs Feststellung, daß man bei verschiedenen Tierarten verschiedene „psychische Qualitäten" erwarten kann, aber nicht notwendigerweise solche, die identisch mit jenen des Menschen sind. Schließlich würde man ja auch nicht fragen, *„ob das Tier einen menschlichen Körper besitze"*. Als der Beobachtung und dem Experiment am ehesten zugängliche Teilbereiche des Bewußtseins erwähnt HEDIGER das „Selbst-Bewußtsein" des eigenen Körpers: Wissen über die Ausdehnung (etwa des Geweihs eines Hirsches), das „Körpergefühl", das Verhalten gegenüber dem eigenen Spiegelbild und schließlich gegenüber dem eigenen Schatten. Auch in seinen späten Schriften (z.B. HEDIGER, 1980) argumentiert HEDIGER für „tierliches" Bewußtsein und stützt seine Ansicht mit einer Fülle von interessanten Beobachtungen.

„Cognitive Maps"

TOLMAN (1932, 1948) verdanken wir sowohl erste Ansätze zur Erforschung der Verhaltenssteuerung (zielgerichtetes, *„purposive"* Verhalten) wie auch des Raumvorstellungsvermögens von Tieren und Menschen. Seine Untersuchung der Orientierung von Ratten im Labyrinth bewiesen, daß diese Tiere eine räumliche Vorstellung entwickeln, die es ihnen ermöglicht, neu geschaffene Verbindungswege sofort zu begreifen. Diese Leistung kann ein Mensch nur dann vollbringen, wenn er sich einer Landkarte bedient, und TOLMANS Begriff *„cognitive map"*, „kognitive Landkarte" der Umwelt, wurde zu einem Grundkonzept der kognitiven Psychologie. Neuere Untersuchungen der Hirnaktivität der Ratte im Labyrinth (O'KEEFE & NADEL, 1978) und der Fähigkeit von Eichelhähern, Verstecke von Piniensamen wiederzufinden (BALDA, 1980) bestätigen die Relevanz von Tolmans Hypothesen.

Subjektives Erleben

LORENZ (1963) war meines Wissens der erste Ethologe, der sich mit dem Bewußtsein beschäftigte. Er stellte die rhethorische Frage „Haben Tiere ein subjektives Erleben?" und verneint ihre Sinnhaftigkeit, denn: „Wenn ich darauf antworten könnte, hätte ich das Leib-Seele-Problem gelöst!".

Wenn eine Gans einen leisen, schnarchenden Warnlaut ausstößt, „dann sage ich vielleicht: ‚Jetzt ist sie erschrocken'". Diese Feststellung „drückt ... *Glauben* aus, daß sich in dem Vogel subjektive Vorgänge abspielen". Aber als *wissenschaftliche Aussage* kann man nur feststellen, daß eine solche Gans leichter wegfliegt. „Mein Wissen um das subjektive Erleben meiner Mitmenschen und meine Überzeugung, daß auch ein höheres Tier .... ein Erleben hat, sind miteinander nahe verwandt". Dieses Wissen und die sich daraus ergebende Überzeugung beruhen aber *„nicht* auf Analogieschlüssen", sondern auf „Denkzwang", der sich aus der „Du-Evidenz" (K. BÜHLER, 1922) ergibt. (Alle Zitate aus LORENZ, 1963; Nachdruck, 1965, S. 360).

LORENZ korrigiert sich aber dann und räumt ein, daß der Analogieschluß auf die physiologisch-psychologische Parallelität der Vorgänge anwendbar sei. Allerdings: „Auf Tiere angewandt, wird der Analogieschluß schon weniger tragfähig. Je unähnlicher die Struktur von Sinnesorganen und Nervensystemen derjenigen meiner eigenen ist, desto unähnlicher werden ihre Funktionen sein, und wie das Erleben sein mag, das mit ihnen einhergeht, ist mir grundsätzlich verschlossen und bleibt es, selbst wenn die Du-Evidenz mich zwingt, meinem Hund ein irgendwie geartetes Erleben zuzuschreiben" (S. 361).

Diese Grundeinstellung hat LORENZ auch schon früher zum Ausdruck gebracht, so in seiner „Harvey lecture" (LORENZ, 1960; Nachdruck 1971, S. 267, 268), bis zuletzt beibehalten (LORENZ, 1988, S. 274-295) und in einem Gespräch wenige Tage nach meinem Vortrag bekräftigt.

Die oben zitierte Beziehung zwischen der Frage des subjektiven Erlebens bei Tieren und dem Leib-Seele-Problem kam aber nicht zur Sprache, und so bleibt unbekannt, ob Lorenz seine Meinung darüber geändert hatte. Nach meiner Ansicht hat das Leib-Seele-Problem an Bedeutung verloren, seit wir die Aristotelisch-Hartmannsche Dualität bzw. Trias (Leib-Seele-Geist) als Teil, Spezialfall des hierarchischen Schichtenbaues des Lebendigen (NOVIKOFF, 1945, ODUM 1959, RIEDL, 1980) sehen.

„The Question of Animal Awareness"

GRIFFINs Buch (1976, 1981) ist bis heute die umfassendste Darstellung des Gewahrseins und verwandter Fähigkeiten bei Tieren. Es gibt einen detaillierten Überblick über unser Thema, mit Betonung der Kommunikation, vor allem der Sprache der Tiere. Die besondere

Stärke von GRIFFINs Sammlung liegt in der Fülle der Beobachtungen, und es ist mir daher nicht möglich, all dies in ein paar Worten zusammenzufassen. Es erscheint mir besser, einen Bereich hervorzuheben, der meiner Meinung nach am ehesten neue Einsichten zum Bewußtsein bei Tieren erwarten läßt, den Bereich der kognitiven Psychologie und Ethologie, der auf die Pionierleistungen von TOLMAN und dessen Konzept der „cognitive maps" aufbaut.

Unbenannte Kategorien

Als Beispiel für solche neueren Ergebnisse erwähne ich die Arbeiten von HERRNSTEIN (1980, 1984, 1985) über die Bildung natürlicher Kategorien. HERRNSTEIN zeigt, daß Tauben mit relativ komplexen kognitiven Kategorien arbeiten. So kann zum Beispiel eine Taube lernen, zwischen Landschaften, auf denen sich mindestens ein Baum befindet, und solchen ohne Bäume zu unterscheiden. Diese Fähigkeit, ein Konzept „Baum" zu bilden, geht weit über die ihnen von früheren behavioristisch denkenden Forschern zugebilligten Reiz-Reaktions-Verbindungen hinaus. HERRNSTEINs Ergebnisse beweisen, daß, entgegen früheren Annahmen, zur Kategorisierung die Fähigkeit zur Sprache nicht notwendig ist, was nicht in Abrede stellt, daß beim Menschen die Sprache über Benennen das Kategorisieren erleichtern kann.

In unseren nahezu zwanghaften Bemühungen, uns Menschen als denkende Nicht Tiere zu profilieren, spielt unsere Fähigkeit zur (menschlichen) Sprache eine entscheidende Rolle. Die hohe Bewertung der Sprache und deren Beziehung zum bewußten Denken mag mit der Unfähigkeit einzelner Wissenschaftler zusammenhängen, ohne verbale Vorstellungen zu denken, oder sich mit unbenanntem Denken vertraut zu machen. Daher bringe ich hier ein Beispiel für unbenanntes Denken aus meiner eigenen Erfahrung: In meiner Gymnasialzeit hatte ich eine „Sammlerphase", die das Finden, Erkennen und Benennen von Blütenpflanzen zum Gegenstand hatte. Parallel zu diesem durchaus verbalen, d. h. nominativen Prozeß lernte ich eine Menge über lokale Tektonik, Geologie und Geographie, nicht unähnlich dem „Hausverstand" eines Wünschelrutengängers, aber ohne ein begriffliches System dafür zu haben. Meine Fähigkeiten sind jedoch völlig ausreichend, in einer mir unbekannten Gegend „gefühlsmäßig" voraussagen zu können, wo etwa welche Blütenpflanze zu erwarten ist. In ähnlicher Weise mögen meine Vorfahren Nahrung gesucht haben, ohne die einzelnen Arten benennen zu können, und bei höheren Tieren wird es wohl ähnlich sein.

Zukunft und Hoffnung

Eine andere menschliche Eigenschaft, auf die wir stolz sind, ist die der Voraussicht, der Fähigkeit, in die Zukunft zu blicken, sich vor dem geistigen Auge die Konsequenzen unseres Handelns vorzustellen. WITTGENSTEIN (1953) bezweifelt nicht, daß auch ein Hund voraussehen kann, was kommt, fragt aber, wie weit in die Zukunft? Nach eigenen Beobachtungen kann ein Hund immerhin einige Minuten weit in die Zukunft blicken, wie folgende Episode aus dem Leben des mit mir befreundeten Oliver zeigt: Am Ende eines längeren Spazierganges in noch unbekannte Gegenden von Wien beschleunigt er seinen Schritt, die Leine spannt sich als wir in den bekannten Straßenabschnitt einbiegen und er strebt einem Haus zu, in dem ihn meist ein Stück Fleisch bekommt. Auch das Haustor des Nebenhauses ist an diesem Tage ausnahmsweise offen und Oliver geht zielstrebig hinein, merkt aber plötzlich, daß alles fremd ist, stutzt, bleibt stehen und sieht mich fragend an. Ich versuche zu lügen, ziehe meine Schultern hoch und gebe vor, auch nicht zu wissen, was falsch ist. Wir gehen beide auf die Strasse zurück, zum nächsten Haustor, und da stimmt nun, was auch immer im vorigen Haus nicht richtig war. Darauf folgt ein überaus emotionsreicher „Freudentanz" wegen der eingetretenen, „erhofften" Erwartung.

Hier einige Zitate von WITTGENSTEIN zu diesem Problemkreis (zitiert nach GRIFFIN, 1976, S. 50, in meiner Übersetzung): „Wir sagen, ein Hund fürchtet, sein Herr würde ihn schlagen; aber nicht, er fürchtet, sein Herr werde ihn morgen schlagen. Warum nicht?" „Ein Hund glaubt, sein Herr sei vor der Tür. Aber, kann er auch glauben, sein Herr wird übermorgen kommen?" Wird in diesem Falle eine kritische Zeitspanne überschritten, oder ist die Nacht eine Zäsur, die

die Vorstellungskraft eines Hundes, aber auch die eines dreijährigen Kindes übersteigt?

„Man kann sich vorstellen, ein Tier sei böse, furchtsam, unglücklich, glücklich, erschreckt. Aber hoffnungsvoll? Und warum nicht?" „Können nur jene hoffen, die sprechen können? Nur jene, welche den Gebrauch der Sprache zu meistern gelernt haben?" Oder kann man vielleicht doch ohne Sprache hoffen? Sah es nicht so aus, als ob sich Oliver in der oben beschriebenen Episode die Belohnung in dem ihm bekannten Haus erhofft hätte? Wenn bei uns Gäste zu Tisch sind, versucht Oliver, sich unter den Tisch zu legen. Hofft er, unsere Gäste wüßten nicht, daß wir bei Tisch Hunde nicht füttern?

Bewußtsein als meßbare Menge

In meinen Definitionen habe ich bereits darauf hingewiesen, daß Wahrnehmung in jedem Augenblick von in der Vergangenheit Wahrgenommenem abhängt. Sinngemäß muß die „Menge" der wahrgenommenen Umwelt im Lebenslauf eines Individuums, zunächst jedenfalls, zunehmen. Ganz entsprechend können wir erwarten, daß auch das Bewußtsein des einzelnen Organismus das Ergebnis eines Entwicklungsprozesses ist. Im Rahmen der „kognitiven Psychologie" entstehen nun neue Fragestellungen zur Entwicklung einzelner Bewußtseins-Fähigkeiten, insbesondere der Verarbeitung von Wahrnehmungsinhalten (z.B. ROITBLAT, BEVER & TERRACE, 1984). „Einzelne Bewußtseinsinhalte" können als „Zeichen" im Sinne der Informationstheorie aufgefaßt werden, und unter dieser Annahme könnte man, zum Beispiel, den „Zeichenvorrat" des Bewußtseins mengenmäßig abschätzen und Änderungen (insbesondere die Zunahme) in dieser Menge der Zeichen in Ontogenese und Phylogenese verfolgen.

Körperschema und Umwelt

Aus der Tiergartenpraxis ist bekannt, daß ein Tier weiß, wie groß es ist, in Bezug auf die Maschenweite von Drahtgeflecht, den Abstand von Eisenstäben und die Dimensionierung von Türöffnungen, Durchlässen und Absperrungen (HEDIGER, 1947). HEDIGER weist auf die Möglichkeit hin, daß dieses Bewußtsein seiner selbst sich auch auf den Schatten des Tieres ausdehnen müsse. Das Spiegelbild sei jedoch in keinem Falle „als eigen, d.h. als zum betrachtenden Subjekt gehörig empfunden worden, sondern durchwegs als artfremder Feind oder - am häufigsten – als Artgenosse, meist als geschlechtsgleicher Rivale, oder auch gelegentlich als Geschlechtspartner" (HEDIGER, 1947; S. 136). Diese Einstellung gegenüber Spiegeln könnte auf mangelnde Erfahrung mit der gespielten Welt beruhen. Da beim Menschen die Interpretation des Spiegelbildes einem Entwicklungsprozeß unterliegt (z.B. BISCHOF-KÖHLER, 1988), ist es naheliegend, daß diese Fähigkeit auch bei Tieren an einen Lernvorgang gebunden ist. Ich kenne zum Beispiel einen Kater, der in einem „Hasch-mich-Spiel" mit seinem Pfleger eine besondere Variante erfunden hat, nämlich, vor einem Spiegel sitzend, in den Raum zu sehen, den sich nähernden Pfleger fixierend. Wenn nun der Pfleger versucht, den Kopf des Katers von hinten zu ergreifen, so dreht sich der blitzschnell um und ergreift spielbeißend die Hand.

Abschließend noch ein Gedanke zum Problemkreis Körperschema und Bewußtsein als höchste geistige Leistung. Meine Kollegen haben bereits mehrfach auf die existentielle Basis unseres Bewußtseins hingewiesen, unter Berufung auf das Cartesische *„Cogito ergo sum"*. Dem setze ich empathisch mein *„Scabo, ergo sum"* (Ich kratze mich, daher bin ich! SCHLEIDT, 1985) entgegen.

Die Fähigkeit, die „Geographie" seines eigenen Körpers zu kennen, könnte als Spezialfall des Bewußtseins ergiebiger sein als die Fähigkeit zum so hochtrabend klingenden „Denken", das vielen von uns so schwer fällt.

Wahrnehmung, Gewahrsein, Bewußtsein

Im vorstehenden Abschnitt habe ich in groben Zügen die mir zugängliche Evidenz für Bewußtsein bei Tieren referiert. Welche Konsequenzen können wir für unsere evolutionäre Werkstatt ziehen? Was verstehe ich, als Ethologe, nach Sichtung dieser Evidenz, unter Bewußtsein? Zunächst sind aber einige Vorbemerkungen angebracht.

Bereits bei der ersten Niederschrift meiner Schlußfolgerungen in Vorbereitung auf meinen Vortrag wurde mir klar, daß ich mich mit dem Begriff des Bewußtseins bei höheren Tieren auseinandersetzen muß, unter Einbeziehung des Menschen als Primaten. Nun, nach Abschluß unserer evolutionären Werkstatt, muß ich einsehen, daß ich zu einer kleinen Minderheit gehöre, die sich Gedanken über das Bewußtsein von *Homo sapiens* im zoologischen Sinne macht. Feststellungen über das Bewußtsein des Menschen müssen nach meiner Meinung so gefaßt sein, daß sie für australische Ureinwohner (DARWIN) ebenso anwendbar sind wie für Japaner. Für letztere ist wohl, mangels einer exakten Entsprechung zum europäischen Ich-Begriff, „Ich denke, daher bin ich" nicht so einleuchtend wie für einen Philosophen europäischer Herkunft (siehe zum Beispiel die vergleichende Betrachtung des Begriffes „selbst" in Indien und Japan in westlicher Sicht bei ROLAND 1988). Wissenschafter einzelner Berufsgruppen wählen Definitionen, die allenfalls ihren Fachkollegen verständlich sind; solche Definitionen allgemein auf *Homo sapiens* als Art im Sinne der biologischen Systematik anzuwenden finde ich ungerechtfertigt. Demgegenüber ist mein Vorschlag nicht nur mindestens auf alle erwachsenen Mitmenschen anwendbar, die sich „im Vollbesitz ihrer geistigen Kräfte" befinden, sondern auch auf entsprechende „höhere" Mittiere.

Als Grundannahme der in diesem Symposium angestrebten evolutionären Synthese sind wir uns wohl einig, daß im Verlauf der Evolution die Menge der vom einzelnen Organismus verarbeiteten Information über dessen Umwelt zunimmt und Voraussagen über zukünftige Zustände seiner Umwelt an Wahrscheinlichkeit gewinnen. Als Strukturen für die Aufnahme und Verarbeitung der Information stehen zunächst nur relativ einfache Sinnesorgane und ein ebenfalls einfaches Nervensystem zur Steuerung seines Verhaltens zur Verfügung. Dieses Prinzip der Verhaltenssteuerung nach dem Schema Reiz-Reaktion ist bei Einzellern und bei „niederen Tieren" weit verbreitet, wird aber für gewisse vitale Funktionen „höherer Tiere", einschließlich des Menschen, beibehalten. Als Beispiel nenne ich den durch Berührung der Hornhaut des Auges auslösbaren Lidschluß-Reflex. Schon bei Insekten und Molusken entstanden viel leistungsfähigere Organe der Informationsverarbeitung, die komplexe Muster in der Umwelt entdecken, erkennen und kategorisieren, somit Gegenstände als diskrete

Teile der Umwelt „wahrnehmen" (SCHLEIDT, 1985). Hier finden sich erste Anzeichen für eine „Objektpermanenz" (ETIENNE, 1984; siehe auch PEPPERBERG & KOZAK, 1986). Wenn ein Beuteobjekt weiter verfolgt wird, obwohl es teilweise von einem neutralen Gegenstand verdeckt oder ganz verschwunden ist, wenn also die Wahrnehmung eines diskreten Gegenstandes über dessen unmittelbar sinnliche Erfaßbarkeit hinausgeht, müssen wir auf die Fähigkeit des *Gewahrseins* schließen. Diese Fähigkeit ist ein entscheidender Entwicklungsschritt in Richtung auf *Bewußtsein.* Während im Stadium des Gewahrseins das Individuum die zentrale Position einnimmt, kann im Bewußtsein dieser Standort verlassen werden. Man stellt sich vor, „über den Dingen zu stehen", betrachtet sich selbst als Figur auf dem Schachbrett des Lebens und versucht nun innerhalb eines Weltmodells vergangenes Geschehen nachzuvollziehen und zukünftige Möglichkeiten durchzuspielen. Es ist, als ob das Individuum eine zweite Welt dazugewonnen hätte, ein Modell, eine Spielwelt, in der die Konsequenzen möglicher Entscheidungen geprüft werden können. Die Fähigkeit des Menschen, Modelle der Welt in dieser Weise zu verwenden, entwickelt sich erst im Alter von zweieinhalb bis drei Jahren (DELOACHE, 1987).

Ich schlage daher für das Bewußtsein die folgende Definition vor: Bewußtsein ist ein besonderer dynamischer Zustand im allgemeineren Zustand der Wachheit des Individuums, in dem ausgewählte Inhalte der Wahrnehmung in einem erweiterten Bereich von Raum (im Vergleich zum unmittelbar wahrnehmbaren Raum) und Zeit (im Vergleich zur Aufmerksamkeitsspanne) kognitiv manipuliert werden können.

Im folgenden noch einige Bemerkungen zu dieser Definition: Mit dem Ausdruck „dynamischer Zustand" soll der prozeßhafte Charakter des Bewußtseins beschrieben werden. Mit „Zustand des Individuums" weisen wir auf die Schicht des Organismus als Teil einer genetischen Population und als Kompositum von Teilen darunterliegender Schichten hin (ODUM, 1959; NOVIKOFF, 1945; RIEDL, 1980; SCHLEIDT, 1981).

„Wahrnehmung" ist hier in dem bereits erwähnten Sinne einer multimodalen Aufnahme, Speicherung, „updating" und Verarbeitung von Information betreffend die Umwelt gemeint; auch die für mich unsichtbare Welt hinter mir ist Inhalt meiner Wahrnehmung, denn ich kann die Quelle eines Geräusches oder eines Gestankes auch dort orten, wo ich nicht hinsehen kann. „Inhalte der Wahrnehmung" sind hier besonders der eigene Körper und dessen Teile sowie bestimmte Gegenstände, Ereignisse, Orte, Situationen („space-time-entities", „Raum-Zeit-Wesenheiten") in der Umwelt des Individuums, d.h. im Raum zwischen der Oberfläche seines Körpers und der fernsten Ebene seiner Wahrnehmung und Wirkung (SCHLEIDT, 1985). Mit „kognitiv manipulieren" verbinde ich die Vorstellung, in der Modellwelt Verhaltensabläufe auszuführen, ohne die in der „realen Welt" entstehenden Konsequenzen auszulösen.

Worin besteht die besondere Nützlichkeit dieses Bewußtseinsbegriffes gegenüber alternativen Bewußtseinsbegriffen? Ich habe während der Vorträge dieses Symposiums immer wieder versucht, meinen Begriff an den von meinen Kollegen angeführten Fällen zu messen, und war überrascht über den weiten Anwendungsbereich: auf individuelle Fähigkeiten einzelner Menschen (von Philosophen, Psychiatern, *the man in the street*, bis zum Patienten mit Down Syndrom) ebenso wie auf Individuen aller Altersstufen, Kulturen und Rassen des Menschen ebenso wie auf dem Menschen nahestehende Tierarten. Das heißt aber nicht, daß „Bewußtsein als erweiterte Wahrnehmung" identisch ist mit all den individuellen Vorstellungen, die die Teilnehmer dieses Symposions mit dem Begriff „Bewußtsein" verbinden. Ich erinnere an die eingangs zitierte Bemerkung des Kollegen GUTTMANN, Bewußtsein sei „ein gefährlicher Oberbegriff von vielem, das wahrscheinlich wenig miteinander zu tun hat". Der von mir herausgehobene Teilbereich ist für das Verständnis der Evolution des Bewußtseins zugeschnitten. Ich bitte ihn nicht mit anderen Teilbereichen zu verwechseln oder zu vermischen.

Ich möchte besonders darauf aufmerksam machen, daß „Denken" im Sinne von *„Cogito, ergo sum"*, dem Ziehen logischer Schlüsse oder dem Treffen von Entscheidungen in meiner Definition nicht vorkommt. Auch möchte ich betonen, daß nach meinen obigen Überlegungen einem schachspielenden Computer, soweit er sowohl über einen der Wahrnehmung analogen Überblick des Spielfeldes verfügt, wie auch über ein Modell des Spielfeldes, in dem er die möglichen

Konsequenzen verschiedener Alternativen testen kann, ein dem „biologischen Bewußtsein" analoger Zustand zugesprochen werden darf.

Ich hoffe, durch die vorstehenden Überlegungen, insbesondere durch die Definition des wesentlichen Teilbereiches des Bewußtseins als in Raum und Zeit erweiterte Wahrnehmung den Bann des Taboos gebrochen zu haben und, daß nun der wissenschaftlichen Analyse von Zuständen des Gewahrseins und des Bewußtseins nichts mehr im Wege steht. Meine anfangs gestellte Frage: *„Dürfen, können, oder müssen* wir Bewußtsein bei Nicht-Menschen als wissenschaftliches Konzept annehmen?" beantworte ich daher dreimal mit JA.

Literatur

BALDA, R.P. (1980). Recovery of cached seeds by a captive Nucifraga caryocatactes. Z. Tierpsychol., 53, 331-346.

BISCHOF-KÖHLER, D. (1988). Über den Zusammenhang von Empathie und der Fähigkeit, sich im Spiegel zu erkennen. Schweizerische Zeitschrift für Psychologie, 47, (2/3), 147-159.

BÜHLER, K. (1922). Handbuch der Psychologie, I. Teil: Die Struktur der Wahrnehmung. Jena: Fischer.

DARWIN, Ch. (1871). The descent of man and selection in relation to sex. London: J. Murray.

DELOACHE, J.S. (1987). Rapid change in the symbolic functioning of very young children. Science, 238, 1556-1557.

EIBL-EIBESFELDT, I. (1987). Grundriß der vergleichenden Verhaltensforschung. München: Piper.

ETIENNE, A.S. (1984). The meaning of object permanence at different zoological levels. Hum. Dev., 27, 309-320.

GOETHE, J.W. (1910). Goethes Gespräche. Gesamtausg. Neuherausg. v. Flodoard Freiherr v. Biedermann, Bd. 4, Leipzig: v. Biedermann.

GRIFFIN, D.R. (1976). The question of animal awareness. The Rockefeller University Press, New York; 2nd ed. 1981; WILLIAM KAUFMANN, Los Altos (Calif.).

GRIFFIN, D.R. (1984). Animal thinking. Cambridge: Harvard University Press.

GRIFFIN, D.R. (1985). Animal consciousness. Neuroscience & Biobehavioral Reviews, 9, 615-622.

HEDIGER, H. (1947). Ist das tierliche Bewußtsein unerforschbar? Behaviour, 1, 130-137.

HEDIGER, H. (1980). Tiere verstehen. München: Kindler.

HERRNSTEIN, R.J. (1980). Fish as a natural category for people and pigeons. The Psychology of learning and motivation, 14, 59-95.

HERRNSTEIN, R.J. (1984). Objects, categories, and discriminative stimuli. In: H.L. ROITBLAT, T.G. BEVER & H.S. TERRACE (eds.), Animal cognition. Hillsdale: Erlbaum.

HERRNSTEIN, R.J. (1985). Riddles of natural categorization. Philos. Trans. R. Soc. Lond., B 308, 129-144.

HINDE, R.A. (1982). Ethology. Oxford: Oxford University Press.

Immelmann, K. (1976). Einführung in die Verhaltensforschung. Berlin-Hamburg: Parey.

LORENZ, K. (1960). Methods and approach to the problems of behaviour. The Harvey lectures. New York: Academic Press, 60-103.

LORENZ, K. (1961). Phylogenetische Anpassung und adaptive Modifikation des Verhaltens. Z. Tierpsychol., 18 (2), 139-187.

LORENZ, K. (1963). Haben Tiere ein subjektives Erleben? In: Jahrbuch 1963 – Technische Hochschule München. (H.H. MEINKE, Hg.). München: Technische Hochschule, 57-68.

LORENZ, K. (1965). Über tierisches und menschliches Verhalten. Aus dem Werdegang der Verhaltenslehre. Gesammelte Abhandlungen, Band II. München: Piper.

LORENZ, K. (1971). Studies in animal and human behaviour, II. Harvard University Press, Cambridge (Mass.).

LORENZ, K. (1973). Die Rückseite des Spiegels. München: Piper.

LORENZ, K. (1978). Vergleichende Verhaltensforschung: Grundlagen der Ethologie. Wien-New York: Springer.

LORENZ, K. (1988). Hier bin ich – wo bist Du - Ethologie der Graugans. München: Piper.

MEDAWAR, P. (1965). A biological retrospect. Nature, 207, 1327-1330.Morrison, Philip, Morrison, Phylis & Office of C. & Eames,R. (1982). Powers of ten. New York: Scientific American Books, Inc.

NOVIKOFF, A.B. (1945). The concept of integrative levels and Biology. Science, 101, 209-215.

ODUM, E.P. (1959). Fundamentals of ecology. Philadelphia-London: W.B. Saunders Company.

O'KEEFE, J. & NADEL, L. (1978). The hippocampus as a cognitive map. Oxford: Oxford University Press.

PEPPERBERG, I.M. & KOZAK, F.A. (1986). Object permanence in the African Grey parrot (Psittacus erithacus). Animal Learning & Behaviour, 14 (3), 322-330.

PRECHTL, H.F.R. (1977). The neurological examination of the full term newborn infant. London: Heinemann.

RIEDL, R. (1980). Biologie der Erkenntnis. Die stammesgeschichtlichen Grundlagen der Vernunft. Berlin-Hamburg: Parey.

ROITBLAT, H.L., BEVER, T.G. & TERRACE, H.S. (1984). Animal cognition. Hillsdale: Erlbaum.

ROLAND, A. (1988). In search of self in India and Japan – toward a cross-cultural psychology. Princeton: Princeton University Press.

SCHLEIDT, W.M. & CRAWLEY, J.N. (1980). Patterns in the behavior of organisms. J. Soc. Biol. Struct., 3, 1-15.

SCHLEIDT, W.M. (1981). The behavior of organisms, as it is linked to genes and populations. In: P.H. KLOPFER & P.P.G. BATESON (Eds.). Perspectives in Ethology. New York-London: Plenum Press, 4, 147-155.

SCHLEIDT, W.M. (1985). Learning and the description of the environment. In: T.D. JOHNSTON & A.T. PIETREWICZ (Eds.). Issues in the Ecology of Learning. Hillsdale: Erlbaum, 305-325.

TINBERGEN, N. (1952). Instinktlehre. Berlin-Hamburg: Parey.

TOLMAN, E.C. (1932). Purposive behavior in animals and man. New York: Appledon-Century.

TOLMAN, E.C. (1948). Cognitive maps in animal and men. Psychol. Rev., 55, 189-208.

WITTGENSTEIN, L. (1953). Philosophical investigations. New York: 3rd ed. Macmillan.

WOLFF, P.H. (1969). The development of behavioral states and the expression of emotions in early infancy. Chicago: University of Chicago Press.

Elfriede Maria Bonet hat Philosophie und Biologie studiert. Diplomarbeit in Wissenschaftstheorie bei Erhard Oeser. Sie ist die Initiatorin der Buchreihe „Wiener Studien zur Wissenschaftstheorie" und Mit-Herausgeber der ersten drei Bände.

Von der Literatur herkommend (Veröffentlichungen u.a. bei Suhrkamp), gilt ihr besonderes Interesse der Sprache und den verschiedenen Möglichkeiten sprachlicher Vermittlung bzw. Darstellung. Daher wird auch ihre Nähe zum französischen Strukturalismus verständlich, der in seiner Methode besonders und ganz bewußt auf Sprache rekurriert.

Sie ist Mitglied des Konrad-Lorenz-Instituts Altenberg und durch persönliche Bekanntschaft mit und Vorträge über Konrad Lorenz diesem und der Evolutionären Erkenntnistheorie verbunden.

Bewußtseinsentwicklung und magisches Denken

ELFRIEDE MARIA BONET

Das magische Denken

Vielfach herablassend belächelt – von jenem „wissenschaftlichen", das sich darüber erhaben dünkt –, ist es doch dessen unabdingbare Voraussetzung. Es entwickelt all jene Elemente, deren dieses sich in der Folge bedient, wenn es sie auch in anderer Weise zusammenschmilzt.

Der Mensch selbst ist noch nicht Thema – seine Einheit daher ungeteilt. Thema sind allein seine Beziehungen, seine Lebensvollzüge. Und es ist der beste (weil auch so ziemlich einzige) Zugang zu jener „unbewußten Logik des menschlichen Geistes überhaupt, die noch nicht deformiert ist durch das Zuviel an Bewußtsein in der 'pensée domestique', dem Denken der sogenannten höheren Kulturen und modernen Zivilisationen. Die Logik der pensée sauvage ist verwandt der unbewußten Artikulation der Sprache, wie sie der Linguist analysiert .... Deshalb räumt LÉVI-STRAUSS zunächst mit dem weitverbreiteten Vorurteil auf, das ‚Denken der Wilden' sei unlogisch, weil von Magie und Mythos durchsetzt, und wo es die Realität einfange, sei es einzig vom praktischen Bedürfnis bestimmt. Demgegenüber zeigt er, daß die pensée sauvage und damit menschliches Denken schlechthin immer schon der Abstraktion fähig ist, daß es einen Erkenntnisdrang um des Erkennens willen gibt, daß die Dinge immer schon klassifiziert werden und eine gedankliche Ordnung der Realität, letztlich ein globaler Determinismus angestrebt werden" (SCHIWY, 1985; S. 51).

Mit dem „Hellwerden" des Bewußtseins, der Entwicklung der Fähigkeit zur Reflexion, so ist zu vermuten, wird sich der Mensch auch seiner Abhängigkeiten bewußt. Und es sind vor allem zwei große Bereiche, in die er sich gestellt sieht. Zum einen jener der sozialen Gegebenheiten – Seines-Gleichen („Kultur") – , zum anderen der der ihn umgebenden „natürlichen" Gegebenheiten; worunter all das zusammmengefaßt ist, was ihm nicht gleicht. Abhängigkeiten, die in einem ständigen Wechselbezug zu bewältigen sind. Denn jedes Handeln in und mit Natur – etwa Jagd oder Ackerbau – ist zugleich soziales Handeln; der jeweils Einzelne immer zugleich Mitglied einer sozialen Einheit. Und so, wie sich im Gleichen Ungleiches vorfindet (verschiedene Stammesgruppen/Clans), findet sich im Ungleichen (der Natur) Gleiches: die Arten. Die Leistung des sog. „magischen" Denkens besteht darin, diese äußerst komplexe Situation in ein logisches System gebracht zu haben, indem es die beiden Bereiche miteinander verknüpft; was zu einer Entlastung von den Abhängigkeiten beitragen mag.

Grundlage dafür ist die Fähigkeit zur Abstraktion, die es erlaubt, nicht mehr nur das Nützliche vom nicht Nützlichen, das Relevante vom nicht Relevanten zu unterscheiden, sondern nach Unterscheidungskriterien vorzugehen.

Die Methode

Die Methode, mit deren Hilfe es gelingt, die Strukturen dieses komplexen Gegenstandes sichtbar zu machen, entsteht zu Beginn des Jahrhunderts mit FERDINAND DE SAUSSURE's „Cours de linguistique generale" (1967): „Nur bei streng synchronischer Betrachtung war es möglich, von den wechselnden Bedürfnissen des Menschen, die unablässig nach einer Anpassung des Werkzeuges Sprache verlangen, abzusehen und so das zur Sprache als solcher Gehörige rein darzustellen". SAUSSURE selbst allerdings wollte sowohl die historische Dimension, den Sprachwandel, als auch den von diesem abstrahierenden Sprachzustand als linguistische Forschungsobjekte gewahrt wissen. Die Fruchtbarkeit dieses zweiseitigen Ansatzes zeigen u.a. auch die Arbeiten von JEAN PIAGET, der anhand der Ontogenie die Entwicklung der (ahistorischen) logisch-mathematischen Strukturen aufzeigt.

Der Literaturkritiker und Semiologe ROLAND BARTHES beschreibt das Vorgehen (1964, S. 191) wie folgt: „Der strukturale Mensch nimmt das Gegebene, zerlegt es, setzt es wieder zusammen; das ist scheinbar wenig ... Und doch ist dieses Wenige, von einem anderen

Standpunkt aus gesehen, entscheidend; denn zwischen den beiden Objekten, oder zwischen den beiden Momenten strukturalistischer Tätigkeit, bildet sich etwas Neues, und dieses Neue ist nichts Geringeres als das allgemeine Intelligible: Das Simulacrum, das ist der dem Objekt hinzugefügte Intellekt, und dieser Zusatz hat insofern einen anthropologischen Wert, als er der Mensch selbst ist, seine Geschichte, seine Situation, seine Freiheit und der Widerstand, den die Natur seinem Geist entgegensetzt". Das Simulacrum bringt also „etwas zum Vorschein ... das im natürlichen Objekt unsichtbar oder, wenn man lieber will, unverständlich blieb".

Die Basis dieser Methode besteht nicht (mehr) darin, durch Verallgemeinerung Gesetzmäßigkeiten aufzufinden; der Weg geht in umgekehrter Richtung. Und so schreibt auch CLAUDE LÉVI-STRAUSS (1960), die sein Leben bestimmende Entdekung war „die Existenz einer unbekannten Größe, die dem Bekannten seine Ordnung gibt, eines Unbewußten, das allem Bewußten Struktur verleiht, war die Erkenntnis, daß Wissenschaft heute gerade darin bestehen müsse, dieses Unbekannte bekannter und das Unbewußte bewußter zu machen" (SCHIWY, 1985, S. 37). Denn, besteht einerseits die „unbewußte Aktivität des Geistes darin ..., einem Inhalt Form zu geben" (LÉVI-STRAUSS, 1967; S. 35), ist er andererseits imstande, hinter dem Bekannten, den Phänomenen oder Inhalten, die diese bestimmenden Strukturen ausfindig zu machen, wodurch er – im Wechselbezug – Aufschluß über seine eigene Tätigkeit erhält. Die Suche nach der Ursache menschlicher Erkenntnis weicht dem methodologischen Prinzip deren Selbstbegründung. Dies drückt MANFRED BIERWISCH (1966) so aus: „Die Linguistik zeigt einerseits, daß wesentliche Bedingungen der Begriffsbildung und der Logik auf angeborene Dispositionen des menschlichen Organismus und so letzten Endes auf seiner biologischen Struktur und den physikalischen Gesetzen des Universums beruhen. Andererseits bedarf sie zur Formulierung ihrer theoretischen Annahmen der Gesetze der Logik und Mathematik, die sie selbst begründen hilft. In diesem scheinbaren Paradoxon drückt sich eine Eigentümlichkeit des menschlichen Wissens aus, das nicht auf gegebenen Fundamenten aufbaut, sondern sich als ganzes in seinem verwikkelten, dialektischen Prozeß selber begründen muß".

Und wenn FERDINAND DE SAUSSURE die Sprache als „ein grammatikalisches System“ bezeichnet (noch ohne den Begriff „Struktur“ zu verwenden), „das virtuell in jedem Gehirn existiert, oder vielmehr in den Gehirnen einer Gesamtheit von Individuen; denn die Sprache ist in keinem derselben vollständig, vollkommen existiert sie nur in der Masse“, so trifft er – für „Kultur“ – dieselbe Unterscheidung wie der Biologe zwischen Individuum und Art. Denn „die Sprache ist nicht eine Funktion der sprechenden Person; sie ist das Produkt, welches das Individuum in passiver Weise einregistriert; sie setzt niemals eine vorherige Überlegung voraus, und die Reflexion ist dabei nur beteiligt, sofern sie die Einordnung und Zuordnung bestätigt. Das Sprechen ist im Gegensatz dazu ein individueller Akt des Willens und der Intelligenz“ (1967, zitiert nach „Kursbuch 5“, S. 63f).

Und wenn CLAUDE LÉVI-STRAUSS in seiner „Strukturalen Anthropologie“ (1967, S. 35) schreibt: „Aus den Wörtern erarbeitet der Linguist die phonetische Realität der differentiellen Elemente. Und wenn er in mehreren Sprachen die Gegenwart der gleichen Phoneme oder die Anwendung des gleichen Gegensatzpaares feststellt, dann vergleicht er miteinander nicht individuell verschiedene Seiende: Es ist vielmehr das gleiche Phonem, das gleiche Element, die auf dieser neuen Ebene die tiefe Identität der empirisch unterschiedlichen Objekte garantieren. Es handelt sich nicht um zwei ähnliche Phänomene, sondern um eines allein“ – dann ist von nichts anderem als von Homologien die Rede.

Und CLAUDE LÉVI-STRAUSS war es auch, der diese Methode für die Ethnologie fruchtbar gemacht hat; ausgehend von der Annahme, „daß diese Formen grundsätzlich die gleichen sind für alle alten und modernen, primitiven und zivilisierten Geistwesen“ (1967, S. 35), „dann muß man, und das genügt, die unbewußte Struktur ausfindig machen, die jeder Institution oder jeder Sitte zugrundeliegt“.

Die allgemeine Ausformulierung des Struktur-Begriffs erfolgt dann durch JEAN PIAGET, und sie lautet wie folgt (1973, S. 8): „In erster Annäherung ist eine Struktur ein System von Transformationen, das als System (im Gegensatz zu den Eigenschaften der Elemente) eigene Gesetze hat und das eben durch seine Transformation erhalten bleibt oder reicher wird, ohne daß diese über seine Grenzen hinaus wirksam werden oder äußere Elemente hinzuziehen. Mit einem Wort: Eine Struktur umfaßt die drei Eigenschaften Ganzheit, Transformation und Selbstregelung.

In zweiter Annäherung – es kann sich dabei um eine spätere oder eine auf die Entdeckung der Struktur unmittelbar folgende Phase handeln - muß sich die Struktur zu einer Formalisierung eignen. Doch muß man daran denken, daß diese Formalisierung das Werk des Theoretikers ist, während die Struktur von ihm unabhängig ist, und daß sich diese Formalisierung unmittelbar in logisch-mathematischen Gleichungen äußert oder durch ein kybernetisches Modell vermittelt werden kann. Es gibt folglich verschiedene mögliche Formalisierungsstufen, die von den Entscheidungen des Theoretikers abhängig sind, während die Existenzweise der Struktur, die er entdeckt, in jedem besonderen Forschungsbereich zu präszisieren ist“.

Und weiter, in „Biologie und Erkenntnis“ (1974, S. 141): Die „Elemente können sehr verschiedener Art sein. Bei den biologischen Strukturen sind es chemische Stoffe, Energiemengen, kinematische oder dynamische Prozesse, bei den kognitiven Strukturen Wahrnehmungen, Erinnerungen, Begriffe, Operationen usw.. Ebenso können die Beziehungen in Verbindungen jeder Art bestehen: In räumlich-zeitlichen, kausalen, implikativen usw., je nachdem, ob es sich um organische oder kognitive und vor allem um statische oder dynamische Strukturen handelt (z.B. anatomische oder figurative und regulatorische oder homöorhetische usw.).

Zweitens können die so definierten Strukturen unabhängig von den Elementen, aus denen sie sich zusammensetzen, betrachtet werden. Das heißt nicht, daß sie in dieser Form existieren könnten (außer im Fall der ‚abstrakten‘ Strukturen des Mathematikers), sondern daß man, wenn man von den Elementen absieht, aus denen sie sich zusammensetzt, die Struktur immer noch als ‚Form‘ oder Beziehungsgefüge ins Auge fassen kann“. Was dazu führt, daß Strukturen verschiedenster Provenienz miteinander vergleichbar werden.

Die sprachlichen Mittel

Voraussetzung für die Entwicklung jedweder Art von Systematik ist die Entwicklung der geeigneten sprachlichen Mittel, und diese ist, entgegen vielerlei Meinung im magischen Denken, weit fortgeschritten. Die mehr oder weniger ausgeprägte Differenziertheit der Ausdrücke in einem bestimmten Bereich ist nicht von den mehr oder weniger entwickelten intellektuellen Fähigkeiten abhängig, sondern vom Interesse, das dem jeweiligen Gegenstandsbereich entgegengebracht wird. Und so ist es zwar durchaus möglich, daß der Differenziertheit der Ausdrücke in einer abendländischen Sprache Undifferenziertheit in einer „exotischen" Sprache gegenübersteht – ebenso aber auch das Umgekehrte. Und so schreiben HANDY und PUKUI (1958; S. 119): „Die geschärften Fähigkeiten der Eingeborenen gestatteten es ihnen, die Gattungsmerkmale aller lebenden See- und Landtiere genau zu vermerken, desgleichen die subtilsten Veränderungen von Naturerscheinungen wie der Winde, des Lichts, der Wetterzeichen, des Kräuselns des Meeres, der verschiedenen Arten des Wellenschlags, der Strömungen von Wasser und Luft". Über die Pygmäenbevölkerung der Philippinen schreibt der Biologe R.B. FOX (1953; S. 187f.): „Der Negrito ist in sein Milieu vollkommen eingebettet, und, was noch bedeutsamer ist, er untersucht unaufhörlich alles, was ihn umgibt. Oft sah ich, wie ein Negrito, der sich über die Identität einer Pflanze im unklaren war, die Frucht kostete, die Blätter beroch, den Stengel knickte und prüfte und den Standort in Augenschein nahm. Und erst wenn er alle diese Gegebenheiten berücksichtigt hat, wird er sagen, ob er die Pflanze, von der die Rede ist, kennt oder nicht". Und weiter: „Fast alle Männer können mit größter Leichtigkeit die spezifischen und beschreibenden Namen von mindestens 450 Pflanzen, 75 Vögeln, fast aller Schlangen, Fische, Insekten und Säugetiere und sogar 20 Arten von Ameisen aufzählen ... auch 45 Arten eßbarer Pilze (S. 231), und im Bereich der Technik 50 Typen verschiedener Pfeile (S. 265 ff.)". Und von einer zurückgebliebenen Bevölkerung der Ryukyu-Inseln wird gesagt (SMITH, 1960): „Selbst ein Kind kann oft die Baumart aufgrund eines winzigen Holzteilchens bestimmen und, was noch entscheidender ist, das Geschlecht dieses Baumes aufgrund der Vorstellungen, die sich die Eingeborenen über das Geschlecht der Pflanzenwelt machen, und dies durch Beobachtungen des Holzes und der

Rinde, des Geruches, der Härte und anderer Eigenschaften gleicher Art. Dutzende und Aberdutzende von Fischen und Muscheln sind unter eigenen Namen bekannt, desgleichen ihre besonderen Eigenarten, ihre Lebensgewohnheiten und die sexuellen Unterschiede innerhalb eines jeden Typus“ (S. 150). „Ein einziger Informant aus dem Stamme der Semiolen kann 250 Pflanzenarten und -abarten identifizieren... Man hat festgestellt, daß den Hopi-Indianern 350 Pflanzen bekannt sind, den Navaho mehr als 500. Das botanische Lexikon der Subanun, die in den Südphilippinen leben, überschreitet bei weitem 1000 Ausdrücke ...und das der Hanunóo umfaßt an die 2000. R. SILLANS (WALKER und SILLANS, 1961), der mit einem einzigen Informanten aus dem Gabongebiet arbeitete, hat kürzlich eine ethnobotanische Aufstellung von ungefähr 8000 Ausdrücken veröffentlicht, die sich auf die Sprachen oder Dialekte von 12 oder 13 aneinandergrenzenden Stämme verteilen“ (LÉVI- STRAUSS, 1981; S. 16).

Dieses Wissen und die sprachlichen Mittel, über die es verfügt, erstrecken sich auch auf die morphologischen Eigenschaften. Die Tewa-Sprache verwendet unterschiedliche Ausdrücke für jeden oder fast jeden Teil des Körpers der Vögel und der Säugetiere (HENDERSON und HARRINGTON, 1914; S. 9). Die morphologische Beschreibung der Baum- oder Pflanzenblätter umfaßt 40 Ausdrücke, und es gibt 15 verschiedene Ausdrücke, die den verschiedenen Teilen einer Maispflanze entsprechen. Die Hanunóo haben für die Beschreibung der wesentlichen Teile und Besonderheiten der Pflanzen mehr als 150 Ausdrücke, die die Kategorien festlegen, aufgrund derer sie die Pflanzen identifizieren, und „sie diskutieren untereinander über Hunderte von Merkmalen, durch die sie sich unterscheiden und die oft bedeutsamen, heilenden oder nährenden Eigenschaften entsprechen“ (CONKLIN, 1954; S. 97). Die Pinatubo, bei denen man mehr als 600 benannte Pflanzen gezählt hat, „haben nicht nur eine unerhörte Kenntnis dieser Pflanzen und ihrer Verwendungsarten; sie gebrauchen mehr als 100 Ausdrücke, um ihre Teile oder charakteristischen Aspekte zu beschreiben“ (R.B. FOX, 1953; S. 179).

Doch die Bereitstellung der sprachlichen Mittel ist nur ein erster Schritt. Denn „wenn, wie wir glauben“, um noch einmal LÉVI-STRAUSS zu zitieren (1967, S. 35) „die unbewußte Aktivität des

Geistes darin besteht, einem Inhalt Form zu geben“, dann besteht, so ist hinzuzufügen, seine bewußte Tätigkeit darin, diese Formen von ihren Inhalten wieder trennen und ihnen – unter neuen Gesichtspunkten - eine andere Ordnung geben zu können. Und erst die Verbindung dieser beiden Fähigkeiten eröffnet jenen Horizont, der es ermöglicht, das zu kreieren, was uns heute als „systematische Ordnung“ so wohl vertraut erscheint.

Die Taxonomien

Der Weg dahin führt über die Ausbildung von Taxonomien, die Zusammenfassung von – zunächst – diskontinuierlichen Einheiten zu Kontinuität. Die dazu erforderliche logische Grundoperation ist die Erstellung von binären Gegensätzen, die Gegenüberstellung von Begriffen, die durch die vorhergehende „Einschränkung einer empirischen Totalität“ gewonnen werden. „Wie man sie gegenüberstellt, ist im Hinblick auf diese erste Forderung zwar eine wichtige Frage, aber sie wird erst nach ihr berücksichtigt. Anders ausgedrückt, der operative Wert der gewöhnlich totemistisch genannten Benennungs- und Klassifikationssysteme liegt in ihrem formalen Charakter: Es sind Codices, die geeignet sind, Nachrichten, die in die Begriffe anderer Codices übertragen werden können, zu übermitteln und jene Nachrichten, die durch die Vermittlung andersartiger Codices empfangen wurden, in ihrem eigenen System auszudrücken“ (LÉVI-STRAUSS, 1981; S. 92).

Ein solcher binärer Gegensatz ist das „einfachste Beispiel eines Systems, das man sich denken kann“, und die Konstruktion entsteht „durch die Aufnahme neuer Ausdrücke bei jedem der beiden Pole, die deshalb ausgewählt werden, weil sie mit diesem System Beziehungen des Gegensatzes, der Korrelation oder der Analogie unterhalten...“ (S. 188). Fast immer beruht eine binominale Taxonomie auf Kriterien wie der Form (flach, dick, spiralenförmig, kaktusförmig, klumpig, eiförmig, ochsenzungenförmig), der Konsistenz (mehlig, elastisch, klebrig usw.), dem Geschlecht (LA BARRE, 1947).

Ziel aller klassifizierenden Schemata ist es, „das natürliche und soziale Universum in der Form einer organisierten Totalität zu erfassen". Und es liegt, wie schon erwähnt, die Annahme nahe, daß der Zusammenschluß der beiden in einem (zur Entwicklung von „Kultur" notwendigen) Schritt getrennten Bereiche von „Natur" und „Kultur" zu einer „organisierten Totalität" zu einer Entlastung (von den Abhängigkeiten) führt. Ein Zusammenschluß, der in zweifacher Weise vollzogen wird: Zum einen auf der begrifflichen Ebene, mit Hilfe des sog. „totemistischen Operators", von dem später die Rede sein wird, zum anderen auf der des (ritualisierten) Handelns.

Zoologische und botanische Taxonomien sind dabei keine getrennten Bereiche, „sondern ein integrierender Teil einer globalen und dynamischen Taxonomie, deren vollkommen homogene, da aus aufeinanderfolgenden Dichotomien bestehende Struktur die Einheit garantiert" (LÉVI-STRAUSS, 1981, S. 163). „Das Problem der Beziehung zwischen kontinuierlich und diskontinuierlich erhält so eine originelle Lösung, da die Welt in Form eines aus sukzessiven Gegensätzen bestehenden Kontinuums dargestellt wird" (S. 165). Die Navaho-Indianer, die sich selbst für „große Klassifizierer" ausgeben, teilen die Lebewesen in zwei Kategorien ein, je nachdem, ob sie die Fähigkeit der Sprache haben oder nicht. Die Lebewesen ohne Sprache umfassen die Tiere und die Pflanzen. Die Tiere werden in drei Gruppen eingeteilt: „laufende", „fliegende" und „kriechende"; jede Gruppe wird wiederum in doppelter Weise geteilt: in „Reisende auf der Erde und Reisende auf dem Wasser" einerseits und in „Reisende bei Tag" und „Reisende bei Nacht" andererseits. Die Einteilung der „Arten", die durch diese Methode erzielt wird, ist nicht immer die der Zoologie. So kann es passieren, daß Vögel, die aufgrund einer Gegenüberstellung – männlich/weiblich – paarweise gruppiert werden, in Wahrheit demselben Geschlecht angehören, jedoch verschiedenen Arten. Denn die Assoziation beruht einmal auf ihrer relativen Größe, zum anderen auf ihrem Platz in der Klassifikation der Farben und auf der Funktion, die ihnen in der Magie und im Ritual beigemessen wird (REICHARD, 1948 und 1950). Und das ist wichtiger. Denn die Bedeutung jedweden Widerspruchs ist abhängig von der Rolle, die ihm in einem System zugesprochen wird. Und „die Natur ist nicht widerspruchsvoll in sich; sie kann es nur innerhalb der besonderen menschlichen Tätigkeit sein, die sich ihr aufprägt; und die Eigenschaften der Umwelt erlangen je nach der historischen und technischen Form, die diese oder jene Art von Tätigkeiten in dieser Umwelt annimmt, verschiedene Bedeutungen" (LÉVI-STRAUSS, 1981, S. 114).

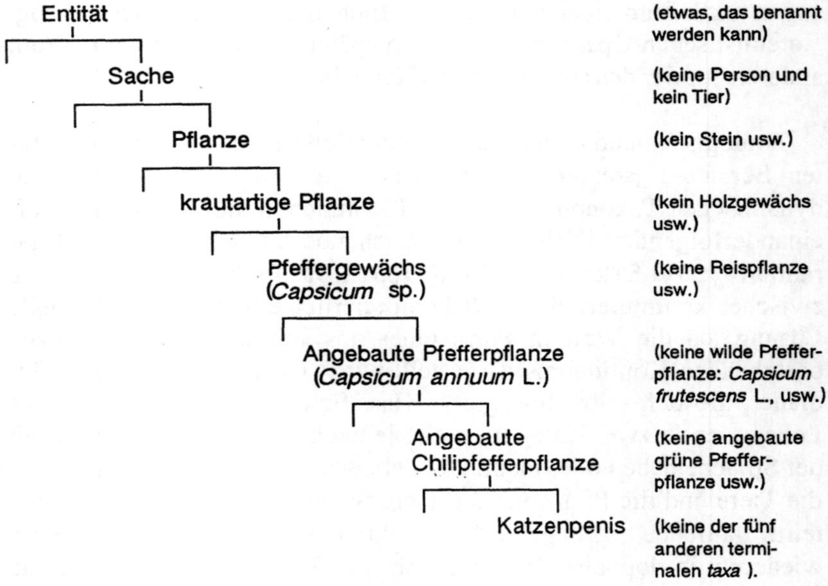

Abb. 1: Ausschnitt aus einer Klassifikation der Hanunóo (aus CLAUDE LÉVI-STRAUSS, 1981, S. 164)

Die Abb. 1 zeigt einen Ausschnitt aus einer Klassifikation der Hanunóo, Bewohner der Südphilippinen. Sie teilen das Universum in Wesen, die benannt, und solche, die nicht benannt werden können. Die benannten Wesen teilen sich in Dinge, in Personen und Tiere. Wenn ein Hanunóo das Wort „Pflanze" ausspricht, schließt er aus, daß die Sache, von der er spricht, ein Stein oder ein hergestellter Gegenstand ist. Die Klasse „krautartige Pflanze" schließt ihrerseits andere Pflanzenklassen aus, etwa die der „Holzgewächse" usw. Unter den krautartigen Pflanzen ist der Ausdruck „Pfeffergewächs" differentiell in bezug auf „Reisgewächs“ usw.. „Angebauter Pfeffer“ schließt „wilden Pfeffer“ aus, und „angebauter Chili-Pfeffer“ schließt „angebauten grünen Pfeffer“ aus; schließlich präzisiert „Katzenpenis“, daß es sich um ein Individuum handelt, welches nicht zu den fünf anderen Abarten oder taxa gehört, die von der Eingeborenenkultur in der Gruppe der angebauten Pfefferarten unterschieden werden. Mit Hilfe einer Reihe von Dichotomien werden Typen gebildet, die sich gegenseitig ausschließen und voneinander durch mindestens ein Element unterscheiden. Das Ähnliche, die Zusammengehörigkeit, bleibt erhalten, die Unähnlichkeit, das Unterscheidende, wird sichtbar. Und das nicht nur „horizontal“, sondern auch „vertikal“, sodaß ein Netz, eine Matrix, mit etwa gleich großen Maschen entsteht, die über die Welt der Phänomene gelegt werden kann.

Alle solchen Systeme – seien sie nun „magischer“ oder „rationaler“ Art – zeigen dabei eine Merkwürdigkeit: Die Art scheint so etwas wie ein „mittlerer Klassifikator“ zu sein. Das mag seinen Grund darin haben, wie LÉVI-STRAUSS meint (1981; S. 160), daß „bei dem Begriff der Art .. sich in der Tat der Gesichtspunkt der Ausdehnung und der des Inhalts (einander) die Waage“ halten. Unter Ausdehnung versteht die Klassenlogik die Menge jener Individuen, die in eine Klasse gezählt werden können, und unter Inhalt die Zahl der Merkmale. Und in einer solchen Taxonomie nimmt – von „oben“ nach „unten“ – der Umfang, die Ausdehnung, der Begriffe ab, wohingegen ihr Inhalt zunimmt. Ausgehend vom „Niveau“ der Art kann das System nun in zweierlei Weise erweitert werden: Zum einen ist es möglich, verschiedene Arten unter anderen Gesichtspunkten wieder zusammenzufassen und neu zu ordnen. So teilen z.B. die Osage, Sioux-Indianer aus dem Süden, die Lebewesen und Dinge in drei Kategorien ein, die jeweils dem Himmel zugeordnet sind, wie Sonne, Stern, Kranich, Himmelskörper, Nacht, Konstellation der Pleiaden usw., dem Wasser, wie Muscheln, Schildkröte, Nebel, Fischer usw. und der festen Erde, wie schwarzer und weißer Bär, Puma, Stachelschwein, Hirsch usw.. Das geht in Richtung Abstraktion: Die Zahl der (gemeinsamen) Merkmale nimmt ab, die Zahl der zuordenbaren Arten nimmt zu. Nach „unten“ nimmt die Zahl der Merkmale zu, der Inhalt aber ab, bis zum Individuum und seinem (Eigen)namen. Die Art – das wird deutlich – wird nicht als eine biologische, sondern als logische Einheit betrachtet und eingesetzt. Die Art bzw. die Gruppe von Arten bildet den Übergang „zu einem System von Eigenschaften oder Kategorien“ (S. 165).

Die Transformation

Das Aufstellen jedweder Art von Systematik - sei sie rationaler oder magischer Art, sei es bewußt oder unbewußt - hat niemals nur den Zweck, eine „objektive“ Welt zu dechiffrieren. Sie ist immer geleitet von einem Interesse besonderer Art: Den Menschen und seine Bedürfnisse in diese Welt einzuordnen; ihr die für sein Handeln erforderlichen Chiffren zu entnehmen. Dazu wird diese Welt, als Summe des Erfahrbaren, in Teilsummen zerlegt. Die Art bildet hiebei den einen Pol – sie ist der sinnliche Zugang und bildet für das nicht-ähnliche Individuum und seine Merkmale die Grenze. Den anderen Pol bilden die intellektuellen „Totalitäten“, in die das menschliche Handeln eingebettet ist und seine Grenzen findet: Natur und Kultur, aber auch z.B. Raum und Zeit. Diese (jeweils) beiden Pole zu verbinden, ist Aufgabe eines logischen Systems. Und eine solche Verbindung, ein solcher Übergang, erscheint z.B. bereits in dem Schema, das bei den Pawnee Indianern der Liturgie der jahreszeitlichen Riten zugrundeliegt (Abb. 2):

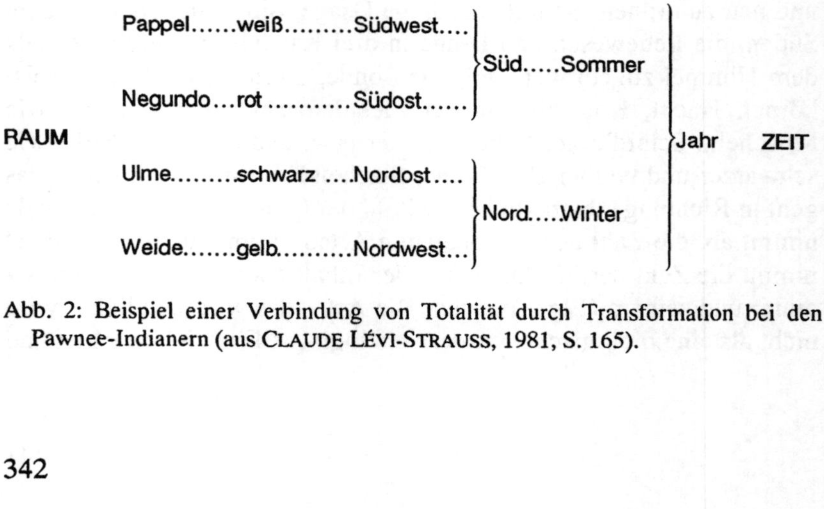

Abb. 2: Beispiel einer Verbindung von Totalität durch Transformation bei den Pawnee-Indianern (aus CLAUDE LÉVI-STRAUSS, 1981, S. 165).

Die Pfosten der Hütte, in der die Feier stattfindet, werden je nach ihrer Himmelsrichtung aus vier verschiedenen Holzarten ausgewählt und mit verschiedenen Farben bemalt, die wieder den Richtungen entsprechen, welche die Jahreszeiten symbolisieren, deren Vereinigung das Jahr bildet. Gleichsam spielerisch werden hier zwei Totalitäten, nämlich Raum und Zeit – neben der Verbindung von Natur und Kultur – miteinander verbunden. Dazu wird die eine Totalität, der Raum, symbolisiert durch die Hütte und ihre Pfosten, zerlegt: In vier verschieden Arten von Holz. Und zwar einzig zu dem Zweck, auf einer anderen Ebene, hier der Zeit, mit Hilfe der so gewonnenen Begriffe wieder hergestellt zu werden. Was anschließend erfolgt, ist eine Transformation: Mit Hilfe von Farben und Himmelsrichtungen, die zugeordnet werden, wird eine andere Totalität wieder hergestellt, z.B. die Zeit, in der Einheit des Jahres. (Logische) Grundlage ist die „wechselseitige Konvertibilität der ‚konkreten' und ‚abstrakten' Klassifikatoren" (S. 167).

Auch bei den Osage, deren Ausgangsschema bereits erwähnt wurde, ist die Situation ähnlich. Ausgehend vom „hauptsächlichsten und einfachsten Gegensatz, der auch die größte logische Kraft besitzt, der der beiden Hälften: Tsi-zhu: Himmel und Hon'-ga, unterteilt in Hon'-ga im eigentlichen Sinne: Festes Land und Wa zha'-zhe: Wasser ... baut sich eine komplexe Grammatik auf mittels eines Systems von Entsprechungen mit mehr konkreten oder mehr abstrakten Bereichen, innerhalb derer jedoch das als Katalysator wirkende Ausgangsschema die Kristallisierung anderer Schemata auslöst, zweiteilige, dreiteilige, vierteilige oder mehrteilige. Als erstes die Richtungen, da in der Einweihungshütte Himmel und Erde einander gegenüberstehen wie Nord und Süd, Festland und Wasser wie Ost und West. Zweitens folgt aus dem Gegensatz von gerade und ungerade eine Zahlenmystik" (S. 168). Die Ziffer 6 gehört „zur Hälfte Himmel, die Ziffer 7 zur Hälfte Erde, und ihre Summe 13 entspricht auf kosmologischer Ebene der Zahl der Strahlen der aufgehenden Sonne .... und auf sozialer Ebene der Zahl der Heldentaten, die ein vollendeter Krieger ... für sich buchen muß".

Der Mythos

Über Mythos ist viel geschrieben und diskutiert worden. In diesem Zusammenhang soll nur die Funktion kurz erläutert werden, die der Mythos in einem solchen System über hat – und auch erfüllt. Seine Aufgabe ist es, die Zuordnungen – die ansonsten willkürlich blieben – zu begründen, das System zu einem kausalen zu machen.

Die meisten derartigen Mythen sind Ursprungsmythen: Sie sollen den Ursprung der Lebewesen und Dinge erklären – zugleich aber auch die Rituale begründen. Aus dieser komplexen Funktion erklärt sich ihre Eigenart; die Konstruktion erscheint „irrational" – und ist doch streng logisch. Am Beispiel der Murngin, die in Nordaustralien leben, soll illustriert werden, wie es dem Mythos tatsächlich gelingt, die empirischen Tatsachen mit den sozialen Gegebenheiten in Einklang und in ein System zu bringen.

Zuerst der Mythos, wie ihn LLOYD WARNER (1958) beschrieben hat:

„Am Anfang der Zeiten machten sich die beiden Schwestern Wawilak auf den Weg, in Richtung auf das Meer, und sie benannten auf ihrem Weg Landschaften, Tiere und Pflanzen; die eine war schwanger, die andere trug ihr Kind. Vor dem Aufbruch hatten sie mit Männern ihrer Hälfte Blutschande begangen.

Nachdem die Jüngere niedergekommen war, setzten sie ihre Reise fort und hielten eines Tages in der Nähe des Wasserbeckens an, in dem die große Schlange Yurlunggur hauste, das Totem der Dua-Hälfte, zu der sie gehörten. Aber die Ältere entweihte das Wasser mit ihrem Menstrualblut; die empörte Pythonschlange kam heraus, rief einen Platzregen hervor, dem eine allgemeine Überschwemmung folgte; dann verschlang sie die Frauen und ihre Kinder. Solange die Schlange sich aufgerichtet hielt, überfluteten die Wasser das Land und die Vegetation. Als sie sich wieder hinlegte, versickerte das Wasser".

Dazu der *Geograph:* In diesem Gebiet vollzieht sich der Wechsel der Jahreszeiten so regelmäßig, daß man ihn fast auf den Tag genau vorhersagen kann. Die Niederschlagsmenge beträgt oft bis zu 150 cm in einem Zeitraum von zwei bis drei Monaten. Der Niederschlag erhöht sich von 5 cm im Oktober auf 25 cm im Dezember und 40 cm im Januar. Ebenso rasch tritt die trockene Jahreszeit ein. Ein Diagramm der Niederschläge in Port Darwin, das eine Periode von 46 Jahren umfaßt, sieht fast aus wie ein Bild der Schlange Yurlunggur, die über ihrem Brunnen aufgebäumt ist, mit dem Kopf den Himmel berührt und die Erde überschwemmt (Abb. 3).

Und nun der *Ethnologe:* „Diese Einteilung des Jahres in zwei gegensätzliche Jahreszeiten, eine von 7 Monaten, durch eine intensive Trockenheit charakterisiert, und eine von 5 Monaten, begleitet von heftigen Niederschlägen und Springfluten, die die Küstenebenen mehrere Dutzend Kilometer tief ins Land hinein überschwemmen,

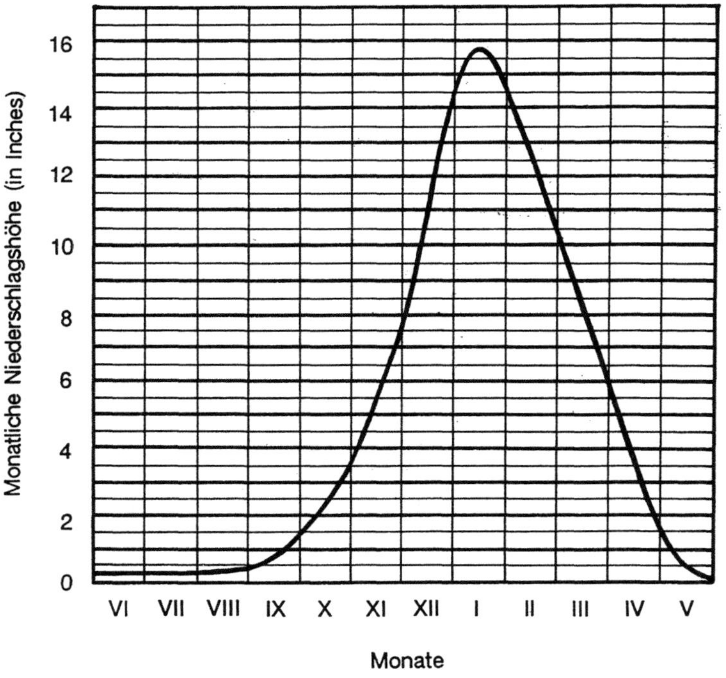

Abb. 3: Mittlere Niederschlagshöhe in Port Darwin, berechnet für eine Periode von 46 Jahren (nach WARNER, Tabelle XI, S. 380).

bestimmt das Leben und Denken der Eingeborenen. Die Regenzeit zwingt die Murngin, sich zu zerstreuen. In kleinen Gruppen fliehen sie in die nicht überschwemmten Gebiete, wo sie eine unsichere, von Hunger und Überschwemmung bedrohte Existenz führen. Aber wenn das Wasser sich zurückzieht, sprießt in wenigen Tagen eine üppige Vegetation, und die Tiere kommen wieder: Das gemeinschaftliche Leben beginnt von neuem, es herrscht Überfluß.

Die Protagonisten des großen mythischen Dramas sind einander wechselweise verbunden, die Schlange mit der Regenzeit, die Schwestern Wawilak mit der trockenen Jahreszeit: Die Schlange repräsentiert das männliche und initiierte Element, die anderen das weibliche und nicht-initiierte. Beide müssen zusammenarbeiten, damit Leben sei. Das heißt in der Erklärung des Mythos: Hätten die Schwestern Wawilak den Inzest nicht begangen und den Brunnen von Yurlunggur nicht entweiht, so gäbe es auf der Erde weder Leben noch Tod, weder Begattung noch Fortpflanzung, noch den Rhythmus der Jahreszeiten (LÉVI-STRAUSS, 1981; S. 110f.).

Und jetzt der *Wissenschaftstheoretiker:* Auch wenn viele der Zuordnungen, wie etwa der Spechtschnabel zum menschlichen Zahn, willkürlich erscheinen mögen, sind sie es doch nicht. Sie erfolgen alle nach ein und demselben Prinzip, dem der Analogie, der Entsprechung. Und diese Analogie, die KONRAD LORENZ zum Thema seines Nobelvortrages gemacht hat, ist eine der wichtigsten Quellen menschlichen Erkennens. Sie ermöglicht das Schwierigste – das der Wissenschaft immer vorausliegt: „Die Systematisierung auf der Ebene der sinnlich wahrnehmbaren Gegebenheiten" (LÉVI-STRAUSS, 1981, S. 23). Auch „unsere" Systematiken bedienen sich ihrer, basieren allerdings auf einer speziellen Form, nämlich der sog. Wesens- oder Strukturanalogie, der Homologie. Und das ist das einzige Kriterium, in dem sie sich von den hier angeführten Systematiken unterscheiden.

Der totemistische Operator

Wie CLAUDE LÉVI-STRAUSS betont – und in einem seiner Hauptwerke, „Das Ende des Totemismus" (1965) ausführlich darstellt -, sind

„die Naturerscheinungen“ nicht das, „was die Mythen zu erklären suchen“, sondern „viel eher das..., mittels dessen die Mythen Realitäten zu erklären suchen, die selbst nicht natürlicher, sondern logischer Ordnung sind“ (1981, S. 11). „Der Totemismus“ so LÉVI STRAUSS (1981, S. 124) „schafft eine logische Äquivalenz zwischen einer Gesellschaft natürlicher Arten und einer Welt sozialer Gruppen“. Untersucht man solche Systeme und deren Beziehung zueinander, so stellt man fest, daß „in jedem Fall....die natürliche Zerlegung und die soziale Zerlegung homolog sind“ (S. 124). Eine Homologie, die immanent ist. Wie eine solche Zuordnung strukturell organisiert ist, soll wieder am Beispiel der Osage vorgeführt werden. Jeder Clan besitzt ein „Lebenssymbol“ – Totem oder Gottheit -, dessen Namen er annimmt: Puma, schwarzer Bär, Königsadler, junger Hirsch usw.. „Die Clans definieren sich auf diese Weise in bezug aufeinander, mittels eines differentiellen Abstandes“, der die Ähnlichkeit der Menschen untereinander „entstellt“, ohne sie jedoch verlorengehen zu lassen. Doch gründen die rituellen Texte jede unterscheidende Wahl auf ein System unveränderlicher Merkmale, das als allen Arten gemeinsam vorausgesetzt wird: Jede Art behauptet das von sich, was der Puma für sich selbst feststellt:

> Betrachte die Unterseite meiner Pfoten, die schwarz sind.
> Ich habe meine Kohle aus der Unterseite meiner Pfoten gemacht.
> Wenn die ganz Kleinen (die Menschen) auch ihre Kohle aus der Haut meiner Pfote machen, werden sie immer Kohle haben, die leicht ihre Haut durchdringt, während sie der Straße des Lebens folgen.
> Betrachte meine Nasenspitze, die schwarz ist usw..
> Betrachte die Spitze meiner Ohren, die schwarz ist, usw..
> Betrachte mein Schwanzende, das schwarz ist, usw..
> (LA FLESCHE, 1921; S 106f.).

Jedes Tier wird so nach einem Gesetz der Entsprechung (Schnauze = Schnabel, usw.) in Teile zerlegt, und die gleichwertigen Teile werden untereinander neu geordnet, dann alle zusammen nach der gleichen vorherrschenden Eigenschaft: Dem Vorhandensein von „kohligen“ Teilen, wegen der Beschützerrolle, die die Osage dem Feuer und seinem Produkt, der Kohle, und schließlich, als Folge davon, auch der schwarzen Farbe zuschreiben: „Das schwarze Ding", die Kohle, ist Gegenstand eines speziellen Ritus, zu dem die Krieger vor dem Aufbruch in den Kampf verpflichtet sind. Wenn sie es versäumen, sich das Gesicht schwarz anzumalen, verlieren sie das Recht, ihre Heldentaten wiederzuerzählen und Ansprüche auf militärische Ehren zu erheben (LA FLESCHE, 1925; S. 327ff.). Daraus ergibt sich zunächst ein System mit zwei Achsen, eine für die Verschiedenheiten und eine für die Ähnlichkeiten (Abb. 4).

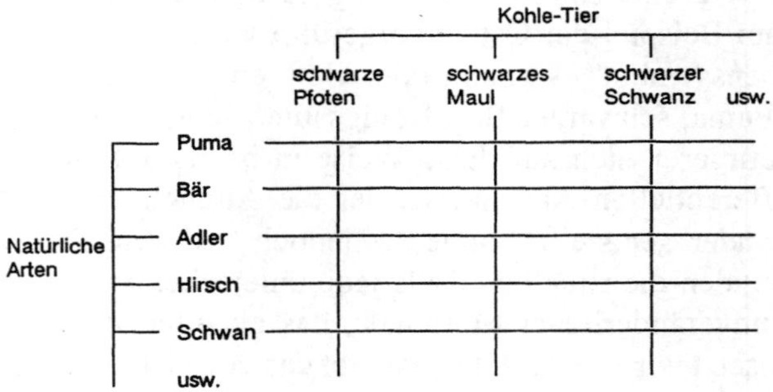

Abb. 4: System mit zwei Achsen, eine für die Verschiedenheiten, eine für die Ähnlichkeiten, bei den Osage (aus Claude Lévi-Strauss 1981 S. 173).

„Das analytische Verfahren, das es erlaubt, von den Kategorien zu den Elementen und von den Elementen zu den Arten überzugehen, setzt sich also gleichsam durch eine ideale Zergliederung jeder Art fort, die nach und nach auf einer anderen Ebene die Totalität wieder herstellt" (LÉVI-STRAUSS, 1981; S. 173).

Versucht man, ein System des Systems aufzustellen, ergibt sich jene Struktur, die LÉVI-STRAUSS den „totemistischen Operator" nennt: Das dargestellte Modell (Abb. 5) zeigt selbstverständlich nur einen sehr kleinen Ausschnitt aus dem idealen Modell, und die Beschränkung auf jeweils drei Arten bzw. Individuen innerhalb dieses ist rein willkürlich und dient der besseren Anschaulichkeit.

Die beiden Achsen bleiben erhalten; die vertikale für die Ähnlichkeiten, die horizontale für die Unähnlichkeiten; alle Robben, alle Bä-

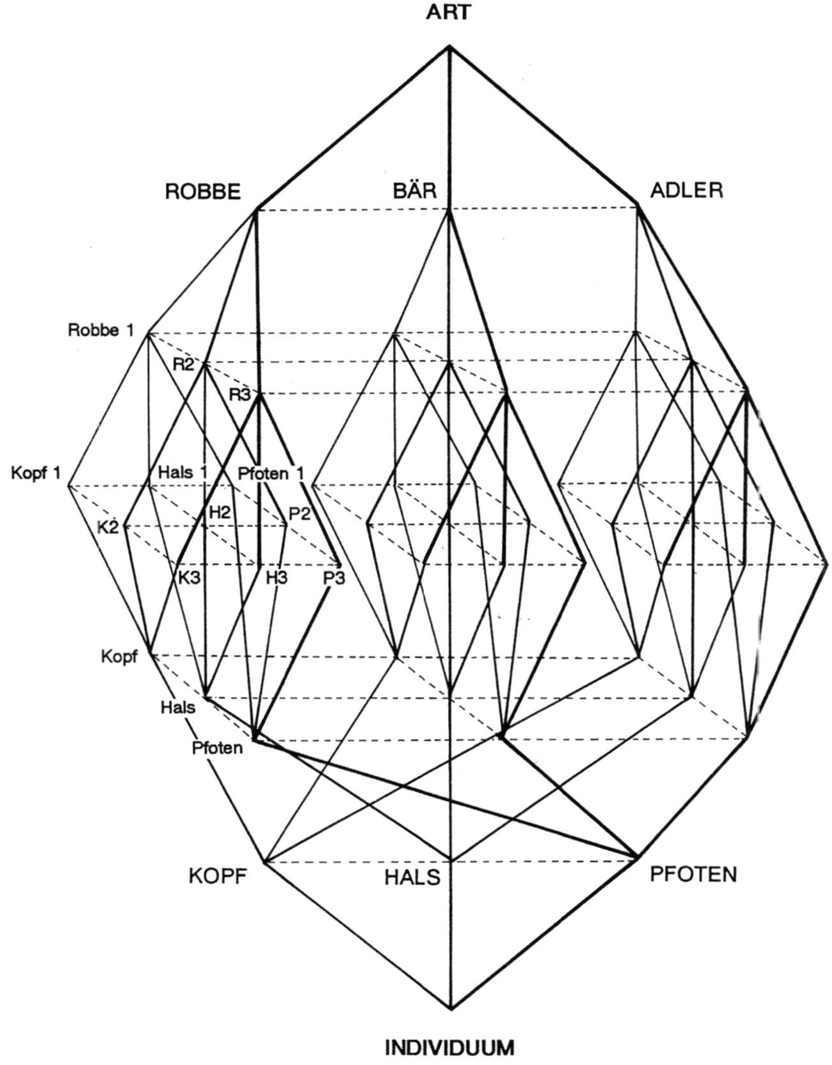

Abb. 5: Der totemistische Operator (aus CLAUDE LÉVI-STRAUSS, 1981, S. 178).

ren, alle Adler, sind einander ähnlich. In der ersten horizontalen Achse, der der Arten, ist die Unähnlichkeit jene der natürlichen Arten, der differentielle Abstand jedoch – insofern es sich immer um Arten (im logischen Sinn) handelt – immer gleich.

Die einzelnen Individuen (Robbe 1,2,3, Bär 1,2,3 ...), die im gleichen Verhältnis zueinander stehen wie die Arten, denen sie angehören, werden in einem nächsten Schritt (folgend auf den der „Zerlegung" der Art in Individuen) in ihre Körperteile zerlegt: Kopf, Hals, Pfoten, etc... Die Körperteile der einzelnen Individuen stehen zueinander im Verhältnis der Funktionsanalogie: der Kopf der Robbe hat dieselbe Funktion wie der Kopf des Bären und des Adlers, ebenso Hälse und Pfoten; der Abstand zum nächsten Individuum bleibt gewahrt.

Um die Totalität, die empirische Wirklichkeit, verlassen zu können, müssen diese Bezeichnungen in Bedeutungen verwandelt werden. Dies geschieht, wie bereits erwähnt, mit Hilfe des Mythos. Er gestattet es, die einzelnen Körperteile als Typen: alle Köpfe, alle Hälse, alle Pfoten, zusammenzufassen und neu zu ordnen. Z.B. unter Hinsicht der Farbe schwarz; die sowohl (empirisch) an allen Arten auftritt, ebenso aber (als Kohle) Ergebnis menschlichen Handelns ist – und in weiterer Folge Bestandteil eines Ritus wird, der soziale Funktion ausübt. Was entsteht, ist ein neues Individuum: Ein „Kohle-Tier"; dessen Merkmale nur mehr für „Kultur" Bedeutung haben.

Literatur

BARTHES, R., (1964). Die strukturalistische Tätigkeit. In: Essays critique. Editions du Seul, Paris. Deutsch von E. Moldenhauer in Kursbuch 5, Frankfurt/Main.

BIERWISCH, M., (1966). Strukturalismus. Geschichte, Probleme und Methoden. In: Kursbuch 5, Frankfurt/Main.

CONKLIN, H.C., (1954). The Relation of Hanunóo Culture to the Plant World. Diss., Yale.

FOX, R., (1953). The Pinatubo Negritos; their useful plants and material culture. The Philippine Journal of Science, Vol. 81 (1952), Manila.

HANDY, E.S. & PUKUI, M.K., (1958). The Polynesian Family System in Ka-'u, Hawai'i. The Polynesian Society, Wellington, N.Z.

HENDERSON, J. & HARRINGTON, J.P., (1914). Ethnozoology of the Tewa Indians. Bulletin Nr. 56, Bureau of American Ethnology, Washington D.C.

LA BARRE, W., (1947). Potato Taxonomy among the Aymara Indians of Bolivia. Acta Americana, Vol. 5, Nr. 1-2.
LA FLESCHE, F., (1921). The Osage Tribe. Rites of the Chiefs: Sayings of the Ancient Men. Washington, D.C.: 36th Annual Report, Bureau of American Ethnology (1914-1915).
LA FLESCHE, F., (1925). The Osage Tribe. The Rite of Vigil. Washington, D.C.: 39th Annual Report, Bureau of American Ethnology (1917-1918).
LÉVI-STRAUSS, C., (1960). Traurige Tropen. Köln/Berlin: Kiepenhauer und Witsch.
LÉVI-STRAUSS, C., (1965). Das Ende des Totemismus. Frankfurt/M.: Suhrkamp.
LÉVI-STRAUSS, C., (1967). Strukturale Anthropologie. Frankfurt/M.: Suhrkamp.
LÉVI-STRAUSS, C., ([4]1981). Das wilde Denken. Frankfurt/M.: Suhrkamp.
PIAGET, J., (1973). Der Strukturalismus. Olten: Walter Vlg. AG.
PIAGET, J., (1974). Biologie und Erkenntnis. Über die Beziehungen zwischen organischen Regulationen und kognitiven Prozessen. Frankfurt/M.: S. Fischer GmbH.
REICHARD, G.A., (1948). Navajo Classification of Natural Objects. Plateau, Vol. 21, Flagstaff.
REICHARD, G.A., (1950). Navaho Religion. A study of Symbolism. 2 Vol. New York: Bollingen Series XVIII.
SAUSSURE, F. DE, 1931 ([2]1967). Vorlesungen über allgemeine Sprachwissenschaft. Frankfurt/M.-Berlin: De Gruyter.
SCHIWY, G.,([2]1985). Der französische Strukturalismus. Reinbek b.Hamburg: Rowohlt Verlag GmbH.
SMITH, A.H., (1960). The Culture of Kabira, Southern Ryukyu Islands. Proceedings of the American Philosophical Society, Vol. 104, Nr. 2, Philadelphia.
WALKER, A.R. & SILLANS, R. (1961). Les Plantes utiles du Gabon. Paris.
WARNER, W.L., (1958). A Black Civilisation. Revid. Aufl., New York.

Adolf Heschl, geb. 1959 in Graz; Assistent am Institut für Zoologie der Universität Wien. 1973: „prägende" Lektüre von K. Lorenz: Der Kumpan in der Umwelt des Vogels – ornithologische Tätigkeit im Freiland. 1978-1985: Biologiestudium (Zoologie/Botanik) an der Universität Graz, Doktorat bei Professor Heran (Schüler von K. v. Frisch) mit einer Arbeit über die Verschränkung von Angeborenen Auslösemechanismen (AAM) und erworbenen Verhaltenselementen beim heimischen Bitterling (Rhodeus amarus; Karpfenfisch). Ab 1981 beginnende intensive Beschäftigung mit Evolutionärer Erkenntnistheorie (Riedl) und Genetischer Epistemologie (Piaget), zugleich direkter Kontakt zur Grazer Philosophischen Schule (Weltanschauungsanalyse bei Topitsch & Götschl). 1985-1987: Post-graduate Stipendium der Universität Genf, an der Fakultät für Psychologie; Mitarbeit an verschiedenen Projekten (Experimente mit Schulkindern) zur entwicklungspsychologischen Theorie von Jean Piaget; zentrales theoretisches Thema: Objektpermanenz bei Mensch und Tier (Vergleich). 1988: Freier Mitarbeiter bei Professor Riedl in Wien (Abt. theoretische Biologie), Experimente mit Schulkindern zur Zufalls- versus Gesetzeswahrnehmung, durch Riedl erster Kontakt mit dem Altenberger Kreis, seither regelmäßige Mitarbeit darin. Seit 1989 Universitätsassistent am Institut für Zoologie (Abt. Ethologie), Arbeiten zu Verhaltensökologie und Soziobiologie höherer Wirbeltiere.

Das Erwachen des Bewußtseins beim Kinde

ADOLF HESCHL

Plädoyer für einen operationalisierbaren Bewußtseinsbegriff

Bewußtsein als weltanschauliches Konzept der Selbstreflexion des Menschen hat eine lange philosophische Tradition und wird auch weiterhin im Zentrum vieler kulturtheoretischer und allgemein anthropologischer Interpretationsansätze stehen. Parallel zu dieser engen Verflechtung mit der individualistischen Philosophie des Abendlandes hat sich aber auch eine Art von Monopolanspruch gegenüber jeglichem Zugriff von Außenseitern und „Nichteingeweihten" auf zentrale Themen eben dieser Disziplin entwickelt und zunehmend verfestigt. Dieser privilegierende Status des „Redendürfens über" führte in der Folge zu teilweise mythosähnlichen Strömungen mit Tabubelegung für die jeweilige Thematik (TOPITSCH & SALAMUN, 1972). Kulturelle Entwicklung wurde so oft zum alleinigen Privileg elitärer Minderheiten. Nichtsdestoweniger gab es dennoch immer wieder gesellschaftliche Umbrüche, geistige wie auch soziale und wirtschaftliche Revolutionen, die die selbstreflexive Situation des Menschen grundlegend veränderten. Nachdem der Begriff „Bewußtsein" für lange Zeit philosophischen Erörterungen in traditionell weltbildprägenden Schulen (Höhepunkt: Scholastik) vorbehalten war, ergab sich mit Aufkommen der modernen Wissenschaften, insbesondere der Psychologie in der Mitte des letzten Jahrhunderts, eine in Wellen fortschreitende Loslösung dieses Themenkreises von der autoritären Diktion einer einzelnen gesellschaftlichen Strömung anzubahnen (BORING, 1975). Diese generelle Tendenz scheint anzuhalten, sodaß es nun möglich ist, Phasen zeitweiliger Ablehnung (WATSON, 1930, SKINNER, 1938, 1969, 1974) von Perioden zunehmenden Interesses (GRIFFIN, 1976, 1985; HILGARD, 1980; LORENZ, 1973; WERTH, 1983; WUKETITS, 1985) zu trennen. Heutzutage arbeiten sowohl naturwissenschaftliche wie auch unterschiedlichste philosophische Disziplinen an einem regelrechten „Bewußtseinsproblem" (vgl. BRAUN & RADERMACHER, 1978; HERRMANN, 1977; HOFFMEISTER, 1955; HÖRZ, 1978; RICKEN, 1984; WERTH, 1983), allerdings zumeist ohne großen Wert auf interdisziplinäre Zusammenarbeit zu legen. Eher schon wird der große Unterschied im erkenntnistheoretischen Ansatz betont. Lapidar gesagt stehen einander realitätsbezogener, empirischer und diskursorientierter, abstrakter Weltzugang in teilweise ideologisch-dogmatisierter Feindschaft gegenüber. Bei näherer Betrachtung jedoch ergeben sich auch hier reziproke Übergänge aller Schattierungen, von der „reinsten" Empirie zur „reinsten" Theorie und wieder zurück. Allgemeiner ausgedrückt kann die kognitive Entwicklung von Kulturen metapherhaft als schraubenförmiger Wechselprozeß von Erfahrung und Reflexion dargestellt werden (OESER, 1983). Allerdings scheinen sich Teile der Philosophie im Laufe ihrer jahrhundertealten Geschichte in einer Art von traditionszirkulärer Sackgasse festgefahren zu haben, insofern als die Erörterung der Erörterung der Erörterung ... (irgendeiner) „Epistel" (verstanden als empirische Aussage in Form einer – mündlich oder schriftlich – mitgeteilten Beobachtung) immer mehr ins zunehmend schwindelerregende Zentrum ihrer Beschäftigung gerückt ist (vgl. TOPITSCH, 1988). Es ist wohl kein Zufall, daß sich eine der zentralen, wenn nicht vielleicht die elementarste philosophische Disziplin „Epistemologie" nennt. Debatten, wo letztlich niemand mehr weiß, worüber eigentlich mit geschliffener Rhetorik gesprochen wird, würden in dieser Hinsicht den wohl unübertroffenen Höhepunkt einer solchen Entwicklung verkörpern.

Hingegen ist es erklärtes Ziel vorliegender Abhandlung, einen möglichst einfachen und vor allem *operationalisierbaren* Bewußtseinsbegriff im Kontext von neueren wie auch klassischen Konzepten und Ergebnissen der Entwicklungspsychologie herauszuarbeiten und zur Diskussion zu stellen. Und dies letztendlich ohne dem naiven Glauben, daß die relationale Zuordnung zwischen dem Wort „Bewußtsein" als phonologische Einheit (be'vustzain) und dessen mentalem Begriff irgendwo starr für alle Zeiten festgeschrieben zu sein hat. Wir rechnen also nicht mit einer Art von übermenschlichem Lexikon, in dem die „Sprache der Welt" unveränderbar eingraviert wurde (von wem?), um gelegentlich – aber nur von Eingeweihten – dort eingesehen werden zu können, sondern sind, ganz im Gegenteil dazu, auf eine terminologisch-konventionalistische Konfrontation eingestellt. Solange das Kind nicht mit dem Bade ausgeschüttet wird, sollte es einerlei bleiben, welchen Namen man ihm gibt.

Ein Wendepunkt im Leben

„Bb.64. – I.Jacqueline, mit 1;7, schaut mich an, als ich einen Franken in meine Hand, dann meine Hand unter eine Decke lege. Ich ziehe meine geschlossene Hand zurück, wobei ich das Geldstück unter der Decke zurücklasse: Jacqueline öffnet meine Hand und sucht dann unter der Decke, bis sie das Objekt findet. Ich nehme dann sofort den Franken wieder, lege ihn in meine Hand und schiebe meine geschlossene Hand unter ein Kissen, das auf der anderen, zu ihr nun linken Seite liegt: Jacqueline sucht das Objekt sogleich unter dem Kissen wieder. Dann versuche ich eine Reihe von unsichtbaren Verlagerungen: Ich lege den Franken in meine Hand und führe meine geschlossene Hand nacheinander von A zu B und von B zu C: Jacqueline öffnet meine Hand, sucht dann bei A, bei B und schließlich bei C.

Man sieht, worin sich solche Verhaltensweisen von denen vorhergehender Stadien unterscheiden. Grob ausgedrückt könnte man sagen, daß das Kind fähig geworden ist, sein Suchen mit Hilfe der Vorstellung zu steuern. Es berücksichtigt in der Tat die unsichtbaren Verlagerungen des zu suchenden Gegenstandes und zeigt sich so in der Lage, diese sowohl abzuleiten als auch wahrzunehmen, und es beherrscht durch das Denken eine Reihe von Einschachtelungen, die zu komplex sind, um nicht zu einem wirklichen Bewußtsein der Beziehungen zu führen. Durch die Tatsache, daß das Objekt in ein System von Vorstellungen und abstrakten oder indirekten Beziehungen eintritt, gewinnt es in der Perspektive des Subjekts einen neuen und höchsten Grad von Freiheit: Es wird aufgefaßt als mit sich selbst identisch bleibend, wie auch immer seine unsichtbaren Verlagerungen oder die Komplexität der Schirmwände, die es verbergen, sein mögen. Eine letzte wesentliche Konsequenz der Entwicklung der Vorstellung von dem eigenen Ich unabhängigen Objekten besteht darin, daß künftig der eigene Körper selbst als ein Objekt aufgefaßt werden kann“ (PIAGET, 1950).

Man mag darüber verwundert sein, ein beinahe anekdotenhaftes Zitat als Ausgangsbasis eines Definitionsversuches von Bewußtsein vorzufinden. Dieses Vorgehen hat seinen guten Grund: Man mache sich die Mühe und gehe die aktuelle entwicklungspsychologische Literatur auf der Suche nach „Bewußtsein“ durch. Das Ergebnis wird alles andere als ermutigend sein, denn nicht wenige der umfangreichen Sachregister ziehen es vor, sich zu diesem offensichtlich heiklen Thema lieber nicht zu äußern. So scheint dieser Term beispielsweise in OERTER und MONTADA's Standardwerk „Entwicklungspsychologie" im Sachverzeichnis nicht auf. Ein fundamentaler Begriff also, der einfach übersehen oder gar vergessen wurde? Interessanterweise jedoch begegnet man allenthalben in der aktuellen wie klassischen Literatur der Attribution „bewußt", allerdings in der Regel ohne genauere Explikationen, so als handelte es sich bloß um eine ausschmückende Floskel. Dessen ungeachtet ist es aber meist möglich, allein schon aus dem Bedeutungskontext die dahinterstehende Bewußtseinskonzeption indirekt zu erschließen. Mindestens vier unterschiedliche Bedeutungskategorien können dabei unterschieden werden:

1. Bewußtsein wird als parallel laufendes Epiphänomen neuronaler Prozesse gesehen (oft gekoppelt mit einer Transformation zum bekannten Leib/Seele-Problem).
Kritik: Non-Funktionalität (Wozu?), Art der postulierten Wechselwirkung (Wie?) ungeklärt, Beliebigkeit im operationellen Festschreiben

2. Bewußtsein (allgemein) ist an eine bestimmte minimale Komplexität des Verhaltens gebunden.
Kritik: Komplexitätsniveau oft nur vage definiert, variiert darüber hinaus von Autor zu Autor

3. Bewußtsein tritt nur bei Verhaltensänderungen, -umstellungen oder Neubildungen und dergleichen auf.
Kritik: zu unspezifisch, unterschiedlichste Verhaltensmechanismen werden im Sammelbecken „Bewußtsein" zusammengeworfen

4. Bewußtsein wird als primär von der Sprache abhängig verstanden (linguistikorientierte Richtungen in der Psychologie, *„linguistic turn"* in der Philosophie).
Kritik: sehr restriktives, da von reellem Kommunikationsvollzug (insbesondere verbalem) abhängiges Konzept, Vorliegen „bewußter" Kommunikation als solcher methodisch schwer erfaßbar

Als Schlußfolgerung aus dieser Situation läßt sich sagen, daß die meisten impliziten Konzeptionen, die also auf eine Explikation des Begriffes „bewußt“ verzichten, ebenfalls auch vor einer operationellen Festschreibung desselben zurückscheuen. Es stellt sich die Frage, ob es überhaupt sinnvoll bzw. notwendig ist, „Bewußtsein“ in die entwicklungspsychologische Theorie einzubauen, wenn es offensichtlich ohne dieses Konzept genauso gut zu gehen scheint. Diese Frage ließe sich in etwa so formulieren: Gibt es einen wirklich fundamentalen Wendepunkt in der kognitiven Ontogenese des Menschen, der es verdienen würde, als etwas Besonderes mit der Auszeichnung „Erwachen des Bewußtseins“ versehen zu werden? Unsere These lautet, daß dies möglich ist und daß darüber hinaus ein solches Vorgehen auch einer zusätzlichen Präzisierung des entwicklungspsychologischen Modells insgesamt dienlich sein kann. PIAGET's detaillierte Beobachtungen seiner eigenen Kinder (Jacqueline, Lucienne, Laurent) und seine Interpretation dieser „Episoden“ zeigen uns genau die Richtung an, in der zu suchen sein wird: Am Übergang von der reiz- und situationsgebundenen Wahrnehmung des Säuglings zur Raum und Zeit überschreitenden (im Sinne von: simulierenden, intern repräsentierenden) „bewußten“ (frühneuhochdeutsch *„bewissen“* - mittelniederdeutsch *„beweten“* = „um etwas wissen, auf etwas sinnen“) Kognition des Kleinkindes. Kein anderer hat die eminente Bedeutung dieses fundamentalen Überganges so klar erkannt und betont wie der Zoologe PIAGET, der mit biologisch geschärftem Blick sich der Entwicklungspsychologie widmete: „So wird diese Struktur (der zunehmenden Koordinierung der Handlungen des Subjektes, Anm.d.A.) schließlich zu einem grundlegenden Instrument für die Organisation der Außenwelt, aber auch zu einem kognitiven Instrument von solcher Bedeutung, daß sie zu jener wahrhaft „kopernikanischen Wende“ beiträgt, die Säuglinge zwischen 12 und 18 Monaten vollziehen“ (PIAGET, 1983). Seinen konkreten Ausdruck findet diese kognitive Umwälzung im Erreichen der sogenannten Objektpermanenz, einem Knotenpunkt in der gesamten geistigen Entwicklung eines Kindes, von wo ab die reflexhafte Stimulusgebundenheit des Säuglings endgültig überschritten wird und eine neue strukturelle Qualität, die des Denkens über Dinge und Prozesse in Raum und Zeit, erobert wird.

Raumzeitliche Begrenztheit

Um verstehen zu können, worin die Besonderheit dieses Schrittes liegt, möge man sich eine fundamentale physikalische Grundbedingung jedes lebenden Systems vor Augen halten, eine Grundbedingung, die auf den ersten Blick gänzlich trivial, ja geradezu banal erscheint, die aber bei näherer Betrachtung überraschende Perspektiven freigibt. Ein Lebewesen zeichnet sich durch seine relative, operational-geschlossene Autonomie gegenüber seiner Umwelt aus, das heißt, es ist erlaubt – und gibt erst im Zusammenhang mit lebenden Systemen[1] einen berechtigten Sinn -, von einer *prinzipiellen Dualität* System/Umwelt (Milieu) auszugehen. Damit einher geht eine fundamentale Begrenztheit in Raum und Zeit, formulierbar sowohl in Axiomen der Relativitätstheorie als auch solchen der Quantentheorie:

1. Es gibt eine maximale, nicht überschreitbare Ausbreitungsgeschwindigkeit von Wechselwirkungen (Licht: $c_{max}= 3 \times 10^8 m/sec$)

2. Masse/Energie wie auch – in logischer Konsequenz – Raum und Zeit stellen sich als diskontinuierliche quantenhafte Grundgrößen dar.

Die Schlußfolgerungen, die aus diesem kurzen Exkurs in die Physik für die kognitiven Grundvoraussetzungen lebender Systeme gezogen werden können, sind ebenso einfach wie einschneidend: Informationsaufnahme[3] kann nur über eine begrenzte, zweidimensionale Schicht geschehen und erfolgt darüber hinaus in letztendlich quantenhaften „Perzeptionssprüngen" von Zustand P_{tx} zu P_{tx+1}, P_{tx+2},...P_{tx+n}. Das bedeutet, daß jedes materielle[4] kognitive System durch seine prinzipielle relativistische Begrenztheit charakterisiert werden kann, eine Begrenztheit, die Dinge wie Telepathie, „Fernsinne" (auch Lichtquanten brauchen Zeit) etc. von vorneherein ausschließt. Gerade an diesem Punkt nun setzt unser Zugang zu einer operationellen Bewußtseinsdefinition an, denn wir möchten aufzeigen, daß Bewußtsein am besten verstanden werden kann als „Transzendenz", das heißt als „Überschreitung" oder „Hinausgehen" über die Begrenztheit lebender Systeme, was aber keineswegs bedeutet, daß diese fundamentale Gebundenheit an die instante Wahrnehmungssituation nun doch verletzt werden würde. Nicht eine Erweiterung der Wahrnehmung findet statt, sondern ein – wie sich herausstellen wird – ontogenetischer Übergang in den fiktiven Raum zentralnervöser Interiorisation („Verinnerlichung") und raumzeitlich entkoppelter Repräsentation (Hypothesenbildung). Das bewußtwerdende Subjekt „transzendiert", scheint sich gleichsam loszulösen von seiner aktuellen Existenz und bleibt doch gleichzeitig unausweichlich darin gefangen (Abb. 1).

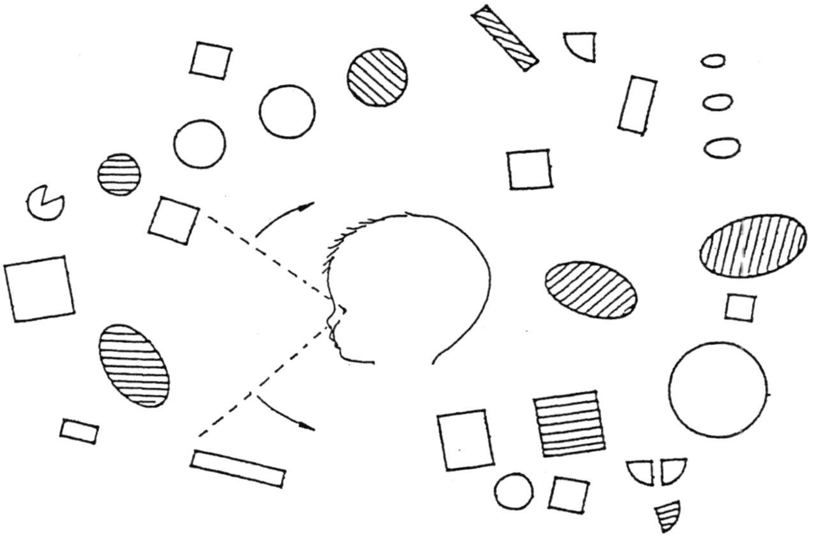

Abb. 1: Perzeptiv-epistemische Begrenztheit des vorbewußten Subjekts und aktiv assimilierende „Transzendenz" (Pfeile) in die Welt kognitiver Kategorien: permanente Dinge, Klassen von Objekten, Begriffe, Symbole, kausale Relationen, Raum und Zeit.

Der Bezug zur Entwicklungspsychologie ergibt sich beinahe von selbst und knüpft an an den bereits von PIAGET hervorgehobenen Knotenpunkt in der geistigen Entwicklung des Menschen, dem Erwerb der Objektpermanenz gegen Ende des zweiten Lebensjahres. Von da an beginnt sich die neue Dimension „Bewußtsein" zu entfalten und neuartige Mechanismen kognitiver Verarbeitung treten auf den (ontogenetischen) Plan:

Aufmerksamkeit: direktionale Reizinputselektion, sehr stark vom kognitiven Niveau abhängig (perzeptive Strategien)

Vorstellung: bildhafter (PIAGET: *figurativer*) Ausschnitt innerhalb des Denkaktes, vergleichbar einer Art von geistiger Momentaufnahme

Gedächtnis: imaginativer und reversibler Prozeßspeicher (d.h. keine statischen „Gedächtnismoleküle" oder andere „Informationsstoffe" wie z.B. DNA, RNA, etc.)

Denken: dynamischer (PIAGET: *operativer*) Aspekt des Bewußtseinsprozesses

Logik: struktureller Prozessor, koordiniert Empirie/Theorie Transformationen (Abstraktionen zunehmender Komplexität)

Unbewusstheit/wachheit: Grundschalter (Aus/Ein) zentralnervöser Verarbeitung, unterliegt anfangs übergeordneten biologischen Rhythmen (circadian, circannual, ontogenetisch), kann aber später in zunehmendem Maße vom Bewußtsein beeinflußt werden.

Metaphysik: HUME versus KANT

In einer gewissen Weise geht die Bewußtseinsproblematik oder, spezifischer formuliert, die Problematik des Wissens um die Welt – eines Wissens, das sich unabhängig von der aktuellen Wahrnehmung meint – schon auf die historische Konfrontation zwischen HUME und KANT zurück (vgl. HUME 1882/1982). Diese Auseinandersetzung, die eigentlich erst von den darauffolgenden Schülergenerationen ausgetragen wurde, war schon damals vorherzusehen, denn beide Denker gingen von einander diametral gegenüberstehenden Positionen aus. HUME, als der berühmte Kritiker dogmatischer Ideengebäude seiner Zeit, avancierte zum großen Skeptiker am Denken überhaupt, vielleicht aus Entsetzen über die Skurrilität nicht weniger der damaligen Weltbildentwürfe. Hingegen ging es KANT gerade um die Rettung dieses „reinen Denkens“, des Denkens, das eben in „*meta*-physischer“ Weise über das rein Sinnliche hinauszugehen vermag und letzterem erst einen „Sinn“, eine Bedeutung geben kann. Eine tiefe Kluft zwischen Empirie und Theorie wurde aufgerissen und scheint heute noch für hitzige Debatten unter den philosophischen Folgegenerationen zu sorgen. Wahrnehmung/Empirie contra bewußtes Denken/Theorie scheinen die zur Auswahl stehenden Alternativen zu heißen und man sollte meinen, daß ein sorgfältiger Blick in die Ergebnisse der modernen Entwicklungspsychologie ein fundiertes Urteil darüber erlauben sollte. Zuvor jedoch muß noch die Frage des methodischen Zugangs geklärt werden.

Methodische Kriterien

Vor der Darstellung entwicklungspsychologischer Ergebnisse mit Relevanz für das Bewußtseinsproblem empfiehlt es sich, die angewandten allgemeinen wie auch die spezielleren methodischen Kriterien zu explizieren. Nur wenn folgender Punkt erfüllt ist, kann in unserem Sinne (siehe „Transzendenz“) von Bewußtsein gesprochen werden:

Es muß eine Problemlösung vorliegen, die zu seiner Realisierung unbedingt Vorstellungskompetenz erforderlich macht (paradoxerweise in der Regel zumeist kenntlich als zielstimulusbezogenem „Unsinn“ einer Handlung; Beispiele: Umweltstrategien, Werkzeugeinsatz, vorbereitendes Handeln, Formalisieren von Dingen und Prozessen etc.).

Zusätzlich zu diesem Hauptkriterium lassen sich weitere sekundäre Spezifikationen angeben:

– aktive Elaboration der Kompetenz zu bewußter Problemlösung durch exploratives Spiel im Rahmen einer sozial abgesicherten und u.U. verlängerten Ontogenese (*„kognitive Neotenie“*).

– echte Nachahmung (d.h. keine Stimmungsübertragung, keine Reaktion auf soziale Auslöser oder andere vorprogrammierte Schlüsselreize, keine automatische Verhaltenssynchronisation etc.).

– kommunikative Symboltätigkeit via Handlung (Gestik, Zeichensprache), darstellendem Bild oder Verbalsprache.

– konstitutionelle Plastizität des Verhaltens (beim Menschen von Kindheit an quasi permanente Umformung; kritische Umbildungsphasen bewirken PIAGET'schen Stadiencharakter der Intelligenzentwicklung).

– Gehirnstruktur: m.o.w. ausgedehnte „assoziativ-imaginative Zentren“ zwischen Afferenz und Efferenz.

„Transzendente“ Entwicklung

Mithilfe der entwickelten methodischen Kriterien läßt sich nun die kognitive Ontogenese des Menschen ganz gezielt auf das Vorliegen von Bewußtseinsprozessen untersuchen, ohne daß die Gefahr eines Abgleitens ins Beliebige bestünde. Natürlich ist es nicht möglich, hier die gesamte Intelligenzentwicklung darzustellen, aber nichtsdestoweniger soll der Versuch einer gerafften Zusammenschau unternommen werden. Richtskala hierbei wird PIAGETs Stadienmodell[5] der geistigen Entwicklung sein, welches bislang immer noch als diesbezüglich umfassendster Erklärungsansatz verstanden werden kann.

Die entscheidenden Entwicklungsprozesse, die schließlich zu einem regelrechten „Erwachen“ des Bewußtseins führen, beginnen sehr früh. Bereits die sensomotorische Entwicklung der ersten Lebensmonate zeigt in ihrer Tendenz auf den wesentlichen Kulminationspunkt hin, von dem ab – zumindest potentiell[6] – die gesamte weitere Entwicklung in bewußten Sphären ablaufen kann. „Sensomotorisch“ meint, daß das Kind die Welt als noch voneinander unabhängige Wahrnehmungssegmente erlebt, die durch reflexhafte Aktivierung primärer Verhaltensschemata von der Umwelt gleichsam abgerufen werden können, ohne daß jedoch irgendeine Art von überdauernder

Konstanz oder Permanenz in Raum und Zeit existieren würde. So enstehen Dinge oder besser: sensorische Stimuli aus dem Nichts, verschwinden wieder auf – für das Subjekt – unerklärliche Weise, ohne Beziehung zueinander, wie kurze kognitive Spots, Aufhellungen aus einem unbekannten, nicht zu verstehenden Kosmos. Diese epistemische Gefangenheit in Raum und Zeit wird nur langsam, dafür aber stetig, mittels aktiver Assimilation[7] der Umwelt durch das Kind überwunden. Prozesse wie reziproke Koordination zunehmend komplexerer Verhaltensschemata, deren hierarchische Integration wie auch Differenzierungen treiben diese Entwicklung voran. Für das Subjekt beginnt die Welt kohärenter und überdauernder zu werden, es ergeben sich Assoziationen, Zusammenhänge, die Sinn geben, mehr verstehen lassen im Stimulusgewirr der frühen Erlebnisse. Dieser Trend verstärkt sich in Abhängigkeit von der zunehmend aktiveren Auseinandersetzung des Kindes mit seiner Umwelt und kulminiert schließlich im Erreichen des Objektbegriffes bzw. der Objektpermanenz um das Ende des zweiten Lebensjahres. Von da an beginnt die Welt zuerst der Objekte, dann der Wechselwirkungen zwischen ihnen, an Konstanz, an „Realität" unabhängig von der eigenen konkreten Handlungssituation zu gewinnen. Das Subjekt löst sich von seiner eigenen perzeptiven Begrenztheit, transzendiert gleichsam in Raum und Zeit re-präsentierende Bewußtheit. Parallel zu und in enger Interaktion mit diesem kognitiven *Kategoriensprung* in Bezug auf die Erkenntnis der Umwelt stellt sich eine epistemische Wende durch die nun erstmals aufkeimende Rückbezüglichkeit des Subjektes ein. Erste Anzeichen von Selbstbewußtsein werden sichtbar. PIAGET selbst hat diesen Zusammenhang sogleich erkannt und immer wieder hervorgehoben (PIAGET, 1950).

Die Verhaltensleistungen, die diese Neuerwerbungen widerspiegeln und für den Experimentator erst kenntlich machen, sehen auf den ersten Blick geradezu trivial aus (RAUH, 1987):

Test (Beispiel) Objekt wird verdeckt (z.B. in eine Dose getan), nacheinander unter 3 Gegenständen entlanggeführt und schließlich unter einem verborgen.

Mögliche Reaktionen:

a) Kind sucht in der Dose;
b) wenn ohne Erfolg: in der gesehenen Sequenz der Orte;
c) in der umgekehrten Sequenz der Orte;

Interpretation:

Objekt hat nun (für das Subjekt) substantiellen Dingcharakter, unabhängig davon, ob man es sieht; Objekt ist wie das Kind selbst räumlichen Positionsveränderungen unterworfen, aber unabhängig vom Kind; beide Positionsveränderungen müssen *im Geiste* (Hervorhebg. d. A.) koordiniert werden (Stufe 6 der Objektpermanenz: 18 – 24 Mon.).

Wenn wir den Erwerb der Objektpermanenz als Übergang in einen qualitativ neuen kognitiven Bereich, eben den des bewußten Erlebens und Reflektierens, hier besonders hervorheben, so soll nicht der Eindruck erweckt werden, die spätere Entwicklung des Menschen würde nur mehr Unwesentliches hinzufügen. Ganz im Gegenteil, der Objektbegriff steht nur am Anfang einer langen Serie von zunehmend komplexeren Errungenschaften des Bewußtseins, die man ganz allgemein als Begriffs- und Bedeutungsentwicklung (SEILER & WANNENMACHER, 1987) umschreiben kann. Eine parallel dazu verlaufende und sich mit dieser Entwicklung stetig verändernde Problemlösekapazität (HUSSY, 1987) demonstriert den entsprechenden Wandel im konkreten Verhalten des Subjekts. Die zentralen Vektoren, die dabei der fortgeschritteneren Ontogenese des Bewußtseins zugrundeliegen, sind als Abstraktheit, Flexibilität, Reversibilität, Universalität wie auch Differenziertheit angebbar. Und nach PIAGET sorgt ein übergeordneter *„Äquilibrationsmechanismus“* für die mit steigendem Intelligenzniveau immer ausgewogenere Elaboration der aufeinanderfolgenden Stufen (PIAGET, 1967, 1976). Eine harmonische und umfassende Sphäre bewußten Denkens wären demnach der End- bzw. Höhepunkt der geistigen Entwicklung des Einzelnen, ohne daß dadurch etwaige individuelle Unterschiede betreffend das Ausmaß an Homogenität des Erworbenen verloren gingen. Aus entwicklungspsychologischer Sicht läßt sich ein geraffter Überblick über die „transzendierende“ Entwicklung der fundamentalsten kognitiven Kategorien in etwa so darstellen:

Substantialität:

Ausgangspunkt = Perzeption von materialer Konsistenz, Geschmack, Duft, Temperatur und optischer Konfiguration konkreter Dinge.
(mögl.) Endpunkt = Universalkategorie substantieller Objekte (expolative Attribution an mögliche Welten; *‚Ding an sich‘ ?).*

Kausalität:

Ausgangspunkt = Perzeption von Widerstand, Druck, Reibung, Kraft, Spannung etc., in den konkreten Interaktionen mit den Masse/-Energiefeldern der Umwelt.
(mögl.) Endpunkt = Universalkategorie kausaler Wechselwirkungen.

Abgeleitete Kategorien:

Raum und Zeit:

Ausgangspunkt = jede beliebige konkrete Perzeption, die Lokalisation, Orientierung, Feststellung von Objektausdehnungen etc. bzw. zeitliche Primärwahrnehmungen (früher/gleichzeitig/später in Bezug auf aktuelle Stimuli) erlaubt.
(mögl.) Endpunkt = Universalkategorie abstrakter raumzeitlicher Beziehungen.

der „reine“ Raum: zeitlos gedachtes, reversibles Durchmessen von stabilen Objektbeziehungen

die „reine“ Zeit: entmaterialisierte, reversible Sequenz von Objektbewegungen und Bewegungsverhältnissen

Exkurs: Eine unter epistemologischen Gesichtspunkten betrachtete Entwicklungspsychologie scheint KANT gleichsam auf den Kopf zu stellen, denn nicht mit abstrakten Universalkategorien beginnt die Welterkenntnis des Menschen, sondern gerade eben am entgegengesetzten Pol der kognitiven Skala.

Spiel: Conditio Sine Qua Non

Obwohl die Bedeutung des Spieles als allgemein förderndes Element für die Entwicklung und Entfaltung der menschlichen Persönlichkeit schon oft betont wurde und auch weiterhin im Mittelpunkt eigener Forschungsansätze stehen wird (BANDURA, 1982; FAGEN, 1981; FINK, 1960; HAIGIS, 1941; HUIZINGA, 1956; LEONTJEW, 1977; PORTMANN, 1976; SCHALLER, 1861; VYGOTSKY, 1978), haben sich doch nur wenige Experimentatoren mit der funktionellen Notwendigkeit dieses an und für sich – wie man meinen sollte – „überflüssigen" oder zumindest *luxurierenden* Verhaltensbereiches auseinandergesetzt. Eigentlich hätten sich schon längst einige Evolutionsbiologen an der offensichtlichen darwinistisch-adaptiven Sinnlosigkeit des Spielverhaltens stoßen müssen. Oder würde eine Fitnessberechnung vielleicht gar eine Überraschung mit sich bringen?

Hier soll nun die These verteidigt werden, daß Spiel nicht nur eine möglicherweise entwicklungsfördernde Zutat im Ontogeneseprozeß sein könnte, sondern daß es sich dabei, auf der Ebene des Verhaltens, gerade um die unabdingbare Voraussetzung beziehungsweise um den eigentlichen Motor der Bewußtwerdung handelt. Die Begründung dafür setzt wiederum an der schon erwähnten relativistisch-epistemischen Begrenztheit lebender Systeme an. Solange die jeweils aktuelle Milieusituation von existentieller Bedeutung für das Weiterbestehen ist, kann und darf sich das Lebewesen auch nicht von seiner perzeptiven Gebundenheit lösen, denn jede Sekunde, jede einzelne Wahrnehmung ist von eminenter Wichtigkeit. Mit dem phylogenetischen Entstehen von sogenannten *„entspannten Feldern"*[9] (BALLY, 1945), vor allem bei höheren Wirbeltieren, ändert sich die Situation jedoch grundlegend, indem sich neue und unvorhergesehene Freiräume individueller Adaptabilität auftun können. Allerdings bedarf es noch einer vom „Ernst des Lebens“ unabhängigen, autonomen Motivation, um dieser Entwicklung hin zu bewußten Problemlösestrategien freien Lauf zu geben (LORENZ, 1978; MEYER-HOLZAPFEL, 1956). So zeigt sich also, daß erst die motivationale Loslösung von instantanen Bedürfnissen die aktive Emanzipation des Subjektes von der kognitiven Unreflektiertheit des perzipierten Momentes, einer Art epistemischer Geworfenheit in die Welt, erlaubt.

Bewußtseinsmedium Sprache?

Wie schon eingangs angedeutet, hegen wir eine gewisse Skepsis in Bezug auf die Sprache oder, allgemeiner, auf die Kommunikationsfähigkeit des Menschen als Ausgangspunkt einer operationalisierbaren Bewußtseinsdefinition. Zuvor sollte auf jeden Fall das Verhältnis von semiotischer oder symbolischer Funktion, wovon die Verbalsprache nur ein Sonderfall ist, zum Phänomen Bewußtsein geklärt werden. Insbesondere ist es von Wichtigkeit, zu wissen, ob diese Beziehung wirklich eine äquivalente Symmetrie aufweist, sodaß Schlüsse von einem Bereich auf den anderen mit quasi automatischer Berechtigung gezogen werden können. Ein Blick in die Ontogenese von Sprache und Bewußtsein verschafft hier zumindest prinzipielle Aufklärung. Wiewohl es übereilt wäre zu behaupten, dieses Verhältnis wäre in allen Details gänzlich verstanden, so muß doch, und hier wiederum in Übereinstimmung mit PIAGET (PIAGET, 1967), ein Tatbestand akzeptiert werden: Sprache kann nicht die Ursache von Bewußtsein sein, da sie – ganz entgegen der Idee eines Primats des Semiotischen – immer erst auf die vorausgehende kognitive Elaboration eines mentalen Vorstellungsinhaltes, eines konkreten Begriffes folgen kann, aber, und dies ist der zentrale Punkt, *nicht folgen muß*[10] (FURTH, 1984: „..., kann man die allgemeine Frage, ob ein Mensch ohne Sprache formale Operationen entwickeln könne, positiv beantworten“). So konnte BRUNER (BRUNER, 1975) sehr schön nachweisen, wie im Laufe der frühen Kindheit bedeutsame Gegenstandsbereiche *vor* ihrer Benennung in bewußte Handlungszusammenhänge und referentielle Episoden eingebettet werden. Dieses asymmetrische Verhältnis bleibt im Grunde bestehen, wenn auch im Rahmen der weiteren Entwicklung zunehmend die Sprache und ihre syntaktischen Eigengesetzlichkeiten selbst Gegenstand bewußter Elaborationen werden. Ein einfaches Verfahren, um dies zu demonstrieren, besteht darin, einer Versuchsperson ein ihr völlig neues Wort zu präsentieren. Sie wird vor dessen Bedeutung kapitulieren müssen, und auch eine Explikation vonseiten des Experimentators kann nur dann helfend wirksam werden, wenn wiederum deren Bedeutungsrelationen bereits verstanden werden. Letztlich muß jeder neue Begriff und jedes möglicherweise[11] daran geknüpfte Symbol, sei es verbalsprachlich, zeichensprachlich (siehe ASL, American Sign Language) oder sonstwie – eine „Duftsprache" wäre noch zu erfinden – kodiert, im jeweiligen Handlungskontext aktiv vom Subjekt selbst erarbeitet werden. Kein Geringerer als DE SAUSSURE hat schon die prinzipielle Unabhängigkeit der beiden Bereiche erkannt, wenn er einem an und für sich bedeutungslosen *„signifiant"* (=Wort) ein diesem erst Bedeutung verleihendes *„signifié"* (=Begriff als intern repräsentierte kognitive Entität) gegenüberstellt (DE SAUSSURE, 1916).

„Psychogenetisches Grundgesetz" und Bewußtseinsentwicklung

Analog zur Haeckel'schen Idee eines „Biogenetischen Grundgesetzes", welches rekapitulative Beziehungen zwischen Individualentwicklung (Ontogenese) und Stammesgeschichte (Phylogenese) postuliert, ließe sich eine Art von *„Psychogenetischem Grundgesetz"* für die geistige Entwicklung von Individuen formulieren, was auch PIAGET und GARCIA, letzterer zugleich Mathematiker und Historiker, unternommen haben (PIAGET & GARCIA, 1983). Dies würde nichts anderes bedeuten, als daß das einzelne Subjekt in geraffter Form die gesamte Ideengeschichte seines Kulturkreises in einer Abfolge von qualitativ unterschiedlichen kognitiven Stadien (siehe PIAGET'sche Stadien der Intelligenzentwicklung) durchlaufen sollte. Ohne jetzt in die Details dieser Analogie zu gehen, soll bloß die Frage gestellt werden, ob ein solches Modell auch auf die Bewußtseinsentwicklung zutreffen könnte. Das zentrale Problem liegt hierbei in der Art des Überganges von Individuum zu Individuum, da ja diesbezüglich eine reale geistige Kontinuität postuliert wird. Von einem systemtheoretischen Standpunkt aus ergeben sich dabei enorme Schwierigkeiten, insoferne als der bestehende kognitive *„Determinationsbruch"*[12] zwischen getrennten lebenden Systemen einfach für null und nichtig erklärt werden müßte. Solange dieser Kritikpunkt aufrecht bleibt, scheint es also angeraten, den heuristischen Wert besagten „Gesetzes", das bislang noch stark metaphorischen Charakter besitzt, ernsthaft in Zweifel zu ziehen. Dies jedoch, ohne daß dadurch die mentale Kontinuität des sich entwickelnden Individuums auch nur irgendwie berührt würde.

Bewußtsein und Erkenntnisgewinn

Eine letzte Frage, die im Rahmen dieser Arbeit noch kurz gestreift werden soll, behandelt das zentrale Thema jedweder Erkenntnistheorie: Wie kommt Erkenntnisgewinn zustande? Welcher Mechanismus liegt ihm zugrunde? Und ergänzend im Kontext des Dargestellten: Welche Stellung kommt darin dem Bewußtsein zu? Es mag vielleicht etwas allzu optimistisch erscheinen, diese Thematik in einem abschließenden Absatz noch in Angriff nehmen zu wollen. Wir meinen aber, daß die Sache in plakativer Weise gleichsam radikalisiert werden kann, ohne deswegen zugleich an Effizienz einbüßen zu müssen. Gegeben sei ein Axiom, nennen wir es das Bedingungsaxiom für das Vorliegen von Erkenntnisgewinn:

Erkenntnisgewinn muss ein prinzipiell ungerichteter, für das Subjekt weder im voraus noch im nachhinein verstehbarer, gleichsam chaotischer Prozess sein.

(Begründung: Es kann – logischerweise – nicht möglich sein, eine einzuschlagende Richtung noch sonst irgendeine Art von modus procedendi, von regelorientierter, gesetzmäßiger Methode anzugeben. Wir stützen uns also auf die exakte *Antithese* zu POPPER's Falsifikationstheorem).

Angewandt auf die Bewußtseinsproblematik, ergibt ein solches, seinem Wesen nach *antimethodologistisches*[13] Axiom folgenden Interpretationsansatz:

Auch das Bewußtsein stellt keine Ausnahme von dieser grundsätzlichen Einschränkung dar. bewußte Operationen im mental repräsentierten Raum, also wahrnehmungstranszendentes Denken, besitzt ganz bestimmte Gesetzmässigkeiten, determinierte Regelsysteme, die in vorhersehbarer Weise auf kognitive Herausforderungen der Umwelt antworten. Dabei wird natürlich der individuell[14] unterschiedliche Rahmen des potentiell Möglichen nicht überschritten, echtes kognitives Neuland muß folglich außer Reichweite bleiben. Daran ändert auch nichts der subjektive Eindruck des persönlichen Fortschritts, des „Sichveränderns" und Dazulernens, sei der gefühlte Zuwachs noch so groß. Realer Erkenntnisgewinn kann unserem Axiom zufolge nicht erfaßt werden, weder bewußt noch unbewußt, und auch ein Verstehen im Nachhinein muß sich dem Zugriff des Individuums prinzipiell entziehen. PIAGET meinte noch, „dieser (Anm.d.A.: kognitive) Aufbau oder diese Konstruktion kennt keine Grenzen – vergleiche die unerschöpfliche Fülle der logisch-mathematischen Schemata-,...." (PIAGET, 1967). Jetzt stellt sich aber heraus: Der Stein der Weisen ist vielleicht nichts anderes als eine, wenn auch bezaubernde, so doch illusionäre Fata Morgana.

Anmerkungen zum Text

ad [1]...Strenggenommen, d.h. aufgrund von prozessualen Identitätskriterien („Lebendige Struktur"), erhält der Systembegriff erst durch die Existenz selbstorganisierender Entitäten seine berechtigte Legitimation.

ad [2]...Dieses spezielle Axiom folgt aus dem allgemeinen Relativitätsprinzip (es gibt keine Möglichkeit, absolute Geschwindigkeiten zu messen) und dem zweiten – mittlerweile durch den Michelson-Versuch mit Sternlicht bestätigtem – relativistischen Postulat, daß die Lichtgeschwindigkeit unabhängig von der Bewegung der Lichtquelle sein muß.

ad [3]...„Information" verstanden im Sinne von interpretierbaren Außeneinflüssen („Reizen"), die je nach Art des lebenden („kognitiven") Systems verschieden sein werden. Information als quantifizierbarer Zustand (bits) ist also dem Erkenntnisprozeß strikt untergeordnet, insoferne als erst letzterer definiert, was überhaupt als „Information" zu gelten hat.

ad [4]...Im Rahmen einer konsequenten evolutionären Erkenntnistheorie ergibt sich eine einfache Identität von kognitiv = (materiell) lebend.

ad [5]...PIAGET's Stadienmodell einer „genetischen Epistemologie" wurde inzwischen einer gründlichen Kritik unterzogen. Vor allem die mangelnde Behandlung der für das jeweilige Subjekt konkreten Elaborationsbedingungen konstitutiver, motivationaler wie auch situations- und problemspezifischer Art wurde als Problem der „Verschiebung" wieder aufgenommen und neu überdacht (MACKAY, 1984; MONTADA, 1987). Der Kern des PIAGET'schen Konzeptes wurde jedoch bislang – wir meinen zu Recht – beibehalten.

ad [6]...Nicht wenige neue Erfahrungen des Individuums setzen am kognitiven Ausgangspunkt der Entwicklung (reine Reflex- und Perzeptionsprozesse) an, können dann aber meist m.o.w. schnell in höhere Funktionen integriert werden (vgl. AEBLI, 1982; VOLPERT, 1981).

ad [7]...Wenn PIAGET von „Assimilation" der Umwelt an Verhaltensstrukturen spricht, betont er nur den aktiven Anteil des Subjekts daran.

ad [8]...Die Entwicklung der Objektbegriffe durchläuft eine Reihe von Ebenen zunehmender Komplexität und Abstraktheit, darstellbar mittels PIAGET'scher Stadien.
- Anschauliches Denken: Objektpermanenz – Objektidentität („Klasse" identischer Objektperzeptionen) – Ähnlichkeitsklassen;
- Konkret-operatorische Strukturen: hierarchische Klassen – asymmetrische Reihen (Relationen, Quantitäten) – Zahlbegriff = Übergang zu formal-operatorischem Stadium: Entfaltung logisch-mathematischer Kategorien (für PIAGET zugleich End- und Höhepunkt menschlicher Erkenntnismöglichkeit).

ad [9]...„Entspannte Felder" als eine Art von motivationaler Freiraum im ansonsten milieudiktierten Überlebensstreß der Individuen stehen bezeichnenderweise nur Arten mit hochentwickelten Sozialsystemen auf Familienbasis zur Verfügung. Der unbedingte Schutz der eigenen Jungtiere über einen gewissen Zeitraum hinweg schafft erst die sozioökologische Voraussetzung für deren besondere kognitive Entfaltung.

ad [10]..Es wäre so zum Beispiel auch ein Trugschluß, annehmen zu wollen, daß nicht-soziale Tierarten allein schon wegen ihrer fehlenden Disposition zu Kommunikation gar nicht über Bewußtsein verfügen dürften. Es ist nicht auszuschließen, daß auch so notorische Einzelgänger wie Rotkehlchen, Eisbären oder Hechte – um nur einige zu nennen – durchaus über bewußte Problemlösekapazitäten verfügen könnten. Allein Verhaltenstests geben diesbezüglich verläßlichen Aufschluß.

ad [11]..Die terminologische Festsetzung von Wortbedeutungen erfolgt letzten Endes rein „willkürlich" bzw. konventionell, kanalisiert allein durch historisch bedingte Usancen im Laufe der viele Generationen überschreitenden verbalen wie auch schriftlichen Tradition.

ad [12]...„Determinationsbruch" verstanden als (unüberwindliche) epistemische Systemgrenze.

ad [13]...Die hier vertretene axiomatische Festsetzung steht dem POPPER'schen Ansatz zur Problematik von Erkenntnisfortschritt (POPPER, 1972, 1979) genau diametral gegenüber, insoferne als – und dies aus Prinzip – jegliche Methode, jegliches systematische Vorgehen von vorneherein ausgeschlossen werden muß.

ad [14]...Die differentielle Psychologie als eigene Disziplin innerhalb der kognitiven Entwicklungsforschung beschäftigt sich allein nur mit diesen interindividuellen Unterschieden (vgl. KAGAN, 1980).

Literatur

AEBLI, H., (1982). Über die geistige Entwicklung des Kindes. Frankfurt: Klett Cotta.
BALLY, G., (1945). Vom Ursprung und den Grenzen der Freiheit. Eine Deutung des Spielens bei Mensch und Tier. Basel: Birkhäuser.

BANDURA, A., (1982). Self-efficacy mechanism in human agency. American Psychologist, 37: 122-147.
BORING, E.G., (1957). A history of experimental psychology. New York: Appleton.
BRAUN, E. & RADERMACHER, H. (Hg.), (1978). Wissenschaftstheoretisches Lexikon. Graz: Styria, 103-106.
BRUNER, J.S., (1975). The ontogenesis of speech acts. Journal of Child Language, 2. 1-19.
FAGEN, R., (1981). Animal Play Behavior. Oxford: Oxford University Press.
FINK, E., (1960). Spiel als Weltsymbol. Stuttgart: Kohlhammer.
FURTH, H.G., (1984). Denken ohne Sprache. Rückschau und Ausblick auf die Forschung mit Gehörlosen. In: G. STEINER (Hg.): Entwicklungspsychologie. Weinheim: Beltz, Bd. 2: 992-1013.
GRIFFIN, D.R., (1976). The question of animal awareness. New York: The Rockefeller University Press.
GRIFFIN, D.R. (1985). Animal consciousness. Neuroscience & Biobehavioral Reviews, 9: 615-622.
HAIGIS, E., (1941). Das Spiel als Begegnung. Zeitschrift für Psychologie 150.
HERRMANN, T. et al., (1977). Handbuch psychologischer Grundbegriffe. München: Kösel, 515-520.
HILGARD, E.R., (1980). Consciousness in contemporary psychology. Ann. Rev. Psychol., 31: 1-26.
HÖRZ, H. et al., (1978). Philosophie und Naturwissenschaften. Wörterbuch. Berlin: Dietz, 109-113.
HUIZINGA, J., (1956). Homo ludens. Hamburg: Rowohlt.
HUME, D., (1882).(1982). Eine Untersuchung über den menschlichen Verstand. Stuttgart: Reclam.
HUSSY, W., (1987). Zur Entwicklung des Problemlösens. In: R. OERTER & L. MONTADA (Hg.): Entwicklungspsychologie. München-Weinheim: Psychologie Verlags Union, 506-536.
KAGAN, J., (1980). Perspectives on continuity. In: O.G. BRIM & J. KAGAN (Eds.): Constancy and change in human development. Cambridge: Harvard University Press, 26-74.
LEONTJEW, A.N.,(1979). Tätigkeit, Bewußtsein, Persönlichkeit. Stuttgart: Klett.
LORENZ, K., (1973). Die Rückseite des Spiegels. Versuch einer Naturgeschichte menschlichen Erkennens. München: Piper.
LORENZ, K. (1978). Vergleichende Verhaltensforschung. Grundlagen der Ethologie. Wien: Springer.
MACKAY, C.K., (1984). Vom voroperatorischen zum konkret-operatorischen Denken. In: G. STEINER (Hg.): Entwicklungspsychologie. Weinheim: Beltz, Bd. 1, 121-154.
MEYER-HOLZAPFEL, M., (1956). Das Spiel bei Säugetieren. Hand. Zool. 8: 1-36.
MONTADA, L., (1987). Die geistige Entwicklung aus der Sicht Jean Piagets. In: R. OERTER & L. MONTADA (Hg.): Entwicklungspsychologie. München-Weinheim: Psychologie Verlags Union, 413-462.
OESER, E., (1983). Die Evolution der wissenschaftlichen Methode. In: K. LORENZ & F.M. WUKETITS (Hg.): Die Evolution des Denkens. München: Piper, 263 299.

PIAGET, J., (1950). La construction du reel chez l'efant. Delachaux & Niestle, Neuchatel.
PIAGET, J. (1967). Biologie et connaissance. Paris: Gallimard.
PIAGET, J. (1976). Die Äquilibration der kognitiven Strukturen. Stuttgart: Klett.
PIAGET, J. (1983). Meine Theorie der geistigen Entwicklung. Frankfurt: Fischer.
PIAGET, J. & GARCIA, R. (1983). Psychogènese et histoire des sciences. Paris: Flammarion.
POPPER, K.R., (1972). Objective Knowledge. An Evolutionary Approach. Oxford University Press, Oxford.
POPPER, K.R. (1979). Die beiden Grundprobleme der Erkenntnistheorie. Tübingen: Mohr.
PORTMANN, A., (1976). Das Spiel als gestaltete Zeit. In: A. FLITNER et al. (Hg.): Der Mensch und das Spiel in der verplanten Welt. München: Deutscher Taschenbuch Verlag, 58-72.
RAUH, H., (1987). Frühe Kindheit. In: R. OERTER & L. MONTADA (Hg.): Entwicklungspsychologie. München-Weinheim: Psychologie Verlags Union, 131 202.
RIECKEN, F. (Hg.), (1984). Lexikon der Erkenntnistheorie und Metaphysik. München: Beck, 35, 38-39.
SAUSSURE, F., de, (1916). Cours de linguistique generale. Paris: Payot.
SCHALLER, F., (1861). Das Spiel und die Spiele. Wien.
SEILER, T.B. & WANNENMACHER, W. (1987). Begriffs- und Bedeutungsentwicklung. In: R. OERTER & L. MONTADA (Hg.): Entwicklungspsychologie. München-Weinheim: Psychologie Verlags Union, 463-505.
SKINNER, B.F., (1938). The behavior of organisms: an experimental analysis. Appleton, New York.
SKINNER, B.F. (1969). Contingencies of reinforcement. A theoretical analysis. Appleton, New York.
SKINNER, B.F. (1974). About behaviorism. Knopf, New York.
TOPITSCH, E., (1988). Erkenntnis und Illusion. Grundstrukturen unserer Weltauffassung. Tübingen: Mohr.
TOPITSCH, E. & SALAMUN, K. (1972). Ideologie. Herrschaft des Vor-Urteils. München: Langen Müller.
VOLPERT, W., (1981). Sensomotorisches Lernen. Frankfurt: Lampert.
VYGOTSKY, L.S., (1978). (orig. 1938): Mind and society: The development of higer psychological processes. Cambridge: Harvard University Press.
WATSON, J.B., (1930). Behaviorism: Norton, New York (Deutsch, 1968): Behaviorismus. Köln: Kiepenheuer & Witsch.
WERTH, R., (1983). Bewußtsein. Psychologische, neurobiologische und wissenschaftstheoretische Aspekte. Berlin: Springer.
WUKETITS, F.M., (1985). Zustand und Bewußtsein. Leben als biophilosophische Synthese. Hamburg: Hoffmann & Campe.

RAINER MADERTHANER, geb. 1945 Studium der Psychologie, Soziologie und Philosophie, 1974 Promotion in Wien, Assistent am Institut für Psychologie, 1988 Habilitation. Arbeitsschwerpunkte: Informationsverarbeitung, Kommunikation und Ökopsychologie. Kognitionspsychologische Publikationen über Begriffsbildungs- und Urteilsprozesse sowie über verbale und nonverbale Kommunikation. Gegenwärtiges Forschungsinteresse: Modelle der psychischen Repräsentation der Wirklichkeit, Entstehung von Evidenzurteilen und aussagenlogisch-statistische Analyse von Daten.

Emotionales und rationales Bewußtsein

RAINER MADERTHANER

Die Bewußtseinsformen Emotionalität und Rationalität werden häufig als unvereinbar angesehen, ohne zu berücksichtigen, daß sie isoliert voneinander kaum auftreten – mit Ausnahme vielleicht bei schweren psychotischen Störungen. Nachfolgend soll die Eigenart beider Bewußtseinsaspekte, ihre Wechselwirkungen und ihre zentralnervösen Regulationsstrukturen aus psychologischer Sicht beschrieben werden.

Emotionalität

In Gefühlen „manifestieren sich bewertende Stellungnahmen des Individuums zu den Inhalten seines Erlebens" formuliert RUDOLF BERGIUS (DORSCH, 1976, 210). Zu ergänzen ist, daß diese bewertenden Stellungnahmen spontan erfolgen und kaum willkürlich erzeugt werden können (es sei denn, durch Denken an Emotionsauslöser).

Aus dem Blickwinkel der menschlichen Informationsverarbeitung sind Emotionen die Resultate einer integrativen Bewertung psychischer und körperlicher Befindlichkeit (des „Ist-Zustandes") des Lebewesens (siehe etwa PRIBRAM, 1980) und liefern bewußte oder unbewußte Impulse zur Beibehaltung oder Veränderung des gegebenen Zustandes (oder Verhaltens). Innerhalb der homöostatischen Verhaltensregulation erfüllen Emotionen den Zweck, die Inhalte des Bewußtseinsstromes (Wahrnehmungen, Vorstellungen, Pläne usw.) auf subjektive Relevanz zu überprüfen und steuernd auf die Entwicklung optimaler Zustände („Soll-Zustände") einzuwirken. Viele dieser Vorgänge verlaufen neben- oder unbewußt, sind aber durch bewußte Prozesse beeinflußbar (z.B. Entspannungstechniken).

Als *positive* Gefühle bezeichnet man also aus homöostatischer Sicht solche Erlebnissituationen, in denen wir danach streben, einen gegebenen Zustand bzw. ein ablaufendes Verhalten beizubehalten, z.B. wenn wir vitale Triebe befriedigen, uns Wünsche erfüllen, Erfolg haben oder Zuneigung und Liebe erleben. Bei *negativen* Gefühlen dagegen soll der Zustand oder das Verhalten verändert werden, wie z.B. wenn wir Schmerzen erleiden, Entbehrungen ausgesetzt sind oder Angst, Ärger und Enttäuschungen erleben.

Während frühe *Emotionstheorien* die Gefühlsentstehung noch durch primitive Abläufe in der Körperperipherie erklärten (z.B.: „Wir sind traurig, weil wir weinen"), weiß man heute, daß Emotionen als Ergebnisse komplexer subkortikaler und kortikaler Informationsverarbeitung zustande kommen, und daß dabei kognitive Prozesse eine besonders wichtige Rolle spielen (BUCK, 1984, TUCKER & WILLIAMSON, 1984, LEVENTHAL & TOMARKEN, 1986).

Bereits in der sogenannten Zweikomponententheorie von SCHACHTER und SINGER („Cognition-Arousal-Theory", 1962) wurde für die Entstehung von Emotionen neben einer physiologischen Komponente (hormonelle Aktivierung) auch eine kognitive Komponente (Interpretation der Situation) postuliert, wobei die erste nur die *Intensität*, und die zweite nur die *Qualität* des Gefühls bestimmen sollte (Gefühl = Intensität x Qualität). Spätere empirische Untersuchungen zeigten jedoch, daß erstens extreme physiologische Aktivierung – unabhängig von der Art der begleitenden Kognitionen – einen Shift in negative Gefühlslagen erzeugt, daß zweitens die beiden Komponenten keineswegs isoliert auf die Emotionsqualität bzw. Emotionsintensität einwirken, und daß drittens die kognitive Komponente beim Menschen oft der physiologischen Komponente vorgeordnet ist (siehe etwa LEVENTHAL & TOMARKEN, 1986).

Daß dem Aktivierungsgrad jedoch trotzdem in gewissem Ausmaß eine intensivierende Funktion bei Gefühlen zukommt, zeigen Experimente zum sogenannten *Erregungstransfer* (ZILLMANN, 1971), wonach sich die während einer Emotion entstehende Erregung auf eine nachfolgende Emotion intensitätssteigernd auswirkt. So etwa wurden in einem Experiment Ärger, Aggression oder sexuelle Empfindungen intensiver erlebt, wenn die Probanden knapp zuvor anstrengende körperliche Leistungen zu erbringen hatten. Und aggressive Gefühle verstärkten sich, wenn vorher sexuelle Gefühle oder eine humorvolle Stimmung erzeugt worden waren (s. dazu auch LEVENTHAL & TOMARKEN, 1986).

Bei mittelstarken Gefühlen ist allerdings die Art, wie jemand die eigene Aktivierung *subjektiv einschätzt*, entscheidender für die Emotionsempfindung als das objektive (registrierbare) Ausmaß der physiologischen Aktivierung – sodaß sogar gelenkte Fehlinformationen über die eigene Aktivierungslage (z.B. Vortäuschung einer hohen Herzrate) Gefühle abschwächen oder verstärken können (VALINS, 1966). Nur bei starker Angst oder bei extremem Streß läßt sich durch Vortäuschung physiologischer Desaktivierung keine emotionsabschwächende Wirkung mehr erzielen (LEVENTHAL & TOMARKEN, 1986).

BUCK (1984) versucht die bisherigen empiriebezogenen Emotionskonzepte zu einem Gesamtmodell zusammenzufassen: Demnach werden beim Menschen Wahrnehmungen der organismusexternen Situation (z.B. objektive Bedrohung, Frustration) sowie organismusinterner Zustände (z.B. Nahrungsmangel, Schmerzen) unabhängig voneinander sowohl dem kognitiven System als auch den sogenannten primär-motivational-emotionalen Systemen („primary motivational/emotional systems") zur Verarbeitung zugeleitet. Diese Wahrnehmungsinformationen werden allerdings vorverarbeitet und „gefiltert", indem *Lernerfahrungen* (z.B. Assoziationen, Konditionierungen) miteingehen; außerdem können sie nur nach Maßgabe der herrschenden *physiologischen Zustandslage* wirksam werden (z.B. Wachheitsgrad, Reaktionsbereitschaft). Die Resultate der primär-motivational-emotionalen Verarbeitung und der kognitiven Analyse bestimmen nach BUCK die Qualität und Intensität der erlebten Emotionen.

Die *primär-motivational-emotionalen Systeme* (subkortikale und paleokortikale Gehirnbereiche) reagieren nämlich auf die einlangenden Informationen in dreifacher Weise:

1. Sie regen adaptive und homöostatische Mechanismen an (z.B. Herzfrequenzsteigerung, Ausschüttung von Streßhormonen),

2. sie lösen spontane Ausdruckstendenzen aus (Mimik, Gestik etc.), die durch individuelle und kulturelle Ausdrucksnormen modifiziert werden (z.B. durch Höflichkeitsregeln) , und

3. sie erzeugen ein prototypisches Affekterlebnis, in dem sich die Situationsbewertung der alten Gehirnanteile niederschlägt (Subkortex, Limbisches System).

Das *kognitive System* andererseits analysiert und kategorisiert
1. die aus der Umwelt und dem Körper eintreffenden Wahrnehmungen,

2. das aus den primär-motivational-emotionalen Systemen einlangende prototypische Affekterlebnis sowie

3. die propriozeptiven Rückmeldungen aus dem spontanen Ausdrucksverhalten.

Alle diese Informationen werden auf ihre individuellen Bedeutungen, Implikationen und Konsequenzen hin bewertet und wirken wieder zurück auf die Selektion und Interpretation der Umwelt- und Körperwahrnehmungen.

Durch diese Rückwirkung des kognitiven Systems auf die Wahrnehmung kann die Aufmerksamkeit besser an langfristige Verhaltensziele (Pläne) angepaßt werden, aber es kommt dadurch auch leicht zu emotionalen Eskalationen. So etwa können geringfügige Herzschmerzen als Zeichen einer Herzerkrankung mißinterpretiert werden, worauf durch die Angst nicht nur die Herzsymptomatik zunimmt, sondern auch die Aufmerksamkeitszuwendung und damit die Intensitätsempfindung für die Schmerzreize, sodaß sich in der Folge Angst und Schmerzwahrnehmung gegenseitig „aufschaukeln“ - möglicherweise bis zum dramatischen Erscheinungsbild einer „Herzneurose“.

Rationalität

Prinzipiell können Kognitionen wie Wahrnehmungen, Denk-, Vorstellungs- und Gedächtnisinhalte dann als rational bezeichnet werden, wenn sie zueinander stabile und konsistente Beziehungen aufweisen, die es erlauben, mittels bestimmter (logischer) Regeln Schlüsse zu ziehen.

Solch stabile und konsistente Beziehungen zwischen Kognitionen entwickeln sich entweder auf *natürliche* Weise, wenn sie stabile und konsistente Strukturen der Realität repräsentieren (z.B. als Beziehungen zwischen Gegenständen, Räumen und Zuständen), oder *künstlich*, indem sie – wie etwa in der Mathematik – für ein Symbolrepertoire definiert werden (z.B. als Beziehungen zwischen Elementen, Mengen und Zahlen).

Rationale kognitive Strukturen können auf drei verschiedenen Arten von Beziehungen basieren: 1. *Inklusion*, 2. *Nachbarschaft* und 3. *Nachfolge*. Alle drei Beziehungsarten eignen sich zur Ausbildung von eindimensionalen Ordnungen zwischen Kognitionsinhalten.

Wenn die Kognitionen konkrete Gegenstände, Räume oder Prozesse der Realität (vorstellungsmäßig) repräsentieren, dann sind ihre kognitiven Enthaltenheits-, Nachbarschafts- oder Nachfolgebeziehungen der *physischen Ordnung* der realen Dinge mehr oder weniger exakt nachgebildet; wenn die Bewußtseinsinhalte hingegen Abstrakta der Realität (oberbegrifflich) repräsentieren, wie Eigenschaften, Mengen oder Relationen, dann sind sie einer *psychischen Ordnung* unterworfen, die im wesentlichen auf Begriffsdefinitionen, Ober-, Neben- und Unterbegriffsbeziehungen oder anderen Strukturmerkmalen des semantischen Gedächtnisses basiert.

Rationale Prozesse können – wie bereits erwähnt – nur dann zu korrekten Resultaten führen, wenn die analysierten Beziehungen zwischen den verarbeiteten Inhalten im wesentlichen konsistent sind und stabil bleiben. Da viele kognitive Inhalte jedoch in ihrer Bedeutung kontextabhängig sind, durch Vergessensprozesse ihren Bedeutungsgehalt teilweise oder ganz verlieren und durch Lernprozesse ihre *semantischen Beziehungen verändern* (MADERTHANER & KIRCHLER, 1982), sind rationale Analysen oft entsprechend fehlerbehaftet.

Das Wort *Logik* kommt von „Logos" (griechisch: Sprache, Wort, Rede, Berechnung, Vernunft) und kennzeichnet die Lehre vom folgerichtigen Denken. Sie umfaßt jene Regeln, die uns erlauben, auf der Basis gegebener Aussagen gültige Ableitungen auf andere Aussagen durchzuführen. Ein logisches Vorgehen besteht ganz allgemein darin, daß aus vorgegebenen Inhalten (Prämissen) korrekt auf andere Inhalte (Schluß) geschlossen wird, mit anderen Worten, daß die in den kognitiven Strukturen enthaltenen Beziehungen richtig (im Sinne ihres Bedeutungsgehaltes), nämlich so angewendet werden, daß die in vorliegenden expliziten Aussagen enthaltenen impliziten Bedeutungsaspekte erschlossen werden.

Zu berücksichtigen ist, daß beim rationalen Schließen nicht die gesamte Bedeutungsvielfalt der verarbeiteten Kognitionen zur Geltung kommen kann, sondern jeweils nur jener Aspekt, nach dem die Ableitungen hergestellt werden (Inklusion, Nachbarschaft oder Nachfolge). Rationale Realitätsanalysen lassen uns also einerseits auf indirekte Weise neue Erkenntnisse gewinnen, fordern aber andererseits als Preis dafür, daß diese Erkenntnisse *äußerst abstrakt* sind, d.h., daß sie sich nur auf eine Eigenschaft der analysierten Objekte beziehen (reduktionistisches Denken).

Ferner ist zu beachten, daß Ableitungen nach dem „Wenn-dann-Schema“ nicht nur nach den Regeln der *mathematischen Logik* ablaufen müssen, sondern daß es auch andere Arten von Logik gibt, die als Grundlage für folgerichtiges Schließen dienen können. Von der Art der (stabilen) Beziehungen zwischen den Kognitionsinhalten hängt es ab, welche Art von Logik auf sie angewendet werden kann. In vielen alltäglichen Problemsituationen können wir beispielsweise auf die *Vorstellungslogik* zurückgreifen, die dann zu einem korrekten Schluß (Lösung) führt, wenn sich die abgerufenen Vorstellungen exakt an den realen Erfahrungen orientieren (z.B. bei der geistigen Rekonstruktion eines Straßenverlaufes durch einen Autofahrer oder bei der Bedachtnahme auf die spezifische Kraftübertragung in einem Automotor durch einen Mechaniker).

Erhebliche Schwierigkeiten für rationales Denken können sich ergeben, wenn nicht klar ist, wie die Information in den Prämissen verarbeitet werden muß, um einen Schluß zu ergeben, – so etwa in der Mathematik beim Lösen von Gleichungen mit mehreren Unbekannten oder im täglichen Leben, wenn ein Auto repariert werden soll. Für die Lösung solcher Probleme ist nicht nur das Wissen über die Problemsituation wichtig (Prämissenstruktur), sondern auch das Wissen über die

Prozeduren, die zu einer Lösung führen können (Schlußformen). In der kognitiven Psychologie unterscheidet man daher *deklaratives* und *prozedurales Wissen* (ANDERSON, 1988).

Die größten Probleme für rationales Denken entstehen aber dann, wenn zu wenig Prämissenwissen für eine logisch eindeutige Schlußfolgerung vorhanden ist – was übrigens in den allermeisten alltäglichen Problemsituationen der Fall ist. Üblicherweise wird dann auf *Plausibilitätsregeln* oder *Wahrscheinlichkeitsschlußregeln* zurückgegriffen, wie sie etwa intuitiven Urteilen oder Vorurteilen zugrunde liegen.

Solche vagen Schlußfolgerungen kommen im Alltag häufig auch bei Kausalinterpretationen vor, die besonders intensiv in der Sozialpsychologie untersucht wurden (s. HERKNER, 1980). Die sogenannte „Attributionsforschung“ kann mittlerweile auf einen kaum überblickbaren Fundus an Forschungsarbeiten zurückgreifen. Die einschlägigen Experimente lassen unter anderem folgende Plausibilitätsrichtlinien innerhalb unserer *Kausallogik* erkennen:

1) *Kontiguität:* Wir schließen bevorzugt dann auf Kausalzusammenhänge, wenn bestimmte Prozesse räumlich oder zeitlich benachbart sind.

2) *Auffälligkeit:* Was die Aufmerksamkeit auf sich lenkt, wird mit größerer Wahrscheinlichkeit als Ursache von Wirkungen angesehen (so werden z.B. in Gruppen soziale Außenseiter oder Minderheitenangehörige häufiger für Mißerfolge oder Streitigkeiten verantwortlich gemacht).

3) *Wiederholung:* Je öfter bestimmte Strukturen oder Prozesse gleichartig auftreten, desto mehr vermuten wir, daß diese Koinzidenz durch einen Kausalzusammenhang begründet ist.

4) *Analogie:* Erklärungsschemata, die sich bei ähnlichen Problemen bereits bewährt haben, werden auf neue Probleme wieder angewandt.

5) *Konsens:* Wenn eigene Erfahrungen und Erklärungen für Phänomene weitgehend fehlen, dann orientiert man sich an der Meinung vertrauenswürdiger Mitmenschen (z.B. „Experten").

Während Emotionen also eher die Funktion haben, das Verhalten eines Lebewesens auf seine gegenwärtigen *inneren Zustände* (z.B. vitale Triebe, Motive) abzustimmen, regulieren rationale Prozesse das Verhalten eher unter Bezugnahme auf vergangene, gegenwärtige oder zukünftige *äußere Zustände* (repräsentiert durch z.B. Erfahrungen, Erwartungen).

Wechselwirkungen zwischen emotionalen und rationalen Prozessen

Daß starke Emotionen rationales Denken störend beeinflussen können, ist eine seit langem bekannte Tatsache. In Streßsituationen kommt es oft zu kurzschlüssigen Handlungen, bei großem Ärger reagiert man impulsiv, und aus Sympathie oder Antipathie beurteilt man andere Personen falsch. Ebenso ist kaum zu bezweifeln, daß Kognitionen, wie etwa die Interpretation von Mitteilungen oder die subjektive Erklärung von Verhaltensweisen, die nachfolgenden Emotionen entscheidend beeinflussen. Anschließend sollen einige wesentliche gesetzmäßige Zusammenhänge zwischen Kognitionen und Emotionen kurz referiert werden, detailliertere Darstellungen sind in einschlägigen Fachwerken zu finden (MANDLER, 1979; ECKENSBERGER & LANTERMANN, 1985; BUCK, 1984; MANDL & HUBER, 1983; ROTH, 1989 u.a.).

Bei der Ausbildung rationaler kognitiver Strukturen gibt es z.B. gefühlsspezifische *Lernförderungseffekte* bzw. *Lernhemmeffekt* (s. LEVENTHAL & TOMARKEN, 1986). So etwa wurde ein fördernder Einfluß positiver Stimmungen auf kognitive Leistungen, wie etwa Diskriminationslernen und Problemlösen, empirisch nachgewiesen, und ein hemmender Effekt depressiver Stimmungen vorwiegend auf Lernleistungen, bei denen die neuen Einprägungsinhalte in einen gegebenen Wissensstoff eingeordnet werden müssen (z.B. beim Erlernen von Vokabeln oder Formeln). Ästhetisch und daher gefühlsmäßig als positiv beurteilte graphische Figuren werden deutlich schneller gemerkt als solche, denen gegenüber man eher negativ eingestellt ist (z.B. LÜER, LASS & KLETTKE, 1989).

Die Entwicklung rationaler Kognitionsstrukturen wird aber durch Gefühle nicht nur erleichtert oder erschwert, sondern auch gefühlsspezifisch akzentuiert. Der sogenannte *Stimmungskongruenz-Effekt*, welcher von BOWER und Mitarbeitern (s. BOWER, 1981) gründlich untersucht wurde, besteht darin, daß emotional positiv gefärbte Bewußtseinsinhalte in fröhlicher Stimmung leichter eingeprägt und besser reproduziert werden als in trauriger Stimmung. Ein gleicher Effekt für emotionalnegative Einprägungsinhalte bei trauriger Gefühlslage tritt weniger stark bis gar nicht auf, was wahrscheinlich durch die bereits erwähnte „depressogene" psychische Leistungseinschränkung mitverursacht wird (ISEN, SHALKER, CLARK & KARP, 1978; GILLIGAN & BOWER, 1984). Da logische Leistungen stabile Kognitionsstrukturen erfordern, beeinträchtigen solche stimmungsabhängigen Einprägungs- und Reproduktionsleistungen in entsprechender Weise schlußfolgernde Denkprozesse.

Ein anderer rationaler Störeffekt ist aus Experimenten zur Meinungs- und Einstellungsforschung bekannt, nämlich ein inhaltlicher Akzeptanz-Bias für Argumente und Aussagen, die positive Gefühle auslösen oder von solchen begleitet werden. Der Bias (systematischer Fehler) manifestiert sich etwa darin, daß Aussagen von sympathischen Personen eher geglaubt werden als von unsympathischen Personen, und daß sich unter angenehmen Rahmenbedingungen (z.B. humorvoller Atmosphäre) im allgemeinen leichter Veränderungen im Einstellungssystem von Personen erzielen lassen als in unangenehmen Situationen (s. HERKNER, 1983).

Ähnliche emotionale Verzerrungen entstehen auch beim Schlußfolgern durch den sogenannten „hedonistischen Bias", den bereits LEFFORD (1946) nachgewiesen hatte: In Experimenten mit Schlußfolgerungsaufgaben (Syllogismen) läßt sich zeigen, daß Folgerungen, die inhaltlich abgelehnt werden (bzw. negative persönliche Erlebnisse nach sich ziehen), eine geringere Chance haben, von den Versuchspersonen als richtig bestätigt zu werden, als Folgerungen mit positiv beurteiltem Aussagegehalt.

Bereits erwähnt wurde, daß rationale Bewußtseinsinhalte miteinander verträglich (widerspruchsfrei) sein müssen, wenn aus ihnen richtige Schlüsse gezogen werden sollen. Gewissermaßen als Schutzmechanismus gegen kognitive Inkonsistenz besteht ein gewisser Trend zur *selektiven Wahrnehmung,* d.h. daß bevorzugt solche Informationen aufgenommen werden, die dem individuellen Einstellungs- und Wissenssystem (bzw. Vorurteilssystem) nicht widersprechen. Ergänzt wird dieser konsistenzschützende Wahrnehmungseffekt dadurch, daß einstellungs- und wissensdiskrepante Informationen schwerer *gemerkt* und *schneller* wieder vergessen werden (LEVINE & MURPHY, 1943).

Wenn man berücksichtigt, wie viele differente Erfahrungen über gleiche oder ähnliche Aspekte der Realität im Laufe des Lebens gemacht werden, muß man davon ausgehen, daß *kognitive Inkonsistenz* eher die Regel als die Ausnahme ist (z.B. ambivalente Personenbeschreibungen, einstellungsdiskrepantes Verhalten) und daß es einen psychischen Mechanismus zur Beseitigung bzw. Abschwächung (grober) kognitiver Widersprüche geben muß. Wenn zwischen Kognitionen inkonsistente Beziehungen auftreten (Dissonanz), entsteht eine unangenehme intrapsychische Spannung (Dissonanzarousal), die dazu motiviert (Dissonanzmotivation), die entstandenen kognitiven Widersprüche zu vermindern oder zu beseitigen (Dissonanzreduktion). Seit ersten genaueren Beschreibungen dieses Prozesses in der „Dissonanztheorie" von FESTINGER (1957) wurden anhand unzähliger Experimente die verschiedenen Erscheinungsformen kognitiver Dissonanzeffekte sowie deren Voraussetzungen untersucht (s. FREY, 1978; COOPER & FAZIO, 1984).

Daß nicht nur jene psychischen Spannungszustände, die durch kognitive Dissonanz entstehen, eine Einstellungsänderung bewirken können, sondern auch andere, oft einstellungsirrelevante *Aktivierungseffekte* (z.B. Medikamentwirkungen oder begleitende Gefühlsregungen) bewiesen COOPER, ZANNA und TAVES (1978). Ihre drei Probandengruppen nahmen für ein angekündigtes (aber nicht durchgeführtes) Gedächtnisexperiment jeweils eine von drei angeblich lernfördernden Drogen ein, die tatsächlich nur eine aufputschende (Amphetamin), eine beruhigende (Tranquilizer) oder gar keine Aktivierungswirkung hatten (Placebo). In der angeblich nötigen Wartezeit auf das Gedächntisexperiment wurde dann das eigentliche Experiment zur Einstellungsveränderung durchgeführt: Jene Gruppe von Personen, die unwissentlich eine aktivierende Droge eingenommen hatten, reagierten dabei mit starken Einstellungsänderungen. Offenbar interpretierten sie unbewußt die medikamentös erzeugte innere Spannung fälschlicherweise als Auswirkung der im Experiment hervorgerufenen Dissonanz und versuchten diese im entsprechenden Ausmaß zu reduzieren.

In einem anderen Experiment wiesen ZANNA und COOPER (1974) nach, daß nicht bloß das tatsächliche Ausmaß der physiologischen Aktivierung für die Dissonanzreduktion wichtig ist, sondern auch, wie man sie attribuiert, d.h. *ursächlich erklärt.* Wird nämlich die innere Spannung nicht auf gedankliche Widersprüche zurückgeführt, sondern auf die Wirkung vom Medikamenten oder Affekten, dann kommt es nicht zu den erwarteten dissonanzreduzierenden Einstellungsänderungen.

Die Gefühlsbesetzung von Kognitionsinhalten erfüllt eine spontane Hinweisfunktion für die Relevanzkennzeichnung von Wahrnehmungs- oder Bewußtseinsinhalten, sodaß diesen gegenüber eine verstärkte *Aufmerksamkeitszuwendung* erfolgt. Eine solche emotional vermittelte Aufmerksamkeitskonzentration auf bestimmte rationale Teilstrukturen des Bewußtseins läßt diese nicht nur subjektiv klarer erleben, sondern löst ebenso wie kognitive Dissonanz einen Konsistenzdruck aus, der wie erwähnt sowohl eine logische Bereinigung rationaler Strukturen als auch die Ausbildung „überkonsistenter" Einstellungen und Meinungen (Stereotypen, Vorurteile) bewirken kann.

Die vorangegangenen empirischen Hinweise sollten erkennen lassen, daß sowohl die Ausbildung als auch die Reorganisation rationaler Strukturen durch Emotionen bzw. emotionsbedingte Aktivierungsveränderungen wesentlich beeinflußt werden. Aber auch für Einflüsse in umgekehrter Richtung, d.h. von rationalen auf emotionale Prozesse, gibt es viele empirische Belege. So etwa zeigte VALINS (1966), daß sexuelle Gefühle von Versuchspersonen durch Rückmeldungen über physiologische Begleitprozesse beeinflußbar waren. Er bot in seinem Experiment männlichen Probanden weibliche Pinup-Photos dar, und gab ihnen währenddessen fingiertes Feedback über ihre Herzaktivität (Rückmeldung des Pulses über Kopfhörer). Dabei zeigte sich, daß jene Photos, bei denen der Experimentator eine erhöhte Pulsfrequenz signalisierte, als sexuell attraktiver eingestuft wurden. Offensichtlich orientierten sich dabei die Probanden an ihrem (rationalem) Wissen über den Zusammenhang zwischen empfundener Gefühlsintensität und vegetativen Abläufen.

Hinsichtlich der Kontrollierbarkeit von Gefühlen konnten FOX und DAVIDSON (1984) zeigen, daß bei Kindern die Fähigkeit zur Hemmung negativer Affekte (Ärger, Zorn, Ängste usw.) im Laufe der Entwicklung ihrer Verbalisation zunimmt. Erklärbar ist dieser Zusammenhang, wenn man die durch Kommunikation erzielbare Einfühlung anderer Personen berücksichtigt sowie die durch *Sprache* erreichbare Bewußtseinskontrolle, wodurch einerseits eine bessere Erträglichkeit (Geteiltes Leid ist halbes Leid) und andererseits eine verbesserte Bewältigung (etwa durch „Selbstverbalisation" oder „inneren Dialog") bewirkt wird. (s. dazu auch im vorliegenden Band: „Bewußtsein als psychologischer Begriff").

Sowohl aus der Alltagserfahrung als auch aus der Forschung ist bekannt, daß die Zuwendung der *Aufmerksamkeit* auf positive oder negative Bewußtseinsinhalte deren Erlebnisintensität steigert. Die sogenannte „Objektive Selbstaufmerksamkeitstheorie" (DUVAL und WICKLUND, 1973; s. FREY, WICKLUND & SCHEIER, 1978) war Ausgangspunkt für viele sozialpsychologische Experimente, in denen gezeigt wurde, daß durch Ausrichtung der Aufmerksamkeit auf die eigene Person eine Intensivierung sowohl von vorhandenen Gefühlen als auch von anderen gegenwärtigen Bewußtseinsinhalten (wie Selbstverantwortung, moralischen Einstellungen, verpflichtenden Verhaltensnormen usw.) erfolgt. Solch eine Intensivierung von Bewußtseinsinhalten kann bereits durch ganz einfache Bedingungen, wie z.B. durch Ausstattung des Aufenthaltsraumes mit Spiegeln oder durch häufigere Verwendung der Ich-Form beim Sprechen hervorgerufen werden.

Durch eine solche Steigerung der Selbstaufmerksamkeit bei einer Person können aber nicht nur „echte" Gefühle intensiviert, sondern auch „unechte" Gefühlserregungen, wie etwa suggerierte Emotionen, abgeschwächt werden. So etwa konnten GIBBONS, CARVER, SCHEIER und HORMUTH (1979) bei ihren Probanden eine verstärkte *Resistenz gegen Suggestion* nachweisen, als sie eine unter normalen Versuchbedingungen wirksame Placebo-Instruktion (Verabreichung von Backpulver als „Cavanol" mit angeblich sympathikomimetischer Wirkung) unter Spiegelbedingung vorgaben und dabei kaum Symptome hervorrufen konnten. Außerdem kann man davon ausgehen, daß die therapeutische Wirksamkeit *personenzentrierter Gesprächstechniken* (z.B. „Paraphrasieren" und „Gefühlsverbalisieren") unter anderem auf gesteigerte Selbstaufmerksamkeit zurückzuführen ist.

Der Einfluß rationaler Prozesse auf Gefühle und Emotionen wird insbesondere im Bereich der *Streßforschung* sichtbar. Streß wird im allgemeinen dann erlebt, wenn „von der Person eine Diskrepanz zwischen Anforderungen und Handlungsmöglichkeiten gesehen" wird und wenn „ die Folgen dieser Diskrepanz als bedrohlich oder zumindest als Herausforderung erlebt" werden (ULICH, MAYRING und STREHMEL, 1983). Unter Streß werden also alle besonders intensiven negativen Gefühlszustände zusammengefaßt, im wesentlichen aber extreme Angst- und Aggressionserlebnisse.

LAZARUS (1966), einer der bekanntesten amerikanischen Streßforscher, sieht Streß als Folge zweier kognitiver Einschätzungsprozesse. Im ersten beurteilt das Individuum die Bedrohlichkeit der Situation („primary appraisal") und im zweiten die vermutliche Wirksamkeit der verfügbaren Gegenreaktionen („secondary appraisal"). Viele Untersuchungen beschäftigten sich seither mit den verschiedenen möglichen Strategien zur Streßbewältigung (vgl. dazu MADERTHANER, 1987), von denen hier einige der wichtigsten *rationalen Copingformen* nachfolgend angeführt sein sollen (MADERTHANER & MADERTHANER, 1985):

1. *Kognitives Konfrontieren und Umstrukturieren*
   (Antizipieren und konkretes Vorstellen der Streßsituation, Zulassen aversiver Gefühle, rationales Umstrukturieren irrationaler Einstellungen)

2. *Kognitives Abschirmen und Abschwächen*
(Ablenken durch Tätigkeit oder Gedanken, Bagatellisieren der Stressoren, Sich gleichgültig machen)
3. *Meisterungs- und Handlungskognitionen*
(vernünftige Problemlösungen suchen, mentales Proben und Planen, Vorsätze fassen, Selbstinstruktionen geben, Vorbilder imitieren)
4. *Spontane Entspannungsaktivitäten*
(Muskelentspannung, bewußte Kontrolle der Atmung, Entspannungssuggestion)

Die Auswahl der erwähnten Forschungsergebnisse sollte einen Eindruck vermitteln, wie vielfältig die Verschränkungen zwischen Emotionalität und Rationalität in den meisten Bereichen der Psyche und des Bewußtseins sind. Im vierten und letzten Abschnitt dieses Beitrages werden einige neuropsychologische Modellvorstellungen über die zentralnervöse Regulation psychischer Vorgänge behandelt, aus denen ebenfalls die engen Beziehungen zwischen Gefühl und Vernunft erkennbar werden.

Zentralnervöse Regulation emotionaler und rationaler Prozesse

Von sogenannten funktionellen Asymmetrien des Gehirns (Lateralitätshypothese) verspricht man sich heute wichtige Aufklärungen über psychische Abläufe. Hinweise auf eine Funktionsteilung zwischen linker und rechter Großhirnrinde in der Informationsverarbeitung fanden sich bei Personen mit linksseitigen oder rechtsseitigen Gehirnverletzungen, in therapeutischen Untersuchungen mit sogenannten Split-Brain-Präparationen (Durchtrennung des Balkens), bei medikamentöser Sedierung bzw. Stillegung jeweils einer Gehirnhälfte („Wada-Test" mit Natrium-Amytal) sowie bei aufgabenspezifischen EEG-Messungen an beiden Schädelseiten.

Faßt man die bisherigen Forschungsergebnisse zusammen (siehe SPRINGER & DEUTSCH), so lassen sich folgende Hemisphärenspezialisierungen vermuten:

Linke Hemisphäre	Rechte Hemisphäre
Sprache Vorstellung	Phantasie
Logik	Intuition
Bewußtsein	Neben- und Unterbewußtsein
Dominanz	Unterordnung
Emotionsschwach	Emotionsstark
Emotional positiv	Emotional negativ

Daß die linke Hemisphäre in stärkerem Ausmaß für Sprachleistungen verantwortlich ist, weiß man spätestens seit der Entdeckung des motorischen Sprachzentrums durch BROCA in den Sechziger Jahren des vorigen Jahrhunderts. Bei etwa 95 Prozent der Rechtshänder sind die Sprachzentren (Brocasches und Wernickesches Areal) linkshemisphärisch angelegt, interessanterweise sogar auch bei etwa 70 Prozent der Linkshänder. Verletzungen der linken Hemisphäre bewirken daher oft *Sprachstörungen* (sensorische oder motorische Aphasien), *Lesestörungen* (Alexie) und *Schreibstörungen* (Agraphie).

Bei Ausfällen in der rechten Hemisphäre treten häufig Störungen im Bereiche der *Orientierung,* des *Raum-* und *Objektgedächtnisses* (Astereognosie), ein Mangel an *Phantasien* und *Träumen* sowie Ausfälle beim Erinnern von *Melodien* auf. Beim Sprechen kommen gehäuft paralinguistische Störungen vor, indem z.B. die Intonation falsch ist, humorige Anspielungen oder Metaphern nicht erfaßt werden oder Redearten streng wörtlich und nicht in ihrer eigentlichen Bedeutung verstanden werden. Stimuliert man bestimmte seitliche (temporale) Bereiche der rechten Hemisphäre, so treten akustische Halluzinationen mit Musikausschnitten und Liedern auf. Bemerkenswert ist die klinische Beobachtung, daß auch stark sprachgestörte Personen häufig noch in der Lage sind, Lieder völlig fehlerfrei zu singen.

Die bisherigen Befunde lassen somit vermuten, daß in der linken Hemisphäre Informationen eher *sequentiell,* d.h. in ihrer zeitlichen Aufeinanderfolge verarbeitet werden, in der rechten Hemisphäre dagegen eher *simultan,* d.h. in ihrer räumlichen Struktur. Dies ist wahrscheinlich der Grund, daß *logisches Denken* stärker der linken und *intuitives Denken* stärker der rechten Hemisphäre zugeschrieben wird. (Offenbar geht man bei dieser Lokalisierung nur von der eingeschränkten Bedeutung von Logik als diskursiver sprachlicher Logik aus, und vernachlässigt die erwähnte Tatsache, daß es auch eine Vorstellungslogik gibt.)

Als äußerst unseriös erscheinen manche populär- oder pseudowissenschaftlichen Publikationen, in denen die linke Hemisphäre nur für *wissenschaftliche* Leistungen und die rechte nur für *künstlerische Aktivitäten* verantwortlich gemacht wird. Es wird dabei übersehen, daß ein Wissenschafter in seinem Fach kaum gute Leistungen vollbringen kann, wenn er nicht neben sprachlicher Ausdrucksfähigkeit und (mathematisch-) logischem Denken auch gute Vorstellungskraft und Phantasie besitzt. Umgekehrt ist für viele Künstler auch die Sprache sehr wichtig (z.B. Schriftsteller, Schauspieler, Regisseure).

Ebenfalls wenig ernst zu nehmen ist die in neuerer Zeit beliebte Kategorisierung in „östliches" und „westliches Denken" (wie etwa bei FRITJOF CAPRA), die im wesentlichen auf einer Übertreibung (Dichotomanie) der tatsächlich vorhandenen, aber nur schwach ausgeprägten Diskrepanz im Denkverhalten östlicher und westlicher Kulturkreisangehöriger beruht (vgl. SPRINGER & DEUTSCH, 1987).

Wissenschaftlich interessanter ist es, die intellektuellen Leistungsunterschiede zwischen Frauen und Männern auf Gehirnasymmetrien zurückzuführen (s. Überblick bei MCGLONE, 1980). Frauen schneiden oft in sprachlichen Leistungen besser ab (Flüssigkeit, Schnelligkeit, Grammatik usw.), Männer jedoch in räumlichen Aufgaben (Labyrinthaufgaben, Würfeltest, Raumvorstellungstest, Test zum mechanischen Verständnis usw.). Einfach lassen sich solche Leistungsunterschiede testen, wenn man männliche und weibliche Probanden in einem ersten Durchgang jene Buchstaben des Alphabets zählen läßt, die mit einem -e am Ende ausgesprochen werden (z.B. „Be", „Ce",

„De"), und in einem zweiten Durchgang jene Großbuchstaben, die Rundungen enthalten (z.B. B, C, D). Bei der ersten Aufgabe schneiden zumeist Frauen besser ab, bei der zweiten Männer (COLTHEART, HULL & SLATER, 1975).

Erklärt werden solche geschlechtsspezifischen Leistungsdiskrepanzen im allgemeinen durch die Annahme (s. SPRINGER & DEUTSCH, 1987), daß bei Frauen stärker eine bilaterale und bei Männern stärker eine unilaterale Organisation der Leistungen vorhanden ist (nach klinischen Befunden rufen Läsionen der linken Hemisphäre bei Männern etwa dreimal häufiger Aphasie hervor als bei Frauen) und daß bei bestimmten Fähigkeiten im wesentlichen nur eine Hemisphäre (z.B. bei Vorstellungsleistungen die rechte), bei anderen jedoch teilweise auch noch die zweite involviert ist (z.B. bei Sprachleistungen neben der linken auch teilweise die rechte). Einzelne Leistungen erfordern also eine relative *Hemisphärenspezialisierung* - zum Vorteil der Männer (z.B. Schachspielen, Komponieren), andere eine *Hemisphärenkooperation* - zum Vorteil der Frauen (z.B. Sprachleistungen, Umgang mit Menschen).

Klinische Beobachtungen von schizophrenieähnlichen Zuständen (Denkstörungen, sprachliche Halluzinationen) bei Läsionen der linken Hemisphäre (s. SPRINGER & DEUTSCH, 1987) sowie die Abhängigkeit der ontogenetischen Entwicklung des menschlichen Bewußtseins von der sprachlichen Kommunikation (s. auch den Beitrag „Bewußtsein als psychologischer Begriff" im selben Band) haben ehemals die Vorstellung entstehen lassen, daß *Bewußtsein* ausschließlich ein linkshemisphärisches „Erzeugnis" sei. Diese Hypothese, die am extremsten bei den sogenannten „Sprachzugangstheoretikern" vertreten wurde (wie z.B. von ECCLES; s. POPPER & ECCLES, 1977), ist heute ebenso wenig aufrechtzuerhalten wie jene von der funktionalen psychischen Dominanz nur einer Hemisphäre (s. dazu Diskussion bei OESER & SEITELBERGER, 1988).

Die These von der *Dominanz* einer Hemisphäre ist tatsächlich bis zur Entdeckung der Sprachzentren zurückzuverfolgen und wahrscheinlich darauf zurückzuführen, daß die psychischen Leistungen des Menschen als vorwiegend sprachgesteuert gesehen wurden (TUCKER

& WILLIAMSON, 1984). Weitere Hinweise kamen aus der Forschung zur Hand-, Augen- oder Ohrpräferenz, das ist die individuelle Disposition, Tätigkeiten bevorzugt entweder mit der rechten oder linken Hand auszuführen oder den Informationen des rechten oder linken Sinnesorganes mehr Aufmerksamkeit zu widmen. Je mehr man allerdings erkannte, daß beide Kortexhälften bei vielen kognitiven Leistungen zusammenwirken, daß auch subkortikale Strukturen und das Limbische System auf die psychische Dynamik Einfluß nehmen, und daß eine Hand-, Augen- und Ohrpräferenz nicht zwingend auf eine kontralaterale Hemisphärenspezialisation schließen läßt, desto weniger konnte die Annahme einer bloß linkshemisphärischen Kontrolle psychischer Prozesse aufrecht erhalten werden (vgl. TUCKER & WILLIAMSON, 1984).

Dennoch darf natürlich nicht übersehen werden, daß viele empirische Arbeiten über bewußtseinssteuernde Faktoren einen relativ stärkeren Einfluß von Aktivitäten in der linken, also sprachlichen Hemisphäre auf das bewußte Erleben nachweisen konnten (s. etwa SPRINGER & DEUTSCH, 1987), was sich übrigens auch introspektiv in der Bedeutung des *inneren Sprechens* für die Bewußtseinsabläufe des Alltags widerspiegelt.

Hinsichtlich der Steuerung der *Emotionalität* wird von der Asymmetrie Forschung der rechten Hemisphäre größere Bedeutung zugemessen als der linken. Dies heißt konkret, daß in verschiedenen Untersuchungen ein relativ größerer Zusammenhang zwischen der neuronalen Aktivität in der rechten Hemisphäre und dem Auftreten emotionaler Reaktionen festgestellt wurde als umgekehrt (vgl. LEVENTHAL & TOMARKEN, 1986). DAVIDSON, SCHAFFER und SARON (1985) etwa konnten die Stimmungsvariation ihrer Probanden zu etwa 50% durch die Frontalasymmetrie im EEG vorhersagen. Andere Experimente ließen eine stärkere Spezialisierung der rechten Hemisphäre gegenüber der linken bezüglich der Kodierung und Dekodierung des emotionalen Ausdrucks in der Mimik erkennen (z.B. SACKHEIM, GUR & SAUCY, 1978).

Noch nicht eindeutig interpretierbar sind klinische Befunde über eine qualitative Gefühlsspezialisierung der Hemisphären. Läsionen in der linken Hemisphäre lösen oft *Traurigkeit*, Pessimismus und Weinen aus, während bei Verletzungen der rechten Hemisphäre *Euphorie*, Gleichgültigkeit und Lachen auftreten (TUCKER, 1981). FOX & DAVIDSON (1984) vermuten, daß insbesondere die frontalen Bereiche des Kortex aufgrund ihrer engen Beziehungen zum limbischen System für die Gefühlssteuerung verantwortlich seien, und daß linkshemisphärische Frontalaktivität bei (emotionalpositivem) Annäherungsverhalten und rechtshemisphärische Frontalaktivität hauptsächlich bei (emotionalnegativem) Vermeidungs- oder Rückzugsverhalten auftritt (s. LEVENTHAL & TOMARKEN, 1986). Korrespondierende Gefühlsqualitäten sind *Interesse* einerseits und *Abscheu* andererseits.

Demgegenüber postulieren TUCKER & WILLIAMSON (1984) in Anlehnung an PRIBRAM & MCGUINESS (1975) ein neuronales Selbstregulations-Modell mit einem (linkslateralen frontalen) *Aktivierungssystem* (activation system) für interne, tonische, verhaltensbezogene Aufmerksamkeitskontrolle und einem (rechtslateralen parietalen) *Arousalsystem* („arousal system") für externe, phasische, wahrnehmungsbezogene Aufmerksamkeitskontrolle, wobei starke „Aktivierung" mit Angstgefühlen (z.B. bei stark Introvertierten, Zwangsgestörten, Paranoiden oder Schizophrenen) und starkes „Arousal" mit euphorisch-optimistischer Gefühlsstimmung (z.B. bei stark Extravertierten, Manikern sowie bei Alkohol- oder Kokaingenuß) verbunden ist.

Solche Widersprüche zwischen Wissenschaftern bezüglich der Zuordnung von Gefühlen an die beiden Hemisphären lassen sich wohl nur dann erklären, wenn man von der (primitiven) Annahme einer konstanten Zuständigkeit der linken bzw. rechten Hemisphäre für bestimmte (also immer die gleichen) Gefühle abrückt (LEVENTHAL & TOMARKEN, 1986). Auf jeden Fall muß zusätzlich zwischen vorderen (frontalen) und hinteren (parietalen, temporalen, okzipitalen) Kortexabschnitten unterschieden werden (die möglicherweise in hemmender Wechselwirkung zueinander stehen), und ebenso muß das absolute Aktivitätsniveau der an der Gefühlssteuerung beteiligten Strukturen mitberücksichtigt werden. Demnach könnte etwa eine mäßige bzw. mittlere Aktivierung des linken Frontallappens mit (euphorisch gefärbtem) „Interesse“ bzw. „Nervenkitzel“ verbunden sein und starke links-frontale Aktivierung mit „Angst“.

Den Versuch einer groben Zusammenfassung der referierten Annahmen über die kortikalen und subkortikalen Regulationsinstanzen emotionaler und rationaler Prozesse zeigt Abbildung 1.

Wie aus der Darstellung hervorgeht, werden die Signale aus den Wahrnehmungssystemen zunächst im Kortex *interpretiert,* d.h. die zu bestimmten Einzelwahrnehmungen gespeicherten Modalitäten werden hinzuassoziiert (z.B. zur optischen Gestalt eines Gegenstandes dessen Gewicht, Konsistenz, Geschmack, Geruch etc.). Wenn die Interpretationsinhalte auch als subjektiv relevant empfunden werden (Verstärkungseffekt) oder kumuliert auftreten (Wiederholungseffekt), werden sie in den kognitiven Untersystemen *Vorstellung* (ikonisch, echoisch, episodisch), *Sprache* (begrifflich, semantisch) und *Handeln* (heuristisch, enaktiv) gespeichert, begrifflich geordnet und weiterverarbeitet. Die meisten der solcherart entstehenden Repräsentationen von Erfahrungen und Erlebnissen bleiben nicht auf Dauer unverändert eingeprägt, sondern werden durch bewußte und unbewußte kognitive Vorgänge sowohl miteinander als auch mit neuen Eindrücken in Beziehung gesetzt und damit in ihrem Bedeutungsgehalt laufend modifiziert (siehe oben).

Die etwas verschobene Darstellung der vier kortikalen Hauptfunktionen (Interpretation, Vorstellung, Sprache und Handeln) soll auf die etwas asymmetrische Zuständigkeit der entsprechenden Gehirnabschnitte verweisen.

Auf der anderen Seite, und parallel zur kortikalen Verarbeitung, führen aber im Paleokortex bzw. Subkortex die Wahrnehmungssignale auch zur *Affektfärbung* der ablaufenden Erlebnisse (wahrscheinlich verbunden mit einer Groborientierung der Verhaltensintention in Richtung Annäherungs- bzw. Vermeidungsverhalten), zu *perzeptiver* und *prozeduraler* Aktivierung (Aufmerksamkeit und Konzentration), sowie zu spontanen *Trieb-* und *Ausdrucksreaktionen* (angeborenen vegetativen und motorischen Reflexen). Das System der perzeptiven Aktivierung („arousal system“) reguliert die Zuwendung der Auf-

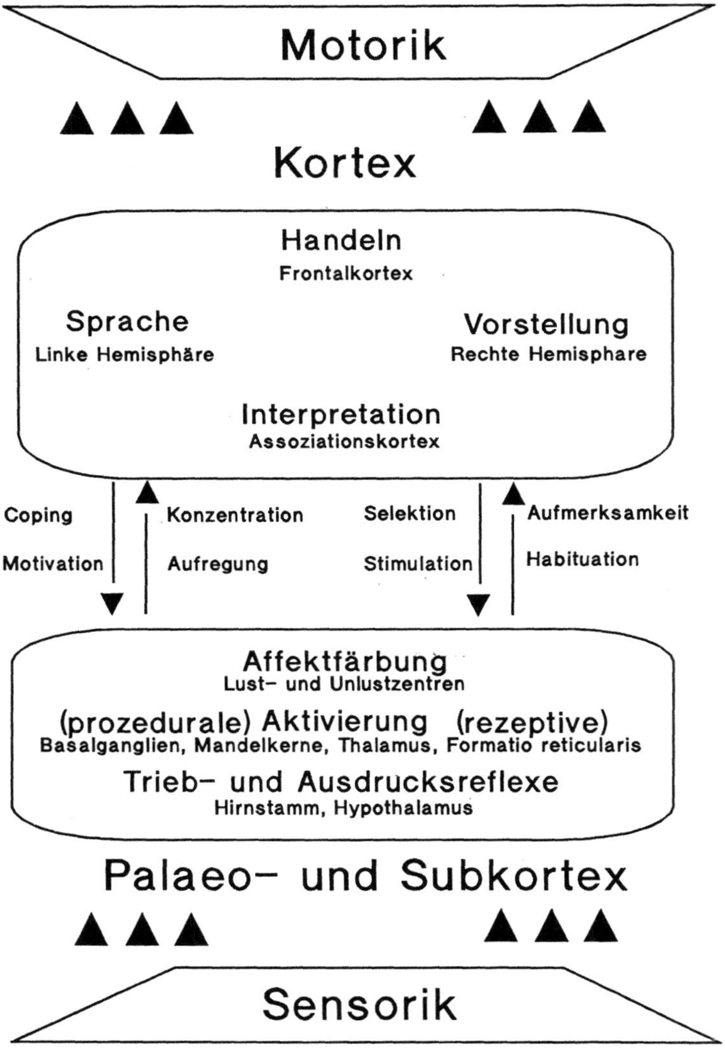

Abb. 1: Funktionsverteilung des Kortex und Paleo- bzw.- Subkortex bei der Regulation emotionaler und rationaler Prozesse.

merksamkeit auf „externe“ Ereignisse (über die Ablenkbarkeits- bzw. Habituationsdisposition), und das der prozeduralen Aktivierung (activation system) die interne Aufmerksamkeitsausrichtung (über die Konzentrations- bzw. Rigiditätsdisposition) auf Vorgänge wie logisches Denken, Planen und andere bewußt kontrollierte Handlungsabläufe.

Literatur

ANDERSON, J. R. (1988). Kognitive Psychologie. Heidelberg: Spektrum der Wissenschaft.

BOWER, G.H. (1981). Mood and Memory. American Psychologist, 31, 129-148.

BUCK, R. (1984). The Communication of Emotion. New York: Guilford.

COOPER, J. & FAZIO, R.H. (1984). A new look at dissonance theory. In: L. Berkowitz (Ed.): Advances in Experimental and Social Psychology (Vol. 17). New York: Academic Press.

COOPER, J., ZANNA, M.P. & TAVES, P.A. (1978). Arousal as a necessary condition for attitude change following induced compliance. Journal of Personality and Social Psychology, 36, 1101-1106.

COLTHEART, M., HULL, E. & SLATER, D. (1975). Sex-differences in imagery and reading. Nature 253, 438-440.

DAVIDSON, R.J., SCHAFFER, C.E. & SARON, C. (1985). Effects of lateralized presentations of faces on self-reports on emotion and EEG-asymmetry in depressed and normal subjects. Psychophysiology, 22, 253-264.

DORSCH, F. (1976). Psychologisches Wörtberuch. Bern: Huber.

DUVAL, S. & WICKLUND, R.A. (1973). Effects of objective self-awareness on attribution on causality. Journal of Experimental Social Psychology. 9, 17 31.

ECKENSBERGER, L.H. & LANTERMANN, E.-D. (1985). Emotion und Reflexivität. München: Urban & Schwarzenberg.

FESTINGER, L. (1957). A Theory of Cognitive Dissonance. Stanford, CA: Stanford University Press.

FOX, N.A. & DAVIDSON, R.J. (1984). Hemispheric substrates of affect: A developmental model. In: N.A. FOX, & R.J. DAVIDSON (eds.): The Psychology of Affective development. Hillsdale: Erlbaum.

FREY, D. (Hg.) (1978). Kognitive Theorien der Sozialpsychologie. Bern: Huber.

FREY, D., WICKLUND, R.A. & SCHEIER, M.F. (1978). Die Theorie der objektiven Selbstaufmerksamkeit. In: D. FREY (Hg.): Kognitive Theorien der Sozialpsychologie, Bern: Huber.

GIBBONS, F.X., CARVER, C.S., SCHEIER, M.F. & HORMUTH, S.E. (1979). Self-focused attention and a placebo-effect: Fooling some of the people some of the time. Journal of Experimental Social Psychology, 15, 263-274.

GILLIGAN, S.G. & BOWER, G.H. (1984). Cognitive consequences of emotional arousal. In: C.E. IZARD, J. KAGAN & R.B. ZAJONC (eds.) (1984): Emotions, cognition, and behavior. New York: Cambridge University Press.
HERKNER, W. (Hg.) (1980). Attribution – Psychologie der Kausalität. Huber: Bern.
HERKNER, W. (1983). Einführung in die Sozialpsychologie. Bern: Huber.
ISEN, A.M., SHALKER, T., CLARK, M. & KARP, L. (1978). Affect, Accessability of material in memory and behavior: A cognitive loop? Journal of Personality and Social Psychology, 36, 1-12.
LAZARUS, R.S. (1966). Psychological Stress and a Coping Process. New York: McGraw-Hill.
LEFFORD, A. (1946). The influence of emotional subject matter on logical reasoning. Journal of General Psychology, 34, 127-151.
LEVENTHAL, H. & TOMARKEN, A.J. (1986). Emotions: Today's Problems. Annual Reviews of Psychology, 37, 565-610.
LEVINE, J.M. & MURPHY, G. (1943). The learning and forgetting of controversal material. Journal of Abnormal and Social Psychology. 31, 507-517.
LÜER, G., LASS, U. & KLETTKE, W. (1989). Emotionale Bewertungen als Einflußfaktoren auf die gedächtnismäßige Speicherung von strukturellen Merkmalen visueller Stimuli. In: E. ROTH (Hg.) Denken und Fühlen – Aspekte kognitiv-emotionaler Wechselwirkung. Berlin: Springer.
MADERTHANER, R. & KIRCHLER, E. (1982). Die Veränderbarkeit von Ähnlichkeitsrelationen zwischen Bildbegriffen durch Assoziation von Verbalbegriffen. Archiv für Psychologie, 134, 265-280.
MADERTHANER, M. & MADERTHANER, R. (1985). Copinggewohnheiten, Copingeinstellungen und Copingtherapie bei psychosomatischen und emotionalen Störungen. In: D.ALBERT (Hg.): Bericht über den 34. Kongress der Deutschen Gesellschaft für Psychologie in Wien. Göttingen: Hogrefe.
MADERTHANER, M. (1987): Stress. psychosomatics, and stress. Coping from a clinical psychological point of view. In: F. LOLAS & H. MAYER (Eds.): Perspectives on Stress and stress-related Topics. Berlin: Springer.
MANDL, H. & HUBER, H.G. (1983). Emotion und Kognition. München: Urban & Schwarzenberg.
MANDLER, G. (1979). Denken und Fühlen. Paderborn: Junfermann.
MCGLONE, J. (1980). Sex-differences in human brain asymmetry: A critical survey. Behavioral and Brain Sciences. 3, 215-263.
OESER, E. & SEITELBERGER, F. (1988). Gehirn, Bewußtsein und Erkenntnis. Darmstadt: Wissenschaftliche Buchgesellschaft.
POPPER, K.R. & ECCLES, J.C. (1977). The Self and its Brain. Berlin: Springer.
PRIBRAM, K.H. & MCGUINNESS, D. (1975). Arousal, activation and effort in the control of attention. Psychological Review. 82, 116-149.
PRIBRAM, K.H. (1980). The biology of emotions and other of feelings. In: R. Plutchik & H. Kellerman: Emotion: Theory, Research, and Experience – Vol. 1: Theories of Emotion. New York: Academic Press.
ROTH, E. (Hg.) (1989). Denken und Fühlen – Aspekte kognitiv-emotionaler Wechselwirkung. Berlin: Springer.

SACKHEIM, H.A., GUR, R.C. & SAUCY, M. (1978). Emotions are expressed more intensively on the left side of the face. Science. 202, 434-436.

SCHACHTER, S. & SINGER, J. (1962). Cognitive, social, and physiological determinants of emotional state. Psychological Reviews, 69, 379-399.

SPRINGER, S.P. & DEUTSCH, G. (1987). Linkes rechtes Gehirn – Funktionelle Asymmetrien. Heidelberg: Spektrum der Wissenschaft.

TUCKER, D. M. (1981): Lateral brain function, emotion, and conceptualization. Psychological Bulletin, 89, 19-46.

TUCKER, D. M. & WILLIAMSON, P.A. (1984). Asymmetric neural control systems in human self-regulation. Psychological Review, 2, 185-215.

ULICH, D., MEYRING, P. & STREHMEL, B. (1983). Stress. In: H.MANDL & G.L. HUBER: Emotion und Kognition. München: Urban & Schwarzenberg.

VALINS, S. (1966). Cognitive effects of false heart-rate feedback. Journal of Personality and Social Psychology, 4, 400-408.

ZANNA, M.P. & COOPER, J. (1974). Dissonance and the pill: An attribution approach to studying arousal properties of dissonance. Journal of Personality and Social Psychology, 29, 703-709.

ZILLMANN, D. (1971). Exzitation transfer in communication-mediated aggressive behavior. Journal of Experimental Social Psychology, 7, 419-434.

RUPERT RIEDL (vgl. auch S. 134) ist über den Weg der von ihm weiterentwickelten Systematik der Evolutionären Erkenntnistheorie bis zu den Fragen von Sprache und Denken gelangt. Es sind vor allem seine Bände, welche sich mit den ‚Biologischen Grundlagen des Erkennens und Begreifens' (1987) und des ‚Erklärens und Verstehens' (1985) befassen, welche die Grundlage des hier entwickelten Gedankens bilden. Und es ist sein Engagement in der Umwelt-Problematik, das ihn unsere Kultur skeptisch sehen läßt.

Bewußtseins-Lenkung im sprachlichen Denken

RUPERT RIEDL

Niemand möchte gerne gegängelt werden. Man hat in dieser Hinsicht schon die Vorschriftenmacherei der Behörden satt, mag dies aber noch als unvermeidliches Übel angehen lassen. Wenn es aber um wichtigere Dinge geht, etwa solche, die unsere Urteilsfähigkeit betreffen, finden wir uns wesentlich empfindlicher. Und wenn gar unsere persönliche Art, diese Welt zu sehen, in Frage gestellt wird, wird dies schon höchst befremdlich.

Ich schicke dies voraus, weil ich gerade diese Gängelung unseres Bewußtseins durch das Sprachdenken darstellen werde und von meinen Vorträgen zu diesem Thema weiß, daß man ihm mit Zweifel und Ablehnung begegnet. Denn es kommt ja noch dazu, daß die Opposition zunächst stets in der Mehrheit sein muß, weil noch wenige diesen Umstand reflektiert haben. Und weil wir nicht nur unsere begrifflichen Ausstattungen übersteigen müssen, um uns in die Lage zu bringen, dem Thema zu folgen; wir müssen sogar jene sogenannten ‚kollektiven Wahrheiten' in Zweifel ziehen, welche unsere geistige Entwicklung seit Kindesbeinen gelenkt haben; teils sogar das ganze Eingebettetsein in eine Kultur, ohne deren Selbstverständlichkeiten wir uns, blicken wir etwas tiefer in uns hinein, ratlos fänden.

Ganz ausdrücklich will ich sagen, daß ich mich mit der Erweiterung des Bewußtseins durch die Sprache nicht befassen werde. Wo ein Thema solcher Art greifbar ist, scheint es mir trivial, wo es nicht trivial ist, scheint es mir noch wenig durchforscht. Nur über die Verengung, die gefährlich geworden ist, da man sie nicht bedenkt, kann ich, in meinem Fach beginnend, Angaben machen.

So schicke ich diese Bedenklichkeit aus zwei Gründen voraus. Zum einen als eine Einstimmung oder Warnung für den Leser. Er hat Anspruch darauf zu erfahren, woran er ist, beziehungsweise was von ihm erwartet wird, für den Fall er folgen möchte. Zum anderen ist die Fehlleistung unseres Denkens ja umso gefährlicher (teuflischer), je schwerer sie aufzuklären ist; und ‚kollektive Wahrheiten' sind nur eine

Karikatur dessen, was wir von einer Wahrheit erwarten. Denn sie wuchern in reiner Form überall dort, wo unsere Logik genauso versagt, wie unsere empirische Erfahrung.

Im Grunde also haben wir guten Grund, uns dieses Themas anzunehmen. Wenn man schon in des Teufels Küche geriet, soll man sich wenigstens umsehen.

Ein Zugang zum Problem

ALEXANDER LURIA, russischer Psychologe, wandte sich an eine sibirische Bäuerin: ‚Im hohen Norden sind alle Bären weiß: Kamtschatka liegt im hohen Norden; welche Farbe haben dort die Bären?' Die Analphabetin bedauert: Sie könne das nicht wissen, denn sie war noch nie in Kamtschatka. Nun macht LURIA nochmals auf die Struktur des Satzes aufmerksam. Die Bäuerin aber belehrt ihn: Man könne nicht über Dinge urteilen, von welchen man nichts wissen kann. – Lächelt man? Versteht die Analphabetin den Satz nicht?

Man nehme noch ein Beispiel. SYLVIA SCRIBNER, amerikanische Psychologin, wendet sich in Liberia an einen Kpelle-Mann: ‚Alle Kpelle-Männer sind Reisbauern. Mr. Smith ist kein Reisbauer. Ist er ein Kpelle-Mann?' Der Bauer (höflich): ‚Ich kenne den Mann nicht. Ich habe ihn noch nie zu Gesicht bekommen'. SCRIBNER: ‚Denken Sie doch einmal über die Aussage nach'. Der Bauer: ‚Wenn ich ihn persönlich kenne, kann ich diese Frage beantworten; da ich ihn aber nicht persönlich kenne, kann ich sie nicht beantworten'. Scribner: ‚Versuchen Sie die Antwort aus ihrem Gefühl als Kpelle heraus zu geben'. Der Bauer: ‚Wenn Sie eine Person, über die jemand Auskunft haben will, kennen, könnten Sie antworten. Wenn Sie die Person aber nicht kennen, über die jemand etwas wissen will, ist es für Sie schwer, zu antworten'.

Man sieht, es geht um den Syllogismus, den logischen oder Vernunftsschluß, der uns selbstverständlich ist; ja dessen Anwendung uns wie eine Vorbedingung von Bildung erscheint. In beiden Fällen wird vermieden, ihn anzuwenden (Quellen in LURIA, 1976 und SCRIBNER, 1977, Übersicht in HUNT, 1984 und RIEDL, 1987).

Tatsächlich kennt den Syllogismus keine einzige Sprache, soferne sie nicht von der Kultur der europäischen Sprachen beeinflußt worden ist; weder die exotischen, aber auch die Sprache einer Hochkultur, das Chinesische kennt ihn nicht. Und auch unsere Kinder vermeiden den Syllogismus, selbst für den Fall er ihnen als Beweis oder Rechtfertigung dienen könnte. Uns ist er seit der Schulzeit geläufig, genauer seit der genossenen Unterrichtung in Grammatik.

Nun stellt es sich heraus, daß der Syllogismus empirisch nicht begründbar ist und selbst unsere Logik, die auf dem Syllogismus beruht, läßt die Bildung dieser All-Sätze auch aus noch so vieler Erfahrung nicht zu. Er ist durch den Aussagesatz vom Typ der griechischen Grammatik suggeriert, der wieder auf die Struktur des Indogermanischen zurückgeht. Und das Indogermanische ist wieder in begriffliche Einschränkungen konfirmiert, die sie mit allen Wortsprachen teilt, was letztlich auf Limits zurückgeht, welche mit den uns angeborenen Anschauungsformen zu tun haben und selbst mit den Lautsprachen überhaupt. An diesen muß meine Darstellung beginnen.

Begrenzung der Lautsprache

Alle Lautsprachen sind von linearer Struktur. Schallwellen, ob sie nun bloß ein Signal geben, eine Mitteilung oder alle Gesänge der Odyssee, können nur entlang der Zeit aufgefädelt werden, wie Perlen entlang einer Schnur. Selbst das Timbre, die Untertöne und die Mehrschichtigkeit einer Sprechweise entkommt dem Faden nicht, auf welchem sie alle aufgefädelt sein müssen.

Demgegenüber sind Bildersprachen noch immerhin zweidimensional; ob sich die Stimmung einer Sepia auf ihrem ganzen Rücken abbildet oder eine Situation in den Figuren und Sprechblasen der Kartoons. Und selbst unsere Körpersprache zeigt noch mehr als eine Dimension, wenn beispielsweise eine heitere Gestik Lügen gestraft wird von traurigen Augen. Und tatsächlich vertrauen selbst wir, in

Syntax und Semantik einiger Kultursprachen trainierten Europäer, sofort der viel älteren Körpersprache, da auch das Zwinkern nur eines Auges eine noch so stringente Behauptung sogleich in ihr völliges Gegenteil verwandelt.

Ein solcher Zwang zur fadenförmigen Linearität jeder Mitteilung, Unterrichtung wie Beweisführung, ist nun einer Wortsprache passiert, der es andere, treffliche Eigenschaften möglich machen, über Gott und die Welt zu reden. Dieses also gegenüber einer Welt, von welcher heute schon die Schulkinder wissen, daß sie aus vernetzten Systemen besteht.

Aus dieser Perspektive ist ein System ein Zusammenhang, gegenüber welchem es gleich schlecht ist, wo unsere Sprache mit der Beschreibung beginnt. Von den x Ausgangsbedingungen müssen immer x-1 weggelassen oder vorausgesetzt werden; und an jedem Knotenpunkt der Zusammenhänge muß die Rede enden, um, wie wir uns ausdrücken, den ‚Faden' an anderer Stelle wieder aufzunehmen.

Schon angesichts dieses noch ganz elementaren Faktums ist also hinsichtlich der Erwartung einer geeigneten Korrespondenz unserer Wortsprache mit der außersubjektiven Wirklichkeit kritische Vorsicht am Platze. Unsere lineare Vorstellung von den Ursachen, daß wir überhaupt von Ursachen und Wirkungen reden und diese mit Ursachenketten verbinden, unsere Untersuchungen und Experimente nach demselben Schema anlegen, wird darauf zurückgehen. Und was angeborenerweise unser Denken lenkt, führt zu den Schwierigkeiten, sich das, was außerhalb dieser Anleitung liegt, stets rechtzeitig bewußt zu machen.

Schon die Rede über polymorphe oder bloß rekursive Zusammenhänge zwingt uns stets wieder in die Linearität. Und als gefährliche Folge kann es uns geschehen, das, was sich sprachlich leicht ausdrükken läßt, als der Wirklichkeit besonders nahe zu erachten. So, wie es passiert, das Wenige, was sich von dieser Welt nachahmen läßt, mit der Welt zu verwechseln. Da hilft auch keine (noch keine?) Logik und Mathematik, weil diese, von derselben Linear-Struktur, eben Kondensate unserer linearen Syntax sind.

Eine zweite Begrenzung ist den Wortsprachen mit ihrem Signal- und Symbolcharakter schon in die Wiege gelegt worden. Mitteilungen durch Laute mußten zunächst einmal unverwechselbar sein. Darauf beruhte ihre lebensfördernde Errungenschaft. Und bei dieser bescheidenen Qualität dieser Errungenschaft ist es, trotz aller weiteren Errungenschaften der Sprachen der Hochkultur, geblieben. Auch bei unseren Worten kommt es, wie bei den frühen Bilderschriften, den Seezeichen, Flaggen und dem modernen Schilderwald, auf Unverwechselbarkeit an.

Qualitativer Wandel, Phasenübergänge oder das Auftreten neuer Qualitäten entlang von Gradienten, Phänomene, welche die ganze Welt des Komplexen beherrschen, kann im Wandel des Wortes nicht wiedergegeben werden. Außer dem Diminutiv und (wie im Italienischen) den seltenen ‚accrescitivo' kennen die Kultursprachen keine quantitative Differenzierung.

Schon der Ausdruck einfacher quantitativer Gradienten, wie zwischen Baumgruppe und Wald oder Sumpf und Wiese, macht sich sprachlich nicht nur ungeschickt; vielmehr suggeriert die Sprache Grenzen, wo es keine gibt. Es kann auch sein (worauf man mich aufmerksam machte), daß Wort wie Begriff als Handlungsanleitung zu deutlicher Trennung veranlaßt wurde, weil es deutlich getrennte Handlungen geben muß. Wort und Begriff gewissermaßen als Mittler zwischen Handlung und Welt. Und selbst wenn unser Bewußtsein die Grenze, beispielsweise zwischen Baum und Strauch, noch relativiert, hat erst recht die Fachsprache darin Schwierigkeiten. Etwa mit den Begriffen Reptil und Säuger an der Reptil-Säuger-Grenze im Mesozoikum; da aus dem Ei einer letzten Reptilienmutter das erste Säugetier hätte geschlüpft sein müssen. Ist das nicht zu dumm? Der Wandel, den die Abstammungslehre mit dem ‚Natürlichen System' der Organismen darstellen will, ist eben wieder an den scheinbar stabilen Tiergruppen abgebildet.

Was immer wir nun auch gedanklich relativieren, diese Wortsprache suggeriert, was wir eine Schärfung von Begriffen nennen; und gerade in den Sprachen der ‚Erfolgskulturen' suggeriert sie, vielleicht wieder über jene Handlungsanleitung, den neuerlichen Irrtum, man käme mit zunehmend definitorischer Schärfe den Verhältnissen in der komplexen Welt näher.

An solcher Stelle hat man entgegnet, ich spräche nicht vom Bewußtsein, sondern bloß vom Denken. Den Einwand kann man gelten lassen, solange man diesen Einfluß des Sprachdenkens nicht weiter auf unsere Kultur anwendet. In dem Augenblick, da man unsere Mißadaptierung erörtert, Phasenübergänge, das Entstehen neuer Systemqualitäten, nicht intuitiv wahrnehmen, sondern nur rekonstruktiv intelligibel machen können, kann zwar der Kommentar irgendwie das Bewußtsein erreichen; um aber nur gleich wieder erleben zu müssen, wie die demselben Bewußtsein abrufbaren Engramme eine Teilung der Welt nach den Phasenübergängen höchst natürlich erscheinen lassen: In Materie, Leben und Geist und all die entsprechenden Grenzen der Schul- und Hochschulfächer, wie wir sie seit Jahrhunderten der Welt für entsprechend hielten.

Begrenzung in sprachlichen Universalien

Jene Grenzen, die einer lautlichen Wortsprache gesetzt sind, sind noch nicht Thema der vergleichenden Sprachwissenschaften gewesen. Dies wird in nächster Ebene anders. Schon CHOMSKY (1959), und PORZIG (1950), dann aber auch LENNEBERG (1972), FESTER (1980), MAYERTHALER (1982), um nur besonders einschlägige Arbeiten zu nennen, haben sich mit der Herkunft und in der Folge mit jenen Gesetzen befaßt, die sämtlichen Sprachen gemeinsam sind; und auch letzteres wieder mit der Absicht, etwas über das Werden der Sprache zu erfahren. Weil man erwarten kann, daß jene universellen Gemeinsamkeiten uralt, vielleicht sogar vorsprachlichen Ursprungs sein werden.

Das klassische Beispiel sprachlicher Universalien bildet die Trennung in Substantiva und Verben. Aus meiner Sicht als Biologe sehe ich in dieser Trennung nicht nur eine vorsprachliche, sondern eine sogar erbliche Disposition, die schon in der Organisation unserer Sinne gelegen ist. Wie ich schon in meinem vorausgehenden Kapitel angedeudet habe, beruht die Wahrnehmung von Gestalten und Strukturen (RIEDL, 1987) auf einem anderen System angeborener Interpretationsweisen als die von Veränderung, also von Vorgängen, Abläufen, Bewegung und Funktion.

Es ist darum wahrscheinlich, daß sich diese Dualität der Wahrnehmung unseren Vorstellungen über Invarianten und damit weiter unseren Begriffen und deren sprachlichem Ausdruck mitgeteilt hat. Die Unvermeidlichkeit dieses universellen Form-Funktions-Dualismus scheint damit noch einmal mehr begründet.

Dies führt eine weitere Denaturierung der Natur mit sich, wenn man bedenkt, daß keine Struktur ohne Vorgänge entstehen kann und keine Funktion ohne strukturierten Träger. Der Zusammenhang, ja die Notwendigkeit desselben, wird in allen Sprachen durch deren Struktur verwischt, ein direkter Ausdruck dafür sogar ausgeschlossen.

Nun mag man nochmals den Eindruck haben, die Rede bezöge sich bloß auf unsere Form des Denkens und weniger auf das Bewußtsein. Das ist in einem ersten Schritt wieder richtig. Natürlich sind wir uns im Augenblick einer solchen Einsicht auch des Problems bewußt. Geht man aber wieder einen Schritt weiter und betrachtet unsere Kulturgeschichte, dann kann man diesen sprachlichen Dualismus als eine ihrer Grundlagen in der Dualismus-Kontroverse überhaupt wiederfinden, welche das Erleben des Menschen, seitdem wir darüber Nachrichten haben, begleitet hat.

Was wir als Form-Funktion-Dualität im Mittelbereich unserer Lebenswelt kennen, läßt sich nämlich gegen die niedersten Komplexitätsschichten bis zum Teilchen-Welle-Dualismus in der Mikrophysik verfolgen und gegen die höheren Schichten bis in die Materie- und Geist-Dualität und den Leib-Seele-Dualismus.

Zu den Folgen dieses Dualismus, offenbar eines ausschließlich kognitiven Dualismus gegenüber einer in sich ungeteilten Welt, kann man die Weisen rechnen, mit welchen wir den Strukturen einen begrifflichen Vorrang geben und die Funktionen nachrangen.

Nach WHORF, dessen Einsichten wir noch näher begegnen werden, kennt nur das exotische Nootka, eine Sprache nordamerikanischer

Indianer, eine Dominanz von Verben. Man möchte sagen: Ein System ‚verbisierter Substantiva'. Offenbar eine ungewöhnliche Ausnahme.

Allgemein fällt zunächst auf, daß alle großen Systeme, sei es das der Elemente, der Organismen oder selbst das der Sprachen, nach Strukturbegriffen entwickelt worden sind. Systeme nach Funktionen sind uns weniger zugänglich, was nochmals unsere Schwierigkeiten verstärkt haben mag, uns Phasenübergänge und das Auftreten neuer Qualitäten intuitiv bewußt machen zu können.

Damit verbunden wird unsere Tendenz verstärkt worden sein, die Bestimmung eines Begriffes von seinem Zentrum gegen seinen Rand zu verlagern. Und schließlich wird daraus folgen, was man in der Tendenz unserer Sprache einen ‚Struktur-Ikonismus' nennt, die Verbildlichung des Abstrakten, die Tendenz, Variable zu einem Bild, einem Symbol erstarren zu machen.

Hinsichtlich dieser letzten Merkmale treten aber nun schon zwischen Sprachen beträchtliche Unterschiede auf. Wir gehen darum besser weiter zu unserem dritten Thema, der Wirkung einer speziellen Syntax auf eine Kultur; namentlich auf die unsere.

Begrenzung durch die Sprache unserer Kultur

Nun wird also von einer Relativität der sprachlichen Möglichkeiten die Rede sein; ein Ergebnis der vergleichenden Sprachforschung, eigentlich einer Psychologie der Sprachen. Im vorliegenden Sinne ist diese Betrachtung von BENJAMIN LEE WHORF (1976) eingeführt worden; und entsprechend der Größe des von ihm gemachten Schrittes ist ihm die Zunft in seiner Zeit auch noch nicht gefolgt.

Worauf es ihm ankam, war, zu zeigen, daß man die Eignung einer Sprache zur Wiedergabe der außersubjektiven Wirklichkeit nicht einfach nach dem Durchsetzungsvermögen ihrer Kultur bemessen darf. Der Vergleich des exotischen Hopi, das er gut kannte, mit dem Englischen ließ ihn zeigen, daß, begonnen bei den Zeitbegriffen bis zu dem, was wir Logik nennen, tiefgreifende Unterschiede vorliegen, welche wohl, in einem Wechselbezug zwischen Sprachdenken und Denkbewußtheit die Kulturen in verschiedene Eigentümlichkeiten führten. So ist auch vermutet worden, daß in Kulturen, die kein Eigentum kennen, die Beziehung zwischen Verb und Substantiv im Sinne eines ‚Aktions-Dinge' noch relativ enger ist. Jedenfalls weist WHORF darauf hin, daß aus den erarbeiteten Fakten keine Überlegenheit unserer Denkart abgeleitet werden könne.

Allen Facetten der Whorf'schen Entdeckungen würde es lohnen, weiter nachzugehen. Im gegebenen Rahmen muß ich aber bei dem einen Beispiel bleiben, mit dem ich eingeführt habe. Und ich bleibe auch bei einer Untersuchung der Sprechweise unserer eigenen Kultur, weil sie uns nicht nur selbst betrifft, sondern auch die Welt verändert hat. Ich bleibe also bei einer Erörterung der ‚europäischen Logik'. Zumal ich hier mit meiner Ansicht auch nicht alleine bin, sondern mich auf einen bedeutenden Gewährsmann beziehen kann: auf CARL FRIEDRICH VON WEIZSÄCKER.

WEIZSÄCKER hat die Erfahrung zusammengefaßt, daß die uns erwachsenen Europäern selbstverständlich erscheinende Logik, im Wesen eine zweiwertige Aussagenlogik, wie erwähnt ein Kondensat aus der Grammatik des Griechischen, namentlich des griechischen Aussagesatzes, ist; und daß diese Art zu reden im Grunde schon durch die Struktur des Indogermanischen vorbereitet war.

Wir haben nun eben gefunden, daß dies selbst wieder vor dem Hintergrund einer universellen Aussonderung der Gestalt- und Strukturwahrnehmung zu sehen ist; indem wir Substantive von deren Wandel, deren Werden und Wirken, also deren funktionellen Eigenschaften, abtrennen. Und wir sahen, geht man die Kette der Vorbedingungen entlang nochmals zurück, daß dies zudem durch einen kognitiven Dualismus gestützt wird, der auf unseren Sinnesapparat zurückgeht; daß die Geschlossenheit dessen, was späterhin ein Substantiv wurde, letztlich aus dem Signal- und Symbolcharakter der Lautsprache verstanden werden kann.

Die Sprachen der verschiedenen Kulturen haben nun aus dieser Grundlage sehr Verschiedenes entwickelt. Den Sprachen in Europa, wie sie auf die Struktur des Griechischen zurückgehen oder doch von der europäischen, letztlich wieder griechischen Philosophie früh erreicht wurden, haben das Substantiv noch weiter stilisiert.

Zunächst in der Weise, was WEIZSÄCKER eine ‚Hypostasierung des Abstrakten‘ nennt. Wir reden unbesorgt von ‚dem Hund‘, von ‚dem Menschen‘, ‚der Schönheit‘ und ‚der Gerechtigkeit‘, und symbolisieren dieselbe noch durch eine Figur, die wir in nahezu identischer Form vor alle Parlamente stellen. Wechselweise muß dies mit eine Anleitung zum definitorischen Denken gegeben haben. Ganz entgegen der Struktur dieser Wirklichkeit, der in allen ihren komplexen Gegenständen und Vorgängen nur mittels einer typologischen Darstellungsweise einigermaßen entsprochen werden kann.

So wie zwischen Hügel, Berg und Gebirge, zwischen Senke, Tal und Schlucht die unterschiedlichsten Übergänge existieren, sind die komplexen Dinge und Vorgänge dieser Welt eben auch durch höchst unterschiedliche Täler voneinander getrennt. Sie sind wie mit Bergpässen und Sättel verbunden und gegen ihre Anhöhen und Flanken zu höchst verschiedenen Weisen der Übergänge, wie der Prononciertheit, differenziert. Die Merkmalsdichte der Mitte und der polymorphe Wandel an den Rändern werden durch unsere Sprache in der Mitte definitorisch planiert und an den Rändern scharf beschnitten, als ob sie platzökonomisch in Laden zu schlichten wären.

Über Sprach-Relativismus

Die Konsequenz daraus ist, was man treffend eine ‚Identitätslogik‘ genannt hat, mit der Prätention, die Repräsentanten einer Klasse gleich machen, die Grenzen schärfen zu dürfen und überhaupt über ‚alles‘ von irgendwas ein Urteil haben zu können. Dies läuft bekanntlich auf das ‚tertium non datur‘ hinaus, das es in der Welt nicht gibt, sondern nur in unserer Grammatik. Auf diese Weise sind nun Wandel, Phasen, Phasenübergänge und die Autopoiese, die Selbstschaffung neuer Systembedingungen und Qualitäten, nicht wiederzugeben, welche das Werden eben aller Dinge bestimmen und deren Existenz begründen.

Diese Entwicklung ist wohl auch noch durch den Umstand gefördert worden, daß die Logik bis ins 17. Jahrhundert mit der Intention entstanden ist, Sicherheit, vor allem soziale Sicherheit, zu gewinnen. Ein sehr unmittelbares Anliegen wird die Anlage durch die Art der Sprache verstärkt haben.

Wir haben schon eingangs festgestellt, daß weder unsere Vorschulkinder noch eine der außereuropäischen Sprachen den Syllogismus kennen. Man könnte nun vermuten, daß beide diese ‚höhere Form des Schließens' noch nicht erreicht hätten. Und tatsächlich ist auf dieser Erde nur eine einzige frühe Hochkultur erhalten geblieben, die erst nach ihrer Ausformung von der griechischen Philosophie erreicht wurde. Dies ist die chinesische. Und da stellt es sich heraus, daß sie den Syllogismus auch nicht kennt.

„Die chinesische Logik", so faßt HELMUT GIPPER (1969) zusammen, „beruht nicht auf dem Gesetz der Identität". Vielmehr machte CHANG TUNG-SUN schon 1952 „darauf aufmerksam, daß chinesische Definitionen nicht aus Gleichungen zwischen Definiendum und Definiens aufgefaßt werden können. Im Chinesischen genügt es, einen Ausdruck für einen anderen mit ähnlicher Bedeutung einzusetzen". Anstelle einer Schärfung der Ränder häuft man weitere Merkmale in die ohnedies schon polymorphe Mitte des Begriffes. Dies entspricht der Struktur dieser Welt ungleich besser.

Entsprechend liegt eine Logik im Sinne unserer Epistemologie auch nicht vor (FUNG YU-LAN, 1952). Will man aber zum Zwecke des Vergleichs von einer ‚chinesischen Logik' sprechen, so kann man, wie das FREYTAG-LÖRINGHOFF 1955 ausdrückte, der europäischen ‚Identitäts-Logik' eine chinesische ‚Korrelations Logik' gegenüberstellen; ‚Transitivitäts-Logik', so scheint mir, entspräche in ihrem Charakter noch besser.

Nun weiß man, daß die europäische Logik mit zu einer Spaltung der Philosophie und unseres Weltbildes geführt hat (RIEDL, 1985); je nachdem man alternativ entweder rationalistisch dem Kondensat unseres grammatikalischen Sprachdenkens, also den ‚logischen Wahrheiten' den Vorrang gab, oder aber empiristisch unseren Sinnes-, Anschauungs- und Prognosesystemen, also den ‚empirischen Wahrheiten'. Und wieder wird man anerkennen, daß eine Kontroverse, letztlich ein Dilemma des europäischen Denkens, das seit der frühen griechischen Philosophie bis in unsere Tage reicht, auch das mitbestimmt haben muß, was wir das Bewußtsein unserer Kultur nennen.

Solche Beobachtungen, so folge ich WEIZSÄCKER (1982, S. 85f.), „erwecken ein begreifliches Mißtrauen gegen die Dogmatik der jeweiligen Philosophien. Wir werden mit Recht skeptisch gegen unsere eigenen überlieferten Grundüberzeugungen ...(und) es entsteht dann sehr leicht die faszinierende Ansicht, eine Philosophie sei überhaupt nichts anderes als eine Artikulation der sprachlichen Grundformen der Kultur, in der sie entstanden ist". WEIZSÄCKER, so muß ich hinzufügen, bleibt in der Folge noch skeptisch hinsichtlich dieser Skeptik. Ich selbst bin so skeptisch nicht mehr. Weil nun deutlich zu sehen ist, wie jene grammatischen Grundformen, die unser Sprachdenken gängeln, mit der Welt der Erfahrung in Konflikt geraten.

„Wirklich ‚aufregend' wird der Gedanke aber erst", so räumt doch auch WEIZSÄCKER an anderer Stelle ein (1981, S. 8f.), „wenn er philosophisch so ernst genommen wird, wie es von seinen Urhebern wohl auch gemeint war. Zur Philosophie gehört wesentlich die kritische Reflexion, d.h. die Anwendung der eigenen kritischen Prinzipien auf die eigenen Voraussetzungen. Die Notwendigkeit dieser Reflexion wird bei unserem Problem nirgends so deutlich wie in der – meines Erachtens zutreffenden – Beobachtung der strukturellen Zusammengehörigkeit der im Abendland zur Herrschaft gelangten griechischen Logik mit der Form des griechischen Aussagesatzes. Die Logik ist nach abendländischem Verständnis Vorbedingung jeder Wissenschaft, also wohl auch der Sprachwissenschaft. Ist nun auch die Logik Ausdruck unserer kulturellen Voraussetzungen? Verliert sie dadurch den Wahrheitsanspruch? Wenn ja, fällt unsere ganze Überlegung damit nicht in die Bodenlosigkeit hinab, daß wir auch sie selbst nur als einen Ausdruck unserer Zeit nehmen dürfen? Wenn nein, was bleibt von der Stringenz des relativistischen Arguments übrig, wenn wir ihm auch nur einmal – nämlich an der entscheidendsten Stelle – die Gefolgschaft versagen?".

Wir sind an einem fundamentalen Punkt unseres kritischen Relativismus des Sprachdenkens angelangt und fragen uns, wie dieser unser bewußtes Handeln gefördert und behindert haben mag. Hat unsere europäische Kultur nicht die Welt erobert? Da man dies gerne meiner Skepsis entgegensetzt, muß ich mit einem Anhang schließen.

Über Kultur-Relativismus (ein Anhang)

Gewiß, unsere Kultur hat diese Welt erobert. Ja es gilt als Sorge, daß sie auch noch alle verbleibenden, exotischen Kulturen mit ihren Erfolgen zerstören wird. Zweifellos sind ihre Leistungen nicht zu unterschätzen. Namentlich jene, die, aus den empirisch-analytischen Wissenschaften kommend, die ärztlichen und technischen Künste gefördert haben. Auch die Prosperität, die sie manchen Ortes kumulierte, hat die schöpferische Regsamkeit mancher begabter Menschen so freigemacht, daß sie hohe Formen der Künste, der Literatur, wie des Denkens überhaupt entwickeln konnten. Auch hat sich ihre Humanität gegenüber den eigenen Mitgliedern örtlich gebessert.

Dafür hat ihr analytisch-definitorisches Denken in ihrem Inneren alles entzweit. Nicht nur Rationalisten und Empiristen, Ideisten und Materialisten, Religion und Wissenschaft; Schismen, welche die chinesische Kultur alle nicht kannte. Aber selbst Natur- und Geisteswissenschaften verstehen bei uns einander nicht, nicht einmal Anorganiker und Biologen. Und zusammen hat unsere Kultur mit ihren Ansprüchen und mit dem Umweltproblem, das sie allein verschuldet, gezeigt, daß sie die Welt im Grunde nicht versteht, die ganze Menschheit jedoch bedroht.

Aber das Selbstwertgefühl des Europäers – sollen wir gleich sagen, sein Selbst Bewußtsein? – jenes erst metaphysisch legitimierte und allmählich eingestandenermaßen wirtschaftlich angetriebene Sendungs-Bewußtsein, hat von der Conquista über das Schicksal der nordamerikanischen Indianer und australischen Neger nun bis nach Tibet und in den inneren Amazonas gegriffen. Hier endet das Thema nicht; allerdings das meines Beitrages.

Also vergesse man nicht, daß eine stärkere Kultur ihre kulturelle Größe in der Regel nur als Nebenprodukt entfaltet. Was dagegen ihre Stärke ausmacht, das war stets die wirtschaftliche und militärische Stärke. Und wir haben Grund zu zweifeln, ob daran der Wert einer Kultur zu messen sei.

Literatur

CHANG TUNG-SUN (1952). A chinese philosopher's theory of knowledge. A review of general semantics, 9: 203-226.

CHOMSKY, N. (1959). Review of Skinner's verbal behavior. Language, 3: 26-58.

FESTER, R. (1980). Die Sprache der Eiszeit. Die ersten sechs Worte der Menschheit. München/Berlin: Herbig.

FREYTAG-LÖRINGHOFF, B., v. (1955). Logik. Ihr System und ihr Verhältnis zur Logistik. Stuttgart/Köln: Kohlhammer.

FUNG YU-LAN (1952). A history of chinese philosophy. Vol. 1: The period of the philosophers (aus dem Chinesischen von D. BODDE). Princeton: Univ. Press.

GIPPER, H. ([2]1969). Bausteine zur Sprachinhaltsforschung. Neue Sprachbetrachtung im Austausch mit Geistes- und Naturwissenschaft. Düsseldorf: Schwann.

HUNT, M. (1984). Das Universum in uns. Neues Wissen vom menschlichen Denken. München-Zürich: Piper.

LENNEBERG, E. (1972). Biologische Grundlagen der Sprache. Frankfurt: Suhrkamp.

LURIA, A. (1976). The mind of mnemonist. Chicago: Regnery.

MAYERTHALER, W. (1982). Das hohe Lied des Ding- und Tunwortes bzw. Endstation Aktionsding. Eine Wortstudie im Rahmen der Natürlichkeitstheorie. Papiere zur Linguistik, 27 (2): 25-61.

PORZIG, W. (1950). Das Wunder der Sprache. München/Bern: Francke.

RIEDL, R. (1985). Die Spaltung des Weltbildes. Biologische Grundlagen des Erklärens und Verstehens. Berlin/Hamburg: Parey.

RIEDL, R. (1987). Begriff und Welt. Biologische Grundlagen des Erkennens und Begreifens. Berlin/Hamburg: Parey.

SCRIBNER, S. (1977). Modes of thinking and ways of speaking: Culture and logic reconsidered. In: P. JOHNSON-LAIRD & P. WATSON (Eds.): Thinking: Reading in cognitive science. Cambridge: University Press.

WEIZSÄCKER, C. F.v. (1982). Die Einheit der Natur. München: Deutscher Taschenbuch-Verlag.

WHORF, B. L. (1976). Sprache, Denken, Wirklichkeit. Beiträge zur Metalinguistik und Sprachphilosophie. Reinbeck: Rowohlt.

Leopold Rosenmayr, geb. 1925 in Wien. Studium: Universität Wien 1946–1949; Sorbonne Paris 1950–1951; Harvard University 1951–1952. Gastprofessor an der Fordham University, New York 1952–1953. Begründet 1954 die „Sozialwissenschaftliche Forschungsstelle" an der Universität Wien. Seit 1955 Dozent, seit 1963 o. Professor für Soziologie und Sozialphilosophie an der Universität Wien. 1964–1969 Präsident der österreichischen Gesellschaft für Soziologie. 1966–1974 Mitglied des Exekutivkomitees der International Sociological Association. Seit 1980 Leiter des Ludwig-Boltzmann Instituts für Sozialgerontologie und Lebenslaufforschung. Wirkliches Mitglied der Österreichischen Akademie der Wissenschaften. Empirische Arbeiten zur Stadt-, Gemeinde-, Familien-, Jugend- und Alterssoziologie sowie Publikationen zur Wissenschaftstheorie der Sozialwissenschaften und Leitung multidisziplinärer Projekte zur Erforschung von Kulturkonflikten in Prozessen der Entwicklung in der Dritten Welt. Neuere Publikationen: Die Kräfte des Alters, Wien 1990; Soziologie als Kulturwissenschaft, Wien 1992.

Sozialsystem und Bewußtsein

LEOPOLD ROSENMAYR

In der griechischen Götterwelt wird der Meeresgott Proteus mit „dem Vielgestaltigen und Wechselnden" (WISSOWA, 1975) assoziiert. Nach OVID, der so vieles über Wandlung und Verwandlung weiß, erscheint Proteus in neun Gestalten: als Jüngling, Löwe, Eber, Schlange, Stier, Stein, Baum, Strom, aber auch als Feuer. Er ist demnach ein wandelhafter Geselle, gekennzeichnet durch viele Metamorphosen. ERNST CASSIRER schrieb, daß der Bewußtseinsbegriff der eigentliche Proteus der Philosophie sei und sich in einem unablässigen Bedeutungswandel befinde (CASSIRER, 1950).

Mein Versuch wird nun sein, zwar Proteus nicht ganz zu domestizieren, aber ihn wenigstens durch andere Begriffe, wie Handeln, Sozialstruktur, intersubjektive Beziehung, und zum Teil auch System, in bestimmte Grenzen zu bringen. Meine Absicht ist es, den Begriff des Bewußtseins im Hinblick auf andere Grundbegriffe zu erörtern. Ich will das aber nicht rein taxonomisch, sondern im Lichte von Theorieentwürfen vornehmen.

Meine Untersuchung des soziologischen Bewußtseinsbegriffes geht von sehr verschiedenen Seiten aus. Erst aus einer solchen Gegenüberstellung von Perspektiven kann später ein integrierender Ansatz angestrebt werden.

Worin könnten solche Gegenüberstellungen gesucht werden? Wenn man die morphologische Grundtendenz im Verhaltensbegriff von KONRAD LORENZ betrachtet und seine Analyse des Ausdrucksgeschehens bei den von ihm beobachteten Tieren, so läßt sich vielleicht gerade von dort, wo LORENZ mit der ihm eigenen Anschaulichkeit und Prägnanz widerstreitende Antriebe vom Ausdruck her rekonstruierte, der Anknüpfungspunkt auch an eine humane Bewußtseinskonzeption finden. Denn vermutlich sind zwei Faktoren, einerseits Antriebskonflikte und andererseits „Verhaltensregistration" (samt Rekurs darauf im Verhalten), die zu Lösungsdilemmen führen, als Vorstufen zu dem in Begrenzungserlebnissen und Erinnerungsvermögen sich konstituierenden Bewußtsein aufzufassen.

Auch aus der soziologischen Forschung dürfte sich zeigen lassen, wie im folgenden in Abschnitt 3 angedeutet, daß die Entstehung von Bewußtsein auf das engste mit Begrenzungserlebnissen bzw. mit Konflikt verbunden ist. Beide, Begrenzung und Konflikt, sind zumindest notwendige Bedingungen der Entstehung oder Erweiterung von Bewußtsein. Dies trifft – so meine Hypothese – sowohl für die soziale und kulturelle Abgrenzung in Stammesgesellschaften als auch für die (auf der Basis von Singularisierung und z.B. Wettbewerb) soziale Identitätsfindung in hochentwickelten Gesellschaften zu.

Kulturbestimmende soziologische Veränderungen, wie jene, die in hochentwickelten Gesellschaften (paradox) gekoppelt mit der Ausweitung von Informations- und Kommunikationsmöglichkeiten auf Individualisierung und Singularisierung gerichtet sind, drängen (bei bestimmtem Bildungs- und Anspruchsniveau) durch Reflexion auf Begrenzung, auf *bewußt* gemachtes bzw. von Bewußtsein gesteuertes Verhalten. So ist das verstärkte Auftreten der verschiedenen Formen von Konzentrations- und Meditationstechniken und -verfahren (wenn auch bei sozialen Minderheiten) als Einübung in Selbstklärung und Selbstbehauptung gegenüber Informationsüberfluß und Orientierungsdefizit aufzufassen. Das psychisch sich abgrenzende Subjekt sucht sein inneres Überleben mit Hilfe von Einwirkungen auf sein Bewußtsein zu verbessern.

Dort wo die Soziologie Theorie auf gesamtgesellschaftlicher Ebene entwickelt, liegt meist wenig kumulierte Beobachtung, liegen wenig Ergebnisse von experimentellen Verfahren oder empirischer Forschung vor. Die Soziologie knüpft in dieser Hinsicht stark an die Traditionen der europäischen Philosophie an, wie sie in den letzten 15 – 20 Jahren entwickelt wurden, oder sie tritt mit diesen in Streit.

Wo es in der Soziologie eine beträchtliche Menge an kumulierter Beobachtung gibt, experimentelle Verfahren und empirische Forschung zur Anwendung kommen, besteht häufig ein Theoriedefizit.

Das bedeutet, es gibt kein ausgewiesenes Verhältnis zwischen Theorie und Empirie. Wo die Soziologie Theorie betreibt, da fehlt es oft an Empirie; wo viel Empirie vorhanden ist, da fehlt häufig die Theorie. In der Soziologie, die eine Verbindung zwischen Empirie und Theorie sucht, wird auf ROBERT K. MERTON Bezug genommen, der von „Theorien der mittleren Reichweite" gesprochen hat. Diese sollen begrenzte und überschaubare Ansätze bilden, woran dann die großen Theorien angeknüpft oder angeschlossen werden könnten.

Meine Ausführungen sind in sechs Abschnitte gegliedert:

1. Bewußtsein in seiner philosophischen Rückbindung und im Zusammenhang mit dem Begriff der Beziehung bei HEGEL.

2. Bewußtsein als Resultat von gesellschaftlichen Verhältnissen und Bedingungen, wobei der dynamische bzw. evolutionäre Charakter dieser Verhältnisse hervorgehoben werden soll. Dargestellt wird die Wechselwirkung von gesellschaftlichem Wandel und Bewußtseinsveränderungen nach dem Konzept des historischen Materialismus bei MARX.

3. Bewußtsein und gesellschaftliche Segmentierung – ein Hinweis aus der ethnosoziologischen Forschung.

4. Bemerkung zum Verhältnis von Systemtheorie und sozialem Bewußtsein.

5. Darstellung empirischer Daten, die illustrieren, was gesellschaftlicher Bewußtseinswandel im Hinblick auf die verschiedensten Lebensbereiche bedeutet.

6. Die begrenzte Neu-Einführung des Bewußtseinsbegriffes - eine Forderung des sozialwissenschaftlichen Studiums individueller und sozialer Entwicklung.

1. Die sozialphilosophische Konzeption von Bewußtsein bei HEGEL

HEGELs Nürnberger Vorlesungen scheinen mir geeignet zu sein, die philosophische Rückbindung der soziologischen Theorieansätze aufzuzeigen. HEGEL war einige Jahre Direktor des Nürnberger Gymnasiums und hat in dieser Rolle als Schuldirektor Einführungskurse in die Philosophie gegeben. Ich wähle nun einen Text für die Mittelstufe (des dortigen Gymnasiums) aus, um zu zeigen, was in sozialphilosophischer Perspektive der Ansatz dieses Hegelschen Bewußtseinsbegriffs im frühen 19. Jahrhundert war.

Erstens: „Bewußtsein erscheint, sofern der Geist sich wesentlich auf seinen seienden Gegenstand bezieht" (HEGEL, 1970, S. 112). Hier ist der Begriff des Bezugs hervorzuheben. Bei HEGEL sind natürlich alle einzelnen stilistischen Details wichtig, so auch das Verbum „erscheinen", doch soll der Begriff des Bezugs hier betont sein.

Zweitens: „Bewußtsein hat seine eigene Reflexion oder Form, somit überhaupt sich zum Gegenstande" (HEGEL, 1970, S. 116). Bewußtsein ist als solches nur reflexiv denkbar, indem es als wesentliche Beziehung des Geistes auf den Gegenstand *auch sich selbst* betrachtet und in diese Beziehung mit hineinnimmt.

Drittens: „Bewußtsein schaut im Anderen sich selbst an" (HEGEL, 1970, S. 119). Im Anderen als Träger des anderen Bewußtseins weiß das Bewußtsein seinen Widerschein. Soziales „Enthaltensein" (als Bild) gehört zum Bewußtsein.

Im nachfolgenden Schaubild 1 wird zu veranschaulichen versucht, wie das Bewußtsein, indem es sich konstituiert, auch ein Verhältnis zu sich selber hat (unter Punkt A).

Unter Punkt B wird gezeigt, wie das Bewußtsein, indem es sich zu einem Anderen verhält, sich konstituiert und wie es berücksichtigt, daß es im Anderen (daher dieses kleine runde Diagramm punktiert) enthalten ist oder enthalten zu sein glaubt. Indem es nämlich sich zum Anderen verhält, verhält es sich zu einem Anderen, von dem das

Bewußtsein weiß, daß es durch den Anderen angeschaut wird. Bewußtsein ist also nicht nur ein reflexives, sondern es reflektiert auch, daß es selber betrachtet wird, in der Reflexion des Bewußtseins des Anderen.

Bewußtsein und Selbstbewußtsein bei Hegel

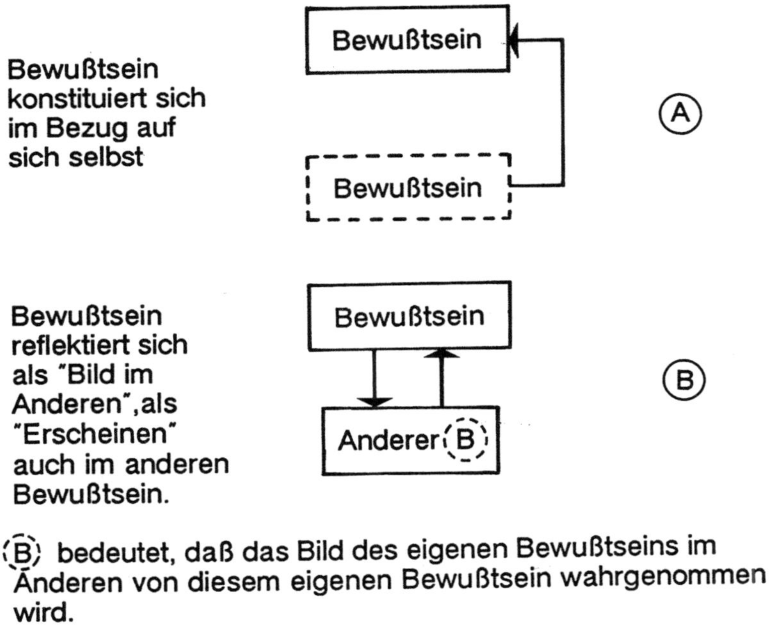

Abb. 1

Viertens: „Bewußtsein ist absolut für sich und einzeln gegen das andere“ (HEGEL, 1979, S. 119). Das Bewußtsein liegt in einem Widerstreit, im Kampf mit dem Anderen. Bewußtwerdung und vor allem die Konstituierung des Selbstbewußtseins (siehe Schaubild 1, Punkt C) setzt den Kampf zwischen dem Bewußtsein und dem Anderen voraus. Erst wenn dieser Kampf erfolgt bzw. durchgestanden ist, kann Selbstbewußtsein entstehen. Selbstbewußtsein ist also demnach ein Bewußtsein, worin derjenige, der in dieses Kampfverhältnis eintritt, eine Rangordnung zum Anderen gewinnt. HEGEL hat das in seinem Paradigma von „Herr und Knecht“ in der „Phänomenologie des Geistes“ formuliert.

Erst durch den Kampf, in dem sich im gesamten Beziehungsverhältnis des Bewußtseins eine Rangordnung aufbaut, entsteht das, was HEGEL die *Anerkennung* nennt. Selbstbewußtsein ist in diesem Sinne nicht nur eine kognitive Realität, sondern auch eine affektive Realität, die erst durch einen sozialen Prozeß zustande gekommen ist. Dieser Prozeß schließt eine Hierarchisierung, eine Rangordnung und damit eine zwischenmenschliche Komponente mit ein.

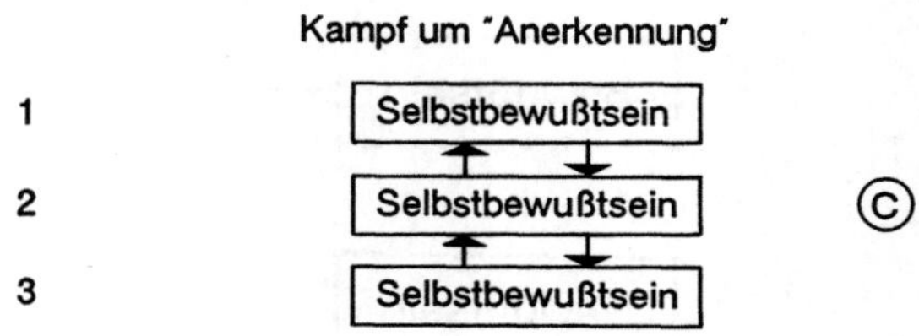

Abb. 2

Die Zahlen 1, 2, 3 bedeuten Rangpositionen, welche die Bewußtseine im wechselseitigen Auseinandersetzungsprozeß einzunehmen beginnen, verändern usw. und dadurch eine wichtige Voraussetzung ihrer Verwandlung in *Selbst*bewußtseine schaffen. Bei HEGEL handelt es sich um eine hochabstrakte Wiedergabe soziologischer und wirtschaftsbezogener Beobachtungen an der bürgerlichen Gesellschaft des beginnenden 19. Jahrhunderts. Die Pfeile weisen auf Beherrschungs- bzw. Befreiungsprozesse des Bewußtseins hin, wodurch es sich als Selbstbewußtsein konstituiert.

Fünftens: Ist dieses Selbstbewußtsein einmal herausgebildet, ist damit auch das Wissen des Bewußtseins um sein Enthaltensein und seine Zugehörigkeit zu einer Teilgesellschaft konstituiert. Es ist zugehörig, das Selbst, das sich aufgrund des Selbstbewußtseins schließlich herausbildet (Punkt D). Es empfindet, oder weiß sich zugehörig, und wird, folgert HEGEL, erst dadurch der Tugend fähig, worunter er Durchsetzungsfähigkeit und die verschiedensten, vom alten platonisch-christlichen Tugendkatalog abweichenden Formen versteht. Bei HEGEL heißt es: „Dies Selbstbewußtsein ist die Grundlage aller Tugenden, der Liebe, Ehre, Freundschaft, Tapferkeit, aller Aufopferung, alles Ruhms usw." (HEGEL, 1970, S. 122).

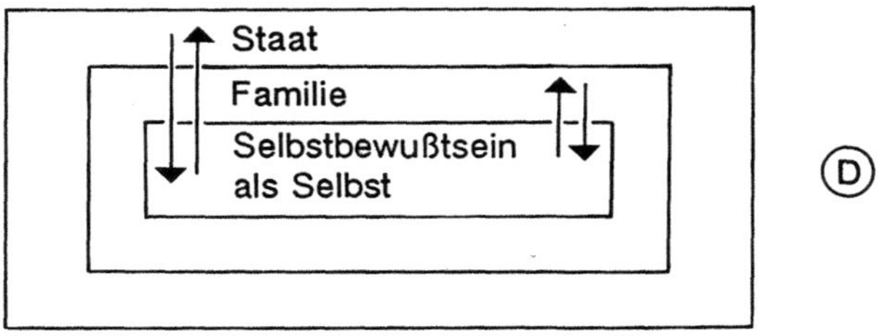

Abb. 3

Die eigentlich entscheidende Gestalt des Selbst war für HEGEL Antigone, die ihre Tugend dadurch gefunden hat, daß sie den Kampf des Bewußtseins gegenüber Kreon ausgestanden hat, daß sie sich in diese einerseits Vorrang-, andererseits Opferposition hineinbegeben und sich dadurch erst voll die Angehörigkeit zu ihrer eigenen Familie erworben hat, nämlich zu der Familie, in der sie ja beide Brüder liebte und in der sie auch zur Bestattung des im Krieg mit dem Bruder gefallenen Bruders schreiten wollte.

Die Erfüllung des menschlichen Selbst drückt sich für HEGEL in der Angehörigkeit, der Zugehörigkeit zu einer Familie, einem Staat aus. Das Selbstbewußtsein kommt erst zu einer Reife, zu einem Selbst, indem es eine soziale Angehörigkeit bzw. Zugehörigkeit entwickelt.

Der Bewußtseinsbegriff beschreibt, von HEGEL her, Appetenz und Motivation nicht genug. Er faßt Kognition und Affekte zusammen, sodaß sich die Frage stellt, ob er in dieser Ganzheitlichkeit für eine differenzierte Form von Psychologie, Sozialpsychologie und Tiefenpsychologie noch brauchbar ist. Man kann HEGELs Bewußtseinsbegriff als Herausforderung sehen, aber er unterscheidet zu wenig Zustand und Entscheidungsakt, individuelle und soziale Entscheidungsfindung. Man kann jedoch von dieser Vorstellung HEGELS her sehen, daß das Bewußtsein in der Sozialphilosophie des frühen 19. Jahrhunderts mit zwei Vorkonzeptionen ausgestattet ist:

Erstens konstituiert es sich interaktiv und interindividuell und scheint damit wirklich aus einer *Beziehung* hervorzugehen. Zweitens etabliert das Bewußtsein *Handlungsformen.*

Schon im ersten Jahrzehnt des 19. Jahrhundert als der von uns herangezogene Text HEGELs entstand, ist die heraufkeimende Form der Marktwirtschaft zu spüren, bahnen sich die ersten großen Stadtentwicklungen nicht nur in England, sondern auch in Frankreich an. Es entstehen die großen Märkte, d.h. die Wettbewerbsfähigkeit ist in die Sprache des phänomenologischen Philosophen, in dieses Bewußtseins-Konzept schon eingegangen.

Was für HEGEL noch *Angehörigsein* bedeutet, wird für MARX in einem durch die französische Aufklärung durch die materialistische Philosophie vorbereiteten Denkrahmen umdefiniert. Indem Bewußtsein *gerichtet* ist – das ist ganz eindeutig bei HEGEL ausgesprochen und keine Erfindung von HUSSERL fast 100 Jahre später ist es nicht nur auf andere Individuen gerichtet – das wird sich bei MARX herausstellen – sondern auch auf die von den Individuen in ihrem Zusammenschluß, in einem umgreifenden jeweils zeitlich und kulturell gemeinsam bestimmten „Geist". Bewußtsein ist nach HEGEL soziales, politisches und geschichtliches Bewußtsein. Dies war zwar ein wichtiger Schritt in Richtung auf die Begründung der modernen Sozialwissenschaften hin, aber zugleich auch eine Gefährdung des Bewußtseinsbegriffs durch eine zu breite Verallgemeinerung und durch dessen Gebrauch im Sinne einer idealistischen Geschichtskonzeption.

MARX definiert Bewußtsein enger als HEGEL, er gibt es im globalen Gebrauch auf. Er ist kein Phänomenologe mehr wie HEGEL. Indem der Mensch agiert, arbeitet, produziert, entsteht die Notwendigkeit, dieses Agieren und Produzieren zu normieren, zu legitimieren und zu symbolisieren. MARX spricht vom Individuum in seiner „Wirklichkeit" und meint damit dessen Handlungsfähigkeit. In seinem Handeln, in dem es wirklich wirkt, bildet es eine aus dem „Ensemble der gesellschaftlichen Verhältnisse" hervorgehende Einheit, wie es in der 6. These ad Feuerbach (1845/86) heißt. Einer der klugen Interpreten von MARX, der sowjetische Sozialwissenschafter IGOR KON, hat gemeint, daß man diese 6. These nicht jeweils auf das einzelne Individuum beziehen darf, sondern sie vielmehr kategorial auffassen muß (KON, 1983). Im Prinzip sei jedes Ich das Ensemble der gesellschaftlichen Verhältnisse. Es ist nicht ein konkretes Ich gemeint, das durch die gesellschaftlichen Verhältnisse voll determiniert würde.

In seiner Tätigkeit oder im Tätigsein des Menschen entsteht nach MARX sein Bewußtsein. Können wir und wollen wir das auch für die moderne Psychologie und Sozialpsychologie aufrechterhalten? Ich möchte diese Frage bejahen, wenn auch das nur vorgestellte Tätigsein einbezogen wird.

Wie drückt sich nun bei MARX Bewußtsein aus? Eine Grundlage bildet die Sprache. „Sprache ist das praktische", schreibt MARX in der Deutschen Ideologie, „auch für andere Menschen existierende, also auch für mich selbst erst existierende wirkliche Bewußtsein" (MARX, 1953, S. 357). Indem durch Sprache das Bewußtsein auf den anderen gerichtet ist, kann es eigentlich erst wirklich zureichend auf mich gerichtet werden, für mich entstehen.

Die Sprache entsteht aus dem Verkehr der Menschen untereinander und bewegt diesen Verkehr entsprechend den Bedürfnissen dieses Verkehrs. Die Sprache, so der junge MARX, ist der praktische Geist. „Indem ich spreche", sagt MARX, „Luftschichten, Töne usw. bewege, vermittle ich und setze ich mich zu anderen in ein Verhältnis" (MARX, 1953, S. 356). Die Sprache ist jene Form des Menschen, in der er sich zu anderen in ein Verhältnis setzt. In diesem „setzt" liegt wieder MARXens Handlungsbegriff, wodurch er den Menschen als abgehoben von der tierischen Gesellschaft zu betrachten empfiehlt. Im Unterschied zum Tier „setzt" sich der Mensch in ein Verhältnis, handelt also als „wirklicher", d.h. spezifisch zielgerichteter Mensch. Das Bewußtsein wird nach der Marxschen Vorstellung sprachlich und geschichtlich differenziert vermittelt. Im Prozeß der Bewußtseins- und Sozialstrukturentwicklung muß bedacht werden, daß das Bewußtsein etwas ist, was sich aus der Notwendigkeit der Daseinsbewältigung des Menschen ergeben hat. Im Prozeß der Lebensbewältigung müssen die Menschen miteinander sprechen. Das Medium der Sprache wird umso wichtiger, je mehr sich die Arbeitsteilung entwickelt, also zum Beispiel in der Stadt gegenüber Sammler- und Jägergesellschaften. Die

Arbeitsteilung kann nach MARX als das entscheidende Charakteristikum der Daseinsbewältigung aufgefaßt werden. Die wichtigste Konsequenz des Gedankens des „tätigen Menschen“ ist in der sozialpsychologischen Ausarbeitung beim frühen MARX das Thema der *Arbeitsteilung*. Um diese aufzubauen und zu ordnen, ist der „praktische Geist“ des differenzierenden Bewußtseins nötig.

2. Bewußtseinsveränderung und gesellschaftlicher Wandel

Bewußtsein hat sich aus der Notwendigkeit der Menschen, Dasein zu bewältigen, ergeben: Indem sie miteinander sprechen müssen, indem sie Interaktion suchen, schaffen die Menschen ein gemeinsames Medium. Dieses gemeinsame Medium wird umso wichtiger, je mehr sich die Arbeitsteilung entwickelt, die Kultur sich differenziert. (Heute müssen wir uns fragen, inwieweit Wort und Sprache durch Bilder und Zahlenfolgen als bewußtseinsgestaltende Faktoren ersetzt werden.)

Es entsteht – nach MARX – in der Arbeitsteilung durch die Vermehrung des Wissens und der Kenntnisnotwendigkeiten Herrschaft. Es kommt bei der Teilung der Arbeit schließlich zu einem Differenzierungsgrad, bei dem materielle und geistige Arbeit auseinandertreten und „von diesem Augenblicke an“, sagt MARX, „kann sich das Bewußtsein wirklich einbilden, etwas anderes als das Bewußtsein der bestehenden Praxis zu sein, wirklich etwas vorzustellen (ohne etwas Wirkliches vorzustellen). Von diesem Augenblicke an ist das Bewußtsein imstande, sich von der Welt zu emanzipieren und zur Bildung der ‚reinen‘ Theorie, Theologie, Philosophie, Moral etc. überzugehen“ (MARX, 1953, S. 358). Die Arbeitsteilung erreicht einen Punkt, an dem das Bewußtsein an die Stelle von Instinkt tritt. Im Gefolge des Hinaustretens aus dieser Instinkt-Unschuld entsteht die Trennung in körperliche und geistige Arbeit. Der geistig Arbeitende produziert in seinem Bewußtsein, das er sich dazu geschaffen hat, eine Welt, die im Grunde – das wird in den späteren Schriften von MARX immer deutlicher werden – eine *ideologische* ist. Die geistigen Hervorbringungen stehen immer weniger im Dienste der unmittelbaren Daseinsbewältigung, sondern sie sind etwas Selbständiges oder Verselbständigtes, eine Art Pool von Formeln und Wissensgehalten, die umstilisiert werden in

Theorie, Theologie, Philosophie und Moral. „Das Bewußtsein" – so MARX – „kann etwas anderes sein als das bewußte Sein" (MARX, 1953, S. 349). Es kann sich mit Hilfe der genannten, durch Arbeitsteilung hervorgegangenen geistig arbeitenden Bewußtseinsproduzenten abspalten. Gesamtgesellschaftlich und weltgeschichtlich gesehen „bestimmt nicht das Bewußtsein das Leben, sondern das Leben bestimmt das Bewußtsein" (ebenda, S. 349).

Wir haben laut MARX Geschichte als direkten Ausfluß des materiellen Verhaltens zu sehen. MARX sagt: „Da wo die Spekulation aufhört, beim wirklichen Leben, beginnt also die wirkliche positive Wissenschaft .... Die Phrasen vom Bewußtsein hören auf, wirkliches Wissen muß an ihre Stelle treten" (ebenda, S. 350). Wir können nicht mehr von einer Geistes- oder Ideenkonzeption, welche die Weltgeschichte bestimmt, ausgehen, sondern wir müssen von Beobachtung und von einer realen Kenntnis der Arbeitsvollzüge und der wirtschaftlichen Verhältnisse ausgehen, um überhaupt zu verstehen, wie sich diese Arbeitsverhältnisse auf einer höheren Stufe verdoppeln. Wie eine intellektuelle Chimäre entsteht nach MARX der sogenannte Überbau, welcher dann zu Herrschaftszwecken verwendet und zur Gesellschaftslenkung eingesetzt wird. Das Bewußtsein ist von vornherein ein gesellschaftliches Produkt und bleibt es, solange überhaupt Menschen existieren.

Das Reden vom Bewußtsein ist eine abgekürzte Art, komplexe Konstellationen in der Vorstellungswelt, den Symbolbezügen, der Entscheidungsfähigkeit von Menschen, Gruppen und Gesellschaften zusammenzufassen. Das hat MARX sehr deutlich erkannt und daher auf eine Geschichte oder auf eine soziologisch strukturierte evolutionäre Geschichte hingearbeitet, um von den Menschen, den Gruppen und den Gesellschaften auszugehen und zu erklären, wie sie in ihrer jeweiligen Arbeitsteilung Ideologie, Normen und Orientierungen hervorbringen.

Wir müssen heute demgegenüber zurückhaltender sein, denn die Wissenschaften Geschichte, Psychologie und Soziologie haben den Überbau, so wie MARX ihn bestimmte, viel differenzierter und strukturierter zu sehen begonnen. Je älter MARX wurde, desto weniger berücksichtigte er die Rückwirkungen des Überbaus auf den Unterbau. Was wir heute hervorheben können ist, daß MARX erstens eine sehr undifferenzierte dialektische Konzeption vom Verhältnis der materiellen Lebensbedingungen und Produktionsweisen zum in sich differenzierten Komplex von Lerngehalten der Kultur (Daseinstechniken, sozialen Traditionen, wissenschaftlichem Wissen, Philosophie, Religion, politischen Doktrinen usw.) hatte; und zweitens, daß es ihm mit Hilfe dieser seiner vereinfachten Vorstellung Unterbau/Überbau gelungen ist, eine Systematisierung zu erreichen, die für die politische Rhetorik gut geeignet war.

Die Geschichtstheorie MARXens zeigt einen Ansatz zu einer menschheitsgeschichtlichen *Evolutionstheorie.* JÜRGEN HABERMAS hat in seiner Kritik an MARX und im Anschluß an MARX in seiner eigenen Arbeit zu zeigen versucht, daß es durchaus möglich ist, die grundlegenden Veränderungen der verschiedenen großen historischen Phasen mit einem *Lernkonzept* zu verbinden. Im wesentlichen greift HABERMAS das MARX'sche Phasenkonzept gesellschaftlicher Entwicklung im historischen Ablauf auf. Ein Ablauf, der MARX zufolge von der durch Verwandtschaft strukturierten Primitivgesellschaft über die zuerst durch Sklavenhaltung, dann durch Feudalordnung bestimmte Hochkultur bis zum Kapitalismus mit der ausbeutenden und entfremdenden Klassenherrschaft reicht. Dieser Phase fügt HABERMAS die postindustrielle Gesellschaft hinzu, in der die Wissenschaft und das Bildungssystem die hauptsächlichen Beweger der Produktion werden (HABERMAS, 1976). Je differenzierter die Entwicklung, desto informationsabhängiger und stärker vom Bewußtsein gesteuert wird die Produktion, wobei allerdings die Grenzen zwischen Human- und Sozialbewußtsein und Technologie fließend werden. Diese Theorien von HABERMAS korrigieren das Konzept MARXens und kommen der soziologischen Forschung entgegen.

3. Bewußtsein und gesellschaftliche Segmentierung – ein Hinweis aus der ethnosoziologischen Forschung

Für eine gesellschaftliche Betrachtung von Bewußtsein kann man in der empirischen sozialwissenschaftlichen Forschung von der Realität einer Segmentierung von Gesellschaft ausgehen.

Wenn wir von der Stammesgesellschaft her uns einen Einblick zu verschaffen suchen, so sehen wir eine eminente Abgrenzung des einen Stammes vom anderen. Die Abgrenzung trägt sehr entscheidend dazu bei, eine eigene *Identität*, eine eigene sowohl soziale als auch affektive Sicherheit aufzubauen. Diese stützt sich dann auf ein gemeinsames Bewußtsein.

Bei einer unserer Dorfstudien in Westafrika haben wir untersucht, wo die Frauen herkommen, die im Dorf geheiratet werden und wo die Frauen hingehen, die im Dorf geboren und von den verschiedenen Sippen aufgezogen werden. Dabei sind wir auf ein ökologisch wie auch verwandtschaftlich sehr *restriktives Schema* gestoßen, das uns immer wieder die enge Verbindung von je zwei Dörfern zeigte.

Woher entsteht diese Tendenz der gesellschaftlichen Segmentierung, die natürlich auch als ein gesellschaftliches Bewußtsein massiv zutage tritt? Mit der Konstituierung einer bestimmten Sippe, eines bestimmten Dorfes und ganz sicherlich eines bestimmten Stammes, entsteht sofort die Ablehnung der anderen Sippe bzw. die Abgrenzung von der anderen Sippe, vom anderen Dorf, vom anderen Stamm. So kann von der Segmentierung her in der Stammesgesellschaft in gewissem Sinn von einem sozial festgelegten Bewußtsein gesprochen werden.

Verschiedene Theorien werden zur Erklärung dieses Phänomens herangezogen, so z.B., daß es gleichsam institutionalisierte Formen (Regeln) des Schutzes gegenüber dem Eindringen eines unbekannten Genpools gibt. Das geschieht allerdings nicht bewußt, weil ja in der Stammesgesellschaft keine Kenntnis von diesen genetischen Zusammenhängen besteht. Aber es dürfte sich hier diese Selbstselektion als eine Vorsichtsmaßnahme gegen fremde Genpools herausgebildet haben, die sich dann in Form einer Teilendogamie ausprägt. D.h. man darf z.B. als erste Frau nur eine Verwandte, z.B. die Kreuz-Kusine, heiraten und nicht eine völlig fremde Person.

Deutlich sichtbar wird die Segmentierung mit Bewußtseinsfolgen auch beim westafrikanischen Stamm der Dogon. Beim Tanz der Dogon, an dem die verschiedensten Masken beteiligt sind, wird als Typus immer auch ein Peul Mädchen dargestellt, das von einem Mann getanzt wird. Das Peul-Mädchen ist einerseits begehrt, andererseits sind die Peul abgewertet. Man will die Peul zwar als Frauen haben, besteht aber auf deren Verschiedenheit und auch deren Unterlegenheit des im Unterschied zu den seßhaften Dogon (halb-)nomadischem Stamm. Man will das Peul-Mädchen, wenn es besonders schön ist, unter Umständen für eine reiche Dogon-Familie gewinnen.

Diese Segmentierung des Bewußtseins (z.B. Dogon-Peul) ist eine ganz entscheidende Form, die wir in der Stammesgesellschaft besonders gut feststellen können. Die Verankerung der Segmentierung der Gruppen im Bewußtsein wird durch ein Hierarchiebewußtsein strikter Art innerhalb von Stamm und Dorf ergänzt.

Der Frauentanz bei den Bambara, z.B. in der Region von Ségou, erfolgt in der Form, wie es das nachfolgende Schema zeigt.

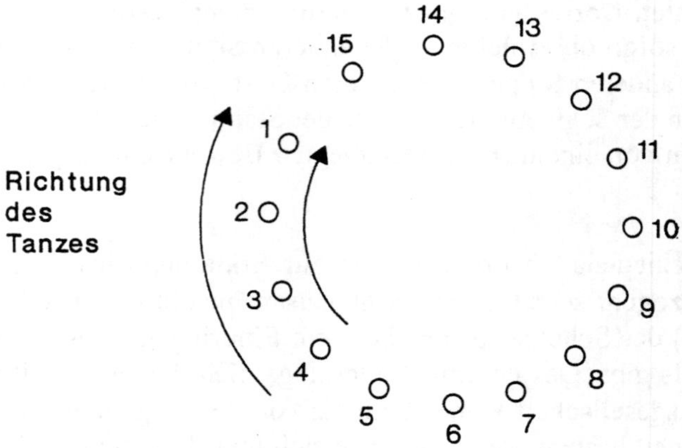

Abb. 4: Frauentanz bei den Bambara (Mali).

Es sind 15 (oder mehr) Frauen, die in einer genauen Reihenfolge antreten. In der abgeschlossenen, segmentierten Gesellschaft wird die strenge Hierarchie der Einzelpersonen zu einer Notwendigkeit. Sie dient gleichsam der Stützung dieser an sich schon restriktiven Entität – so als wäre die strenge Rangordnung eine Art Korsett für die Aufrechterhaltung dieser abgeschlossenen Gesellschaft. Es würde einer Frau nie einfallen, diese Hierarchie zu durchbrechen. Dessen sind sich die Frauen bewußt. Das ist ein Beispiel, um zu zeigen, daß sich die einzelnen Personen dieser sozialen Hierarchie bewußt sind und es sich hier zugleich um ein kulturelles Bewußtsein handelt, das als ein generelles Stufenbewußtsein sozialer Wertung tradiert und weitergegeben wird. Ein solches Regelsystem ist nicht nur Angelegenheit des eigenen subjektiven Bewußtseins, sondern es wird durch das eigene Bewußtsein z.B. den Kindern weitergegeben, kann also insofern als soziales Bewußtsein gelten.

Je stärker die Gesellschaft regelbestimmt ist, desto geringer ist das individuelle Bewußtsein. Es kommt nicht, wie HEGEL es für die bürgerliche westliche Gesellschaft entwarf, zu einem Kampf um den Rang, weil die stammesgesellschaftliche Rangordnung unverrückbar festliegt.

Die Stammesgesellschaft basiert auf der Akzeptanz dieser Rangordnung und nur in dieser Akzeptanz kann sie auch in der Segmentierung, in der sie lebt, genug Rückhalt und genug Kraft bewahren. Die Regelbestimmtheit herrscht und wird fast lückenlos überwacht. Sie ist im Verwandtschafts- und Dorfsystem greifbar, bevor sich noch differenziertere Herrschaftsstrukturen herausbilden. Erst dort, wo diese fraglich werden, durch den Einfluß von „Modernisierung“, ist Bewußtseinsauseinandersetzung möglich. In der Stammesgesellschaft, auf dieser evolutionären Stufe menschlicher Kultur, ist eine Bewußtseinsauseinandersetzung nicht vorhanden. Sie beginnt erst und kann erst überhaupt ansetzen, wo die Selektion anspruchsvoller wird. Im Anciennitätsprinzip, das auf dieser Stufe herrscht, ist von vorneherein geregelt, wer auch unter den Männern an welcher Position beim Tanzen antritt, wer die Position des Beraters und des Dorfchefs einnimmt.

Wird diese stammesgesellschaftliche Stufe evolutionär überwunden und tritt eine Hochkultur auf, wird die Selektion anspruchsvoller, als sie das Anciennitätsprinzip der Stammesordnung zuzulassen imstande ist.

Könige werden gewählt, verschiedene Thronprätendenten führen untereinander Kriege, Königshäuser werden kulturell und sozial durch beachtliche Akkumulation privilegiert, treten mit Priesterkasten in Konflikt, größere Handwerkersiedlungen entstehen, die Städtebildung samt Märkten setzt ein. Solche Formen von Gesellschaft gehen über die stammesgesellschaftlichen Identitäten entscheidend hinaus. Das Bewußtsein fächert sich aus, Schritt für Schritt bis zur Kultur der späten europäischen Neuzeit, die den individuellen Wettbewerb prämiert.

4. Bemerkung zum Verhältnis von Systemtheorie und sozialem Bewußtsein

Aus systemtheoretischer Perspektive entwickeln sich Bewußtseinselemente nicht aus der zwischenmenschlichen Interaktion heraus. NIKLAS LUHMANN hat das so formuliert: „Historisch wie theoretisch gesehen ist der Mensch durch soziale, nicht durch zwischenmenschliche Interpretation entstanden" (LUHMANN, 1984, S. 355). Diese letztlich abzulehnende Komplexitätsreduktion LUHMANNs hat allerdings den Blick für gesellschaftliche Bewußtseinsbildung geschärft.

Es gab in der Stammesgesellschaft eine starre soziale Regelfestlegung, in die das einzelne Subjekt so einbezogen wurde, daß es diese Regelfestlegung überhaupt nicht in Frage stellen konnte. Erst im Übertritt zur Hochkultur, besonders in der Phase der Entstehung des überregionalen differenzierten Marktes, tritt eine erste Ahnung eines autopoietischen Systems des Individuums auf den Plan. Die soziologischen Systemkonzepte arbeiten mit einer immer weitergehenden sozialen und ökonomischen Differenzierung, die – das sagt auch LUHMANN sehr deutlich – überhaupt erst Freiraum (für das Individuum) schaffen. Die Ehe in einem neuzeitlichen Sinn ist ja erst dort möglich, wo nicht mehr die Familien die Ehepartner auswählen, wo nicht mehr das

Sozialsystem (Eltern, Stammesmächte), das im Bewußtsein funktioniert, auswählt. Freiräume entstehen dort, wo es genug Freiheit gibt, daß sich einzelne wechselseitig wählen können. Erst dort wird im sozial-evolutionären Differenzierungsprozeß der Weg zu einem autopoietischen System, zum modernen Individuum frei. *Menschliche Autopoiesis setzt eine Differenzierung von Bewußtsein voraus, welche sich in einer Rückkoppelung zur Differenzierung der Sozialorganisation herausbildet.* Wenn wir auch davon wegkommen, die Sozialorganisation in einer sklavischen Abhängigkeit vom Unterbau und den ökonomischen Verhältnissen anzunehmen, wie MARX dies tat, so müssen wir doch immer eine Interaktion zwischen den sozialökonomischen Produktionsverhältnissen einerseits und dem „Komplex von Lerngehalten der Kultur" (siehe oben, Abschnitt 2) annehmen, um dann entsprechend ein Sozialbewußtsein daraus konstruieren zu können. Das Sozialbewußtsein resultiert aus der Integration einer Vielzahl von Elementen produktions- und arbeitsbezogener wie auch kultureller Lerngehalte.

Die Struktur der Gesellschaft und ihrer Bewußtseinselemente kommt nicht primär aus den zwischenmenschlichen Interaktionen oder aus der Interaktion von Einzelindividuen. Die Struktur der Gesellschaft ist fundamentaler gegeben, die sowohl historisch als auch systemisch gesehen vor der zwischenmenschlichen Interaktion steht. Empirisch können wir das belegen, indem wir zeigen, daß es leitende Strukturierungen der Bewußtseinsgehalte etwa durch Bildung, Medien, Technologie gibt, die in die Teilsysteme, z.B. Familie hineingetragen werden. Allerdings hat die zwischenmenschliche Interaktion vermittelnden Charakter. Sie ist für den Aufbau der Persönlichkeit entscheidend, auch für das Festhalten von Werten.

Je mehr sich in der sozialen Evolution über die Stammesgesellschaften zu den Herrschaftssystemen der Hochkultur eine Weltgesellschaft herausbildet, umso mehr wird einerseits ein allgemeines, soziales Bewußtsein generiert, andererseits durch Differenzierung gleichzeitig auch der Freiraum für das Individualbewußtsein geschaffen. Die soziologische Theorie betont die Erweiterung der Handlungsräume für das Subjekt im Differenzierungsprozeß der gesellschaftlichen Evolution. Leider aber arbeitet sie die damit auch entstehenden Abhängigkeiten nicht zureichend heraus.

5. Beispiele zum Bewußtseinsbegriff aus der empirischen Sozialforschung

Im Unterschied zu den großen evolutionären Theorien und Spekulationen wie bei HEGEL und MARX, sucht die soziologisch-empirische Forschung Sozialstrukturen zu differenzieren und mit diesen verbundene Bewußtseinsformen abzubilden. Die in den letzten 50 Jahren entwickelte Sozialforschung geht in kleinen Schritten vor, zieht Verlaufs- und Vergleichsdaten zur Analyse gesellschaftlicher Wandlung heran. Wir beginnen langsam, die soziale Bewußtseinsevolution quantitativ und zu einem gewissen Teil auch repräsentativ für bestimmte Gesellschaften, Schichten und Gruppen fassen zu können. Dieses Vorgehen soll im folgenden an einzelnen Beispielen illustriert werden.

Die Vergleiche über verschiedene Zeiten können als kulturelle Veränderungen interpretiert werden. Sie zeigen, daß man altersgruppen- und kohortenspezifische Bewußtseinselemente hinsichtlich Zuverlässigkeit, Pünktlichkeit, Sparsamkeit, eheliche Treue usw. finden kann. Die Tabelle 1 zeigt nach Altersgruppen unterschiedliche Vorstellungen als Bewußtseinselemente.

Tabelle 1: Unentbehrlichkeit von Werten

Altersgruppe	Eheliche Treue	Zuverlässigkeit und Pünktlichkeit	Sparsamkeit
13-29	47%	41%	21%
30-49	57%	50%	31%
50-64	69%	59%	39%

Quelle: L. ROSENMAYR, Jugend, Bd. 6, R. KÖNIG (Hrsg.), Handbuch der empirischen Sozialforschung. Stuttgart: Enke, 1976, S. 287.

Ablesbar ist an den empirischen Daten eine zeitspezifische Relativität von Bewußtseinsbildung. Jüngere fühlen sich im Gegensatz zu Älteren weniger der „ehelichen Treue“ verpflichtet. Ältere stimmen stärker den Werten Sparsamkeit, Zuverlässigkeit, Pünktlichkeit zu.

Die nächste Tabelle zeigt Werte, die nach Schulbildungsabschlüssen variieren; wir finden also sowohl zeitspezifische als auch sozialstrukturelle Variationsquellen für Bewußtseinsbildung und daraus folgende Handlungsneigungen.

Tabelle 2: Interessen 13-24 jähriger nach Bildungsgruppen

Bildung	Freiheit f. eigene Entscheid.	Mitgl. in informellen Gruppen	Demonstrat.-neigung
geringe	46%	21%	11%
mittlere	54%	31%	24%
höhere	60%	39%	30%

Quelle: L. ROSENMAYR, Jugend, a.a.O., S. 290.

Die Interessen der 13-24jährigen sind nach Bildungsgruppen sehr deutlich verschieden. Mit wachsenden Bildungsvoraussetzungen, d.h. mit der Zunahme des Schulbesuches, steigt das Bewußtsein von der Notwendigkeit der Freiheit für eigene Entscheidungen, die Bereitschaft zur Mitgliedschaft in informellen Gruppen, die Neigung, an Demonstrationen teilzunehmen. Die hier vorgelegten Querschnittsdaten lassen Hinweise auf die Bewußtseinsentwicklung bei Bildungszunahme zu.

Die nächste Tabelle zeigt anteilige Bildungszunahme in einem bestimmten Bevölkerungssegment; die Bewußtseinsveränderungen, die zur Bildungszunahme geführt haben, sind uns allerdings im Einzelnen noch unbekannt.

Tabelle 3: **Entwicklung der Bildungsteilnahme über 65jähriger in den USA**

	absolut	%
1969	274.000	1.4
1975	498.000	2.3
1981	778.000	3.1

Quelle: DAVID A. PETERSON, Aging and Higher Education, in: D.A. PETERSON, JAMES E. THORNTON et al. (Eds.), Education and Aging. Englewood Cliffs, N.J.: Prentice Hall, 1986, 36.

Der Anteil der Älteren an den Erwachsenenbildungsteilnehmern in den USA ist zwischen 1969 und 1981 von 1,4% auf 3,1% angestiegen. Vermutlich gibt es jetzt schon eine Million Teilnehmer an verschiedenen Formen der Erwachsenenbildung. Hier stehen zeitspezifische Elemente für die Bewußtseinsveränderungen im Vordergrund, wenn es auch sozialkulturelle Veränderungen der neuen Generationen von Älteren insoferne gibt, als der Anteil derer mit einem höheren Schulbildungsquotienten zunimmt.

Das nächste Schaubild zeigt eine nach Alter verschiedene Unterstützung der Rassenintegration in den USA.

Mit dem Schaubild zur Rassenintegration komme ich auf den oben an der ethnosoziologischen Feldforschung illustrierten Gedanken von der Segmentierung zurück. In den Nordstaaten der USA sind die Werte hinsichtlich der Rassenintegration anders als im Süden. Es sind etwas ältere Daten, aber sie belegen die Segmentierung innerhalb der Vereinigten Staaten, wobei deutlich wird, daß eine wachsende Zustimmung zur Rassenintegration sowohl im Norden als auch im Süden zu verzeichnen ist. Da es einen Nachholbedarf in den Südstaaten gibt, ist der Zuwachs hier größer. Die Zuwächse sind, relativ gesehen, bei den Jüngeren größer als bei den Älteren, obwohl bei den Älteren ein größerer Aufholbedarf gegeben wäre. Die alten Südstaatler ringen sich nur schwer dazu durch, zuzustimmen, die farbigen Kinder in die rassisch gemischten Schulen hineinzulassen.

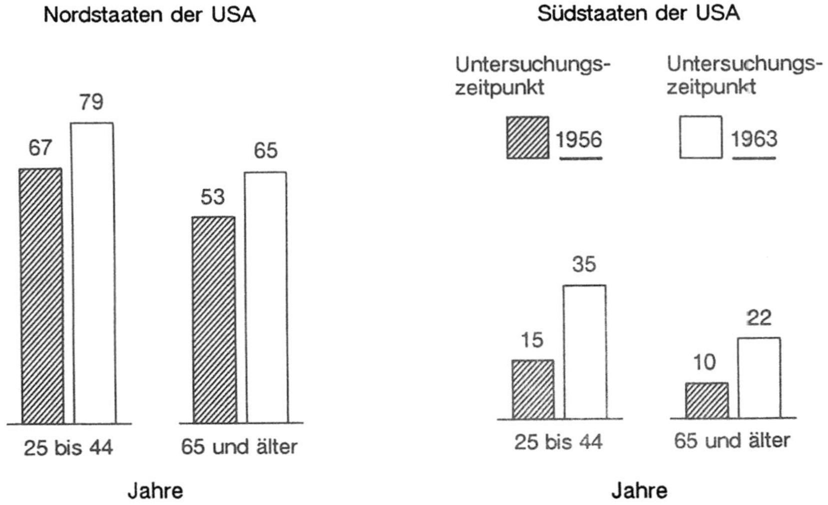

Abb. 5: Unterstützung der Rassenintegration in Schulen

Soziales Bewußtsein kann von der Forschung her gesehen begrifflich zweierlei bedeuten. Einerseits meint soziales Bewußtsein das Bewußtsein von sozialen Gruppen hinsichtlich einer bestimmten Sache, andererseits bezieht es sich auf das Bild von sozialen Gruppen, das diese über sich selbst oder von anderen Gruppen haben. Auf letzteres Bewußtsein bezieht sich die folgende Tabelle, die Daten zum österreichischen Nationalbewußtsein im Zeitvergleich abbildet.

Tabelle 4: Die Österreicher haben ein Nationalbewußtsein entwickelt ....

Bewußtsein von der Gesellschaft:	1965	1987
nach dem Zerfall der Monarchie	38%	18%
-1938,nach d.Anschluß	6%	7%
-zwischen 1945 und 1955	40%	61%
-zwischen 1955 und 1970 bzw. 1971 und 1980	8%	9%
-themat. weniger relevante Items	14%	12%

(N= 2000) Quelle: Dr. Fessel & Co., Österreichbewußtsein, 1987, 12.

Aus der Tabelle wird ersichtlich, daß sich in den letzten 20 Jahren eine beträchtliche Verschiebung ergeben hat. 1965 gaben nur wenig mehr als ein Drittel der Österreicher an, daß sich das Nationalbewußtsein der Österreicher zwischen 1945 und 1955 entwickelt hätte, während 1987 fast zwei Drittel die Zeit zwischen 1945 und 1955 angaben. Durch den Generationenwandel innerhalb des sozialen Systems verstärkt sich die Interpretation, die Entwicklung des Nationalbewußtseins statt nach dem Zerfall der Monarchie in der Zeit zwischen 1945 und 1955 anzusiedeln.

Immer wieder haben wir es mit der Evolution sowohl von Gesellschaft als auch von Bewußtsein zu tun, wobei wir sagen können, daß MARX irrte, als er die Evolution von Bewußtsein so stark an die Evolution der Gesellschaftsstruktur rückgebunden hat. Wir können zeigen, daß auch bei relativ konstant bleibenden gesellschaftlichen

Strukturen Bewußtseinsveränderungen gesellschaftlicher Art eine deutliche Entwicklung zeigen.

In der folgenden Tabelle sieht man den Einbruch im Nationalstolz der Österreicher im Zusammenhang mit der Waldheim-Krise.

Tabelle 5: Nationalstolz im Vergleich

	1982	1987
sehr stolz	72%	59%
eher stolz	26%	35%
eher nicht stolz	1%	5%
nicht stolz	1%	1%

(N=2000) Quelle: Dr. Fessel + GFK, 1987.

Es ist eine Verminderung des National-Stolzes entstanden. Wichtig ist es, an dieser Stelle auf den Einfluß der Medien hinzuweisen. Sowohl die wissenschaftliche Forschung, die in das Umfeld des Jahres 1938 eingedrungen ist, als auch die persönlichen Zeugnisse, direkt oder durch die Literatur in Österreich vermittelt, schließlich verstärkt und pointiert durch die Medien, haben eine große Veränderung hinsichtlich der Selbstdeutung der österreichischen Geschichte eingeleitet.

Die nächste Tabelle veranschaulicht Veränderungen des Umweltbewußtseins.

Tabelle 6: Die Karriere des Umweltthemas

	1981	1986
-Wasser und Luft sauber als politisches Anliegen	55%	76%
-Wasser und Luft sauber als persönliches Anliegen	44%	64%
-Verbesserung des Umweltschutzes als Ziel politischer Parteien	35%	49%

(N= 1500) Quelle: P.A. ULRAM, Politische Kultur und politischer Wandel, Wien, 1988, S. 136.

Hier handelt es sich nicht um das Bewußtsein einer Gesellschaft von sich selbst, wie am Beispiel des Nationalstolzes gezeigt, sondern um die Entwicklung des gesellschaftlichen Bewußtseins hinsichtlich verschiedener Auseinandersetzungen mit der Umwelt. Feststellbar sind deutliche Änderungen im Bewußtsein. Welche Zusammenhänge können hiebei mit der Entwicklung der Gesellschaftsstruktur gefunden werden? Nachweisbar ist ein größeres Interesse der Höhergebildeten am Umweltthema. Wird nach Bildungsgruppen differenziert, sieht man, daß der Anstieg des Umweltbewußtseins bei den Höhergebildeten viel stärker ist als bei den weniger Gebildeten. Deutlich werden ebenfalls Änderungen der Einstellung zur Entwicklungshilfe.

Tabelle 7: Einstellung zur Entwicklungshilfe

	1981	1988
Für eine Erhöhung der EH (1981) bzw. sehr für die EH (1988)	9%	30%
Für ein Gleichbleiben (1981) bzw. für die EH (1988)	63%	51%
Für eine Verringerung (1981) bzw. gegen EH (1988)	17%	14%
Für eine Beendigung (1981) bzw. sehr gegen EH (1988)	11%	5%

(N= 1000) Quelle: Dr. Fessel + GFK, Entwicklungshilfe 1988.

1981 hat jeder zehnte Österreicher für eine Erhöhung der Entwicklungshilfe gestimmt und 1988 stimmt fast ein Drittel der Österreicher der Aussage zu, daß Österreich mehr für die Entwicklungshilfe leisten solle.

Abschließend gehe ich noch auf das Politikerimage ein, auf das im Bewußtsein der Österreicher entstandene Bild von ihren Politikern.

Tabelle 8: Image der Politiker

	14-24 jährige		Gesamtbevölkerung	
	1980	1984	1981	1985
	(N=1000)		(N=2000)	(N=1500)
Politiker sind korrupt, bestechlich	32%	60%	38%	49%
Politiker machen ihre Sache im großen und ganzen schlecht	22%	58%	30%	45%

Quelle: PETER A. ULRAM, a.a.O.

Hier zeigen sich in wenigen Jahren sehr dramatische Veränderungen in den Reaktionen. Die Ablehnung ist sehr stark angestiegen. Bei Jüngeren ist der Anstieg viel deutlicher. Es handelt sich hier um Bewußtseinsformen, die auch für Entscheidungen relevant sind, weil sich die bei Umfragen gefundenen Änderungen im Bewußtsein in den (Wahl)-Entscheidungen bzw. den Nichtwählerquoten nachweisen lassen, die bei Jungwählern entsprechend ihrer hohen Politikerkritik auch besonders hoch sind, wie es Daten über die Wahlen zum Wiener Gemeinderat deutlich zeigen.

Bei den Umweltthemen ist keineswegs sicher, wie handlungsrelevant bestimmte Einstellungsmuster sind. Am Beispiel der Einstellungen zum Umweltthema können die Grenzen dieses Bewußtseinsbegriffes gezeigt werden. Wir wissen vom Bewußtsein in manchen seiner Ausprägungen noch nicht – FREUD hat das sehr klar gesehen – wie weit es uns wirklich motiviert, wie sehr wir wirklich danach handeln.

Die empirische Forschung zeigt uns sehr deutlich, daß z.B. manche Gruppen, die sehr radikal für die Vorrangigkeit des Umweltthemas und für den Umweltschutz eintreten, selber sehr wenig für den Schutz der Umwelt tun. Bewußtsein sagt noch nicht genug über Handlungsrelevanz und über Motivation aus.

Das sind in wenigen Stichworten mehr oder minder zufällig herausgegriffene Hinweise zu dem, was uns die Sozialforschung zum Bewußtseinsbegriff beibringen kann.

6. Die begrenzte Neu-Einführung des Bewußtseinsbegriffes - eine Forderung des sozialwissenschaftlichen Studiums individueller und sozialer Entwicklung

Was läßt sich in Kürze aus diesem Überblick über den Bewußtseinsbegriff aus sozialphilosophisch – soziologischer Sicht folgern?

Schon die Philosophie des 19. Jahrhunderts konnte zeigen, daß die Konstituierung des Individualbewußtseins (das reflektierende Sich-zu-sich-selber-Verhalten) von den Vorstellungen bedingt wird, die sich das Individuum von seiner Spiegelung im Bewußtsein eines anderen Individuums macht. Individualbewußtsein entsteht im vorgestellten und realen Sozialbezug, auch im Auseinandersetzungs- und Machtkampf zwischen Subjekt und Subjekt. Die Erfahrung der Grenzen der eigenen Handlungsfähigkeit gehen in das Individualbewußtsein ein, aber auch – nach HEGEL – die Erfahrungen der Zugehörigkeit, wie sowohl die Sozialphilosophie des 19. Jahrhunderts, als auch z.B. die empirische Ethnosoziologie aus dem Aufweis des Sippen- bzw. Stammesbewußtseins zeigen konnte (vgl. oben Abschnitt 3).

MARX suchte einen stärker handlungsbezogenen Bewußtseinsbegriff, bzw. bestand er darauf, daß das soziale Sein, im Sinne des von ihm entwickelten historischen Materialismus als die durch Arbeitsteilung charakterisierten (ökonomischen) Produktionsverhältnisse, Ausgangsbasis für alle Bewußtseinsproduktionen, z.B. (nach MARX) Religion, Philosophie, Moral, Theorie, sei. Das war einerseits ein Schritt der Ersetzung der Spekulation durch Ansätze historisch-soziologisch vergleichender Forschung, wobei allerdings die Wirtschafts- und Politgeschichte zur zentralen (wenn nicht ausschließlichen) hypothesenbildenden Erklärung des Kulturprozesses genommen wurde. Andererseits aber entstand aus dem historisch materialistischen Vorverständnis Marxens ein sich mehr und mehr verhärtendes Dogma der Abhängigkeit allen „Überbaus“ vom ökonomischen „Unterbau“, aller Bewußtseinsproduktionen von den Produktionsprozessen.

So wurde das Spannungsfeld von Interessen und Ideen, in dem Gesellschaft und Geschichte gedeutet werden müssen, in eine einseitig auf Produktionsbedingungen und -verhältnisse zugeschnittene Interessenstheorie eingeengt. Diese Theorie wurde mit einer Geschichtsteleologie und -eschatologie der „Befreiung“ durch die endgültige Machtergreifung in der Gesellschaft mit Hilfe des Proletariats gekrönt. Von der letzten aller Revolutionen wurde eine Art Identität von Sein und Bewußtsein erwartet, die zu einer auf Dauer befreiten und befriedeten Gesellschaft erlöster Individuen führen sollte. Durch die „Expropriation der Expropriateure“ sollten Entfremdung und Selbstentfremdung, die beide trotz aller Polemik Marxens gegen „Bewußtsein“ doch auf einer Bewußtseinstheorie beruhende Begriffe waren, überwunden werden. In der revolutionären Aufhebung der Entfremdung lag die

Kulmination des von MARX herbei geschworenen total politisch gewordenen sozialistischen Kollektiv-Mechanismus.

Allerdings bleibt von der MARXschen Konzeption von Geschichtsentwicklung die wichtige Theorie von der Abhängigkeit der sozialen Bewußtseinsentwicklung von der menschlichen Arbeitsteilung erhalten. Die Theorie der Arbeitsteilung bot eine, wenn auch in veränderter Weise für die Soziologiekonstitution um die Jahrhundertwende – besonders über DURKHEIM – für den theoretischen Grundapparat dieser damals neuen Wissenschaft Soziologie eine orientierende Matrix. Die wichtige Grundkonzeption der Arbeitsteilung lieferte einen entscheidenden Beitrag über die soziologischen Theoriekonzeptionen, weil sie über den Gründungsvater AUGUSTE COMTE hinaus, bei dem Struktur und Dynamik unverbunden bleiben, in der Soziologie des 20. Jahrhunderts sowohl Sozialstruktur als auch historische Entwicklungsphasen in Verbindung zu bringen verstand.

Heute erkennen wir, daß das soziale Bewußtsein, sofern es ein Bewußtsein von verschiedenen Berufsgruppen, aber auch von Altersgruppen und Kohorten ist, nicht nur von der Arbeitsteilung, der internen Differenzierung der Arbeit nach Qualifikation, Entlohnung und Sinnvermittlung abhängt, sondern auch von der Verteilung von Arbeit und Freizeit im Lebenslauf. Freizeit als Tages-, Wochen-, Jahres- und Lebensfreizeit (durch Pensionsgrenzen) steht zu Selbsterfüllungen, zum Teil auch zu Lern- und (außerberuflichen) Erfahrungschancen in wichtiger Beziehung.

Im Unterschied zu MARX zeigen neuere Konzeptionen soziokulturellen Wandels die tragende Bedeutung des Lernens auf. HABERMAS hat auch an diesem Punkt mit einer MARX-Korrektur anzusetzen versucht. Lernen wird heute in der Soziologie als bewußtseinserweiternd und -bildend verstanden, als eine durch Schule und Informationsmedien, also durch Institutionen gestützter Zugang zur Welt. Durch Aneignung verfügbaren Wissens wird Lernen eine oft weit über die ökonomischen Verfassungen einer Gesellschaft hinausreichende Beeinflussungskraft für das Bewußtsein, für das individuelle wie für das soziale.

Lernveränderungen – durch verlängerten Schulbesuch, durch außerschulische Bildung, durch gesellschaftliche Aufklärungsprozesse, die sich über Schule, Universitäten und Medien entfalten, – erweisen sich als institutionalisiert gestützte Prozesse im gesellschaftlichen Bewußtsein und für dieses.

Blicken wir noch einmal grundsätzlich in die Wissenschafts- und Philosophiegeschichte der Genese der europäischen Bewußtseinsdiskussion in Philosophie, Human- und Sozialwissenschaften zurück, mit dem Versuch, auf die Ursprünge zu stoßen. Ursprünglich, so scheint es, war von DESCARTES her, der die Teilung in materielles Sein und Bewußtsein („res extensa" und „res cogitans") für die europäische Philosophie und Wissenschaft – als Aufklärungsprogramm – folgenreich entwickelt hatte, der Anstoß zur Bewußtseinsphilosophie gegeben worden. Diese Bewußtseinsphilosophie führte bei KANT zu einer Konzeption, wonach das Bewußtsein als abgelöste Klärungskraft, als Selbstreflexion, die sich auf das Denken zurückwendet, aufgefaßt wurde. Darüber hinaus aber wurde für KANT Bewußtsein zur individuell sich verstehenden, d.h. ich-gebundenen Letztinstanz. Die Bewußtseinskonzeption KANTs war streng subjektfixiert, kognitivistisch. Sie war Ergebnis einer (selbst-)kritischen Metaphysik, die philosophische Letzturteile über das Ich (als Bewußtseinsträger) als empirisch unentscheidbar offen ließ, bzw. nur „antinomisch" faßte. KANT billigte dem Ich – sofern die empirische Beobachtbarkeit des Ich angesprochen war – keine eindeutige Kontinuität und keine innere, gestalthafte Geschlossenheit zu. Vielleicht noch entscheidender war, daß als Ergebnis der Kantischen Bewußtseinskonzeption das Bewußtsein weiterhin kognitivistisch definiert blieb, auch wenn KANT dem Ich, abgehoben von der Unmöglichkeit der empirischen Beurteilbarkeit des Ich, aber ergänzend zu dieser Unmöglichkeit, dem Ich moralisch die Trägerschaft von Entscheidung und Verantwortung zuwies.

Als HEGEL sich mit dem Erbe der Kantischen Bewußtseinsphilosophie unter dem Vorzeichen sowohl der Französischen Revolution als auch des neuerwachenden Pietismus auseinanderzusetzen begann, stellte sich für ihn bald die Notwendigkeit einer Überschreitung dieser streng subjektgebundenen Bewußtseinskonzeption KANTs heraus. (Weiter oben, im Abschnitt 1, wurde der Versuch einer vereinfachenden Darstellung aus den Frühschriften HEGELs unternommen.). Hier sei nur noch wiederholt, daß der sozialphilosophische Ansatz HEGELs beides, einerseits die Intentionalität in der Ich-Entwicklung, d.h. die unvermeidbare und stets das Ich begleitende Absichtsorientierung, und andererseits die Bezogenheit des Ichs auf andere Iche enthielt. Für den Bewußtseinsbegriff HEGELs waren die wechselseitigen Konstituierungsprozesse von Ichen in der Bewußtseins- und Selbstbewußtseinslehre zentral. Erst auf dieser Voraussetzung beruhte die für HEGELs gesamtes Denken, aber auch für die staatliche und nationale Ideologie-Entwicklung des 19. Jahrhunderts so entscheidende Konzeption von Volksgeist und Weltgeist, von einem über die Einzel-Iche hinausgehenden und hinwegschreitenden geschichtlichen „Geist“. Der reine Kognitivismus, wie er von DESCARTES her vorlag und wie er von KANT ausdrücklich noch einmal an das Einzelsubjekt rückgebunden wurde, war damit aufgehoben. Die neue Zeit mit ihrer andrängenden psychologischen Sensibilität und den sich vorbereitenden politischen Bewegungen, vertrug schon im ersten Drittel des 19. Jahrhunderts die von der Aufklärung und besonders von KANT geübte, auf dessen Wissenschaftsbegriff gestützte Abstinenz hinsichtlich der effektiven, voluntaristischen und sozialen Seite der Bewußtseinskonzeption nicht mehr. Die Erschütterungen durch die Französische Revolution in Europa, die Eroberungswelle des Bonapartismus und die gegen ihn auftretenden Nationalismen, besonders der deutsche, ließen es nicht mehr zu, von der überpersönlichen und politischen Bewußtseinskonzeption abzusehen.

Der von uns hier nicht behandelte Begriff HEGELs vom „unglücklichen Bewußtsein“, den er in seiner „Phänomenologie des Geistes“ (1806) entwickelte, soll anzeigen, daß auch er, HEGEL, das Bedürfnis empfand und darstellte, daß mit den Kategorien der Aufklärung die in seiner Sicht notwendig gewordene psychologische bzw. „therapeutische“ Integration des kognitiven Bewußtseinselements in eine breitere Bewußtseinskonzeption noch nicht geleistet worden war.

Allerdings schob in der Nachfolge und im Widerspruch zu HEGEL die Frage nach dem Ich – unter dem Begriff der „Existenz“, weil das Leiden, die Triebhaftigkeit und der Machtanspruch dieser Existenz, aber auch ihre Ohnmacht sich selbst gegenüber in den Vordergrund traten – den Vermittlungsprozeß „Bewußtsein“ in den Hintergrund. Durch KIERKEGAARD und NIETZSCHE bedingt, gewann die gelebte Gebrochenheit des Selbst (an Stelle der noch bei HEGEL aufrechterhaltenden Versöhnbarkeit des Selbst) als Thema die Vormacht. Die Befassung mit den psychischen und kulturellen Grundbedingungen – z.B. den Wertfragen – erwiesen sich gegenüber jeglicher Befassung mit dem „Bewußtsein als solchem“ entscheidend.

Die aus der Philosophie- und Wissenschaftsgeschichte des späten 19. Jahrhunderts eben geschilderte, in der Anknüpfung an KIERKEGAARD und NIETZSCHE für das 20. Jahrhundert folgenreiche Konstellation war durch ein Zurücktreten der Bewußtseinsdiskussion gegenüber den Wert- und Existenzfragen, aber auch zugunsten eines Handlungsbegriffs charakterisiert. Die Bewußtseinsdiskussion behielt höchstens für die Neubelebung der Kantischen Philosophie als „Neukantismus“ im letzten Drittel des 19. Jahrhunderts wissenschaftstheoretische Bedeutung. Aber für die Sozialwissenschaften, besonders für die um die Jahrhundertwende entworfene und knapp vor 1920 theoretisch zusammengefaßte soziologische Grundkonzeption MAX WEBERs, war und blieb der Handlungsbegriff samt den daran sich schließenden Typologien das Zentrum seiner Betrachtung von Geschichte und Gesellschaft. Die verschiedenen Typen des Handelns wurden zu Werkzeugen des Überblicks nicht nur über Gesellschaft, sondern auch Mittel zum Verständnis von Kulturen. Handlungsbezogen blieb schließlich die um die Mitte des 20. Jahrhunderts entwickelte, z.T. an MAX WEBER anknüpfende, bzw. ihn umdeutende Systemkonzeption, sei es bei PARSONS oder auch später bei LUHMANN.

Die Sozialwissenschaften, durch MARX „vorgewarnt“, und aufgrund ihrer mit dem Einsetzen der empirischen Forschung vorerst auf die Analyse von Verhaltensweisen zielenden behavioristischen Orientierung, befaßten sich bis in die 60er Jahre dieses Jahrhunderts kaum mit Konzeptionen von Bewußtsein. Dadurch allerdings entging ihnen vorerst zweierlei, einerseits die Neubelebung der Bewußtseinsdiskussion durch die Phänomenologie wie HUSSERL und in dessen Nachfolge SCHÜLTZ sie entwickelten und andererseits die von FREUD und ADLER in deren Tiefenpsychologie gezeigte Spannung zwischen Bewußtsein und Unbewußtem.

Die ausdrücklich intentional (und schließlich in den „Cartesianischen Meditationen" von HUSSERL auch intersubjektiv) in den ersten Jahrzehnten des 20. Jahrhunderts neu bzw. erneut eingeführten Bewußtseinsbegriffe blieben vorerst, bis zum Zweiten Weltkrieg, ohne fühlbare Auswirkung auf die Sozialwissenschaften. Aber was in der Aufklärung des 18. Jahrhunderts nicht geglückt war, das war HUSSERL gelungen, nämlich eine gewisse innere Verbindung von Bewußtsein einerseits als Klärungsinstanz und andererseits als sinnauffassender und sinngestaltender Kraft programmatisch festzuhalten. Diese Seite der Bewußtseinsphilosophie, wie sie HUSSERL entwickelt hatte, ist der inneren Umwandlung der Soziologie (bzw. Versuchen zu einer solchen Umwandlung seit den 60er Jahren) insoferne zugute gekommen, als damit die oft naive behavioristische Grundlage der Soziologie überwunden werden konnte. Der Motivationskonzeption zum Studium von Einstellungen war damit stärker der Blick des Forschers geöffnet worden, wenngleich ein Hochgefühl des (empirisch weniger kontrollierten) Deutens dadurch manchem erlaubte, sich aus wissenschaftlicher Beweisführung zur Beliebigkeit des Interpretierens herauszuschrauben.

Vielleicht noch stärker als die frühe Mißachtung der Phänomenologie (bis in die 60er Jahre) wirkte sich auf die Theorieentwicklung in den Sozialwissenschaften das Ausbleiben eines multidisziplinären Verbindungsschritts zur Tiefenpsychologie aus. Und gerade diese psychologische Richtung und Theorie war und ist imstande, die Spannung Bewußtsein-Unbewußtes zum Zentrum von Persönlichkeits- und Sozialstudien zu machen. Die Tiefenpsychologie enthielt durch den Begriff des Unbewußten ja auch eine Verbindungsmöglichkeit der sozialwissenschaftlichen Forschung zur Triebhaftigkeit des Menschen und damit zur Biologie, zu anderen Naturwissenschaften und zur Medizin. Die Soziologie, die im 19. Jahrhundert unter dem Aspekt der Multidisziplinarität von den französischen Spätaufklärern entworfen und bei COMTE ausdrücklich als Krönung eines multidisziplinären Gebäudes in Verbindung zu den Naturwissenschaften gesehen worden war, wurde durch die methodologische Einschränkung auf den Behaviorismus und ihren Verzicht auf tiefenpsychologische Anbindung an (biologische) Motivationszusammenhänge in eine fatale Sackgasse gedrängt.

Damals schon wurde sie entweder zu behavioristischem Reduktionismus oder zur Ideologie-Anfälligkeit verleitet.

In der bei FREUD und ADLER vertretenen Konzeption vom Bewußtsein, das wie in der Aufklärungsphilosophie bei ihnen (FREUD und ADLER) mit dem Ich verbunden ist, wurde Bewußtsein mit dem Vorstellungskreis eines abwägenden und „anpassenden", d.h. die Realität der Außenwelt berücksichtigenden Handelns verknüpft. Damit ging diese Bewußtseinskonzeption über den kognitivistischen Zug der Aufklärung hinaus. Sie entging auch dem Behaviorismus. Die Tiefenpsychologie, geleitet von ihrem therapeutischen Programm und konfrontiert mit Entscheidungsnot und Schuldgefühlen der Menschen, versuchte die beiden Ebenen der Ich-Konzeption, die Erkenntnisebene und die Moral- bzw. Entscheidungsebene zu verbinden. Die Spannung zum Es besteht darin, daß dieses als drängend aber „bewußtlos" gesehen wird. Das Überich hingegen wird als Moral-Instanz, aber darüber hinaus auch als Träger von gesellschaftlichen Ideen und Idolen mit verschiedenen Graden von Zwanghaftigkeit gesehen. Das Ich muß mit dem doppelten Blick, einerseits auf sich selber und seiner Handlungskapazität, andererseits auf die Umwelt und die Folgen seines Handelns in ihr, die wieder auf das Ich zurückwirken, „ausgerüstet" sein, also kritisch und urteilsbereit sich verhalten. Damit war eine Reichhaltigkeit für die Bewußtseinskonzeption vorgezeichnet.

Wo stehen wir heute hinsichtlich des Bewußtseinsbegriffes in Philosophie und Sozialwissenschaften?

Wir können Bewußtsein vor allem als einen weiten und lockeren Sammelbegriff verwenden, sofern wir seinen jeweiligen Gebrauch mit bestimmten Hypothesen und Theorien in Verbindung zu setzen imstande sind.

Die empirische Forschung erlaubt uns, wie wir im letzten Abschnitt darzulegen suchten, „regulative Konzepte", z.B. soziales Bewußtsein als Bewußtsein einer bestimmten Gesellschaftsschicht, Altersgruppe usw. über einen bestimmten Zeitraum hinweg hinsichtlich eines bestimmten Themas – z.B. der Rassentrennung - zu vergleichen. Wir können dann vom Wandel eines (bestimmten) sozialen Bewußtseins sprechen. Aber auch eine soziale Einheit (oder das Bild einer solchen) kann als Sozialbewußtsein, z.B. der Österreicher von Österreich, oder der über 65jährigen von „den Alten“ und von „den Jungen“ einer Stadt oder eines Landes aufgefaßt werden. Damit befinden wir uns aber im Bereich der Taxonomie oder der regulativen Konzepte, noch nicht der Theorie.

Theoretisch kann schon eher die Vorstellung künftig weiterhelfen, daß z.B. für die kommende Integration von stammesgesellschaftlichen, hochkulturellen und universell-zivilisatorischen Lebens-Elementen und Werthaltungen in Ländern der sogenannten „Dritten Welt“, oder darüberhinaus auch im Weltintegrationsprozeß von Kulturen, heterogenitäts-tolerante Bewußtseine nötig sein werden. Divergierende, z.T. kontradiktorische Werte, wie sie durch den Einbruch von hochentwickelter Technologie in Stammesgesellschaften aufeinandertreffen, oder in fortlebenden hochkulturellen Traditionen von Hinduismus oder Islam durch gesellschaftliche Konsequenzen von Aufklärung, stellen in verschiedener Weise sehr inhomogene Bewußtseinsinhalte dar. Dabei ergibt sich die Frage, wieweit die Kraft von Individuen und Gruppen reicht, um ohne Identitätsverluste, die das Selbst oder die Gruppe im Bestand gefährden, Integration im Bewußtsein zu leisten.

Die gegenwärtige Situation der sozialwissenschaftlichen und kulturtheoretischen Bearbeitung des Bewußtseinsbegriffs scheint mir durch folgende Faktoren bestimmt: die auf der Einstellungs- und Verhaltensforschung (Attitüdenforschung) beruhenden Umfragen, mit verschiedenen „Einschlüssen“ von Tiefeninterviews, ergeben brauchbare und spezialisierte Daten über Veränderungen im Bewußtsein, wozu im Abschnitt 5 Beispiele erbracht wurden. Theoretische Vorstellungen darüber, wie und von welchen „Schlüssel-Änderungen“ her solche Veränderungen im sozialen Bewußtsein angeregt, ausgelöst usw. werden, liegen nur unzureichend vor. Allerdings haben sich Theorien über opinion-leadership (meinungsbildende Individuen und Gruppen und deren Charakteristika) einen gewissen Platz in diesem Theoriebereich der Bewußtseinsveränderung erobern können (KATZ & LAZARSFELD, 1964). Wirkungen der Medien erfolgen selten auf direkten, sondern überwiegend auf den durch Sozialmilieus gestützten und gerförderten Wegen. FRANCESCO ALBERONI versucht, aus seiner Analyse der „genesi“ (der Ursprünge) sozialer Bewegungen die hohe Motivationskraft der Kerne in den Frühphasen dieser Bewegungen für die Bewußtseinsänderungen, die gesellschaftsrelevant werden, aus einem jeweils neuen „Wahrheitswillen“ der Frühphasen dieser Bewegungen heraus darzustellen.

Ein anderer Problemkreis wird durch den Druck auf Häufung von Information und Bewußtsein gebildet. Das Problem der Bewußtseinsüberlastung durch Information, bzw. der Ausfilterung von informationstheoretisch gesehenem „Geräusch“ aus Informationsmengen sollte ebenso wie die Selektions-Qual bei Angebotsüberfluß, im Zusammenhang mit Aggressivitätsreaktion, Ärger, Verdruß und Ekel behandelt werden. Oft wird eine zu optimistische Position hinsichtlich Informationsgewinn als solchem vertreten.

Besonders wichtig ist ferner das Konzept Bewußtseinsarbeit geworden, befragt wird, wie Situations- und Beziehungsbewußtsein in verdrängten Politischen oder sozialen Fragen „erarbeitet“ werden kann. Auch ist die Abklärung und Verarbeitung von Betroffenheit und Irritation in lehrenden, pflegenden und helfenden wie auch schützenden und kontrollierenden Berufen bei Lehrern, Professoren, Pflegern, Krankenschwestern oder Polizisten von Bedeutung für die Veränderung eingefahrener Gewohnheiten in Institutionen.

Die Auseinandersetzung mit unbewußt bleibenden Anteilen emotionaler Reaktionen der Frustration, des Machtwunsches, verschiedener unbewußt schädigender und selbstschädigender Komponenten, die dem Bewußtsein der genannten Berufsgruppen vielfach entzogen bleiben, gehören in ein spezifisch soziologisches Forschungsfeld zum Bewußtseinsbegriff. Auch von dorther ergibt sich die multidisziplinäre Rückbindung der sozialwissenschaftlichen Theoriekonzeption, die sich vorwiegend mit den Vermittlungsprozessen der Bewußtseinsbildung zu befassen hätte, sowohl zur Lerntheorie als auch zur Tiefenpsychologie.

Durch das Konzept des Unbewußten der Tiefenpsychologie mag es gelingen, die von der Soziologie studierten Vermittlungsprozesse zwischen Individuen und Gruppen mit einem Seelenbegriff zu verbinden, der weiter gefaßt ist als der Bewußtseinsbegriff, weil der Begriff der Seele die unbewußten Antriebe und deren z.T. somatische Verankerung und biologischen Aspekte berücksichtigen kann (vgl. dazu auch C.G. JUNG, Antwort auf Hiob, erstmals 1952, dtv 1990, S. 10).

Eine umfassende, zu einer Ideologie oder Gesamtlehre geschlossene Bewußtseinskonzeption (oder deren Ablehnung), erscheint vom hier entfalteten, aus Theorie und Forschung abgeleiteten Standpunkt aus derzeit jedoch kaum möglich – und vieleicht auch gar nicht wünschenswert.

Literatur

CASSIRER, E. (1950). The problem of knowledge. New Haven: Yale University Press.

HABERMAS, J. (1976). Zur Rekonstruktion des Historischen Materialismus. Frankfurt a.M.: Suhrkamp.

HEGEL, W. F. (1970). Werke in zwanzig Bänden, Bd. 4, Nürnberger und Heidelberger Schriften 1808-1917. Frankfurt a. M.: Suhrkamp.

KATZ, E. & LAZARSFELD, P.F. (1964). Personal Influence. Glencoe, N.Y.: The Free Press.

KON, I. (1983). Die Entdeckung des Ichs. Köln: Pahl-Rugenstein.

LORENZ, K. (1983). Die Rückseite des Spiegels. München: Piper (4.Auflg.).

LUHMANN, N. (1984). Soziale Systeme, Grundriß einer allgemeinen Theorie. Frankfurt a. M.: Suhrkamp.

MARX, K. (1953). Deutsche Ideologie, in: S. LANDHUT (Hg.): Karl Marx, Die Frühschriften. Stuttgart: Kröner.

WISSOWA, G. (1957). Paulys Realencyclopädie der classischen Altertumswissenschaft. In: K. ZIEGLER (Hg.). 45. Halbband. Stuttgart: Alfred Druckermüller, S. 968.

ALFRED PAYRLEITNER, Leiter der Hauptabteilung für Wissenschaft und Bildung im Österreichischen Fernsehen wurde in Wien (1935) geboren, studierte an der Hochschule für Welthandel, befaßte sich in seiner Diplomarbeit mit Fragen der sowjetischen Wirtschaftsrechnung, wandte sich dann aber dem politischen Journalismus zu. Ab 1960 innenpolitischer Ressortchef des „Express", danach Mitbegründer der zeitkritischen TV-Reihe „Horizonte", ab 1967 stellvertretender Chefredakteur des ORF, danach Leiter der Hauptabteilung „Politik und Zeitgeschehen" des Fernsehens. Von 1974 bis 1979 Kommentarchef der Tageszeitung Kurier. Nach der Rückkehr zum ORF Gründer populärwissenschaftlicher Sendereihen, vor allem von „Universum". PAYRLEITNERS Hauptinteresse gilt der modernen Mediendidaktik, ihrer Organisation, Finanzierung und konkreten Weiterentwicklung. Daneben Autor kritischer historischer Bestandsaufnahmen („Adler und Löwe", Österreicher und Tschechen, die eifersüchtige Verwandtschaft).

Der Einfluß der Medien auf die bewußte kollektive Meinung

Werkstatt einer evolutionären Synthese

ALFRED PAYRLEITNER

Massenmedien und Meinungsbildung: Der Titel bedeutet, daß sich dieser Vortrag von den vorangegangenen unterscheiden muß: Schon von der Aufgabenstellung her kann es dabei weder um das Einzelbewußtsein, noch um dessen stammesgeschichtliche Entstehung gehen, also weder um Neurologie, noch um allzu viel Philosophie oder Erkenntnistheorie: Denn die Frage, ob diese Welt wirklich vorhanden sei, ist für uns Journalisten keine. Sie stellt sich nämlich gar nicht, wenn sie etwa in die Situation geraten, vom Tien an Mien Platz in Peking über die Aufmärsche und schließlich über das blutige Massaker an den chinesischen Studenten zu berichten. Oder wenn halb verhungerte, nackte Kinder in einem süd-sudanesischen Flüchtlingslager Ihre Knie umklammern – da ist Wirklichkeit ungemein evident und Sie haben weder Lust noch Veranlassung, an der Realität dessen zu zweifeln, dem sie da ausgesetzt sind (auch wenn man manchmal gerne hätte, daß man das alles nur träumen würde). In diesem Sinne bin ich einem Satz SIR KARL POPPERS äußerst dankbar, den ich zum gleichen Thema zitieren möchte und der da lautet: „Es ist der größte Skandal der Philosophie, daß, während um uns herum die Natur – und nicht nur sie – zugrunde geht, die Philosophen darüber streiten, ob diese Welt existiert".

Damit ist gleich der erkenntnistheoretische Ansatz zu erkennen, von dem die meisten Journalisten heutzutage ausgehen: Zunächst waren wir wahrscheinlich, mehr oder weniger bewußt, Positivisten, dann eher kritische Rationalisten, je nach dem, wie weit sich die Überlegungen POPPERS herumgesprochen haben. Für Fernsehleute kommt aus der Berufspraxis eine Erfahrung hinzu, die bei aller Nüchternheit zusätzlich die Relativität all unseres Tuns entblößt: Bekanntlich ist das Fernsehbild für den Betrachter nur eine psychologische

Illusion, weil das menschliche Auge die schnell wandernden Lichtpunkte der Fernsehschirme nicht als Abfolge, sondern nur als jeweils statisches Bild empfinden kann. Damit ist die Illusion sozusagen unsere Berufsvoraussetzung, wir wissen, wie trügerisch diese „Wirklichkeit“ sein kann. Und wir wissen darüber hinaus auch, daß Information ohne „Manipulation“, und zwar sowohl seitens des Kommunikators, als auch des Rezipienten, gar nicht möglich wäre. Illusion und gestalterische – nicht agitatorische - Manipulation sind unser tägliches Geschäft. Denn stets läßt sich ja nur ein winziges Segment der gesamten Wirklichkeit wahrnehmen und jede Kameraeinstellung, jede Montage bedeutet Auswahl und vorsätzliche Einengung. Natürlich sind wir dann überaus zufrieden, wenn wir, von NIELS BOHR über WERNER HEISENBERG bis zu PAUL WATZLAWICK, bestätigende Aussagen lesen können, etwa derart, daß sich „die Physik nicht um die Welt, wie sie tatsächlich ist“, dreht, „sondern um das, was wir über die Welt sagen können“. (HEISENBERG).

Wir wissen nicht, wir raten nur ...

All das meine ich völlig ohne Ironie und mit echter Dankbarkeit. Im allgemeinen können wir uns nämlich nicht dem Gefühl einer gewissen Verlassenheit seitens der Geisteswissenschaften, insbesonders der Kulturgeschichtler, erwehren. Von diesen beziehen wir als Journalisten und Medienmacher oft arge Schelte – als die angeblichen Hauptverantwortlichen für Desinformation und Volksverdummung, als die „großen Verderber“. Aber das sind meist die gleichen Kritiker, die bis heute nicht imstande waren, eine überzeugende Theorie der Moderne und der Postmoderne zu entwerfen – oder auch nur effiziente Methoden der Medienwirkungsforschung zu entwickeln. Im Grunde ist man nämlich noch immer nicht über jene recht allgemeinen Einsichten von CARTWRIGHT aus den früheren 60er Jahren hinausgekommen, wonach sich die möglichen Verhaltensänderungen beim Publikum nach folgenden Kriterien richten:

1. Die Aussage muß von den Empfängern überhaupt wahrgenommen werden.

2. Die jeweilige Aussage muß zur kognitiven Struktur des Rezipienten passen. Stimmt sie nicht mit seinen Vorurteilen überein (wobei selbstverständlich keiner zugibt, daß es sich um Vorurteile handelt), so werden die Botschaften entweder zurückgewiesen oder so verändert, daß sie mit der jeweiligen Bewußtseinsstruktur zusammenpassen.

3. Die Verhaltensweisen, die man veranlassen will, müssen vom Rezipienten als in seinem eigenen Interesse liegend erkannt werden.

4. Es muß dazu auch eine adäquate Motivation kommen, die zu den beabsichtigten Handlungen führt, es muß ein entsprechender Antrieb vorliegen, der bekanntlich mehr ist als bloßes Interesse.

Schon diese Umrisse genügen, um deutlich zu machen, worum es bei diesen medialen Einwirkungsmöglichkeiten geht: Sie signalisieren keinen Zustand, sondern einen fortwährenden, sich laufend verändernden komplexen Prozeß, sind also dynamisch. Es handelt sich um einen psychologischen Vorgang, um viel mehr, als um rationale Abläufe und es geht um ein vielschichtiges Universum von Zeichen, von Symbolen, Gestalten, Lauten, Stimmlagen, subjektiven Verfassungen, von Farben, Archetypen, Signalen aller Art usw.

Auf jeden Fall ist jegliche Übertragung von Bewußtsein zu Bewußtsein ein enorm sozialer Vorgang, das erscheint mir wichtig.

Womit ich bereits inmitten der eigenen, ständig erlebten Berufserfahrung halte. Wir begreifen uns als Kommunikationsspezialisten – und zwar westlicher Prägung. Kommunikation ist unser eigentlicher Hauptberuf.

Erlauben Sie mir daher, daß ich über die Grundvoraussetzungen dieses Kommunikations-Spezialistentums einige kurze Aussagen mache: Wir stellen keine theoretischen Überlegungen über die Welt an, sondern beschreiben und erläutern das Überleben in ihr. Wir gehen also davon aus, daß es keinerlei archimedischen Punkte außerhalb der Bezugssysteme gibt, denen wir angehören und wir kommen mit diesen Versuchen entweder beim Publikum an – oder wir gehen unter.

Entscheidend ist bei einem Massenmedium nicht, was wir ausstrahlen - sondern das, was davon ankommt. Alles andere wäre nur ein sinnloser und alibihafter Vorgang. Artikel und Bücher, die nicht gelesen, Fernsehsendungen, die nicht angeschaut, Vorträge, die weder gehört noch verstanden werden, sind nichts als Informationsabfall, Fehlmutationen der Kommunikation. Insofern bedeutet übrigens auch ein Scheitern der Kommunikation Information. Wir lernen vom Publikum ebenso, wie umgekehrt das Publikum durch uns. Ich betone das deshalb, weil ich hier einen markanten Unterschied zur schulischen Situation sehe, der gerade von akademischer Seite meist nicht wahrgenommen wird. Wir kennen weder eine Testurpflicht, noch einen Prüfungszwang, wir vergeben weder Diplome noch akademische Grade und wir haben auch sonst keine Mittel – außer dem unserer Attraktivität – das Publikum zum aufmerksamen Konsum unserer Botschaft zu bewegen. Wir müssen zur Informationsaufnahme verführen, sie muß freiwillig erfolgen, oder sie erfolgt gar nicht. Unattraktive Zeitungen verschwinden vom Markt, unpopuläre Fernsehreihen werden eingestellt. Das ist der unerbittliche Darwinismus in der Kommunikationslandschaft.

Wer sich darüber erregt, sollte bedenken, daß er mit seiner Kritik nicht erst bei den heutigen Massenmedien, sondern schon viel früher, etwa bei den Ideen der Volkssouveränität und der Gleichheit vor dem Gesetz anfangen muß. Es wäre übrigens auch gar nicht einzusehen, warum erwachsene Menschen einerseits reif genug sein sollten, um ihre Steuern zu zahlen, das Vaterland zu verteidigen oder ihre Regierung zu wählen – andererseits aber außerstande, die ihnen zusagenden Informationsmittel auszusuchen.

Es ist aber auch festzustellen – und damit bin ich schon bei einer ersten, bilanzierenden Zwischenfeststellung – daß die modernen Massenmedien nicht zu dem geworden sind, was fortschrittsgläubige Kulturfunktionäre noch vor wenigen Jahren erhofften: nämlich zu einer Art von elektronischem Nürnberger Trichter, wo man oben die Bildungsprogramme einfüllt und der fundamental aufgeklärte Staatsbürger unten herauskommt.

Um zu verdeutlichen, was ich meine, möchte ich Ihnen zum Beispiel aus dem Monat März die Titel jener 10 Sendungen nennen, die bei den Westdeutschen Privat-Fernsehsendern die höchsten Einschaltquoten aufzuweisen hatten: Da stehen auf Platz 1 bei RTL-plus die *„Zärtlichen Kusinen"* (etwas über die ersten erotischen Abenteuer von Julia und Julien). Dann folgt SAT1 auf den Plätzen 2 und 3 mit den Europa-Pokalspielen *Bremen-Mailand.* Daran schließt der *„Knight Rider"*, Sie wissen schon, das ist die Sendung mit dem Wunderauto *KITT*, dann folgt gleich wieder der Sex: *„Eis am Stiel"*. Es geht weiter mit *„Teen-Wolf"*, dann noch einmal *„Knight Rider"* und schließlich *„Was treibt die Maus im Badehaus"?* Ein besonders dummer und provinzieller Sexfilm. Haben deshalb unsere Vorfahren auf den Barrikaden von 1848 um Pressefreiheit gekämpft?

Ich persönlich kann durchaus verstehen, wenn Kulturphilosophen das blanke Grausen packt und ich gestehe gerne, daß auch wir bei unseren Programmsitzungen immer wieder verzweifelt den Kopf schütteln, wenn wir merken, was den Leuten so gefällt: *„Dynasty"* und *„Dallas"* – wenn auch leicht rückläufig – aber immer noch bei etwa 25% der Einschaltquoten. Dagegen das Kulturmagazin *„Spektrum"* Einschaltquote 3%.

Dazu kommen die Gefahren der Reizüberflutung, auch der Nachrichteninflation. Schon ROBERT MUSIL hat das einmal formuliert: „Die Zivilisation ist hauptsächlich nichts als die Belastung des Einzelnen mit Fragen, von denen er kaum die Worte kennt, weshalb es ganz natürlich ist, daß er in einer vollkommen pathologischen Weise darauf reagiert". Dabei war in diesen Tagen noch nicht einmal das Fernsehen erfunden.

Das Wort „Informationsexplosion", das wir im Überschwang der Aufbruchsjahre von 1966 bis 70 für die erste, große Reformphase des bis dahin recht faden österreichischen Proporzrundfunks geprägt haben, erscheint in diesem Zusammenhang rückblickend als eine verräterische Bezeichnung: Eigentlich ist eine „Explosion" ja etwas Unangenehmes. Sie zerreißt in Teile, fragmentiert und schließlich kennt man sich vor Trümmern nicht mehr aus. Eben diese Wirkung ist zum Teil auch eingetreten. Wir versorgen unser Publikum mit einer derartigen Überfülle von „Welt“, daß wir damit ohne Zweifel einen Gutteil der Zuschauer überfordern. Was nützt es schon, wenn wir Frau Müller oder Herrn Maier mit der vorhin erwähnten Information über die traurigen Verhältnisse im Südsudan konfrontieren? Die komplizierten Macht- und Konkurrenzstrukturen zwischen moslemischen Arabern und christlichen Schilluks, durchfilzt mit den Interessen Gaddafis und den Großmachtproblemen ist selbst für Diplomaten und Korrespondenten an Ort und Stelle nur schwer zu durchschauen - was soll also erst Frau Müller damit beginnen? Liegt tatsächlich ein Müller'sches Informationsinteresse vor? Vor allem dann, wenn nicht einmal die Chance besteht, mit einer Spendenaktion etwas zu bewirken, weil die Hilfslieferungen von den Streitparteien abgefangen oder einfach geraubt werden? Derartige Konfigurationen, Sackgassen des Informationsprozesses, gibt es bekanntlich zu Hunderten und zu Tausenden auf der Erde: Von der Politik bis zur Wirtschaft und erst recht bei den so sehr verschlüsselten Wissenschaften. Welche Informationen brauchen wir eigentlich, welche sind wichtig? Und bekommen wird auch die richtigen?

Der Chor der Kritiken

Seit MUSIL hat sich die einschlägige Kulturkritik bereits zu einem Chor versammelt, alle rechnen sie mit den Massenmedien bitter ab: Nach NEIL POSTMAN amüsieren wir uns per Fernsehen zu Tode und die postmodernen Franzosen LYOTARD und DERRIDA beschwören das Gespenst einer bloßen Bildkultur, die sich angeblich jeglicher Interpretation entzieht.

Erst vor kurzem las ich bei einem österreichischen Soziologen, MANFRED PRIESCHING, von der drohenden Gefahr der „Simulacrum“-Gesellschaft statt einer Informationsgesellschaft. Er schreibt: „Bilder rollen über uns hinweg, ziehen uns in den Bann ihrer dynamischen Abfolge. Sie suggerieren Wirklichkeit, wo nur Abbild ist“. GÜNTHER ANDERS, der greise Gigant, bezichtigt die Medien, namentlich das Fernsehen, daß es uns in „postliterarische Analphabeten“ verwandle. Genug der Beispiele.

Warum ist diese Kritik so total, so bitter und vor allem – was ist an ihr berechtigt und was nicht? Hat das Fernsehen wirklich derart verheerende Wirkungen? Schieben wir beiseite, daß es sich bei all diesen Stimmen nicht um Wissenschaft, also um systematische, empirische Untersuchungen handelt, sondern um essayistische Polemik, sie ist dafür umso stärker verbreitet. Lassen Sie mich dazu einige Erwägungen anstellen:

Zunächst fällt an diesem Pessimismus seine völlig unhistorische Annäherungsweise auf, so, als wären die Menschen vor der Erfindung des Bildschirms wesentlich klüger gewesen und als wäre Fernsehen das erste Massenmedium schlechthin. Aber schon vor nunmehr 2400 Jahren hat PLATON - Sie können es in seinem Phaidros nachlesen – Klage darüber geführt, daß die Erfindung der Schrift zu einer „argen Vernachlässigung der Erinnerung und zu einem oberflächlichen Umgang mit den Sachen“ verführe.

Was für eine wütende Angst die Verbreitung der GUTENBERG'schen Bibel nicht nur bei den klösterlichen Traditionalisten der Lutherzeit bewirkt hat, ist Ihnen sicher bekannt – da hieß es, das Buch sei verderblich und im Grunde auch völlig überflüssig. Denn die Mehrheit könne ohnedies nicht lesen.

1913 hat es der Deutsche Bühnenverein seinen Mitgliedern bei Strafe verboten, bei diesem fürchterlichen neuen Medium, dem Film, mitzumachen.

Dem Radio ging es nicht anders: EGON FRIEDELL hielt es schlicht für den „Untergang des Abendlandes“. Ein anderer Medienphilosoph von heute, FRIEDRICH KITTLER, bezeichnet die gute, alte Schreibmaschine als „Diskursmaschinengewehr“, bei dem das Schreiben aufhöre, ein kontinuierlicher Übergang von Natur zur Kultur zu sein, deshalb werde das Schreiben zum „Blinden Fleck“ und der „Sinn als Fiktion entlarvt“.

Nun, inzwischen läßt sich Kultur ohne gedrucktes Buch überhaupt nicht vorstellen und die Schreibmaschine ist seine Voraussetzung. Das Radio wurde mit Hilfe der Musik zum ersten, von nationalen Sprachen unabhängige, universelle Verständigungsmittel, der Film avancierte zur zehnten Muse. Sie werden also verstehen, wenn wir als Medienpraktiker derart überzogene Kulturkritik nicht sehr ernst nehmen. Der frühere und nun wiederberufene Generalintendant des ORF, GERD BACHER, hat aus solcher historischer Betrachtung folgende Regel aufgestellt: „Der angebliche kulturelle Niedergang tritt jedes Mal verläßlich ein, wenn ein neues Medium auftaucht". Das ist wie ein Gesetz.

Allmählich sollten wir uns daran gewöhnen. Offensichtlich geht das Abendland jeden Tag unter und wird gleichzeitig ständig neu erschaffen.

BACHER war es auch, der die Frage aufwarf, warum es denn immer heißt, daß das Fernsehen dümmer mache: Im schlimmsten Fall würden wir die Menschen ja nur so dumm belassen, wie sie sind oder schon immer waren. Auch das hat vieles für sich: Denn ich kann mir lebhaft vorstellen, wie etwa ein fiktives griechisch-römisches Fernsehprogramm ausgesehen hätte. Glauben Sie wirklich, daß das eine Dauerübertragung von Aristoteles, von Euripides und von sokratischen Dialogen gewesen wäre? Wenn man bedenkt, was das für köstlich schwatzhafte, schau- und streitlustige, bramarbasierende, grobsinnliche und spielfreudige Typen gewesen sind, so kann man sicher sein – auch und gerade damals wären die Olympischen Sportübertragungen, die Tierhatzen und die leichtfertigen Komödien am Spielplan gestanden. Wer es nicht glaubt, soll die Anlage der Arenen von Kleinasien bis Rom studieren, samt den vielen Tierkäfigen, Rennbahnen und Vomitorien.

Das führt mich weiter zur kritischen Prüfung des tradierten Bildungsbegriffes: Noch immer scheint als „Bildung" nur das zu gelten, was die Medien von gestern jeweils hervorbrachten und aus dem wir dann eine sehr einseitige Auswahl getroffen haben, nämlich mit einer sehr starken Überbetonung von Logik und Abstraktion. (Über dieses Phänomen ist ja auch bei diesem Seminar, von RIEDL bis PIETSCHMANN gesprochen worden).

Aber der Mensch – und vor allem der Konsument der Massenmedien - ist nicht nur eine vom Schmerz der kognitiven Dissonanz gekrümmte Intelligenzbestie, die sich nach der nächsthöheren Stufe der Evolution sehnt. Er hat auch ein Unterhaltungsbedürfnis und dieses ist genauso legitim und genauso real wie sein Informationsbedürfnis. Wobei mich selber der Begriff „Masse" stört: Denn Masse sind wir letztlich alle, es kommt nur auf die jeweilige soziale Befindlichkeit an. Ist etwa der Intellektuelle, der spätabens müde nach Hause kommt und John Wayne's *„Rio-Bravo"* den Vorzug vor dem Konsum des *„Nachtstudios"* gibt, ein Banause, ein Opfer des Massenbetriebs der Unterhaltungsindustrie? Ist einer, der bei einer Parlamentsübertragung lacht, unernst – oder sind nicht eher die Politiker vom Showbusiness angesteckt? So gut wie alle Klischees dürften hier nicht stimmen.

Überholte Begriffe

„Bildung", so scheint mir, wurde viel zu lange viel zu rationalistisch und mechanistisch begriffen. Daraus ergab sich wieder der Fehlschluß, Bildung wäre vor allem das Problem ihrer technischen Verbreitung und alles übrige ergäbe sich von selbst. Doch das Bedürfnis nach Zerstreuung, nach Abwechslung von der quälenden Mühsal des Lernens und Denkens, nach Affekten und Gefühlen ist zumindest ebenso mächtig, wie es die anderen, die geheimen Wünsche sind, die uns regieren. Seltsamerweise gilt es heute, im 50. Todesjahr SIGMUND FREUDS, zwar als selbstverständlich, von allen Bereichen des Sexuallebens in völliger Offenheit zu schreiben und zu sprechen – doch wenn die *„Schwarzwald Klinik"* oder der *„Musikantenstadl"* neue Einschaltrekorde feiern, dann schütteln sich die Medienpessimisten geradezu vor Grausen ob dieses Rückfalls in niedrigere Bereiche der Existenz. Keine Scheu mehr vor dem Onanieren – aber neue Anklagen und neues Schuldbewußtsein beim Konsum von Unterhaltung?. Der Salzburger Kulturgeschichtler ALOIS HUTER hat zu solchen Aspekten ein, wie ich finde, blitzgescheites Buch geschrieben, über ‚Fernsehen als Kulturwirklichkeit', aus dem ich kurz zitieren möchte: „Das Elend der Medienkritik liegt in dem Umstand, daß sie diese Zeit und diese Kultur nicht als Wirklichkeit anerkennen will oder nicht anzuerkennen vermag, weil sie blind geworden ist durch den aufklärerischen, rationalistisch-utopischen Entwurf der Medienwissenschaften.

Dieser utopische Entwurf verkannte das Wesen des neuen Mediums, weil er die Dimension des Irrationalen übersah. Dadurch legte man Fernsehen voreilig funktional fest. Daß das Fernsehen eine Technologie möglicher Kommunikation ist, steht außer Frage. Aber man wollte es nur und ausschließlich rational auf Kommunikation festlegen".

Das Irrationale, so haben es auch viele Referate bei diesem Seminar bestätigt, steht nicht nur gleichberechtigt neben der massenmedialen Kommunikation und Information, es ist sogar dessen maßgebliche Voraussetzung. Wenn alle aus der Umwelt kommenden Signale, wie ich bei FRITZ HEPPNER lese, zunächst durch das Reptilienhirn müssen, um dann zur Großhirnrinde weitergeleitet zu werden, so darf man sich nicht wundern, welche Rolle Angstreaktion, Paarungstrieb oder Fluchtreflex auch in den Massenmedien spielen. Symbolische Lautwirkungen, Brutpflege-Instinkt, die Empfindungen von Freude und Zuneigung, aber auch hierarchische Prägungen kommen also lange vor der Abstraktion im Neokortex, vor allem aber bezieht das Denken seine Kraft, seinen wesentlichen Antrieb aus diesen tieferen Bereichen. Deshalb, so meine ich, wäre es völlig unsinnig, hier einen Widerspruch in der Art eines medialen Ober- und Untermenschentums zu konstruieren. Wir sitzen alle im gleichen Boot, mit unseren Instinkten und Gefühlen ebenso wie mit unseren Gedanken. Gefühlsfreie, abstrakte Kommunikation kenne ich als Journalist überhaupt gar nicht! Ganz im Gegenteil: Die mögliche Summe all dieser Bild- und Klangspiele, all dieser unzähligen Appelle und Assoziationen liefert unsere Ausdrucksmittel und bestimmt umgekehrt auch wieder die Art und Weise, wie wir Nachrichten von außen empfangen, filtern und verarbeiten. Zum eigenen und fremden Trost sage ich den WITTGENSTEIN'schenSatz: „Genauigkeit gibt es in diesem Sprachspiel nicht".

Das Fernsehen und die Massenmedien schlechthin lassen sich somit weder als sensationelle neue Möglichkeiten zur Erziehung des Volkes benutzen, noch kann man sie als die großen Verderber der Neuzeit bezeichnen, es wäre eine Ausrede. Sie sind, wie fast alle Hervorbringungen des Prothesengottes Mensch, vieldeutig, sie spiegeln wider, in welchem Zustand sich eine Gesellschaft befindet – auch in dem, was Familie, Schule und Politik versäumen – und sie haben Einfluß auf diese Gesellschaft, indem sie neue kulturelle Wirklichkeiten schaffen - eine endlose Schleife.

Weitaus sinnvoller erscheint mir deshalb, über die Potenzen, über die Möglichkeiten der Massenmedien und insbesonders des Fernsehens zu sprechen – wohl wissend, daß sich diese Möglichkeiten ebenso gut auch mißbrauchen lassen.

Erfolge des Massenmediums

Fernsehen bedeutet in einer Welt der immer komplizierter werdenden menschlichen Zeichen, der Inflation des Abstrakten, eine Chance für die Rettung des Konkreten. Konkret ist zum Beispiel die Natur: Wenn der europäische Gerichtshof im vergangenen Herbst erstmals dem Prinzip des Umweltschutzes Vorrang gegenüber dem Ziel des Freihandels eingeräumt hat, so ist das vor allem eine Folge des ungemein intensiven und wohl auch ungemein wirksamen Anschauungsunterrichtes, den die europäischen Fernsehanstalten in diesen Problemen erteilt haben. Alle großen Erfolge der öffentlichen Meinung der letzten Jahre beziehen sich auf derart konkret vorzeigbare Anlässe: Der Triumph von Hainburg, das Schicksal von Zwentendorf und jetzt von Wackersdorf, der Stop des atomaren Kraftwerkbaus in Jugoslawien, der Erfolg der Grünen bei den Europawahlen.

Oder greifen wir noch weiter zurück: Vor 25 Jahren begannen wir, beschimpft als Nestbeschmutzer, mit der Kritik an der Verschmutzung des Wörthersees. Nun, Rotalgen sind eine sehr vorzeigbare Sache. Heute gibt es dort längst eine gut funktionierende Ringleitung und die Kärntner sind äußerst froh darüber, benutzen die Ringleitung sogar als Werbeargument. All das und noch viel mehr konnte durch bestimmte Bilder, die wieder entsprechende Emotionen auslösten, hervorgerufen werden.

Doch von den Diskussions-Sendungen, die sich mit den gleichen Themen befaßten, können wir, was den Aufmerksamkeitsgrad anlangt, weitaus geringere Erfolge melden. Hier mußte ja mitgedacht, nicht mitgefühlt werden. Doch ist das wirklich so ein Übel?

Am Anfang war das Wort, gewiss. Doch etliche Millionen Jahre vorher gab es schon das Auge und dieses hat seine eigene, kraftvolle Logik. Deshalb verblüfft mich, wenn die zeitgenössische Kulturkritik das Bild dermaßen abwertet, ja diskriminiert: Hier zeigt sich buchstäblich eine unbegreifliche Blindheit gegenüber den Chancen unserer bewegten, neuen Bild-Wort-Kultur. Denn gerade aus diesem Wechselspiel von Gefühl und Abstraktion, von Antrieb und Nachdenken lassen sich mediale Lernprozesse bis hinauf zu den Höhen der Kunst bewirken, vorausgesetzt, man berücksichtigt die äußerst zutreffende Erfahrungsregel des großen amerikanischen Filmregisseurs JOHN HOUSTON: „Niemals langweilen“!

Etwas ähnliches wie HOUSTON erkannte auch der bereits zitierte GERD BACHER, der so formulierte: „Bildung im Fernsehen muß meuchlings kommen ...“ Meuchlings: Das bedeutet mit allem Aufwand und mit aller künstlerischen und gestalterischen Faszination, die dieses Medium nur bieten kann.

Das *wie* ist noch viel entscheidender als das *was* – um diese Einsicht kommt bei den Massenmedien niemand herum.

Aber welche Konsequenzen hat die übergroße Bedeutung dieses *„wie“* auf die Information, welche Erfahrung gibt es da?

Dazu braucht es einiger Sätze über die Wirkungsweisen und Stilmittel des Fernsehens – sie wirken längst schon auch auf das gedruckte Wort.

Das Superauge

Schon das Medium *Film* lieferte den Rauschzustand des Superauges, das Gefühl des souveränen Schauens aus mehreren Perspektiven. Film heißt Wechsel der Einstellungen, Schauen aus Blickwinkeln, an denen sich der Normalbetrachter eben nicht gleichzeitig aufhalten kann, Dazu kommt noch das Gefühl der Bewegung, der Reiz der aktionistischen Verkürzung durch Schnitt und Montage. Doch da war immer noch die Distanz zur Leinwand, der Konsum inmitten einer größeren Gesellschaft von Menschen. Erst der Bildschirm brachte die Wirkung der Nähe: Vergessen Sie nicht, daß sich Fernsehen im vertrauten Bereich von Wohn- und Schlafzimmer abspielt. Mit Großaufnahmen von Gesichtern, die in ihrer Wirkung sehr oft den persönlichen Intimbereich von 120 Zentimeter unterschreiten. Manchmal sind es sogar noch weniger: Denken Sie an die Nahaufnahme eines Auges, einer Hand, einer Wange. Würde man einem Menschen, einem Tier in Wirklichkeit so nahekommen, wie wir es vermitteln, so würde man das bereits als unangenehm, als Bedrohung empfinden. Doch beim Fernsehkonsum vollzieht sich all das ohne Gefährdung der eigenen Person, Fernsehen rückt nahe, ohne selber dabei sein zu müssen. Der Fernsehapparat bringt die Welt ins Heim und distanziert zugleich, eine Art von voyeuristischem Vergnügen. Politik und Krieg, Autorennen und Liebesszenen als eine einzige elektronische Peep-Show, der Zuschauer muß dabei weder agieren, noch reagieren.

Durch diese übergroße Nähe – ganz im Gegenteil zu den entrückten Führergestalten von früher – wird auch der Umgang mit Politikern zu einer vermeintlich familiären Angelegenheit. Wer sozusagen mit am Tisch sitzt, wird auch primär nach den Werten von Sympathie und Antipathie beurteilt.

In der Politik hatte das die Folge der bekannten und oft bedauerten Personalisierung. Bundeskanzler und Parteiführer werden nach ihrem Aussehen und ihrer medialen Sympathiewirkung beurteilt und nicht sosehr nach ihren Taten. Ich bin mir freilich bis heute nicht sicher, ob dieses Phänomen positiv oder negativ zu beurteilen ist. Denn Körpersprache und Mimik sind äußerst subtile Ausdrucksformen, indes die Sprache der Politik durch ihren inflationären Gebrauch entsetzlich verschlissen klingt. Und wenn ich die, nicht zuletzt aus medialen Gründen erfolgten Politikerablösen der letzten Jahre Revue passieren lasse, finde ich eigentlich keinen, der dieses Schicksal nicht mitverschuldet hätte. Die Formen des verbalen und nonverbalen Ausdrucks waren also doch ziemlich verräterisch.

Eben weil die Grundformen des persönlichen Zweikampfs, des gespielten Konflikts, im Massenmedium Fernsehen so wirksam sind, hat sich auch das Ritual des regelmäßigen Rechtfertigungszwanges herausgebildet, eine echte Neuheit des massenmedialen Zeitalters. Oder können Sie sich etwa den Kaiser Franz Joseph oder einen Kanzler Bismarck vorstellen, wie sie Abend für Abend einem Reporter des Fernsehens Rede und Antwort stehen?

Auch hier zeigen sich natürlich Entartungserscheinungen und quälende Stereotypien, sie gehen auch uns auf die Nerven – doch sollte man hier eine einfache Güterabwägung versuchen: Stellen Sie sich einfach vor, was geschehen wäre, wenn, sagen wir Adolf Hitler nach Stalingrad gezwungen gewesen wäre, wöchentlich und von kritischen Journalisten befragt, politische und militärische Auskunft zu geben. Wäre er dann ebenfalls bis 1945 an der Macht geblieben?

Die Amerikaner haben ihren Vietnamfeldzug bekanntlich nicht nur am Schlachtfeld, sondern auch am Bildschirm verloren. Und auch den Russen dürfte es in Afghanistan nicht sehr viel anders ergangen sein.

Man wird gegen eine solche Argumentation selbstverständlich die düsteren Visionen eines GEORGE ORWELLS und die Gefahren einer totalitären Propaganda beschwören, die Erfahrung also, daß sich Massenmedien auch hervorragend als Unterdrückungsmittel geeignet haben. Aber es fällt doch auf, daß sich dieser Mißbrauch in den Anfängen eines neuen Medienzeitalters zu ereignen pflegt: Sowohl Radio als auch Film waren in den 30er Jahren junge, ganz neue Kommunikations-Erlebnisse. Im weiteren Verlauf kann man immer wieder beobachten, daß die Lernfähigkeit der Konsumenten eigentlich enorm groß ist.

Die Anpassung, auch die Herausbildung von Abwehrmechanismen erfolgt meist innerhalb einer Generation, und das ist, evolutionär betrachtet, eine geradezu lächerlich kurze Zeit. Jugendliche von heute können zum Beispiel Inhalte verschiedener Fernsehprogramme wesentlich besser reproduzieren, identifizieren und einordnen, als dies älteren Menschen möglich ist. Mit der Vermehrung des Angebots wächst auch die Skepsis.

Dementsprechend flink wechseln auch die politischen Moden im Umgang mit den neuen Medien. ALOIS HUTER hat diesen Paradigmenwandel in eine amüsante Kurzformel gebracht: Zunächst habe es geheißen – etwa bei Lenin – „Man muß die Medien in die Hand der Massen legen". (Als Lenin dann an die Macht kam, nahm er sie allerdings sofort in die eigenen Hände.) Dann folgte im Westen das erzieherisch wohlgemeinte Gegenstück: „Man kann die Medien nicht den Massen ausliefern". – So entstanden die öffentlich-rechtlichen Anstalten. 1968 folgte dann wieder ein Demokratisierungsversuch, es ertönte der Schrei nach den sogenannten „offenen Kanälen". Man müsse „die Medien den Massen ausliefern". Geworden ist daraus überhaupt nichts, denn aktive Mediengestaltung bedeutet ja harte Arbeit und das ist das Gegenteil von dem, was sich der Fernsehzuschauer wünscht. Und nun gibts wieder die Angst vor dem großen Kommerz-Bruder: „Man kann die Massen nicht den Medien ausliefern".

In Wahrheit nimmt die mediale Entwicklung ziemlich eigengesetzlich ihren Gang und schert sich langfristig kaum um gesetzgeberische Eingriffe. Auch momentane Rückschläge dürfen nicht die Sicht verstellen: Wenn heute etwa in China das Erste Fernsehprogramm wieder stupide Klassenkampfparolen und diktatorischen Unsinn verbreitet, aber gleichzeitig auf den Kanälen zwei und drei amerikanische Krimis ausgestrahlt werden, so kann man als Medienmann unschwer prophezeien, wo diese offenkundig unvermeidliche Inkonsequenz enden wird – nämlich bei der nächsten Revolution. Man kann sich nicht nur die Rosinen aus dem elektronischen Informationskuchen holen und bei der Unterhaltung straflos Happy-Pillen ins Publikum streuen. Die Konsumenten werden allein schon aus dem Milieu dieser US-Krimis ihre Vergleiche und damit auch ihre politischen Schlüsse ziehen. Es ist auch kein Zufall, sondern eine verzweifelte Notwendigkeit, daß sich Michail Gorbatschow um seine Perestroika vor allem mit Hilfe der medialen Glasnost, der Transparenz bemüht – er kann nämlich gar nicht anders, der eiserne Informationsvorhang ist viel zu löchrig geworden, es bleibt nur noch die Flucht nach vorne.

Zusammenfassend läßt sich also sagen, daß in den modernen Massenmedien ein ungeheures Potential zur Fundamentalaufklärung und Demokratisierung steckt. Aber das ist ein Vorgang, der nicht linear und nicht nach einem simpel behavioristischen Reiz-Reaktions-Mechanismus abläuft, sondern mit vieltausend Rückkopplungen und Zwischenschaltungen, die noch dazu von einem ganzen Ensemble von verschiedenen Informationsangeboten beeinflußt werden. Die Sprache, das gedruckte Wort und das bewegte Bild greifen ineinander und brauchen einander: Wer nicht liest - kann auch nicht erkennen, was hinter und außerhalb der gezeigten Bilder liegt, er vermag sie nicht zu deuten. Deshalb gibt es im Grunde auch keine Feindschaft, sondern nur Komplimentarität zwischen guten Zeitungen und Fernsehen. „Das Fernsehen liefert die Headlines. Wir liefern die Analysen. Das Warum ist unsere Stärke". Das ist ein Zitat von JAMES TERRILL, einem Manager der New York Times, deren Auflagen- und Bilanzerfolge trotz buntester Fernsehkonkurrenz steil in die Höhe weisen.

Präziser gefaßt, ließe es sich so sagen: Selektiv genutzter Fernsehkonsum macht die Informierten klüger, weil er zu deren abstrakten Wissen auch die konkreten Bilder und die psychologischen Eindrücke von den handelnden Personen hinzufügt. Andere hingegen bleiben zurück, weil sie nichts außer dieser vorüberhuschenden Bildchenwelt wahrgenommen haben.

Wegen der Bindung an die Welt des Konkreten vermag das Medium Fernsehen allerdings nur kurzfristig zu faszinieren. Wir können politische Grundströmungen maßgeblich verstärken (neue hinzuerfinden oder bestehende wegmanipulieren können wir nicht – das ist eine der wenigen, gesicherten Einsichten der Medienwirkungsforschung).

Die Informationsklassengesellschaft

Vielleicht befinden wir uns alle bereits auf dem Weg in eine neue Informationsklassengesellschaft: In eine Welt von Menschen, die einerseits imstande sind, die Vielfalt des Gebotenen zu verarbeiten – und von anderen, die der Faszination des Irrtums erliegen, man könne sich durch bloßes Hinschauen die Mühsal des Merkens, des Vergleichens und Lernens ersparen. Da gibt es bedenkliche Symptome: In den USA soll es bereits mehr als 30 Millionen funktionelle Analphabeten geben, Personen also, die nicht imstande sind, eine Anzeigenseite mit Verständnis zu lesen oder einen Scheck auszufüllen. Die Lese- und Schreibfähigkeit der Rekruten in der Schweiz liegt nach einer jüngsten Untersuchung unter den Resultaten von 1914. Und in Deutschland sind über 50 Prozent der Arbeitslosen sogenannte „Unqualifizierte", die ähnliche Merkmale des funktionalen Analphabetismus aufweisen.

Aber ich möchte nicht schließen, ohne auf eine Notwendigkeit aufmerksam zu machen, die mir ganz besonders dringend erscheint und die alle Schichten dieser Informationsklassengesellschaft angeht, auch und gerade die oberen: Medialer Analphabet ist auch, wer sich nur noch in seiner Privatsprache verständigen kann und der es verabsäumt, die Ausdrucksnuancen der gesamten Informationslandschaft zu nützen. Gerade weil der menschliche Kommunikationsprozeß vor allem eine Frage des Glaubens und nicht des sicheren Wissens ist, ist Glaubwürdigkeit so wichtig. Glaubwürdigkeit setzt aber Verständlichkeit voraus, und nur diese bewirkt auch Akzeptanz. Es ist leider immer noch so, daß viele Wissenschafter die Unverständlichkeit ihrer Privatsprachen wie einen Beweis für die Wahrheit ihrer Botschaft vor sich hertragen. Ich weiß schon, daß sich von der Jurisprudenz bis zur Neurophysiologie und von der Astrophysik bis zur Chemie, fachliche Präzision nur durch eine sehr komplizierte Terminologie erreichen läßt. Aber wie zwischen den Nationen erfordert auch jegliche Wissenschaft das Beherrschen verschiedener Sprachebenen, ebenso wie eine gewisse Sicherheit des Umgangs mit den verschiedenen Medien unserer Zeit. Auch das ist notwendiges Orientierungswissen und Zeichen von Kultur. Darüber hinaus zeigen gerade die Fortschritte, die an den Rändern der traditionellen Disziplinen stattfinden, etwa die Informatik zwischen Physik und Ingenieur-Wissenschaft, die Molekularbiologie zwischen Biologie, Chemie und Informatik, wie sehr es sich auch wissenschaftlich lohnt, den Bereich der genuinen Fachsprachen zu überschreiten. Das wirkt sich ja schließlich auch in einer verstärkten Förderung durch Wissenschaft und Staat, in Form von blanker Münze aus. Als Alternative droht dagegen ein wahres Babylon der Wissenschaft. Ein Wald von Türmen, die notwendigerweise unvollendet bleiben und schließlich verlassen werden müssen.

Wir Universaldilettanten des Massenjournalismus bemühen uns, daß zumindest die Zurufe von Turm zu Turm für die bestehende Mehrheit einigermaßen begreiflich bleiben.

Literatur

ANDERS, G. (1961). Die Antiquiertheit des Menschen. München: Beck.

CARTWRIGHT, D. (1963), zit. nach G. MALETZKE. Psychologie der Massenkommunikation. Hamburg: Hans Bredow-Institut.

DAVIES, P.C.W. & BROWN, J.R. (1988). Der Geist im Atom. Basel: Birkhäuser Vlg.

HUTER, A. (1988). Zur Ausbreitung von Vergnügung und Belehrung ....Fernsehen als Kulturwirklichkeit. Zürich: Edition Interfrom.

MUSIL, R. (1961). Das hilflose Europa.

POPPER, K. (1979). Ausgangspunkte, Hoffmann und Ampe, Hamburg.

PRIGOGINE/STENGERS (1983). Dialog mit der Natur. Neue Wege naturwissenschaftlichen Denkens. München: Piper Vlg.

WATZLAWICK, P. (1981). Die erfundene Wirklichkeit. München: Piper.

Namenregister

Sachwortregister

In dieser Reihe bereits erschienen:

Rupert Riedl, Elfriede Maria Bonet (Hrsg.)
Entwicklung der Evolutionären Erkenntnistheorie
(Wiener Studien zur Wissenschaftstheorie, Band 1)

Mit Beiträgen von Dieter Flamm, Robert Kaspar, Wilhelm Lütterfelds, Peter Markl, Gerhard Medicus, Erhard Oeser, Rupert Riedl, Günter Wagner/Gerhard Ackermann, Franz Manfred Wuketits.

1987. 278 Seiten.
ISBN 3-7046-0070-9

Erhard Oeser, Elfriede Maria Bonet (Hrsg.)
Das Realismusproblem
(Wiener Studien zur Wissenschaftstheorie, Band 2)

Mit Beiträgen von Gerhard Ackermann, Dieter Flamm, Giselher Guttmann, Karl W. Kratky, Gerhard Langer, Rainer Maderthaner, Peter Markl, Erhard Oeser, Hans-Christian Reichel, Rupert Riedl, Günter P. Wagner, Eike-Meinrad Winkler, Franz M. Wuketits

1988. 357 Seiten.
ISBN 3-7046-0114-7

Karl W. Kratky, Elfriede Maria Bonet (Hrsg.)
Systemtheorie und Reduktionismus
(Wiener Studien zur Wissenschaftstheorie, Band 3)

Mit Beiträgen von Karl W. Kratky, Gerhard Langer, Werner Leinfellner, Elisabeth Leinfellner-Rupertsberger, Erhard Oeser, Jörg Ott, Gerold Porenta, Rupert Riedl, Peter Schuster, Michael Thaler, Hans Troger, Francisco J. Varela, Günter P. Wagner, Franz M. Wuketits

1989. 351 Seiten.
ISBN 3-7046-0146-2

Die Bände 1–3 sind im Verlag der Österreichischen Staatsdruckerei – Edition S erschienen.